"十二五"国家重点图书出版规划项目
核能与核技术出版工程
总主编 杨福家

核医学与分子影像

Nuclear Medicine and Molecular Imaging

黄 钢 等 编著

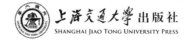
上海交通大学出版社
SHANGHAI JIAO TONG UNIVERSITY PRESS

内容提要

本书为"十二五"国家重点图书出版规划项目"核能与核技术出版工程"之一。本书分三篇,从强化分子影像和分子医学概念的角度,阐述了核医学基础、显像药物和临床应用。第一篇为总论,主要介绍核医学的基础知识、核医学设备及图像处理。第二篇为放射性药物篇,系统介绍目前临床常用的放射性药物包括正电子显像剂、单光子显像剂及核素治疗试剂的生物学和示踪特点,在分子医学时代的应用前景与价值。第三篇重点强调核医学与分子影像学在临床中的应用价值,主要探讨了常规显像剂 $^{18}F-FDG$ 在不同肿瘤及神经退行性疾病中的临床应用, $^{18}F-$ 多巴显像在神经系统中的应用, ^{99m}Tc 标记药物在甲状旁腺疾病、冠心病、心肌梗死、前哨淋巴结检测、转移性骨肿瘤、小儿肝胆疾病中的临床应用,核素 ^{131}I 在治疗 Graves' 疾病中的应用和治疗分化型甲状腺癌及其转移灶中的应用。本书适合从事核医学临床与研究的专业人员阅读与参考。

图书在版编目(CIP)数据

核医学与分子影像 / 黄钢等编著. —上海:上海
交通大学出版社,2016
核能与核技术出版工程
ISBN 978-7-313-14180-4

Ⅰ.①核… Ⅱ.①黄… Ⅲ.①核医学②分子-成像-
影像诊断 Ⅳ.①R81②R445.9

中国版本图书馆 CIP 数据核字(2015)第 288835 号

核医学与分子影像

编　　著:黄钢　等
出版发行:上海交通大学出版社　　　　地　　址:上海市番禺路 951 号
邮政编码:200030　　　　　　　　　　电　　话:021-64071208
出 版 人:韩建民
印　　制:山东鸿君杰文化发展有限公司　经　　销:全国新华书店
开　　本:710 mm×1000 mm　1/16　　印　　张:29.25
字　　数:481 千字
版　　次:2016 年 2 月第 1 版　　　　　印　　次:2016 年 2 月第 1 次印刷
书　　号:ISBN 978-7-313-14180-4/R
定　　价:138.00 元

丛书编委会

总主编
杨福家（复旦大学原校长，中国科学院院士）

编　委（按姓氏笔画排序）
于俊崇（中国核动力研究设计院，中国工程院院士）
马余刚（中国科学院上海应用物理研究所，研究员）
马栩泉（清华大学核能技术设计研究院，教授）
王大中（清华大学原校长，中国科学院院士）
韦悦周（上海交通大学核科学与工程学院，教授）
申　森（上海核工程研究设计院，研究员级高工）
朱国英（复旦大学放射医学研究所，研究员）
华跃进（浙江大学农业与生物技术学院，教授）
许道礼（中国科学院上海应用物理研究所，研究员）
孙　扬（上海交通大学物理与天文系，教授）
苏著亭（中国原子能科学研究院，研究员级高工）
肖国青（中国科学院近代物理研究所所长，研究员）
吴国忠（中国科学院上海应用物理研究所，研究员）
沈文庆（中国科学院上海分院，中国科学院院士）
陆书玉（上海市环境科学学会副理事长，教授）
周邦新（上海大学材料研究所所长，中国工程院院士）
郑明光（上海核工程研究设计院院长，研究员级高工）
赵振堂（中国科学院上海应用物理研究所所长，研究员）
胡立生（上海交通大学电子信息与电气工程学院，教授）
胡思得（中国工程物理研究院，中国工程院院士）
徐步进（浙江大学农业与生物技术学院，教授）
徐洪杰（中国科学院上海应用物理研究所原所长，研究员）
黄　钢（上海健康医学院院长，教授）
曹学武（上海交通大学机械与动力工程学院，教授）
程　旭（上海交通大学核科学与工程学院，教授）
潘健生（上海交通大学材料科学与工程学院，中国工程院院士）

本 书 编 委 会

王　成（上海交通大学医学院附属仁济医院，博士）

王瑞民（解放军总医院，主任医师）

尹雅芙（中国医科大学附属第一医院，主任医师）

左传涛（复旦大学华山医院，主任医师）

田　蓉（四川大学华西医院，主任医师）

朱小华（华中科大同济医学院附属同济医院，主任医师）

朱　宝（无锡市人民医院，主任医师）

朱高红（昆明医科大学第一附属医院，主任医师）

刘建军（上海交通大学附属仁济医院，主任医师）

李剑明（泰达国际心血管病医院，主任医师）

杨卫东（第四军医大学西京医院，主任医师）

杨吉刚（首都医科大学附属北京友谊医院，主任医师）

杨　敏（江苏省原子医学研究所，研究员）

吴湖炳（南方医科大学南方医院，主任医师）

张国旭（沈阳军区总医院，主任医师）

张晨鹏（上海交通大学医学院附属仁济医院，博士）

陈志军（江西省肿瘤医院，主任医师）

陈虞梅（上海交通大学医学院附属仁济医院，主治医师）

罗全勇（上海市第六人民医院，主任医师）

金问森（安徽医科大学核医学教研室，教授）

周　翔（上海交通大学医学院附属仁济医院，博士）

赵春雷（杭州市第一人民医院/杭州市肿瘤医院，主任医师）

赵德善（山西医科大学第二医院，主任医师）

袁志斌（上海市第六人民医院，主任技师）

袁梦晖（第四军医大学唐都医院核医学科,主任医师）

贾志云（四川大学华西医院,主任医师）

贾　强（天津医科大学总医院,主任技师）

黄　钢（上海健康医学院院长,教授）

章　斌（苏州大学附属第一医院,主任医师）

梁　婷（山东大学医学院实验核医学研究所,教授）

程　兵（郑州大学第一附属医院,主任医师）

傅宏亮（上海交通大学医学院附属新华医院,主任医师）

谢文晖（上海市胸科医院,主任医师）

总　　序

　　1896 年法国物理学家贝可勒尔对天然放射性现象的发现,标志着原子核物理学的开始,直接导致了居里夫妇镭的发现,为后来核科学的发展开辟了道路。1942 年人类历史上第一个核反应堆在芝加哥的建成被认为是原子核科学技术应用的开端,至今已经历了 70 多年的发展历程。核技术应用包括军用与民用两个方面,其中民用核技术又分为民用动力核技术(核电)与民用非动力核技术(即核技术在理、工、农、医方面的应用)。在核技术应用发展史上发生的两次核爆炸与三次重大核电站事故,成为人们长期挥之不去的阴影。然而全球能源匮乏以及生态环境恶化问题日益严峻,迫切需要开发新能源,调整能源结构。核能作为清洁、高效、安全的绿色能源,还具有储量最丰富、高能量密集度、低碳无污染等优点,受到了各国政府的极大重视。发展安全核能已成为当前各国解决能源不足和应对气候变化的重要战略。我国《国家中长期科学和技术发展规划纲要(2006—2020)》明确指出"大力发展核能技术,形成核电系统技术的自主开发能力",并设立国家科技重大专项"大型先进压水堆及高温气冷堆核电站专项",把"钍基熔盐堆"核能系统列为国家首项科技先导项目,投资 25 亿元,已在中国科学院上海应用物理研究所启动,以创建具有自主知识产权的中国核电技术品牌。

　　从世界来看,核能应用范围正不断扩大。目前核能发电量美国排名第一,中国排名第六;不过核能发电的占比方面,法国占比约 74%,排名第一,中国仅约 2%,排名几乎最后。但是中国在建、拟建和提议的反应堆数比任何国家都多。相比而言,未来中国核电有很大的发展空间。2015 年为中国核电重启的关键年,据中国核能行业协会发布的最新数据显示,截至 2015 年 6 月底,中国投入商业运行的核电机组共 25 台,总装机容量为 2 334 万千瓦。值此核电发展的历史机遇期,中国应大力推广自主开发的第三代以及第四代的"快堆"、

"高温气冷堆"、"钍基熔盐堆"核电技术,努力使中国核电走出去,带动中国由核电大国向核电强国跨越。

随着先进核技术的应用发展,核能将成为逐步代替化石能源的重要能源。受控核聚变技术有望从实验室走向实用,为人类提供取之不尽的干净能源;威力巨大的核爆炸将为工程建设、改造环境和开发资源服务;核动力将在交通运输及星际航行等方面发挥更大的作用。核技术几乎在国民经济的所有领域得到应用。原子核结构的揭示,核能、核技术的开发利用,是 21 世纪人类征服自然的重大突破,具有划时代的意义。然而,日本大海啸导致的福岛核电站危机,使得发展安全级别更高的核能系统更加急迫,核能技术与核安全成为先进核电技术产业化追求的核心目标,在国家核心利益中的地位愈加显著。

在 21 世纪的尖端科学中,核科学技术作为战略性高科技学科,已成为标志国家经济发展实力和国防力量的关键学科之一。通过学科间的交叉、融合,核科学技术已形成了多个分支学科并得到了广泛应用,诸如核物理与原子物理、核天体物理、核反应堆工程技术、加速器工程技术、辐射工艺与辐射加工、同步辐射技术、放射化学、放射性同位素及示踪技术、辐射生物等,以及核技术在农学、医学、环境、国防安全等领域的应用。随着核科学技术的稳步发展,我国已经形成了较为完整的核工业体系。核科学技术已走进各行各业,为人类造福。

无论是科学研究方面,还是产业化进程方面,我国的核能与核技术研究与应用都积累了丰富的成果和宝贵经验,应该系统总结、整理一下。另外,在大力发展核电的新时期,也急需有一套系统而实用的、汇集前沿成果的技术丛书作指导。在此鼓舞下,上海交通大学出版社联合上海市核学会,召集了国内核领域的权威专家组成高水平编委会,经过多次策划、研讨,召开编委会商讨大纲、遴选书目,最终编写了这套"核能与核技术出版工程"丛书。本丛书的出版旨在:培养核科技人才;推动核科学研究和学科发展;为核技术应用提供决策参考和智力支持;为核科学研究与交流搭建一个学术平台,鼓励创新与科学精神的传承。

这套丛书的编委及作者都是活跃在核科学前沿领域的优秀学者,如核反应堆工程及核安全专家王大中院士、核武器专家胡思得院士、实验核物理专家沈文庆院士、核动力专家于俊崇院士、核材料专家周邦新院士、核电设备专家潘健生院士,还有"国家杰出青年"科学家、"973"项目首席科学家、"国家千人计划"特聘教授等一批有影响的科研工作者。他们都来自各大高校及研究单位,如清华大学、复旦大学、上海交通大学、浙江大学、上海大学、中国科学院上海应用物理研究所、中国科学院近代物理研究所、中国原子能科学研究院、中国核动力研究设计院、中国工程物理研究院、上海核工程研究设计院、上海市辐射环境监督站等。本丛书是他们最新研究成果的荟萃,其中多项研究成果获国家级或省部级大奖,代表了国内甚至国际先进水平。丛书涵盖军用核技术、民用动力核技术、民用非动力核技术及其在理、工、农、医方面的应用。内容系统而全面且极具实用性与指导性,例如,《应用核物理》就阐述了当今国内外核物理研究与应用的全貌,有助于读者对核物理的应用领域及实验技术有全面的了解,其他书目也都力求做到了这一点,极具可读性。

由于本丛书良好的立意和高品质的学术成果,使得本丛书在策划之初就受到国家的重视,成功入选了"十二五"国家重点图书出版规划项目。另外,本丛书也受到上海新闻出版局的高度肯定,部分书目成功入选了"上海高校服务国家重大战略出版工程"。

在丛书出版的过程中,我们本着追求卓越的精神,力争把丛书从内容到形式上做到最好。希望这套丛书的出版能为我国大力发展核能技术提供上游的思想、理论、方法,能为核科技人才的培养与科创中心建设贡献一份力量,能成为不断汇集核能与核技术科研成果的平台,推动我国核科学事业不断向前发展。

2015 年 11 月

前　　言

近 30 年来,随着电子学与计算机技术的迅猛发展,医学影像学已形成了以 X - CT、MRI、影像核医学和超声影像等先进影像技术为主干的综合性临床学科。而核医学与分子影像作为其中极为重要的组成部分,能够灵敏而准确地显示和分析机体脏器的功能、代谢、血流、受体密度以及基因的分布和动态过程,在机体病理生理变化的检测中具有独特的作用,为全面揭示机体从分子结构与功能的改变到临床疾病的早期诊断、病程与疗效的客观评价及预后与转归的准确判断提供了准确量化的科学依据。

全书内容共分为 3 篇 31 章,主要内容包括核医学设备、显像药物以及临床应用三部分,并强调体现核医学示踪特色。前 7 章主要介绍了与核医学相关的物理概念、仪器设备、图像处理等。通过简要介绍,使读者初步了解和领会核医学所涉及的成像原理及基本技术,对核医学所涉及的领域具有一定认识;第 8~15 章主要通过对常规显像剂的生物学特点与示踪进行系统阐述,并介绍核医学的一些极具潜力或已经开展的一些研究成果,使读者了解和熟悉未来核医学在分子医学时代的应用发展前景与价值;最后 16 章主要是核医学的临床应用部分,包括神经、内分泌、心脏、肿瘤等各个脏器显像,重点强调核医学与分子影像在临床中的应用价值,使读者对核医学在疾病诊断中的规范化应用能够充分掌握和理解。本书编者在编写中试图在以下几方面作出探索:① 突出核医学放射性示踪特点,并力求强化分子影像和分子医学概念;② 编写时在保持整体风格的延续性与关联性中,适时彰显核医学在功能、代谢、受体与基因显像中的独特优势,力求推动学科间相互认识并合作提升,培养读者综合掌握核医学与分子影像医学知识,客观理解各种影像的优势,根据循证理论灵活运用,提升核医学各项技术在临床中的价值;③ 在突出分子影像等先进性的同时,强调完整性与系统性。本书还附有英文缩略词的全文和中文解释,便于读者随时查阅。

由于核医学发展速度很快,尤其是不同影像技术的融合应用如 PET/CT、SPECT/CT 等设备相继问世,使核医学影像更进入一个新的发展阶段,为现代分子医学研究提供了最为先进可靠的手段和方法,对临床医学的发展具有不可替代的贡献。因此,本书力求通过体现现代科技与分子医学最新发展成果在医学临床中的应用,使读者在掌握影像核医学基础知识、基础理论及基本技能的基础上,对现代分子医学的发展前沿亦具有一定的了解。本书主要读者对象是从事核医学临床与研究的专业人员,包括核医学临床医师、核医学技术员、核医学工程师以及核医学药师等,也可以作为核医学研究生、核医学专科医师培训以及核医学大型设备上岗证的辅助参考书。

参加本书编写的所有人员有一个共同心愿,就是齐心协力精诚合作、严肃认真群策群力,力求做到系统、完整、先进、科学的统一。但限于作者的水平,本书存在的一些不足之处,恳请核医学同行和读者给予斧正,在此先致谢意。

黄　钢

缩　略　词

$^{11}C-\beta-CFT(2\beta-carbomethoxy-3\beta-(4-fluorophenyl)-(N-^{11}C-methyl)$ tropane)　^{11}C-甲基-N-2β-甲基酯-3β-(4-F-苯基)托烷

$^{18}F-FDG$(fluorodeoxyglucose)　氟代脱氧葡萄糖

$^{11}C-MET(^{11}C-methionine)$　^{11}C-蛋氨酸

$^{11}C-NMSP(^{11}C-N-methylspiperone)$　^{11}C 标记的 N-甲基螺旋哌啶酮

$^{18}F-FLT(3'-deoxy-3'-^{18}F\ fluorothymidine)$　$3'$-脱氧-$3'$-$[^{18}F]$-氟胸腺嘧啶核苷

A

ACSOG(American College of Surgeons Oncology Group)　美国肿瘤外科学会

AD(Alzheimer's disease)　阿尔茨海默病

AFP(alpha fetoprotein)　甲胎蛋白

AJCC(American Joint Committee on Cancer)　美国癌症联合会

ALC(absolute lymphocyte count)　确切淋巴细胞总数

ALND(axillary lymph nodes dissection)　腋窝淋巴结清扫

ALS(amyotrophic lateral sclerosis)　肌萎缩侧索硬化症

AODN(antisense oligonucletides)　反义脱氧寡核苷酸

APD(avalanche photodiode)　雪崩光电二极管

ASC(antimony trisulfide colloid)　硫化锑胶体

Aβ(amyloid β)　β-淀粉样蛋白

B

BBN(bombesin)　蛙皮素

BFCA(bifunctional chelating agent)　双功能螯合剂

BGO(bismuth germanium oxide)　锗酸铋

BLI(bioluminescence imaging)　生物发光成像

C

CBD(corticobasal degeneration)　皮质基底节变性

CCK(cholecystokinin)　促胆囊收缩素

CHD(coronary atherosclerotic heart disease)　冠状动脉粥样硬化性心脏病

CLM(colorectal liver metastasis)　结直肠癌肝转移

COPD(chronic obstructive pulmonary disease)　慢性阻塞性肺疾病

CR(complete remission)　完全缓解

CRC(colorectal carcinoma)　结直肠癌

CT(calcitonin)　降钙素

CTCA(CT coronary angiography)　CT 冠状动脉造影

D

DAT(dopamine transporter)　多巴胺转运蛋白

DLB(dementia with Lewy body)　路易小体痴呆

DLBCL(diffuse large B cell lymphoma)　组弥漫大 B 细胞淋巴瘤

DMSA(dimercaptosuccinic acid)　二巯基琥珀酸

DTC(differentiated thyroid cancer)　分化型甲状腺癌

DTPA(diethylenetriaminepentaacetic acid)　二乙三胺五乙酸

DX(dextran)　右旋糖酐

E

EC(electron capture)　电子俘获

EC(ethylenedicysteine)　双半胱氨酸

ECD(ethyl cysteinate dimer)　双半胱氨酸乙酯

ET(essential tremor)　特发性震颤

EUS(endoscopic ultrasonography)　食管超声内镜检查

F

FBP(filtered back-projection)　滤波反投影

FNH(focal nodular hyperplasia)　肝局灶性结节性增生

FTD(frontotemporal dementia)　额颞叶痴呆

FUR(fractional uptake rate)　分数摄取率

G

GBEF(gallbladder ejection fraction)　胆囊排胆分数

GFR(glomerular filtration rate)　肾小球滤过率

GH(sodium d-glycero-d-gulo-heptonate)　葡庚糖酸钠

GRP(gastrin releasing peptide)　胃泌素释放肽

GRPR(gastrin releasing peptide receptor)　胃泌素释放肽受体

H

HAS(human serum albumin)　人血清白蛋白

HD(Huntington's disease)　亨廷顿病

HD(Hodgkin's disease)　霍奇金病

HEDP(hydroxy ethylidene diphosphonic acid)　羟基亚乙基二膦酸

HIG(human immunoglobulin)　人免疫球蛋白

HMDP(hydroxymethylene diphosphonic acid)　亚甲基羟基二膦酸

HPLC(high performance liquid chromatography)　高效液相色谱法

HPS(hepatopulmonary syndrome)　肝肺综合征

I

ICG(indocyanine green)　吲哚花青绿

ICMA(immunochemiluminometry)　免疫化学发光分析法

IDA(iminodiacetate)　亚氨基二乙酸酯

IE(internal conversion electron)　内转换电子

IHP(international harmonization project)　国际协调项目

IRA(infarction related artery)　梗塞相关动脉

IRMA(immunoradiometric assay)　免疫放射分析

IT(isomeric transition)　同质异能跃迁

L

LPO(lactoperoxidase)　乳过氧化物酶

LSO(lutetium oxyorthosilicate)　硅酸镥

M

MAA(macroaggregated albumin)　聚合人血白蛋白颗粒

MACE(major adverse cardiac events)　心脏主要不良事件

MBF(myocardial blood flow)　心肌血流量

MCI(mild cognitive impairment)　轻度认知损害

MC-PMT(multi-channel photomultiplier tubes)　多通道光电倍增管

MDP(methylenediphosphonic acid)　亚甲基二磷酸盐

MI(myocardial infarction)　心肌梗死

MIBG(metaiodobenzyl guanidine)　间位碘代苄胍

MIBI(methoxyisobutylisonnitrile)　甲氧基异丁基异腈

MORF(morpholino oligomer)　吗啉低聚物

MPI(myocardial perfusion imaging)　心肌血流灌注显像

MRI(magnetic resonance imaging)　磁共振显像

MRS(magnetic resonance spectroscopy)　磁共振波谱分析

MSA(multiple system atrophy)　多系统萎缩

MTC(medullary thyroid carcinoma)　甲状腺髓样癌

MTV(metabolic tumor volume)　肿瘤代谢容积

MWPC(multiwire proportional chamber)　多丝正比室

N

NEMA(National Electrical Manufacturers Association)　(美国)电器生产制造商协会

NET(neuroendocrine therapy)　神经内分泌疾病

NFTs(neurobrillary tangles)　神经纤维缠结

NHL(non-Hodgkin's lymphoma)　非霍奇金淋巴瘤

NIRF(near-infrared fluorescence)　近红外荧光成像

NIS(Na^+/I^- symporter) 钠碘转运体

NSCLC(non-small cell lung cancer) 非小细胞肺癌

NT(non-target) 非靶

O

OCT(octerotide) 奥曲肽

OSEM(ordered subsets expectation maximization) 有序子集最大期望值法

P

PCI(percutaneous coronary intervention) 皮冠状动脉介入治疗

PD(Parkinson's disease) 帕金森病

PDCP(PD - related cognitive pattern) PD认知相关脑葡萄糖代谢网络

PDD(Parkinson's disease dementia) 帕金森病痴呆

PD - MCI(Parkinson's disease with mild cognitive impairment) PD合并轻度认知功能障碍

PE(pulmonary embolism) 肺栓塞

PET(positron emission computed tomography) 正电子发射断层扫描仪

PFS(progression-free survival) 无进展生存

PHA(pulse height analyzer) 脉冲高度分析器

PHPT(primary hyperparathyroidism) 原发性甲状旁腺功能亢进症

PHY(sodium 2, 3, 4, 5, 6 - pentakis (phosphonooxy) cyclohexyl hydrogen phosphate) 植酸钠

PMT(photomultiplier tube) 光电倍增管

PSF(point spread function) 点扩张函数

PSP(progressive supranuclear palsy) 进行性核上性麻痹

PSPMT, PS - PMT(position sensitive photomultiplier tube) 位置灵敏光电倍增管

PTH(parathyroid hormone) 甲状旁腺激素

PYP(pyrophosphate) 焦磷酸盐

R

rCBF(regional cerebral blood flow) 局部脑血流量

Rf(retention factor value)　比移值

RIA(radioimmunoassay)　放射免疫分析

ROC(receiver operation characteristic curve)　受试者工作特征曲线

ROI(region of interest)　感兴趣区

S

SC(sulphur colloid)　硫胶体

SCLC(small cell lung cancer)　小细胞肺癌

SEE(specific effective energy)　比有效能量

SHPT(secondary hyperparathyroidism)　继发性甲状旁腺功能亢进症

SLN(sentinel lymphnode)　前哨淋巴结

SLNM(sentinel lymph node mapping)　淋巴结显像技术

SPACC(strain-promoted alkyne azide cycloaddition)　张力环促进的点击化学方法

SPECT(single photon emission computed tomography)　单光子发射体层摄影

SRS(somatostatin receptor scintigraphy)　生长抑素受体显像

SSA(somatostatin analogue)　生长抑素类似物

SST(somatostatin)　生长抑素

SSTR(somatostatin receptor)　生长抑素受体

SUV(standardized uptake value)　标准摄取值

T

T(target)　靶

T/S(ratios between the tumor and striatum)　放射性计数比值

TAC(time-activity curve)　放射性活度-时间曲线

TAO(thyroid associated ophthalmopathy)　甲状腺相关性眼病

TBI(t-butyl isonitrile)　叔丁基异腈

TCEP(tris(2-carboxyethyl) phosphine hydrochloride)　三(2-羧乙基)膦盐酸盐

Tg(thyroglobulin)　甲状腺球蛋白

THPT(tertiary hyperparathyroidism)　三发性甲状旁腺功能亢进症

TK1(thymidine kinase 1)　胸苷激酶 1

TLC(thin layer chromatography)　薄层层析

TLG(total lesion glycolysis)　病灶糖酵解总量

TOF(time of flight)　飞行时间

U

UICC(International Union Against Cancer)　国际抗癌联盟

V

VD(vascular dementia)　血管性痴呆

VMAT2(vesicular monoamine transporter 2)　Ⅱ型囊泡单胺转运体

W

WBS(whole body scan)　全身扫描

目　　录

第1篇　总　　论

第 2 篇　放射性药物篇

第3篇　临床应用篇

第1篇　总　论

第 1 章

核物理基础知识

核物理是核医学基础的基础,为此在学习、掌握和运用核医学之前,有必要究其根源,重温一些如放射性、放射性核素等与核医学相关的核物理基础知识。

1.1　放射性

1896 年法国物理学家 H. Becquerel(贝可勒尔)实验时发现铀的化合物能使附近包在黑纸里边的照相底片感光,进而发现铀能自发地放射出一种看不见但穿透力很强的射线。这是人类首次发现元素的放射现象。为了纪念他的功绩,定义放射性活度的国际剂量单位为 Becquerel,简称 Bq(贝可)。

原子核能自发放射出看不见的具有一定穿透力的射线,这种性质称为放射性(radioactivity)。具有放射性的核素称为放射性核素(radioactive nuclide)。放射性核素可放射出 α 射线、β 射线、γ 射线三种射线,后来的研究发现,核衰变时发出的射线不止这 3 种。

1.2　放射性衰变与规律

放射性核素是具有放射性的核素,其原子核不稳定,能够自发地从核内放射出某种射线,从而使核发生转变。这个过程称为放射性衰变。把衰变前的核称作母核或母体,用 X 表示。而把衰变后新生的核称作子核或子体,用 Y 表示。如果子核还是放射性的,就还会继续衰变,因此就有第一代子核、第二

本章作者:贾强,主任技师,天津医科大学总医院。

代子核之分。

1.2.1 常见的核衰变类型

1) α 衰变

放射性核素的核自发地放射出 α 粒子的衰变称为 α 衰变（α decay）。核素衰变后，其质量数 A 要减少 4，其质子数即原子序数 Z 要减少 2。α 衰变可用下列通式表示：$_Z^A X \rightarrow _{Z-2}^{A-4} Y + \alpha$，发生 α 衰变的放射性核素多位于重核区（$Z > 82$）。例如：$_{88}^{226} Ra \rightarrow _{86}^{222} Rn + \alpha$。

2) β⁻ 衰变

放射性核素的核自发地放射出电子的衰变称为 β⁻ 衰变（β⁻ decay）。此时放射出的电子称为 β⁻ 粒子。核素衰变后，其质量数 A 不变，其质子数即原子序数 Z 要增加 1。β⁻ 衰变可用下列通式表示：$_Z^A X \rightarrow _{Z+1}^A Y + \beta^- + \nu^-$，发生 β⁻ 衰变的放射性核素均为富中子核素，衰变过程中，一个中子转变成一个质子，同时发射出一个 β⁻ 粒子和一个反中微子。例如：$_{15}^{32} P \rightarrow _{16}^{32} Rn + \beta^- + \nu^-$。

3) β⁺ 衰变

放射性核素的核自发地放射出正电子的衰变称为 β⁺ 衰变（β⁺ decay）。此时放射出的正电子称为 β⁺ 粒子。核素衰变后，其质量数 A 不变，其质子数即原子序数 Z 要减少 1。β⁺ 衰变可用下列通式表示：$_Z^A X \rightarrow _{Z-1}^A Y + \beta^+ + \nu$，发生 β⁺ 衰变的放射性核素均为富质子核素，衰变过程中，一个质子转变成一个中子，同时发射出一个 β⁺ 粒子和一个中微子。例如：$_9^{18} F \rightarrow _8^{18} O + \beta^+ + \nu$。

4) 电子俘获

如果放射性核素为富质子核素，但又达不到进行 β⁺ 衰变的条件，则原子核可以从核外靠近核的内层电子轨道上（通常是 K 层，有时是 L 层）夺取一个绕行电子，用这个电子使核内一个质子转变成一个中子。这种核衰变过程称为电子俘获（electron capture，EC），如果俘获的电子为 K 层电子，称为 K 电子俘获。

发生电子俘获衰变后的新生核素，其内层轨道（K 或 L）上出现了空缺，此时会有内层以外的轨道电子跃迁下来，补上空缺，并将多余的能量以 X 射线的形式发射出去；但是，实验发现，当一个电子从外层（如 L 层）轨道上跃迁到内层（如 K 层）轨道上时，并不完全是以电磁波的形式释放多余的能量，而有时是将多余的能量转移给 L 层（或更外层）的另外一个电子上，而把这个电子从原子中抛射出去，成为自由电子，这个被抛出去的电子就叫作"俄歇电子"（Auger electron)。因此发生电子俘获衰变的同时会有 X 射线和俄歇电子的发射。

核素发生电子俘获以后，Z 减少 1，中子数 N 增加 1，质量数 A 保持不变。电子俘获可用通式：${}_Z^A X + e \rightarrow {}_{Z-1}^A Y + \beta^+ + X$ 表示，例如，${}_{53}^{125} I + e \rightarrow {}_{52}^{125} Te + X$。

能满足电子俘获的条件，并不一定能满足 β^+ 衰变。但能满足 β^+ 衰变的条件一定能满足电子俘获的条件。在许多人造放射性核素中，同时具有这两种衰变，即同时有 β^+ 和 X 射线放出，伴随 X 射线发射的有时还有俄歇电子。

5）γ 衰变、γ 跃迁、内转换与同质异能跃迁

上述四种核衰变的子核可能先处于激发态，在随后不到 1 μs 的时间内退激回到基态并以 γ 光子的形式释放出多余的能量，此过程称为 γ 衰变（γ decay）。因它不是一个独立过程，称作 γ 跃迁（γ transition）更为妥当。有时能级跃迁释放出的能量可传递给一个核外电子，使之脱离轨道而发射出去，这种现象被称为内转换，发射出的电子称为内转换电子（internal conversion electron，IE）。发生内转换后，该内层轨道的电子空缺随后也由外层电子填补，从而发射特征 X 射线和俄歇电子。

由于上述五种核衰变形成的激发态子核有时可维持相当长的时间才能退激。这种子核可看作是一种单独的核素，本身又可作为母核，通过 γ 跃迁衰变成原子序数和质量数都与母核相同，而能级不同的子核，故这是一种同质异能素之间的变化，这种 γ 跃迁统称为同质异能跃迁（isomeric transition，IT）。

6）自裂变超铀元素

自裂变（spontaneous fission）是指在无外源性入射粒子轰击自行发生的核裂变。能自发裂变的超铀元素可释放出中子而转变成两个质量较轻的核素。其被用作中子源，用以轰击重核使其发生连锁反应，是核动力及其某些核武器的原料之一。

1.2.2　核衰变规律

放射性元素的核衰变是原子核自发产生的，不受任何外来的物理和化学因素的影响，它完全由原子核的不稳定性来决定。对于单个核来说，它的衰变是随机的、无规律的。但是对于足够多的放射性原子核，作为一个整体，它的衰变是有规律的。

1）衰变规律

假定在 $t=0$ 时刻，有 N_0 个放射性原子核，经过 t 时间衰变后，放射性原子核数变成 N 个。放射性核素的衰变服从指数衰减规律 $N = N_0 e^{-\lambda t}$，式中，λ 为

衰变常数,对于某确定的放射性核素,衰变常数 λ 是一个不变的常量。我们在实际工作中,无法准确地测定放射性原子核的总数 N_0 和 N,只能测定某一放射性样品的活度。由活度定义 $A = -\mathrm{d}N/\mathrm{d}t$ 得 $A = \lambda N$。因此,放射活度的衰变规律与放射性核素数量相同。如果在 $t = 0$ 时刻,样品的放射性活度为 A_0,经过 t 时间衰变后,放射性活度变成 A,由衰变公式可以得出 $A = A_0 \mathrm{e}^{-\lambda t}$,这是放射性核衰变公式的另一种形式。

2) 衰变常数

衰变常数 λ 是放射性核素的固有常数,与放射性核素数量及外界因素无关,只由核素的放射性决定。对于确定的放射性核素,衰变常数 λ 是一个恒量。由衰变公式得 $\lambda = (-\mathrm{d}N/\mathrm{d}t)/N$。

由此式可得衰变常数 λ 的物理意义:在单位时间内衰变的原子核数占原子核总数的百分率。可以理解为衰变常数 λ 是单位时间内每个放射性原子核可能发生衰变的概率。λ 的单位为 s^{-1}。因此,衰变常数 λ 越大,放射性核素衰变越快;反之,λ 越小,放射性核素衰变就越慢。

3) 半衰期

放射性核素衰变到原有核数一半所需时间称为半衰期。通常用 $T_{1/2}$ 表示。即 $t = T_{1/2}$ 时,$N = N_0/2$。由衰变公式可得 $N_0/2 = N_0 \mathrm{e}^{-\lambda T_{1/2}}$;$T_{1/2} = \ln 2/\lambda = 0.693/\lambda$。可见,半衰期与衰变常数成反比,衰变常数大的核素半衰期短,放射性核素衰变得快。可以用半衰期来表示衰变公式,将 $\lambda = 0.693/T_{1/2}$ 代入衰变公式得 $A = A_0 \mathrm{e}^{-0.693t/T_{1/2}}$。

这是核衰变公式的另一种形式,在临床和实验室常用这个公式。只要知道初始($t=0$)活度及半衰期,就可以用它来计算任何时刻的活度。注意应用此公式时,t 和 $T_{1/2}$ 的单位必须一致。

在实际应用中,常常计算经过若干个半衰期后,放射性核素活度还有原来的多少分之一。设 $t = nT_{1/2}$ $n = 1, 2, 3$ 正整数表示半衰期的个数,代入上式得 $A = A_0 (1/2)^n$,在防护、放射性废物处理及剂量估算中,常利用此式方便快捷地估算放射性活度值。

4) 递次衰变

放射性核素经过两次以上的衰变,变成稳定核素,称之为递次衰变。递次衰变得到的子核称为第二代子核、第三代子核、第四代子核、……、第 n 代子核。递次衰变系列称为放射系。在某个递次衰变系列中,母核的衰变符合指数衰变规律,子核的数量及活度受制于其上代母核的衰变,不符合指数衰变规律。可以从递次衰变过程中获得放射性核素。例如,核医学中常用的^{99}Mo→^{99m}Tc 发生器中放射性核素^{99m}Tc 的制备。

1.3　射线与物质的相互作用

　　射线与物质的相互作用是产生辐射生物效应和放射性探测、核医学显像和放射性核素治疗的物理基础。当射线在某种物质中穿行时,射线要与物质相互作用,作用结果可使射线能量损失,甚至消失(转化成其他的粒子或能量)。

1.3.1　电离和激发

　　α、β 等带电粒子和 γ、X 等高能光子,能够直接地或间接地引起物质的电离,因此我们称这些射线为电离辐射。电离辐射与物质作用时,几乎都是通过直接的或间接的电离作用,把能量传递给介质(通常称介质为吸收物质),引起某些物理的或化学的变化,或者引起生物机体的某些效应。

　　1) 带电粒子引起的电离

　　射线使物质原子变成离子对的现象就是电离,射线所具有的这种作用就叫作电离作用。核外轨道电子要脱离原子的束缚,必须获得足够的能量,射线产生电离作用时将损失能量。由入射的带电粒子直接与物质原子的核外电子作用产生的电离称为直接电离或初级电离。带电粒子与原子碰撞,打出具有较大动能的电子,叫次级电子。次级电子也可引起电离,称次级电离。初级电离和次级电离之和构成了入射带电粒子的总电离。

　　2) 不带电荷的射线引起的电离

　　不带电荷的 γ 光子、X 射线和中子流,不能通过静电作用使物质中的原子直接电离,但它们都具有电离效应,因为它们能通过与电子的碰撞或其他各种效应(在本节后面将介绍)而产生一些高能电子,即次级电子,这些次级电子在介质中快速运动,也能引起介质发生电离。次级电离的概率比直接电离的概率要小。

　　3) 电离密度

　　当射线在介质中通过时,在径迹周围留下了许多离子对,每厘米径迹上所产生的离子对数就叫作电离密度或叫作比电离,有时也称电离比值或电离比度。射线对生物机体的损伤在很大程度上由电离密度决定。不同种类及不同的射线,所产生的生物效应不同,主要原因是由于它们在机体中的电离密度不同。带电粒子的速度、所带的电量及介质的密度决定电离密度。具有相同能量的不同射线在同一介质中的电离密度是不同的。

4) 激发

如果射线给予原子核外束缚电子的能量不足以使原子电离,即不足以使轨道电子变成自由电子,而只是使它从内层低能级轨道跳到较外层的高能级轨道上,此时,原子就处于激发状态,这一过程就是激发。处于激发状态的原子是不稳定的,它不能维持很久,一般很快就要从激发态跃迁到低能的基态,同时放出能量。其释放能量的方式一般是以发出电磁波的形式,发出的电磁波的能量大小等于两能级之间的能量差。激发总是与射线相伴而生的。目前用于探测 β 射线和 γ 射线的闪烁计数器的原理正是利用射线的激发作用。

1.3.2　α 射线与物质的作用

1) α 粒子在介质中的径迹

α 粒子在介质中穿行时和电子的碰撞,如同又大又重的物体碰撞又小又轻的物体一样,基本上不改变运动的方向,几乎是直线。

2) α 粒子的电离作用

当从原子核中发射出的 α 粒子穿越空气时,开始速度快,与原子核外的电子作用的时间很短,传给电子的能量较少,此时电离密度就较小。随着 α 射线不断前进,与核外电子作用使其能量不断减少,其速度逐渐变小,它与核外电子作用的时间逐渐变长,传给电子的能量逐渐增多,单位径迹上留下的离子对也就逐渐增多。到一定的程度时电离密度迅速增加达到一个顶峰,同时 α 粒子的能量也迅速失去,随后电离密度迅速下降为零。

3) α 粒子的吸收射程

当 α 粒子的能量全部损失后,它就变成了一个自由漂浮的正粒子,直到碰到自由电子时俘获两个自由电子变成氦原子,于是 α 粒子就消失了,即被物质吸收了。α 粒子消失前,在物质中走的距离称为 α 粒子的射程。射程也称作全吸收厚度。在不同的物质中,α 粒子的射程是不同的。通常用射程来表示 α 粒子在物质中的穿透本领,射程越大,穿透本领越强。α 粒子的射程一般由通过实验作出的吸收曲线确定。

对具有确定能量的 α 粒子来讲,其电离密度与吸收物质的密度呈正比,而电离密度越大,α 粒子的能量损失越快,α 粒子的射程越短。也就是说,吸收物质的密度越大,射程越短,穿透本领越弱。固体物质的密度比液体和气体的密度大得多,因此,α 粒子在气体中的穿透本领最强,在液体中次之,在固体中最弱。

1.3.3　β射线与物质的作用

β射线包括 β⁺ 射线和 β⁻ 射线,正负 β 粒子除了电荷符号相反及正 β 粒子有湮灭效应之外,其他性质完全相同。下面介绍的 β 射线与物质的作用,如果没有特殊说明,对正负 β 粒子都适用,因此将正负 β 粒子统称为 β 粒子。

1.3.3.1　β粒子在介质中的径迹

β 粒子的质量与原子比较起来太小了,当它在介质中穿行时,与介质原子发生碰撞,极易改变自己前进的方向,发生散射。

β 粒子与介质原子核碰撞的概率很小,主要是与核外电子碰撞,它给核外轨道电子一个冲力,质量与它相等的电子同时给它一个大小相等、方向相反的反冲力,其结果 β 粒子不仅损失了能量,而且改变了自己前进的方向。它在介质中运行的径迹不像 α 粒子那样近乎直线,而是弯弯曲曲的。由于多次散射,最终散射角可能大于 90°,甚至大于 180°。这种现象称为 β 粒子的反散射。

1.3.3.2　β粒子的能谱曲线

在前边 β 衰变一节中曾讲过:核内放出 β 粒子的同时,还放出一个中微子。尽管每次核衰变放出的衰变能是一定的,但此能量对 β 粒子和中微子的分配是任意的,结果形成 β 粒子的能量具有从零开始的连续分布。

对某核素的 β 衰变,β 粒子数随其能量的变化曲线称为能谱曲线。任何 β 衰变,β 粒子的能量都是从零开始连续分布的,具有最小能量(0)和最大能量(E_0)的粒子数较少,β 粒子数的峰值位于 $1/3\ E_0$ 左右。不同的 β 衰变,其 β 粒子的能谱曲线形状相似,但最大能量 E_0 不同。最大能量 E_0 是 β 衰变核素的特征常数。通常所说的某放射性物质的 β 粒子能量,都是指最大能量 E_0 而言。

1.3.3.3　β粒子能量的损失和方向的改变

1)β粒子的电离和激发作用

β 粒子带有一电子单位的正电荷或负电荷,它在介质中穿行时,能直接引起径迹附近原子的电离和激发作用。电离和激发导致的 β 粒子在单位路径上的能量损失(称之为能量损失率,或阻止本领)与 β 粒子的运动速度、介质的密度、介质的原子序数、β 粒子的能量等有关。对于能量在 0.01~2.00 MeV 范围内的 β 粒子来说,电离效率与其速度的平方大致成反比,与介质的密度 N 和原子序数 Z 成正比。

2) β粒子的弹性散射

β粒子与原子核发生碰撞时,受到原子核库仑场的作用,如果只改变其方向而不辐射光子,也不激发原子核,碰撞前后,β粒子和原子核的动能之和相等,此时称这种碰撞为弹性碰撞。当β粒子受到多次散射时,有些β粒子出现反散射(back scattering)。散射物质的原子序数越大,反散射越严重。

3) 韧致辐射

当快速运动的电子经过原子核附近时,受到库仑场的加速就会辐射电磁波,称为韧致辐射(bremsstrahlung)。发生韧致辐射后,快速运动的电子骤然减速。韧致辐射发出的电磁波的能量在 X 射线范围内,因此可将之视为连续 X 射线光谱。韧致辐射损失率与介质原子序数 Z 的平方及 β 粒子的能量成正比。当β粒子的能量低时,电离损失占优势;而当能量高时,辐射损失就变得重要了。

因为韧致辐射的穿透力比β射线强得多,因此在β核素的防护中,使用双层材料屏蔽,内层为低原子序数材料,降低韧致辐射;外层为高原子序数材料,吸收韧致辐射。

4) $β^+$ 粒子的湮灭辐射

自然界无独立存在的正电子($β^+$粒子),原子核发生衰变时从核内发射出来的正电子寿命很短,它与物质相互作用,通过电离、激发、辐射其能量很快耗尽,然后和物质中的一个负电子相结合,并且正电子和负电子同时消失,这两个粒子的静止质量以两个光子的形式发射出来,每个光子的能量为 0.511 MeV,相当于一个电子的质量。这一过程称为湮灭辐射(annihilation radiation),或正电子湮灭,也称为质湮辐射。

5) β粒子的吸收和射程

β粒子在介质中穿行时,不断地使径迹周围的原子发生电离、激发或发生韧致辐射,同时损失自己的能量,随着β能量的减少和速度的减慢,电离密度迅速增加,能量损失也越来越快,直至耗尽为止。β粒子能量耗尽而停止下来,被介质原子所俘获。β粒子的射程也叫全吸收厚度,是指β粒子全部被吸收所需要的介质厚度。

β粒子的射程有如下特点:① 由于β粒子的径迹是弯曲的,所以β粒子实际上走的路程比全吸收厚度即射程大得多;② 由于散射,即使是能量完全相同的电子,在同一物质中的射程也相差很大;③ β衰变时发射出的β粒子能量是连续分布的,故没有确定的射程。但是为了测量和防护的方便,仍然使用β

粒子的射程这一概念,并且假定射程是指具有最大能量的 β 粒子没有经过一次碰撞或散射,其能量损失全部用于电离或激发时所走的路程,也叫最大射程。

1.3.4 γ 射线与物质的作用

γ 射线与物质的相互作用比 α 和 β 都复杂得多,作用方式主要有光电效应、康普顿效应和电子对效应。

1)光电效应

当 γ 光子与介质原子中束缚电子作用时,光子把全部能量传给某个束缚电子,使之发射出去,而光子本身消失,这个过程称为光电效应(photoelectric effect)。光电效应中发射出来的电子称为光电子。

入射光子的能量越大,光电子的运动方向与入射光子的运动方向的夹角越小。打出的光电子与物质相互作用同前述 β 粒子。电子在原子中束缚得越紧,产生光电效应的概率就越大。因此,光电子为内层电子。发射了光电子的原子,会在光电子所在的内层留下空缺,使原子处于激发态,又会产生特征 X 射线或俄歇电子。

2)康普顿效应

γ 光子在与原子发生弹性碰撞时,把一部分能量转移给电子,使它脱离原子发射出去,而 γ 光子的能量和运动方向发生变化,这个过程称为康普顿效应(Compton effect),也称康普顿散射。康普顿散射中发射出去的电子称为康普顿电子,也称为反冲电子。而能量和运动方向发生变化的 γ 光子称为散射光子。散射光子与入射光子的夹角,称为散射角。

康普顿效应与光电效应不同,它是发生在束缚得最松的外层轨道电子上。外层电子与原子的结合能是很小的,可以把外层电子看成是"自由电子",康普顿效应可以认为是具有中等能量的 γ 光子与动能为零的自由电子之间的弹性碰撞。入射光子的能量和动量就在反冲电子和散射光子两者之间进行分配。

康普顿电子与光电子相似,也能引起电离激发作用。而散射光子带有比碰撞前小的能量继续运动,有可能偏离前进方向而离开物质,也有可能继续与物质发生康普顿效应或光电效应,直至能量全部被物质吸收。

3)电子对效应

具有高能量的 γ 光子,从原子核旁经过时,在原子核的库仑场作用下,γ 光子可以转化为一个正电子和一个负电子,这种过程叫电子对效应(electron pair production),也称为电子对的产生。

γ光子在物质中产生电子对效应必须具备两个条件：① 必须有原子核参加；② γ光子的能量必须大于正负电子对的静止能量，即 $2m_ec^2 = 2 \times 0.511 = 1.022\,\mathrm{MeV}$。

入射的高能γ光子的能量（$h\nu$）除一部分转变为正负电子对的静止能量（$1.022\,\mathrm{MeV}$）外，其余就作为正负电子的动能。

电子对效应产生的负电子，类似于光电子和反冲电子，也能使介质电离。而电子对效应产生的正电子，在介质中通过电离和辐射损失动能之后，将和物质中的一个自由电子相互结合发生湮灭辐射。

γ光子的三种效应，不仅与γ光子的能量有关，而且与吸收介质的原子序数 Z 值有关。光电效应和康普顿效应发生的概率随着γ光子能量的增加而减小。而电子对效应出现在γ光子能量大于 $1.02\,\mathrm{MeV}$ 以上。

1.3.5　γ射线的衰减

上述γ射线与物质的三种相互作用导致射线在其运动方向上的衰减。

1）衰减规律

对γ射线来讲，衰减表现为当γ射线通过物质时，原射线束中的γ光子不断地损失。这种损失是由两种过程引起的，即散射和吸收。散射损失指γ光子在与物质中粒子作用时，其方向发生改变，使之在原射线束中消失，将能量带到了其他的地方，例如康普顿散射中的散射光子。而吸收损失指γ光子与物质中粒子作用时，将能量转移给物质中粒子，同时该γ光子在原射线束消失，例如，光电效应和电子对效应。γ射线的衰减为指数衰减规律：$I = I_0 e^{-\mu x}$，其中 I_0 和 I 分别为 $x = 0$ 和 x 处的γ射线强度（或光子数），射线强度指单位时间内垂直通过单位面积的能量（或光子数）；μ 为衰减系数，也称为线性衰减系数，单位为 $\mathrm{cm^{-1}}$ 或 $\mathrm{m^{-1}}$，不同的吸收物质，对于不同的射线，μ 值不同。

该衰减规律同样适用于α射线、β射线、X射线、可见光以及其他带电粒子及中性粒子。当 $I = I_0/2$ 时，射线穿透的物质的厚度称为半厚度，用 $D_{1/2}$ 表示，由衰减规律 $I = I_0 e^{-\mu x}$ 得 $I_0/2 = I_0 e^{-\mu D_{1/2}}$；$D_{1/2} = \ln 2/\mu = 0.693/\mu$，因此，射线在物质中的衰减规律又可以写为 $I = I_0 e^{-0.693x/D_{1/2}}$。有些情况下，在衰减公式中用质量衰减系数更为方便，质量衰减系数 $\mu_\mathrm{m} = $ 线性衰减系数 $\mu/$密度 ρ。质量衰减系数的单位为 $\mathrm{cm^2/g}$ 或 $\mathrm{m^2/kg}$。衰减规律可以写为 $I = I_0 e^{-\mu_\mathrm{m} x_\mathrm{m}}$，其中，$x_\mathrm{m} = \rho x$，表示在单位面积上射线通过的物质的质量，其单位为 $\mathrm{g \cdot cm^{-2}}$。

在任何物质中，射线的衰减是不可避免的，医学中的投射成像（如 X 光片、

CT 等)正是利用 X 射线在不同的组织中衰减不同而成像。在核医学的成像中,都是将放射性核素注入人体,从人体中发射出的射线到达探测器的路程中,射线也有衰减,要想得到精确的影像,必须对衰减进行校正。核医学中的影像设备(如 SPECT、PET)中,都有衰减校正装置。

2) 衰减系数

由式 $I = I_0 e^{-\mu x}$ 可知衰减系数 μ 越大,衰减程度越大,在一定的距离内损失的 γ 光子数越多。由此式可导出衰减系数 $\mu = (-\mathrm{d}N/N)/\mathrm{d}x$,衰减系数 μ 的物理意义是在单位距离内从原射线束中消失的 γ 光子数占原射线束中 γ 光子数的百分率。

上述讨论是针对窄束射线而言,对宽束射线,部分散射光子仍然在透射光束中,因此宽束射线的衰减系数小于上述的窄束射线。在核医学的防护中,大部分情况将射线考虑为宽束射线。

3) γ 射线的穿透能力

γ 射线可以穿透几十米的空气,其穿透能力比 α 射线大 10 000 多倍,比 β 射线大 50～100 倍。但是,γ 射线不像 α 和 β 粒子那样,它没有最大射程,因为 α 和 β 粒子在穿过物质时,最后能量全部损失,就停止下来,此时就认为 α 和 β 射线被吸收。而 γ 射线在穿过物质时,不可能完全被吸收,而只是逐渐地减弱。

由于散射和吸收过程的复杂性,γ 射线的衰减系数主要取决于介质的性质,在一般情况下,一定能量的 γ 射线在物质中的衰减系数随着介质原子序数的增加而变大。在实际工作中,常用高原子序数的铅做 γ 射线的防护屏。

1.4　放射性核素的分类与来源

1.4.1　放射性核素的分类

放射性核素是指具有放射性的核素,其原子核不稳定,能够自发地从核内放射出 α 射线、β 射线或 γ 射线等,从而使核发生转变的核素。

目前世界上已有 2 000 多种放射性核素,根据来源不同可以分为天然放射性核素和人工放射性核素。

1.4.2　放射性核素的来源

1) 天然放射性核素

自然界中原来就存在的放射性核素称为天然放射性核素。目前发现的天然放射性核素有 60 多种，广泛地存在于自然环境中，如空气、水、土壤和动植物体内。天然放射性核素多为重核核素，因为核越重，核内的质子数就越多，质子的库仑斥力越大，核就越不稳定。

2）人工制造的放射性核素

为了满足人们在科研、医疗等方面的需求，人工制造出来的核素。目前，人工核素已有 2 000 多种。

人工制造放射性核素的方法有三种：

（1）加速器中的带电粒子轰击稳定性核素。

（2）反应堆中的中子轰击稳定性核素。

（3）核素发生器。

1.4.3 放射性核素计量单位

1）放射性活度单位

放射性活度是描述放射性核素放射性程度的一个物理量，即单位时间内，放射性物质核衰变的次数称为放射性活度。在放射性物质的应用、研究、测量和比较中，放射性活度是最常用的量。现用国际制单位专用名称是贝可（Becquerel，Bq），居里（Curie，Ci）为专用单位，$1\ Ci = 3.7 \times 10^{10}\ Bq$ 次衰变。居里和贝可之间的换算关系为 $1\ Ci = 3.7 \times 10^{10}\ Bq$；$1\ mCi = 37\ MBq$；$1\ Bq \approx 2.703 \times 10^{-11}\ Ci$。核医学应用中，以贝可为单位往往嫌小，常用兆贝可（MBq）来描述活度的大小：$1\ MBq = 10^6\ Bq$。以居里为单位往往嫌大，常用的为毫居里（记为 mCi）和微居里（记为 μCi），$1\ Ci = 10^3\ mCi = 10^6\ \mu Ci$。

2）放射性浓度

放射性浓度用来描述气态和液态的放射性物质的比放射性。放射性浓度是指单位体积的放射性样品所具有的放射性活度。放射性浓度的单位为 kBq/mL，mCi/mL 等。

第 2 章

核医学中的辐射剂量学

辐射剂量学是研究在电离辐射与物质相互作用过程中能量转移和吸收的规律,受照射物质内部剂量分布及其与辐射场之间的关系,建立各类电离辐射量的计算模型与测量方法,并揭示辐射剂量与相关生物学效应关系的核科学技术分支,在医学中的应用主要反映于核医学、放射治疗和放射诊断等学科。

当放射性核素或其所标记的化合物进入人体后,会形成内照射辐射源,所产生的剂量称为内照射剂量。由于放射性物质的理化和生物学特点差别巨大,因此,在体内各种器官或组织中存在不同的运输和分布规律。在临床核医学的检查和治疗中,需要计算和观察放射性药物对靶组织以及正常组织的辐射剂量,评价核医学诊治方法和所使用的放射性药物剂量对患者正常组织的危害,以尽量减少患者在诊治过程中所遭受的辐射损伤。

2.1 辐射剂量学中常用的辐射物理量

辐射量及其单位是用于表述和度量电离辐射与物质相互作用过程中所发生的能量传递以及受照射物质内部产生变化程度的物理量,能够反映某种特定电离辐射的特点并且可以进行计算和测量。

2.1.1 粒子注量和粒子注量率

粒子注量(particle fluence)为射入以空间某给定点为中心的小球区域的粒子数除以该球形区域的截面积,即

本章作者:金问森,教授,安徽医科大学核医学教研室;易艳玲,教授,复旦大学放射医学研究所。

$$\Phi = \frac{\mathrm{d}N}{\mathrm{d}a} \tag{2-1}$$

式中：$\mathrm{d}N$ 为进入小球体的粒子数；$\mathrm{d}a$ 为小球体的截面积，m^2；Φ 为粒子注量，m^{-2}。

实际情况下，入射粒子的能量往往并非单一的，从而粒子注量存在一定的能谱分布，可表示为

$$\Phi = \int_0^\infty \frac{\mathrm{d}\Phi(E)}{\mathrm{d}E}\mathrm{d}E \tag{2-2}$$

式中：E 为粒子能量；$\Phi(E)$ 为能量在 $0\sim E$ 之间的粒子注量。

在辐射防护中，常用粒子注量率（particle fluence rate）来表示单位时间内粒子注量的增加，即

$$\varphi = \frac{\mathrm{d}\Phi}{\mathrm{d}t} \tag{2-3}$$

式中：$\mathrm{d}\Phi$ 为在时间间隔 $\mathrm{d}t$ 内粒子注量的增量；φ 为注量率，$\mathrm{m}^{-2}\cdot\mathrm{s}^{-1}$。

2.1.2　能量注量和能量注量率

由于射入的粒子均带有一定的能量，因此也可以用进入某给定点的所有粒子的能量来表征辐射场。

能量注量（energy fluence）就是射入以空间某给定点为中心的小球区域的所有粒子能量之和除以该球形区域的截面积，即

$$\Psi = \frac{\mathrm{d}E_R}{\mathrm{d}a} \tag{2-4}$$

式中：$\mathrm{d}E_R$ 为进入截面积为 $\mathrm{d}a$ 的球形区域内所有粒子的能量之和（扣除静止能量），J；Ψ 为能量注量，$\mathrm{J/m}^2$。

单位时间内进入单位截面积球形区域内所有粒子能量之和，称为能量注量率（energy fluence rate），即

$$\psi = \frac{\mathrm{d}\Psi}{\mathrm{d}t} \tag{2-5}$$

式中：$\mathrm{d}\Psi$ 为在时间间隔 $\mathrm{d}t$ 内注量的增量；ψ 为能量注量率，$\mathrm{J/m}^2\cdot\mathrm{s}$。

粒子注量和能量注量均为表征辐射场性质的物理量，两者之间关系为

在单能辐射场中
$$\Psi = \Phi \cdot E \qquad\qquad (2-6)$$

在非单能辐射场中
$$\Psi = \int_0^\infty \frac{\mathrm{d}\Phi}{\mathrm{d}E} E \cdot \mathrm{d}E \qquad\qquad (2-7)$$

2.1.3　照射量

照射量(exposure)是指 X 射线或 γ 射线照射 $\mathrm{d}m$ 质量空气时,与空气中的原子相互作用,射线损失的能量被原子中的电子获得,产生电离后所释放的全部电子(正电子和负电子)被空气阻止时,同一符号离子的总电荷除以 $\mathrm{d}m$,即

$$X = \frac{\mathrm{d}Q}{\mathrm{d}m} \qquad\qquad (2-8)$$

式中:$\mathrm{d}Q$ 为同一符号离子总电荷的绝对值,库仑(C);X 为照射量,国际单位:库仑/千克(C/kg),习惯专用单位:伦琴(R)。

照射量为度量 X 或 γ 射线对空气电离本领的物理量,不用于其他射线(如 β 射线和中子等)。由于过低能量或过高能量 X 或 γ 射线的照射量依然无法精确测量,因此,照射量主要用于能量范围在 10 keV ~ 3 MeV 光子的度量。

2.1.4　吸收剂量和比释动能

电离辐射与物质相互作用本质上为能量传递的过程,其结果是受照射物质吸收能量后,产生相应的物理、化学以及生物学等变化。当物质吸收的能量越大,则引起的辐射效应越明显,因此,为了度量物质所吸收的能量多少,引入了"吸收剂量"的概念。

吸收剂量(absorbed dose)的定义为在任何类型的电离辐射条件下,单位质量的任何物质所吸收的平均能量,即

$$D = \frac{\mathrm{d}\bar{\varepsilon}}{\mathrm{d}m} \qquad\qquad (2-9)$$

式中:$\mathrm{d}\bar{\varepsilon}$ 为物质吸收的平均能量,焦耳(J);$\mathrm{d}m$ 为受照射物质的质量,kg;D 为吸收剂量,国际单位:焦耳/千克(J/kg),专用单位:戈瑞(Gy)。衍生单位有 cGy、mGy 和 μGy 等。

应用吸收剂量须指明物质的种类和受照射点的具体位置。

对于某些间接致电离辐射射线(如光子)与物质相互作用时,其能量传递分为两步:① 间接致电离射线转移能量给带电粒子;② 带电粒子导致物质产

生电离或激发,其能量被物质所吸收。吸收剂量表征了第二步的结果,而第一步的能量转移情况,通过引入"比释动能"的概念进行表述。

比释动能(kerma)的概念为不带电致电离粒子的能量被单位质量的物质所吸收,释放出的全部带电粒子的初始动能之和,即

$$K = \frac{\mathrm{d}E_{\mathrm{tr}}}{\mathrm{d}m} \qquad (2-10)$$

式中:$\mathrm{d}E_{\mathrm{tr}}$为释放出的全部带电粒子的初始动能之和,焦耳(J);$\mathrm{d}m$为受照射物质的质量,kg;K为比释动能,国际单位:焦耳/千克(J/kg),专用单位:戈瑞(Gy)。衍生单位有 cGy、mGy 和 μGy 等。

上述单位时间内的吸收剂量增量或比释动能增量,分别被称为吸收剂量率或比释动能率,即

$$\dot{D} = \frac{\mathrm{d}D}{\mathrm{d}t} \quad \text{或} \quad \dot{k} = \frac{\mathrm{d}K}{\mathrm{d}t} \qquad (2-11)$$

2.1.5 当量剂量和有效剂量

在生物体受到照射时,如果射线类型不同,即使吸收剂量相同,射线所传递的能量以及所产生的生物效应并不相同。因此,在辐射防护中,评价某一受照射生物体的辐射生物效应,不仅要考虑吸收剂量的大小,也与射线的类型密切相关。将机体接受的吸收剂量,根据射线类型进行加权修正后获得的物理量,称为当量剂量(equivalent dose),即

$$H_{\mathrm{T}} = \sum_{\mathrm{R}} \omega_{\mathrm{R}} D_{\mathrm{T,R}} \qquad (2-12)$$

式中:H_{T}为当量剂量;R 为辐射类型;T 为靶器官或靶组织数;ω_{R}为辐射权重因子(相当于系数);$D_{\mathrm{T,R}}$为 R 在 T 中的平均吸收剂量。

由于ω_{R}没有单位,故H_{T}的国际单位依然为焦耳/千克(J/kg),专用单位:希沃特(Sv)。衍生单位有 mSv 和 μSv 等。

在辐射防护效果评价中,除了考虑吸收剂量以及射线类型外,对于生物体而言,还应关注各器官和组织的辐射敏感性差异,将当量剂量与组织权重因子加权平均值的乘积得到有效剂量(effective dose),即

$$E = \sum_{\mathrm{T}} \omega_{\mathrm{T}} H_{\mathrm{T}} \qquad (2-13)$$

式中：E 为有效剂量；T 为受照射的器官或组织数；ω_T 为组织权重因子；H_T 为 T 中的当量剂量。E 的国际单位依然为焦耳/千克（J/kg），专用单位：希沃特（Sv）。衍生单位有 mSv 和 μSv 等。

有效剂量表示了当机体的器官或组织受到不同程度照射后，可能产生随机效应的发生率大小。

2.1.6 集体当量剂量和集体有效剂量

在一个群体中，辐射生物效应通常发生于群体的某个或某几个生物体中，而并非该群体的每一个体均会发生，所以，在评价群体所受到的辐射危害时，采用集体当量剂量（collective equivalent dose）或集体有效剂量（collective effective dose）。

集体当量剂量为某一群体中个体的平均当量剂量与总数的乘积，即

$$S_T = \sum_i H_{Ti} N_i \qquad (2-14)$$

式中：S_T 为集体当量剂量，希沃特（Sv）；H_{Ti} 为第 i 组 N_i 个体的平均当量剂量。

集体有效剂量为群体中个体的有效剂量之和，即

$$S_E = \sum_i E_i N_i \qquad (2-15)$$

式中：S_E 为集体当量剂量，希沃特（Sv）。

2.1.7 待积当量剂量和待积有效剂量

当放射性核素单次摄入机体后，由于物理衰变和机体生理代谢的影响，放射性核素的数量和对器官、组织的内照射，随时间推移而降低。为评价内照射的危害，从而引入了"待积当量剂量"（committed equivalent dose）和"待积有效剂量"（committed effective dose）。

在内照射条件下，机体单次摄入放射性核素后，经过一段时间，器官或组织当量剂量积分的累计值，计算公式为

$$H_T(\tau) = \int_0^{t_0+\tau} \dot{H}_T(t) \mathrm{d}t \qquad (2-16)$$

式中：$H_T(\tau)$ 为待积当量剂量，希沃特（Sv）；$\dot{H}_T(t)$ 为单次摄入放射性物质后，在 t 时刻对靶器官或靶组织（T）的当量剂量率；τ 为从摄入放射性物质至 t 时

刻所经过的累积时间,成人取 50 年,儿童计算至 70 岁。

经过受照射器官或组织,经过组织权重因子修正后的待积当量剂量之和,计算公式为

$$E(\tau) = \sum_{T} W_T H_T(\tau) \tag{2-17}$$

式中：$E(\tau)$ 为待积有效剂量,希沃特(Sv);W_T 为组织权重因子。

2.2 内照射辐射剂量学中常用的基本概念

核医学诊疗中的照射方式包括了外照射和内照射两个方面,在辐射剂量估算以及对人体危害评估中,更为关注器官或组织的内照射剂量。由于在核医学诊疗过程中,各类放射性药物参与了人体的代谢过程,与外照射方式差别较大。因此,在内照射剂量估算中,引入了一些特定的概念。

2.2.1 摄入量、吸收量与滞留量

放射性核素主要通过四种途径被摄入到体内：① 通过口鼻吸入;② 经胃肠道食入;③ 静脉注射;④ 皮肤或皮肤伤口接触后进入体内。在临床核医学中,主要为前三种进入途径,尤其静脉注射和胃肠道口服最为常见。

放射性核素通过吸入、食入和皮肤接触等方式进入人体的量被称为摄入量(intake),其中全部或一部分放射性核素会进入血液或组织间液,这部分放射性核素的量称为吸收量(uptake),通过循环或直接沉积作用,放射性核素可继续分布或沉积到特定器官或组织之中的量为滞留量(retention)。通常情况下,三者之间的关系为摄入量≥吸收量≥滞留量。

2.2.2 物理半衰期、生物半衰期及有效半衰期

物理半衰期(physical half-life)是描述放射性核素衰变速度的物理量,为放射性原子核数衰减到原有数目一半时所需要的时间,通常用 $T_{1/2}$ 表示。放射性核素从初始活度衰变到一半时的计算公式为

$$A = \frac{1}{2} A_0 = A_0 e^{-\lambda_r T_{1/2}} \tag{2-18}$$

式中：A 为初始放射性活度的 $\frac{1}{2}$ 活度;A_0 为初始放射性活度;λ_r 为放射性核素

的衰变常数。

从而
$$T_{1/2} = \frac{\ln 2}{\lambda_r} = \frac{0.693}{\lambda_r} \tag{2-19}$$

当放射性药物进入人体后,除放射性核素自身的物理半衰期影响其衰变速度外,还由于生理代谢的作用,使体内的放射性核素数量减少。这种因人体生理代谢而使放射性原子核数减少到原有数目一半时所需要的时间,称为生物半衰期(biological half-life)。

在核医学诊疗过程中,患者体内放射性物质的减少往往同时受到物理衰变和生理代谢的共同作用,因此,实际情况下,体内放射性物质的减少速率为

$$\frac{dA}{dt} = -(\lambda_b + \lambda_r)A \tag{2-20}$$

$$\lambda_{eff} = \lambda_b + \lambda_r \tag{2-21}$$

式中: λ_b 为生物代谢的廓清速率常数; λ_{eff} 为有效衰变常数。

由于 $T_{1/2} = \dfrac{0.693}{\lambda}$,从式(2-19)和式(2-21)推导出有效半衰期计算公式为

$$T_{eff} = \frac{T_r T_b}{T_r + T_b} \tag{2-22}$$

式中: T_{eff} 为有效半衰期; T_r 为物理半衰期; T_b 为生物半衰期。

有效半衰期(effective half-life)是决定放射性核素在体内贮留时间长短的重要因素。某些放射性核素尽管其物理半衰期较长,但生物半衰期很短,引起短的有效半衰期,这样对人体的损害较小,如 ^{60}Co 和 ^{137}Cs 的物理半衰期分别为 5.3 年和 30 年,但由于机体生理代谢的共同作用,其有效半衰期分别为 95 天和 70 天。

2.2.3　隔室

隔室(compartment)是某种物质在体内可分布于不同的组织和器官,但在这些部位中交换迅速,遵从一定的动力学参数,则这些解剖部分属于某种物质的同一个代谢池。进入体内的某种物质被单次吸收沉积后,经过一段时间,隔室中的滞留量为

$$A_t = A_0 \mathrm{e}^{-\lambda_\mathrm{b} t} = A_0 \mathrm{e}^{-0.693 t / T_\mathrm{b}} \tag{2-23}$$

式中：A_t 为某一时刻隔室中的物质滞留量；t 为初始吸收的滞留量到某一时刻经过的时间。

单次吸收后，某一时刻隔室中的物质滞留量与初始滞留量的比率，称为滞留分数（retention fraction），即

$$R_t = A_t / A_0 = \mathrm{e}^{-\lambda_\mathrm{b} t} \tag{2-24}$$

因此，如该物质为放射性物质，则在单次吸收后，某一时刻在隔室中的滞留量为

$$A_t = A_0 \mathrm{e}^{-\lambda_\mathrm{eff} t} \tag{2-25}$$

则 $R_t = A_t / A_0 = \mathrm{e}^{-\lambda_\mathrm{eff} t}$ 称为有效滞留分数。

"隔室"的概念在内照射剂量估算中非常重要，是放射性物质吸收、转移和排泄中的重要环节，也被称为"库室"（pool）。放射性物质往往滞留于多个隔室，任何单个器官或组织也可能存在有多个隔室，同时，放射性物质在隔室中的代谢按照特定的廓清速率，以简单指数规律减少。通过隔室模型，建立动力学方程组并求解，能够获得放射性物质在体内器官或组织贮留、运输和转移的数量。

2.3 内照射辐射剂量学模型的计算公式

2.3.1 源器官和靶器官

内照射剂量估算中，人体的器官和组织被分为两类，即源器官（source organ）和靶器官（target organ）。放射性核素沉积的器官或组织，称为源器官（S）。吸收辐射能量并可能发生随机效应的器官或组织，称为靶器官（T），源器官本身也是靶器官。

2.3.2 源器官中放射性活度累积

放射性核素进入人体后，首先沉积并滞留于源器官中，因此累积活度的计算至关重要。采用时间积分计算源器官单次吸收后，在 τ 时间内发生衰变的总次数（成人取 50 年，儿童计算至 70 岁），即

$$\widetilde{A}_{\mathrm{S}}(\tau) = \int_0^{\tau} A_{\mathrm{S}}\mathrm{d}t \qquad (2-26)$$

式中：A_{S} 为 t 时刻 S 中放射性核素的滞留量。

如果 S 中包含有 i 个隔室，则 S 中的 $\widetilde{A}_{\mathrm{S}}(\tau)$ 为每个隔室累积活度的总和：

$$\widetilde{A}_{\mathrm{S}}(\tau) = \sum_{n=1}^{i} \widetilde{A}_{\mathrm{S},n}(\tau) \qquad (2-27)$$

式中：$\widetilde{A}_{\mathrm{S},n}(\tau)$ 为有 i 个隔室的源器官中，第 n 个隔室的累积活度。

由于在源器官中常存在多个隔室，某一隔室中的放射性物质可以通过一定比率转移至下一个隔室，最终直到某个隔室为止，如图 2-1 所示。

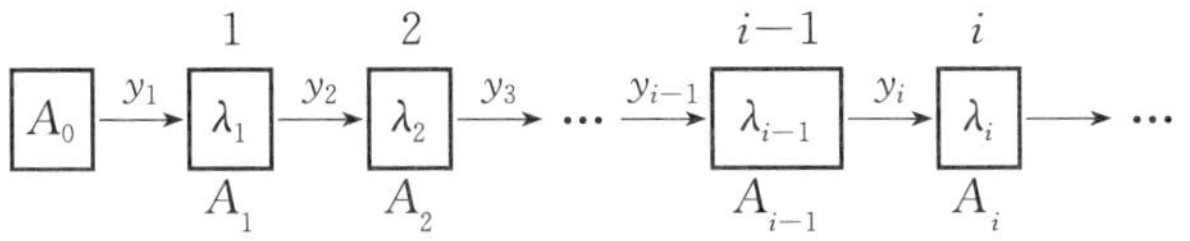

图 2-1　放射性物质在隔室中的转移

y_1，$\cdots$，y_i 为 t 时刻进入相应隔室的放射性物质比率；λ_1，$\cdots$，λ_i 为 t 时刻相应隔室中放射性物质的廓清速率；A_1，$\cdots$，A_i 为 t 时刻进入相应隔室中的放射性核素量。如图 2-1 中，在 t 时刻进入隔室 2 中的放射性核素量为 $A_1\lambda_1y_2$，以此类推，进入隔室 i 中放射性核素量为 $A_{i-1}\lambda_{i-1}y_i$，由于自隔室 i 中减少的放射性量为 $A\lambda_1$，并且考虑到放射性核素的物理衰变，因此，在 t 时刻隔室 i 中，单位时间内放射性活度的净增加为

$$\mathrm{d}A_i/\mathrm{d}t = y_i\lambda_{i-1}A_{i-1} - (\lambda_i + \lambda_r)A_i \qquad (2-28)$$

由于临床核医学诊治过程中，通常采用的放射性核素半衰期较短，式(2-28)经过微分计算，进而代入式(2-27)中，获得第 n 个隔室的相关累积活度，即

$$\widetilde{A}_{\mathrm{S},n}(\tau) = \widetilde{A}_{n-1}(\tau)\lambda_{n-1}y_n/\lambda_{n,\mathrm{eff}} \qquad (2-29)$$

式中：$\lambda_{n,\mathrm{eff}}$ 为源器官第 n 隔室的有效廓清速率；$\widetilde{A}_{n-1}(\tau)$ 为第 $n-1$ 隔室的累计活度；λ_{n-1} 为第 n 隔室的生物廓清率；y_n 为第 $n-1$ 隔室廓清出的物质向第 n 隔室转移的比率。

2.3.3　靶器官的吸收剂量和吸收分数

靶组织中的平均吸收剂量为各个源组织在该靶组织中的平均吸引剂量之和。

$$D_T = \sum_S D_{ST} \qquad (2-30)$$

放射性核素在体内衰变形成的辐射,分为穿透性辐射和非穿透性辐射。穿透性辐射是射线穿透源组织,对源组织外的靶组织进行照射的辐射类型,X射线、β射线和γ射线属穿透性辐射。而非穿透性辐射为辐射局限于源组织内,未对其他靶组织形成照射,如α射线和重离子等。从源组织中发出的某种射线(如第 i 种射线),其能量被靶组织所吸收的比率,称为吸收分数(AF)。吸收分数采用蒙特卡罗方法计算,受到源组织和靶组织的质量、在体内的相对位置以及辐射类型和能量等因素的影响。靶组织中的吸收剂量与源组织放射性活度的关系为

$$D_{ST} = \sum_j y_j E_j A F_j (T \leftarrow S)/M_T \qquad (2-31)$$

式中:D_{ST} 为源组织中单位积分活度在靶组织中所产生的吸收剂量;y_j 为放射性核素衰变时发射某种类型(如 j)辐射粒子的产额,即每次放射性核素衰变时发射 j 类型粒子的概率;E_j 为 j 类型粒子所携带的能量,MeV;$AF_j(T \leftarrow S)$ 为靶组织的吸收分数;M_T 为靶组织的质量。

单位质量靶组织的吸收分数称为比吸收分数(specific absorbed fraction)。即

$$\phi(T \leftarrow S) = AF_i(T \leftarrow S)/M_T \qquad (2-32)$$

式中:$\phi(T \leftarrow S)$ 为比吸收分数。

2.3.4 靶器官的比有效能量

比有效能量(specific effective energy, SEE)是源器官中放射性核素每次衰变对靶器官产生的当量剂量,计算公式为

$$SEE(T \leftarrow S) = \sum y_j E_j A F_j (T \leftarrow S)\omega_{R,j}/M_T \qquad (2-33)$$

式中:$\omega_{R,j}$ 为 j 类型辐射的权重因子。由于临床核医学中所使用的放射性核素多数发出 γ 和 β 射线,辐射权重因子为1,式(2-33)可简化为

$$SEE(T \leftarrow S) = \sum y_j E_j A F_j (T \leftarrow S)/M_T = \sum y_j E\phi(T \leftarrow S)$$
$$(2-34)$$

比有效能量的单位的物理含义为每衰变一次产生 1 Gy 的辐射剂量。

2.3.5　靶器官的待积当量剂量和总待积当量剂量

由于比有效能量为源器官中放射性核素单次衰变时对靶器官所产生的当量剂量,在进行靶器官的待积当量计算时,需同时考虑到源器官的累积活度。因此,靶器官的待积当量剂量为

$$H(\text{T} \leftarrow \text{S}) = 1.6 \times 10^{-10} \times \tilde{A}_s(\tau) \times SEE(\text{T} \leftarrow \text{S}) \qquad (2-35)$$

式中:1.6×10^{-10} 是由 $\text{MeV} \cdot \text{g}^{-1}$ 换算成 $\text{J} \cdot \text{kg}^{-1}$ 的单位换算系数。

放射性核素进入体内后,常分布于多个器官或组织,形成多个源器官,靶器官多会受到来自不同的源器官的照射,因此,总待积当量剂量应为

$$H_{\text{T}} = \sum_{\text{S}} H(\text{T} \leftarrow \text{S}) \qquad (2-36)$$

2.4　临床核医学中常用的剂量学模型

核医学内照射剂量学中依据核素进入人体的方式以及在体内不同器官的吸收、滞留及转移方式的不同而可分为不同的模式,本节主要介绍以下几种模式。

2.4.1　胃肠道模式

胃肠道模式是描述核素在胃肠道区的动力学变化的过程,可简化为隔室模型,经典的胃肠道模式的隔室模型如图 2-2 所示,主要包括 4 个隔室:胃、小肠、上段大肠和下段大肠。假设在每个隔室内的混合是即刻发生的。

对于儿童和成人,应使用不同的生物半排期,国际放射防护委员会 30 号报告未区分儿童和成年人,在剂量评估时这将导致对儿童其他器官吸收剂量的低估。事实上,成人半排期约为 42 h,儿童约为 24 h。

在该模型中,如果已知相应的核素在不同隔室之间的廓清速率,则依据相关公式及

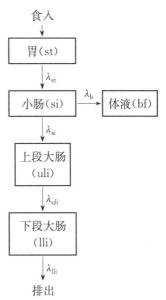

图 2-2　胃肠道中核素动力学的隔室模型

摄入量可推知某时刻在胃肠道区的活度量。对该模式进行修正,则可用于研究胃肠道的生理学问题,如食管输运,胃-食管回流,胃排空,肠-胃回流,小肠输运和通过时间,小肠异常通透性,以及描述粪便收集期。所使用的不可吸收的惰性标示物,这一类标示物包括放射性核素钪、铬、锝、铟、碘和钡标记的物质。如表2-1所示为成年人胃肠道模式常见的相关参数。

表 2-1　成年人胃肠道模式相关参数

胃肠道分段	壁质量/g	内容物质量/g	平均驻留时间/d
胃	150	250	1/24
小肠	640	400	4/24
上段大肠	210	220	13/24
下段大肠	160	135	24/24

2.4.2　肾-膀胱模式

本模式适用于肾功能检查所用的全部物质,也适用于排泄使得膀胱壁受到显著辐射照射的其他物质。假定通过肾和膀胱的排泄量占总排泄量的分数是已知的,经过此途径排泄的放射性活度以及通过时间,经肾脏代谢,继而随尿进入膀胱,在此保留至膀胱排空。

放射性核素排泄速率是根据已知全身的量 A_{TB} 确定的,全身量可用下面函数式表达:

$$A_{TB} = \sum_{i=1}^{n} \alpha_i e^{-(\lambda_i + \lambda_r)t} \qquad (2-37)$$

式中: λ_i 为隔室 i 的生物清除常数; λ_r 是放射性衰变常数; α_i 是与隔室 i 有关的所给予的活度的分数。

由于排泄过程在肾累积的活度可由下式给出:

$$\tilde{A} = f_r \frac{1 - e^{-\lambda_r \overline{T}_K}}{\lambda_r} \sum_{i=1}^{n} \alpha_i \frac{\lambda_i}{\lambda_i + \lambda_r} \qquad (2-38)$$

式中: f_r 是排泄活度通过肾排出的分数; $\overline{T}_K$ 是相应于给定的放射性药物和生理状态时,通过肾的时间,正常情况下取为 5 min,肾功能异常取为 20 min。此处计算是以全身滞留量归一化来计算,应用时需乘以 A_{TB} 函数。

该表达式是近似的,因为对于全身廓清的各个组分, f_r 可能有不同,而对于实际应用来说这种近似已经足够。在各种物质的生物动力学数据中给出的肾内累积活度,是来自排泄过程的累积活度与来自均匀分布在其余器官和组织内活度的贡献之和。

膀胱内容物的累积活度为

$$\widetilde{A}_B = f_r \sum_{i=1}^{n} \alpha_i \left[\frac{1 - e^{-\lambda_r t_v}}{\lambda_r} - \frac{1 - e^{-(\lambda_i + \lambda_r)t_v}}{\lambda_i + \lambda_r} \right] \cdot \left[\frac{1}{1 - e^{-(\lambda_i + \lambda_r)t_v}} \right]$$

$$(2 - 39)$$

式中:t_v 是膀胱充盈和排空相隔的时间,对于本模式来说,假定 t_v 保持为常数,等于人的平均尿循环周期 3.5 h,同时,假定第一次排空发生在被给予放射性药物之后 t_v 时刻。上面方程忽略了肾内留驻时间的影响,因为它通常比膀胱充排循环周期短得多。

一般来说,膀胱平均内容物体积:成人、15 岁、10 岁、5 岁、1 岁、3 个月婴儿分别为 115 mL、85 mL、75 mL、65 mL、25 mL、15 mL。膀胱内容物体积相当于一次排泄排出尿体积的一半。膀胱的排出速率(次数/日)取为日尿排泄次数的 2 倍,即对于成人、15 岁、10 岁、5 岁、1 岁、3 个月婴儿分别为 12、12、12、12、32、40 次/天。

计算膀胱壁所受的辐射剂量与尿流量率、排空时间与给予放射性药物时膀胱内存在的容量、膀胱壁与内容物之间的几何关系有关。一般来说,尿流量率为 0.5~2 L/d,排空时间为 0.5~8 h,膀胱初始内容物为 0~300 mL。

2.4.3 肝-胆模式

本模式适用于被吸收入肝细胞并经过胆道排到肠的物质。假定物质从血液被迅速吸收入肝,然后经过胆道,一部分放射性物质进入胆囊暂时贮存,该部分在食物刺激下会不时排空,另一部分直接进入肠道。放射性药物小部分在肾内吸收,然后随尿排出。病理状态(肝病、胆道闭塞、先天性胆管闭锁)同样适用于该模式,只是所用动力学数据不同。肝胆模式的隔室模型如图 2-3 所示。

在体内的最终排出则遵从胃肠道模式和肾-膀胱模式。该模式假定胆囊以同一方式排空所有物质,第一次排空是在 3 h 后,在此期间,出现在胆汁内的

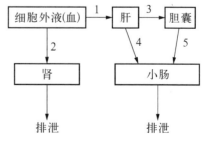

图 2-3 描述肝和胆排泄的隔室模型

放射性物质约 3/4 排出,第二次排空在 9 h 后,再次排出剩余放射性物质的 3/4,最后排空大约在 24 h 后,所有放射性物质均排出,高脂饮食或给予缩胆囊素均可诱发早期排空。

2.4.4 脑脊髓液腔模式

当神经鞘内注射带有放射性核素的螯合物或蛋白质时,则使用脑脊髓液腔模式进行估算。图 2-4 所示为脑脊髓液腔解剖学模式,主要分为三个区,分别为 A 区、B 区和 C 区。A 区是充满脑脊髓液的中空圆柱体,相当于实际人体脊柱内的端尾池,其体积约为 28 cm³。B 区是壁间空腔内有脑脊髓液的双壁管,相当于脊髓周围的空间,体积为 58 cm³。C 区是位于大脑周围的池空间,体积约为 20 cm³。计算时,脑和脊髓的质量一般分别取为 1 400 g 和 30 g。

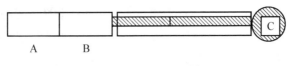

图 2-4 脑脊髓液腔模式

在放射性药物动力学的计算中,所用的动力学模式依赖于注射部位,此处考虑 2 个注射部位,腰注射于 A 区,池注射于 C 区。注射到 A 区的放射性物质,一半转移到血液,一半转移到 B 区;而转移到 B 区的物质一半转移到血液,另一半转移到 C 区;C 区物质则以不同半减期转移到血液;注射入 C 区的物质,一半转移到血液,一半转移到 A 和 B 的复合区,复合区再转移到血液。上述 2 种注射方式下不同区间放射性物质转移的半减期和分数,如表 2-2 所示。

表 2-2 脑脊髓液腔隔室转移参数

注射方式	隔 室	半 减 期	分 数/%
腰注射	A(0.5)→血液	8 h	97
		30 d	3
	A(0.5)→B	20 min	25
		8 h	75
	B(0.5)→血液	18 h	97
		30 d	3

（续表）

注射方式	隔　室	半减期	分　数/%
	B(0.5)→C	18 h	100
	C(0.5)→血液	18 h	97
		30 d	3
池注射	C(0.5)→血液	18 h	97
		30 d	3
	C(0.5)→A+B	18 h	100
	A+B(0.5)→血液	18 h	97
		30 d	3

2.5　临床核医学中常用放射性核素的代谢模型

　　生物代谢模型是描述核素在人体内代谢转移行为的模型,而核素在人体内的分布及滞留情况是决定器官剂量的重要因素,因此生物代谢模型是计算器官剂量的基础之一。在核医学诊疗过程中,由于摄入方式的不同,以及核素本身性质不同,不同的核素代谢模式也有不同。本节对临床核医学当中常见的一些核素的代谢模型进行简单介绍。

2.5.1　临床核医学 ^{131}I 生物代谢模型

　　首先介绍核医学科当中剂量贡献最大的 ^{131}I 生物动力学模型。^{131}I 在临床中主要用于甲状腺疾病的治疗,如甲状腺癌或甲亢的治疗。对于治疗甲状腺癌患者来说,应采用修正的正常人 ^{131}I 生物代谢模型。考虑到 ^{131}I 治疗甲状腺癌患者过程中,以口服 NaI 溶液的方式摄入 ^{131}I,结合核素在胃肠道的吸收过程,^{131}I 在人体内转移及代谢过程如图 2-5 所示,^{131}I 摄入人体后,由胃转移到小肠,并在小肠迅速吸收入血。吸收入血后,大部分被甲状腺吸收,而剩余部分直接排泄掉,其中甲状腺吸收的份额被称为甲状腺吸收分数,用字母 f 表示。甲状腺中的 ^{131}I 以有机碘的状态从甲状腺均匀地转移到人体其他器官和组织中,这一部分有机碘中的部分由粪便排出,而其余又以无机碘的形式返回转移隔室血液。其中由粪便排出的份额被称为粪便排出分数,用字母 e 表示。

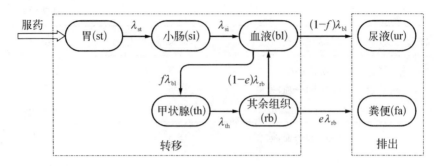

图 2 - 5 ¹³¹I 生物代谢隔室模型

图中各参数意义如下所示：

λ_{st}：胃¹³¹I 廓清速率，单位 d^{-1}；

λ_{si}：小肠¹³¹I 廓清速率，单位 d^{-1}；

λ_{bl}：血液¹³¹I 廓清速率，单位 d^{-1}；

λ_{th}：甲状腺¹³¹I 廓清速率，单位 d^{-1}；

λ_{rb}：其余器官和组织¹³¹I 廓清速率，单位 d^{-1}；

f：甲状腺吸收分数，对于甲状腺癌患者来说，一般为 5%；

e：粪便排出分数，一般取为 20%。

将代谢隔室模型用微分方程组描述：

$$
\begin{cases}
\dfrac{dq_{st}(t)}{dt} = -(\lambda_{st} + \lambda_R)q_{st}(t) \\[2mm]
\dfrac{dq_{si}(t)}{dt} = -(\lambda_{si} + \lambda_R)q_{si}(t) + \lambda_{st}q_{st}(t) \\[2mm]
\dfrac{dq_{bl}(t)}{dt} = -(\lambda_{bl} + \lambda_R)q_{bl}(t) + \lambda_{si}q_{si}(t) + (1-e)\lambda_{rb}q_{rb}(t) \\[2mm]
\dfrac{dq_{th}(t)}{dt} = -(\lambda_{th} + \lambda_R)q_{th}(t) + f\lambda_{bl}q_{bl}(t) \\[2mm]
\dfrac{dq_{rb}(t)}{dt} = -(\lambda_{rb} + \lambda_R)q_{rb}(t) + \lambda_{th}q_{th}(t) \\[2mm]
\dfrac{dq_{fa}(t)}{dt} = -\lambda_R q_{fa}(t) + e\lambda_{rb}q_{rb}(t) \\[2mm]
\dfrac{dq_{ur}(t)}{dt} = -\lambda_R q_{ur}(t) + (1-f)\lambda_{bl}q_{bl}(t)
\end{cases}
\tag{2-40}
$$

式中各函数意义如下：

$q_{st}(t)$：胃内^{131}I 活度随时间变化函数，单位 MBq；

$q_{si}(t)$：小肠内^{131}I 活度随时间变化函数，单位 MBq；

$q_{bl}(t)$：血液内^{131}I 活度随时间变化函数，单位 MBq；

$q_{th}(t)$：甲状腺内^{131}I 活度随时间变化函数，单位 MBq；

$q_{rb}(t)$：人体内其余器官组织内的^{131}I 活度随时间变化函数，单位 MBq；

$q_{ur}(t)$：尿液内^{131}I 活度随时间变化函数，单位 MBq；

$q_{fa}(t)$：粪便中^{131}I 活度随时间变化函数，单位 MBq。

用合适的隔室模型软件以及采用相应的参数对上述微分方程组进行数值求解，计算各隔室内^{131}I 活度随时间变化情况。获得各隔室的活度后再估算累积活度，再结合相关的源靶器官剂量转换系数 S 值表则可求得不同器官的吸收剂量。

廓清速率可由生物半排期计算得到，^{131}I 在人体内主要隔室的廓清速率及相关参数，如表 2-3 所示。

表 2-3 ^{131}I 生物代谢模型计算参数

参　　数	取　　值
^{131}I 衰变常数 λ_R/d^{-1}	0.086 2
廓清速率 λ/d^{-1}	
胃(st)	24
小肠(si)	6
血液(bl)	2.77
甲状腺(th)	8.66×10^{-3}
其余组织(ot)	5.78×10^{-2}
大便排出分数 $e/\%$	20
^{131}I 吸收分数 $f/\%$	5

2.5.2 临床核医学^{99m}Tc 生物代谢模型

^{99m}Tc 是核医学诊断过程中应用较为广泛的核素。在过去十多年间，心血管成像的主要核素^{201}Tl 及甲状腺扫描的主要核素^{131}I 均逐渐为^{99m}Tc 所取代。对于大部分一直采用^{99m}Tc 的检查项目而言，虽然使用频率最高的核素仍为^{99m}Tc，但其化学形式也有所变化。本节对核医学中使用比较多的含^{99m}Tc 的标

记化合物的生物代谢模式进行简要介绍。

首先介绍本节及下节将要用到的有关生物动力学数据的缩略语：

S：源器官或源组织；

F_S：在器官或组织 S 中的分布分数；

$T_{1/2}$：生物半吸收期或半清除期；

α：相应于某半吸收期或半清除期的活度 F_S 的分数，负值表示吸收；

$\dfrac{\tilde{A}_S}{A_0}$：给予单位活度在器官或组织 S 的累积活度。

2.5.2.1 ^{99m}Tc 标记白蛋白(HAS)鞘内给药

前面已经讨论了鞘内给药的两个部位：腰部(A 区)和脑池(C 区)，以鞘内给药方式的锝标记白蛋白(HAS)为例，其生物动力学数据如表 2-4 所示。

表 2-4　^{99m}Tc 标记白蛋白(HAS)鞘内给药生物动力学数据

器官(S)	F_S	$\dfrac{\tilde{A}_S}{A_0}$
(1) 腰注射		
脑脊液腔		
(A) 终末池	1.0	4.45 h
(B) 脊髓腔	0.5	1.82 h
(C) 脑池	0.25	19.2 min
血	1.0	1.62 h
全身	1.0	8.63 h
(2) 脑池注射		
脑脊液腔		
(A 和 B) 终末池和脊髓腔	0.5	49.4 min
(C) 脑池	1.0	6.54 h
血	1.0	1.02 h
全身	1.0	8.65 h

2.5.2.2 ^{99m}Tc-二乙三胺五乙酸(DTPA)

静脉注射后，^{99m}Tc 标记 DTPA 最初分布相后，按照肾-膀胱模式经肾脏排出。肾正常情况下，^{99m}Tc-DTPA 在全身的滞留可用二项指数函数来描述，半排期分别为 100 min(0.99)和 7 d(0.01)，经肾排出的通过时间为 5 min。肾异常情况下，主要组分半滞留期为 1 000 min，肾通过时间为 20 min。其主要的生物动力学数据如表 2-5 所示。

表 2-5 ^{99m}Tc 标记白蛋白(HAS)生物动力学数据

器官(S)	F_S	$T_{1/2}$	α	$\dfrac{\tilde{A}_S}{A_0}$
(1) 肾功能正常				
全身(除膀胱内容物外)	1.0	1.67 h	0.99	1.97 h
		7 d	0.01	
肾	1.0			4.4 min
膀胱内容物	1.0			1.51 h
(2) 肾功能异常	1.0	1.67 h	0.99	6.39 h
全身(除膀胱内容物外)		7 d	0.01	
肾	1.0			6.8 min
膀胱内容物	1.0			26.2 min

2.5.2.3 ^{99m}Tc-标记人免疫球蛋白(HIG)

^{99m}Tc 标记 HIG 主要用于人体炎症和感染部位的定位与显像,增强血管的通透性和炎症细胞对 HIG 的摄取使得放射性活度累积在病灶部位。

静脉注射后,最初的分布由器官的血含量决定,最早的全身图像显示心脏、大血管、肺、肝、脾、肾等器官具有一定的活度分布。随着 HIG 进入到血管外间隙的复杂的分布效应,以及肾脏对部分放射标记物的代谢和排出,肝脏的主动吸收,血液放射性活度缓慢降低。随后大约 24 h 的影像主要由肝和肾的放射性活度占据,此时其他血液丰富的器官活度已经降低。在骨-骨髓中没有明显的吸收,肠内的活度也是偶尔可见。24 h 后通过尿液排出的活度约占总注射量的 27%～50%。其主要生物动力学数据如表 2-6 所示,在该表中,膀胱部分包含部分儿童的信息。

表 2-6 ^{99m}Tc 标记人免疫球蛋白(HIG)生物动力学数据

器官(S)	F_S	$T_{1/2}$	α	$\dfrac{\tilde{A}_S}{A_0}$
血液	1.0	1 h	0.13	5.19 h
		12 h	0.87	
肝	0.05	1 h	−1.00	22.3 min
		∞	1.00	
肾	0.08	1 h	−1.00	17.8 min
		6 h	1.00	
睾丸	0.003	1 h	−1.00	1.1 min
		24 h	1.00	

（续表）

器官(S)	F_s	$T_{1/2}$	α	$\dfrac{\tilde{A}_S}{A_0}$
其余器官和组织	0.50	12 h	−1.00	1.45 h
		∞	1.00	
膀胱	0.45			
来自肾脏累积活度	(0.08)			
来自血液直接分泌	(0.37)			
成年人和 15 岁儿童				15.7 min
10 岁儿童				13.6 min
5 岁和 1 岁儿童				9.2 min

2.5.3　临床核医学 ^{18}F 生物代谢模型

静脉注入的 Na^{18}F，一半迅速被骨骼吸收，其余部分分布在细胞外液内，几小时内经肾从体内排出。被骨骼摄取的 50% 沉积于骨表面，半吸收期为 20 min，假定长期滞留于此，其余部分经肾系统排出，根据肾-膀胱模型，半排期为 10 min(0.25) 和 3.2 h(0.75)。

静脉注入的 ^{18}F-FDG 是目前临床核医学科当中 PET 检查的常用药物。静脉注射后，部分活度半排期达 1.5 h，其余部分迅速从血循环中清除，半排期小于 1 min。详细的 ^{18}F-FDG 生物动力学主要参考数据如表 2-7 所示。

表 2-7　^{18}F-FDG 生物动力学数据

器官(S)	F_s	$T_{1/2}$	α	$\dfrac{\tilde{A}_S}{A_0}$
全身(除膀胱内容物外)	1.0	12 min	0.075	2.13 h
		1.5 h	0.225	
		∞	0.70	
脑	0.06	8 min	−1.0	8.9 min
		∞	1.0	
心壁	0.04	8 min	−1.0	5.9 min
		∞	1.0	
肾	0.30			1.45 min
膀胱内容物	0.30			19 min

第 3 章

γ 射线探测技术

在医学中用于探测和记录放射性核素发出射线的种类、能量、活度以及随时间变化规律和空间分布的仪器，统称为核医学仪器。核医学仪器是开展核医学工作的必备要素，也是核医学发展的重要标志。核医学仪器的飞速发展，促进了核医学诊疗水平的不断进步，提高了其在临床应用中的地位。

放射性探测是用探测仪器把射线能量转换成可记录和定量的光能、电能等，通过一定的电子学线路分析计算，表示为放射性核素的活度、能量、分布的过程，其基本原理是建立在射线与物质相互作用的基础上，主要包括电离作用、荧光现象和感光作用三种。

放射性探测仪器种类众多，但基本构成一致，通常由两大部分组成：放射性探测器和后续电子学线路。放射性探测器通常称为探头，其作用是使射线在其中发生电离或激发，再将产生的离子或荧光收集并转变为可以记录的电信号，实现能量的转换。后续电子学线路由一系列电子学线路和外部显示装置构成，可以将放射性探测器输入的电信号进行放大、运算、分析、选择等处理，并加以记录和显示，从而完成对射线的探测、分析过程。

γ 射线属于光子流，在与物质作用时不直接产生电离，主要通过光电效应、康普顿效应及电子对生成效应与物质相互作用，分别发射出光电子、康普顿电子以及生成正负电子，这些电子再电离、激发而与吸收物质发生作用。

放射性探测仪器根据其探测原理可分为闪烁型探测器（scintillation detector）、电离型探测器（ionization detector）、半导体探测器。闪烁探测器主要用于核医学显像仪、功能测定仪、体外射线测量仪等。

本章作者：梁婷，教授，山东大学医学院实验核医学研究所。

3.1 闪烁型探测器

闪烁型探测器的基本原理是利用放射线使荧光物质分子激发,激发态的荧光物质退激到基态后发射荧光光子,荧光光子的发射强度与射线能量成正比,通过光电倍增管将荧光光子转化为电脉冲后,输送给后续电子学线路后即可得到发射射线的放射性计数。

3.1.1 闪烁体

闪烁体是在放射线或粒子作用下发生闪烁现象的物质材料,其作用是将射线的辐射能转变为光能。闪烁探测器可根据需要选择不同的晶体材料,碘化钠(NaI)晶体是目前核医学仪器中应用最为广泛的晶体闪烁体,单光子探测多选用 NaI 晶体,在碘化钠晶体内按 0.1%～0.4%分子比加入铊(Tl)可以增加能量转换率,提高探测效率。

晶体厚度对射线的探测效率及图像的分辨率有明显影响。增加晶体厚度可以增加射线被完全吸收的概率,提高探测灵敏度;但与此同时,也增加了多次康普顿散射的概率,降低了图像的分辨率。因此,在选择闪烁晶体厚度时要兼顾探测效率与图像分辨率。为保证显像仪器具备良好的空间分辨率,多选用较薄的晶体,目前最常用的晶体厚度为 3/8 英寸(9.5 mm)。另外,使用发射不同射线的核素也要选择不同厚度的闪烁晶体,一般射线能量越高,选择晶体的厚度增加,光子探测效率也增加。NaI(Tl)晶体可根据不同需要加工成各种尺寸,直径为 25～50 cm,目前矩形大视野 NaI(Tl)晶体尺寸达到 50 cm×60 cm。

正电子探测常选用锗酸铋(BGO)、硅酸镥(LSO)、硅酸钆(GSO)闪烁晶体。BGO 晶体的衰变常数大,光产量低,能量分辨率差,但密度大,阻止本领强,灵敏度高,用于制造 2 - D PET 时仍有一定优势。LSO 晶体是高密度、光产额高、响应速度快的新型闪烁晶体材料,适于 3 - D PET 成像设备。GSO 晶体对 γ 光子的拦截能力和光产额较低,但其能量分辨率和光产量的均匀性要优于 BGO 和 LSO,衰变时间也较短,非常适合 3D 采集。

新型的无机晶体也在不断开发中,主要是基于铈掺杂的镧系和过渡金属元素。例如,$LaBr_3$：Ce、$CeBr_3$ 和 LuI_3：Ce。$LaBr_3$：Ce 具有极高的光产额和能量分辨率,是迄今最适合 TOF(time of flight) PET 系统的闪烁晶体,常见闪烁晶体性能参数如表 3-1 所示。

表 3 - 1　常见闪烁晶体性能参数

属　　性	晶 体 类 型						
	NaI(Tl)	BGO	GSO	LSO	LYSO	BaF_2	$LaBr_3$: Ce
峰值波长/nm	410	480	440	420	420	220	360
能量分辨率 $\Delta E/E/\%$	6. 6	10. 2	8. 5	10	12. 5	11. 4	3
光产额(光子数)/MeV	41 000	9 000	8 000	31 000	32 000	2 000	61 000
密度/(g/cm^3)	3. 67	7. 13	6. 71	7. 4	7. 1	4. 89	5. 3
有效原子序数(Z)	50. 6	74. 2	58. 6	65. 5	34. 2	52. 2	47
衰减长度/$(1/\mu)$	2. 88	1. 05	1. 43	1. 16	2. 58	2. 2	2. 2
衰变常数/ns	230	300	60	40	41	0. 6	15
折射率	1. 85	2. 15	1. 85	1. 82	1. 81	1. 56	1. 9

3.1.2　光电倍增管

　　光电倍增管(photomultiplier tube，PMT)是基于光电效应和二次电子发射效应的电子真空器件,其作用是将微弱的光信号转换成可以测量的电流脉冲,因此它也是一种光电能量转换装置。光电倍增管由光阴极、聚焦电极、倍增极和阳极组成。光电倍增管均匀地排列在闪烁晶体后方,当闪烁晶体发射的荧光光子经过光学窗进入光电倍增管光阴极时,它发出光电子,光电子的数量与入射荧光光子的数量成正比。由光阴极释出的光电子在真空中被电场加速,高速光电子撞在倍增极上会产生多个二次电子;二次电子又被加速打到第二个倍增极上,电子数目再次倍增,如此逐级倍增,所形成的电子簇流被阳极收集起来形成电流脉冲。通常光电倍增管有 9～12 个倍增极,电子放大倍数可达 $10^5 \sim 10^8$,称之为光电倍增管的放大系数。阳极是收集电极,接受由最后一个倍增极发射来的电子流。从阳极上收集的电子流与进入光电倍增管的闪光强度成正比,因而也与入射闪烁晶体的 γ 光子的能量成正比。

　　随着核分子影像学的迅速发展,先进的分子影像设备的研发需要新的阵列探测技术。多通道光电倍增管(multi-channel PMT，MC-PMT),顾名思义,就是具有许多通道的光电倍增管,呈阵列式排列。典型的 MC-PMT 有 64 个通道,直径 3 英尺(ft)*,通道排列成 8×8 的方格阵列,中心间隔

---

　　*　1 英尺(ft)=3. 048×10^{-1} m。

2.54 mm。每个通道的第 10 个倍增极作为各自的输出,另外还有一个公共的阳极输出信号可以当作精确的能量和衰减信号。由于 MC - PMT 与阵列型探测器相匹配,因此在小型高位置分辨率的 SPECT 和 PET 中得到广泛应用。

位置灵敏光电倍增管(position sensitive photomultiplier tubes,PSPMT),是一种新型的光电倍增管。作为分辨弱光注入位置的光电转换器件,其电子倍增器用近贴式的栅网状倍增极做成,各极间二次电子的飞行空间很小,并且有相应的聚焦结构。与传统的光电倍增管阵列相比,其结构简单,不存在各路增益不均、管子间死区等问题,其均匀性及线性都有所改善,较为适合开发高分辨模块化的成像探测器。

3.2 电离型探测器

电离辐射(γ 射线、β 射线、α 粒子等)均可直接或间接引起气体原子的电离,产生一对正负离子对。电离产生的电子-离子对的数目与电离辐射传递给气体的能量成正比。如用外加电场收集这些电子-离子对,在电场的作用下,电子和离子会分别向电场的两极运动,在电路中即可产生一次电压变化,形成一个电脉冲。电脉冲的数量及电信号的强弱与射线的数量及能量呈一定关系。

电离型探测器主要有电离室(ionization chamber)、正比计数器(proportional counter)、盖革计数器(Geiger-Muller counter)及多丝正比室(multiwire proportional chamber,MWPC)等类型。多丝正比室是在正比计数器的原理上研制而成的具有多丝结构的气体探测器。由于其定位精度高、时间分辨好、可在直流高压下自触发工作等优点,已成为高能物理粒子探测的主要手段之一,并逐步应用于正电子、质子或中子的医学影像诊断技术中。

3.3 半导体探测器

半导体探测器主要采用半导体材料,如硅、锗等作为闪烁探测体的有力竞争对手,半导体也可用于 γ 射线的探测及核医学成像。半导体探测原理是入射粒子会在灵敏区形成电子-空穴对,在外加电场作用下向两极作漂移运动,形成可记录的脉冲电流输出。其优点是可直接将射线能量转换成载流子,与闪烁晶体探测器相比,跨越了多个低效率的能量转换过程,因此噪声信号很低,具有较高的能量分辨率。此外,半导体探测器体积小,可设计成紧凑的像素阵列,利于实现入射光子的三维定位,从而显著提高 PET 设备的空间分辨率。同时,半导体探测器对磁场具有高容错性,在 PET/MRI 设备的研发中具有独特优势。可以在室温下工作的半导体探测器有碘化汞(HgI_2)、碲化镉(cadmium-telluride CdTe)和碲锌镉(cadmium-zinc-telluride CdZnTe)。HgI_2 漏电流小,但在室温下性状较软,需特殊技术处理。CdTe 与 CdZnTe 具有相似的 γ 射线阻挡能力和能量分辨率,但 CdZnTe 的漏电流却是同等工作条件下 CdTe 的 1/5,因此更适于组建超高分辨率的小型或便携型 SPECT、PET 系统,如:心脏专用型 SPECT、小动物 PET 和小动物 SPECT 等,常用半导体探测器的性能如表 3 - 2 所示。

表 3 - 2　常用半导体探测器的性能比较

项　目	硅 (S, 300 K)	锗 (Ge, 77 K)	HgI_2	CdTe	CdZnTe
原子序数,Z	14	32	80,53	48,52	30,48,52
密度 I/(g/cm^3)	2.33	5.32	6.40	5.85	5.80
禁带宽度/eV	1.12	0.74	2.13	1.47	约 1.5
迁移率·寿命/(cm^2/V) $\mu_e \tau_e$	0.42	0.72	10^{-4}	$(0.6\sim3)\times10^{-3}$	10^{-3}
$\mu_h \tau_h$	0.22	0.84	10^{-5}	$(0.3\sim3)\times10^{-4}$	10^{-5}
140 keV 时,光电子线性衰减系数/cm^{-1}	0.020	0.72	8.03	3.22	3.07

3.4　后续电子学线路

由探测器输出的是电脉冲信号,必须经过一系列电子线路处理才能实际所需的结果。用于放射性测量的后续电子学线路包括放大器、脉冲高度分析器等单元。

3.4.1　放大器

放大器包括前置放大器和主放大器两部分。由探测器输出的电脉冲信号很微弱,且形状不规整,需要放大整形后才能有效记录和显示。放大器一方面放大输出信号,以达到供信号数字化所需要的电平;另一方面将脉冲信号进行整形或倒相,减小基线涨落,从而提高信噪比。

3.4.2 脉冲高度分析器

由探测器和主放大器输出的脉冲信号仍然保持着射线的能量信息,即脉冲高度正比于射线能量。脉冲高度分析器(pulse height analyzer,PHA)是选择性记录探测器输出特定高度电脉冲信号的电子学线路。单道脉冲高度分析器是由上、下甄别器和一个反符合电路组成。下阈甄别器将输入脉冲与下阈电压比较,当输入脉冲高度大于下阈电压时有脉冲输出。上阈甄别器可输出脉冲高度小于上阈电压的输入脉冲。反符合电路则保证只有主放大器的输出脉冲幅度在上、下阈之间时,单道脉冲分析器才有信号输出。可以将上、下阈之间形成的阈值差看作一个通道,上、下甄别阈之间的差值便称为道宽,通过脉冲高度分析器选择性地记录脉冲信号,以达到降低本底和鉴别核素种类的双重目的。

核射线探测仪器是由上述核射线探测器和电子学线路组成。核射线探测器的本质是能量转换装置,可将射线能量转换为可以记录的电脉冲信号;后续电子学线路是记录和分析这些电脉冲信号的电子学仪器。

3.5 功能测定仪器

脏器功能测定仪多由γ闪烁探测器连接计数率仪或记录器组成,根据临床需要设计一个或多个探头。其工作原理是利用探头从体表监测脏器中放射性的动态变化,以获得脏器以时间为横坐标、放射性活度为纵坐标的时间-放射性曲线,进而评价相关脏器功能。常见的脏器功能测定仪有甲状腺功能测定仪、肾脏功能测定仪、多功能仪等。

3.5.1 甲状腺功能测定仪

甲状腺功能测定仪简称甲功仪,是一种利用放射性碘作为示踪剂测定人体甲状腺功能的仪器。放射性[131]I作为碘的同位素可被甲状腺组织摄取并参与甲状腺激素的合成,其被摄取的数量和速度与甲状腺功能密切相关。甲状腺功能测定仪由准直器、γ闪烁探测器、光电倍增管、放大器、配套电子线路以及计算机构成。准直器一般采用张角型,当患者颈部贴近准直器时,张口刚好把甲状腺完全覆盖,可以有效减少来自身体其他部位射线的干扰,使测量结果尽可能真实地反映甲状腺的摄碘功能。

3.5.2　肾功能测定仪

肾功能测定仪又称肾图仪,是临床上广泛应用的核医学仪器之一。肾图仪一般有两个探头,分别固定在可以升降和移动的支架上。检查时将两个探头分别对准左、右两侧肾脏,由静脉弹丸式注射显像剂后,通过两套计数率仪电路,记录左、右两肾区对放射性显像剂的积聚和排泄过程,所得到的时间-放射性曲线就是肾功能曲线(即肾图)。分析肾图曲线可以分别获得双肾血流灌注、分泌及排泄情况。可用于诊断上尿路梗阻,测定分肾功能,监测移植肾功能,观察某些药物对泌尿系统疾病的治疗效果等。

3.5.3　多功能测定仪

多功能测定仪简称多功能仪,是由多套探头组成的功能测定仪,可同时测定一个脏器的多个部位或多个脏器的功能。多功能仪的探测器采用 γ 闪烁探头,晶体前分别装有张角型、聚焦型的准直器。多功能仪的各个探头可分别使用也可组合使用,从而达到一机多用的目的,整套系统一般采用床椅合一的可调式结构,可进行肾脏功能、甲状腺功能、膀胱残余尿量、心脏及脑功能等多项测定,全面了解放射性药物在体内的代谢规律。

3.5.4　手持式 γ 射线探测器

手持式 γ 射线探测器又称 γ 探针,是一种小型便携式 γ 射线探测器。由探头和信号处理显示器两部分组成,具有体积小、准直性能好、灵敏度高、使用方便等特点。探头有闪烁型和半导体型两类,信号处理显示器由数字显示装置和声控信号处理系统组成,γ 射线的强弱可通过声音的大小和计数的高低来确定。术前将淋巴显像剂注入肿瘤内或瘤旁组织间隙,先采用动态显像显示前哨淋巴结的位置、大小及分布。术中采用手持式 γ 射线探测器探测前哨淋巴结,有利于准确、彻底地清扫前哨淋巴结。

第 4 章
SPECT

从 X 射线平片到 CT 断层扫描是医学影像革命性的进步,核医学显像从原始的平面 γ 照相机到 SPECT 断层扫描也是一样,其基本方法就是探头围绕病人旋转,多个角度采集投影图(projection),通过计算机软件,设计特殊的算法(algorithm)来重建(reconstruction)、还原获得断层的影像信息。通过断层扫描可以看到更小的病灶,还可以看到脏器深部的病灶。

4.1 准直器

准直器的材料一般是铅或者铝钨合金,基本的形状是一块合金中间有很多大小不同的孔,只有通过这些孔被晶体探测到的射线才产生信号,保证了图像的分辨率和图像的定位,从形状上一般分为平行孔和针孔两大类,也可以按照探测射线的能量高低来分类。

同一种射线能量,我们还可以根据成像的目的选择不同的准直器,不同准直器的探测灵敏度与分辨率是有很大的差别的,如果是侧重于图像分辨率的,如脑血流灌注显像,全身骨扫描等可以考虑高分辨率(high resolution)型准直器,如果侧重于定量计数的检查如 GFR 测定等,高灵敏度(high sensitivity)的准直器是合适的,通用型(general purpose)的介于两者之间,需要了解清楚的是灵敏度和分辨率是一对不可调和的矛盾(见表 4-1)。

准直器的参数对于图像的分辨率以及探测的灵敏度会产生一些影响,包括孔的数量、孔径大小、孔的深度、间隔厚度(晶体与光电倍增管间的距离)以及物体与准直器间的距离。

本章作者:袁志斌,主任技师,上海市第六人民医院。

表 4-1 不同准直器参数关系

类 型	分辨率/mm	灵敏度/(s⁻¹·MBq⁻¹)	能量/keV
低能高分辨	6.4	91	140
低能通用型	8.3	149	140
低能高分辨	14.6	460	140
中能通用型	10.8	140	280
高能通用型	12.6	61	360

临床上大部分使用的都是平行孔准直器,但是在进行一些特殊脏器的检查,如甲状腺、甲状旁腺、关节和小动物实验显像时,针孔准直器是不可或缺的利器。

4.2 SPECT 采集参数的选择

核医学影像诊断有着与其他影像诊断技术不同的特性,它采集的是基于放射性示踪剂在体内代谢分布的信息,也就是不断动态变化的信息,往往采集只能一次完成,如果采集失败,想重新进行或许没有条件,或许错过了最佳采集时间只好重新做过,受到放射性药物衰变的影响,往往当天还无法重新进行检查,需等待若干天后才可再次检查,当获得完美的原始图像信息后,重建处理过程是可以反复进行的,因此使用适当的采集参数获得完美的原始图像就显得至关重要。SPECT 的采集模式多种多样,有静态、动态、断层、全身扫描、门控等,但是最关键重要的参数有以下四个,我们以数码相机相关的四个参数做了类比,便于大家对这四个参数的理解:

(1)矩阵与像素:这两个概念类似,像素就是矩阵大小的乘积,但是像素本身也有大小之分,理论上讲矩阵与像素越大,图像就越清晰,但是所需要采集的时间也就越长,不同的采集模式,常用的矩阵大小也不同,一般平面静态用 256 矩阵,动态用 64 或者 128,断层用 64,脑断层 128。

(2)准直器与光圈:光圈控制光线进入的多少。各种准直器的作用类似,高灵敏度的准直器探测效率高,如肾动态测量可以选择它;高分辨率的准直器图像细腻,如心脏断层、脑断层等适用;针孔型适用于小脏器的显像,如甲状腺、甲状旁腺和关节等。准直器是 SPECT 中重要也是比较贵的附件,一般建议配置低能高分辨率、高能通用和针孔三种。在图像采集的时候准直器要离脏器越近越好,有技术员担心探头会压到病人,现在的设备一般都配备红外与压力自动探测,全身扫描时会自动调整与病人的距离,断层扫描时探头碰到病人的肢体会自动停下等待技术人员手动后重新开始。

(3) 采集终止条件与快门:根据光圈大小来决定快门的快慢,两者的巧妙配合造就了各种各样完美的影像,采集终止条件可以是时间也可以是计数,原则上时间也是根据计数率经验推算来的,还是要看矩阵以及当时的计数率。理论上我们采集的图像是时间越长计数越高图像越清晰,但是时间一长病人可能移动,这会给图像的质量带来致命的打击,如果计数率不够高,一味地延长时间,图像的信噪比也会很差,根据实际经验,除了一些特殊的动态检查以外,如肾脏 GFR 和腮腺动态显像等,其他检查一般都建议在 10~15 min 内完成。

(4) 放大倍数与变焦:两个概念的内涵基本一样,变焦是把远距离的对象拉近放大后成像,SPECT 的放大倍数 zoom 就是简单地将小脏器放在探头视野中间,放大后成像,减少周围无关脏器和本底对成像质量的影响。一个很重要的前提是采集对象要放在探头视野的中心,否则放大以后会扩大到视野之外,另外放大以后矩阵也随着增大,获得同样质量的图像,采集计数或者时间要相应提高。

(5) 断层采集参数的综合设置:断层显像的目的是为了能够看到小病灶以及脏器深部的病灶,原理是投影图经过计算机重建以后获得断层图。所以投影图的原始图像的采集是起点,每帧图像的采集时间以及采集总帧数决定了总的采集时间和图像质量。理论上说每帧图像计数越高,总帧数越多,断层图像越好,但是时间的延长,病人的耐受能力下降导致的移动是得不偿失的。首先要保证每一帧图像够清晰,在此基础上进行多个投影获得断层图像,而不能本末倒置,每帧采集时间不够而增加采集的总帧数。原则上还是综合设置两个参数,控制检查在 10~15 min 内完成。

要获得高质量的图像除了设备的质控性能和采集参数的选择以外,放射性药物的质控、注射质量、病人检查前的准备、检查时异物的除去和体位摆放等都会影响图像质量,实际操作的技术员要全面做好掌控。

4.3　图像处理与重建

重建英语称为 reconstruction,这个词语来自 construction,意思就是建筑,由砖块建造成房子。一般来讲房子没有造好前,光看这些砖块是看不出房子是什么样子的。然而在医学影像中有一种技术叫 reconstruction，虽然我们拍摄的是一张张平面的影像，但通过重建技术可以获得断层的图像，甚至是三维的图像，这种技术可以理解为还原真相的技术，是相当于由砖块看到房屋的形状的技术。

4.3.1 算法

算法（algorithm）是指解题方案的准确而完整的描述，是一系列解决问题的清晰指令，算法代表着用系统的方法描述解决问题的策略机制。也就是说，能够对一定规范的输入，在有限时间内获得所要求的输出。如果一个算法有缺陷，或不适合于某个问题，执行这个算法将不会解决这个问题。不同的算法可能用不同的时间、空间或效率来完成同样的任务，一个算法的优劣可以用空间复杂度与时间复杂度来衡量。一个算法应该具有以下五个重要的特征：

（1）输入：一个算法必须有零个或以上输入量。

（2）输出：一个算法应有一个或以上输出量，输出量是算法计算的结果。

（3）明确性：算法的描述必须无歧义，以保证算法的实际执行结果是精确地符合要求或期望，通常要求实际运行结果是确定的。

（4）有限性：依据图灵的定义，一个算法是能够被任何图灵完备系统模拟的一串运算，而图灵机只有有限个状态、有限个输入符号和有限个转移函数（指令）。而一些定义更规定算法必须在有限个步骤内完成任务。

（5）有效性：又称可行性，即能够实现。算法中描述的操作都可以通过已经实现的基本运算执行有限次来实现的。

从以上定义可以看出算法不讲究答案的正确性，事实上影像学中没有正确的答案，每时每刻脏器的代谢在变化，核素的分布在变化，算法追求的是如何充分利用现有的资源，以最高的效率来接近事实。算法也是计算机编程的核心内容，或者说算法也受到计算机技术发展的影响，如图像处理，迭代算法很好但是在以前无法实现，因为在老式电脑中完成重建需要若干小时，再如天气预报也可以用数学模型来计算，参数越多越准确但是计算时间就越长，一个很完美的算法预报一天的天气需要计算一周，这样的算法是没有意义的。

现通过一个简单的例子来看计算机是如何完成一个任务的。如经典的鸡兔同笼问题，笼中共头 5 只，脚 16 只，问鸡兔各几只，常规的解题方法是设一个二元一次方程组，设鸡有 x 只，兔子有 y 只，则可列出方程：

$$x + y = 5$$

$$2x + 4y = 16$$

求得 $x = 2$；$y = 3$，即鸡有 2 只，兔有 3 只。如果让计算机来解决这个问题，发挥计算机的长项计算速度快与简单的逻辑判断功能即可，与我们常规的解题思路完全不同。既然是鸡兔同笼，一共有 5 只头，那么鸡最少 1 只，最多 4 只，还是设鸡有 x 只：

```
FOR X = 1 TO 4 STEP = 1
FOOT = 2 * X + 4 * (5 - X)
IF FOOT = 16
PRINT "CHICKEN = "; X
"RABBIT = "; 5 - X
NEXT X
```

假设鸡有 x 只，兔子就是 $(5-x)$ 只，鸡的数量从 1 开始到 4 每次递进一只，如果脚的数量 $2 \times x + 4 \times (5-x)$ 等于 16 的话，符合题目的要求，输出答案，不符合进入下一个循环，鸡的数量递增一个，再次计算脚的数量直到符合 16 只的要求，这种解题的思路就是计算机世界中的算法。在核医学影像重建算法中，最常见的就是反投影和迭代。

4.3.2 滤波反投影

滤波反投影（filtered back-projection，FBP）算法最容易理解，简单地说反投影算法就是解一个多元一次方程组，图 4-1 所示是一个 4 个像素、4 个方向投影 P1～P4 的示例，很容易就可以获得 A1～A4 的值也就是这个断层图像的信息，但是如果是一个矩阵为 64 的心肌血流灌注断层图像，常规每 6°采集一帧图像，180°共采集 30 帧，数学原理上讲是无法获得 $64 \times 64 = 4\,096$ 个像素的信息的，只有通过增加角度信息和函数转换的方式来求得近似解，也就是我们经常看到的所谓滤波以及傅里叶变换技术。

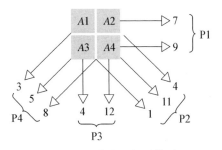

图 4-1 滤波反投影模型

4.3.3　迭代算法

迭代法是这样定义的：迭代是数值分析中通过从一个初始估计出发寻找一系列近似解来解决问题（一般是解方程或者方程组）的过程，为实现这一过程所使用的方法统称为迭代法（iterative method）。与迭代法相对应的是直接法（或者称为一次解法），即一次性的快速解决问题，例如通过开方解方程 $x + 3 = 4$。一般如果可能，直接解法总是优先考虑的。但当遇到复杂问题时，特别是在未知量很多、方程为非线性时，我们无法找到直接解法（例如五次以及更高次的代数方程没有解析解，参见阿贝尔定理），这时候或许可以通过迭代法寻求方程（组）的近似解。

我们还是以滤波反投影的那个 4 个像素的示例简单说明迭代的计算过程：

以第一次投影 P1 值估计 $A1 = A2 = 3.5$，$A3 = A4 = 4.5$，4 个像素的计数分布如 P1′ 所示，根据此估计值，P2 的投影应该为 3.5，8，4.5，4 个像素的值需要修正后得到 P2′，此时的投影与真实的 P2 是一致了，从 P2′ 计算 P3 方向的投影后再与真实的 P3 比较修正得到 P3′……最终通过三次迭代计算得到 P4′ 的结果。从这个例子可以看到迭代法与投影法比较起来，数学模型更加简单、更加容易利用计算机进行简单的计算；数据不足时也可以获得近似解；理论上讲投影值越多，迭代次数越多越接近真实值。

4.4　SPECT 质控

核医学质量控制是确保核医学诊疗工作能够正常高质量开展的技术保证，本文主要介绍质量控制的基本概念，常规 SPECT 日常质控的原理与操作方法，并简单介绍了 PET 的日常质控。

4.4.1　SPECT 质控基础

要高质量地完成一个 SPECT 影像检查，或者说根据检查图像能给出可靠的临床诊断结果，检查设备 SPECT 的质量控制是很重要的因素。理论上讲每天设备在投入使用前应该进行质控检测，只有通过了才可以进行临床检查，如果没有通过质控检测，可以尝试在工程师指导下的简单维修或校正直到通过检测，否则必须请工程师维修并通过质控检测方可投入临床使用。SPECT 的质控一般来讲有如下所述三个层次的解释和操作。

1) NEMA 测试

美国电器生产制造商协会(National Electrical Manufacturers Association, NEMA)对所有的民用及专业电器设备都有一套检测的标准与测试方法。NEMA 测试一般由厂家的工程师完成,测试需要的模型与工具也比较特殊,客户很难也无须自行进行。

2) 验收测试

验收测试(acceptance testing)一般是由具有资质的第三方机构来完成,不是生产厂家,不是客户,不是行业协会,一般是各地的疾控中心和第三方公司。验收测试在新设备安装完成后投入临床使用前进行,在设备大修或者搬迁场地后进行,目前的法律法规要求大型医疗设备(含 SPECT 与 PET)每年都进行由有资质的第三方机构进行的测试。

3) 日常测试

日常质控测试(routein QC testing)是指由客户独自或者在工程师指导下完成的质控检测,一般需要的设备简单,方法也容易掌握,新型的设备都有设置好的采集与处理预置程序,核医学技师经过原厂工程师的培训后都可以胜任。

4.4.2　SPECT 日常质控测试

日常质量控制测试是指由客户能够独立或者在工程师的指导下能够独立完成的测试,主要包括能峰、固有均匀性、旋转中心、空间分辨率与模型测试。质控检测与校正(calibration)是两个不同的概念,检测过程中发现的某些问题可以通过校正来完成,但有些故障必须由专业工程师维修后方可解决,校正是一个很专业性的操作,一般也需要在工程师指导下完成,校正错误也会导致更大的故障发生。日常质控的几个项目中也可以分为两个层次,前三个项目是必须以比较密集的频度开展并且通过测试标准的,否则所获得图像对于临床诊断是不可靠的,后两个项目包括分辨率与模型测试会随着机器的老化而逐渐降低性能,性能的降低有些可以通过专业工程师的调试校正后改善,有些属于设备的正常老化,需要考虑更新设备。

仪器设备不同,质控检测的方法也不同,但是基本步骤与原理都是一样的,一般包含以下几个过程。

放射源的制作:体积越小越好,可以放在厂家规定的容器内,也可以使用诸如保存血清用的微小容器内。放射性活度严格按照厂家说明书要求来制作，不可以为了在短时间完成测试而加大剂量，其后果是测试结果不可靠，如果同时进行校正的话甚至会造成正常图像的异样。一般情况下随着设备的老化，点源的活度应该减少。

准直器的装卸：日常测试一般使用的都是设备的固有性能，也就是说系统不配备准直器的性能，故测试前要卸下准直器。测试设备的固有性能时可以使用点源，而测试系统性能时需要装上准直器，使用的是放射性面源，面源可以购买但是价格昂贵，也可以自己制作但是手续烦琐，技术上也很难制成一个完美的面源。

点源与模型的放置：各家公司设备的使用方法不一样，基本原则是点源放在离探头约 5 倍探头直径的地方，旋转中心测试或者模型测试的时候，模型一定要稳定摆放，必要时需要铅砖固定，否则测试结果会不准确。

设定采集的程序：各家公司的设备一般都有预置的采集程序，一般测试时间比较快，校正时间会长达 1~2 h，均匀性或者铅栅模型的采集总计数一般在 5~10 M 即可。

目测或者软件分析结果：测试完成后的结果可以先目测大致是否合格，也可以使用设备自带的软件进行定量分析。有的测试如四象限铅栅和模型测试只能根据经验目测，有的如均匀性和旋转中心可以获得定量的分析结果。

根据测试结果得出有关设备的性能结论：性能优良、性能一般但尚可进行临床检查、性能减退不建议进行断层扫描、设备故障需要校正或者维修。

1）能峰

设备的能窗与光子的能峰只有在匹配的情况下才能获得均一的图像，任何方式的偏移都会造成图像的异常。有的偏移可以通过手工方式调整，有的是探头内的线路板故障造成的，这个性能是 SPECT 的最基本和重要的，必须调整到最佳状态方可进行临床检查。

2）固有均匀性

测定方法比较简单，根据设备要求制作合适活度的点源，卸下准直器，按厂家要求摆放点源，进入预置程序采集，注意区别 testing 和 calibration，前者一般 5 min 左右可以完成后者要 1~2 h。测试完成后可以目测也可以用软件定量分析，一般设备都自行配备。造成均匀性不良的原因是多方面的，如电子线路、光电倍增管故障，极端的例子还有晶体损坏，电子线路的老化会造成均匀性下降，这种情况下可以制作一个校正矩阵图来起到 calibration 的作用，更多的故障需要通过维修来完成。软件会分析整个探头的有效视野 UFOV 和中心视野 CFOV 的均匀性,一般要求两个视野的积分均匀性偏差控制在 5% 以内,否则就是不合格,需要校正或者修理。

3) 旋转中心

旋转中心不准确犹如做断层显像时病人发生了移动,图像上会出现无法解释的伪影,严重干扰临床诊断的可靠性。测试方法也比较简单,一般要制作多个点源,按要求摆放,启动预置程序后采集图像,原则上设备安装后如果没有进行光电倍增管和晶体等探头内元器件更换的话,旋转中心一般不会发生重大偏差,除非建筑物的地面承重不够发生设备倾斜,旋转中心的微小变异也可以通过校正来完成,前提还是需要在工程师的指导下。一般双探头的 SPECT 最常用的两个夹角是 90°用于做心脏断层,其他断层都是成 180°夹角,两个角度的旋转中心测试都要做,一般要求新设备的误差在 0.5 个像素即 3.5 mm 以内,5 年以上设备的误差在 1 个像素即 7 mm 即算合格,否则必须请厂家工程师进行维修或校正。

4) 四象限铅栅

四个象限铅栅的间隔大小不一,能够看清晰的象限越多说明设备的性能越好,随着设备的老化性能下降,能够看到的就越少。这个测试反映的是整个设备的系统性能,有时是无法改变的,意味着设备更新淘汰的时间到了。测试的方法和均匀性类似,制作并放置点源,卸下准直器的同时要装上铅栅模型,进入采集程序即可,测试完成以后目测结果,新的设备一般都能够清晰地看到四个象限。

5) 模型测试

模型测试是综合反映设备性能最有效的方法,与四象限铅栅模型测试一样,有时测试的结果是无法改变的,意味着设备更新淘汰的时间到了。方法比较复杂,一般需要在工程师的指导下完成,在模型内注入水,加入一定量的放射性核素,再加入水混合均匀,做到气泡尽可能少。然后按照设备要求摆放模型,进入采集预置程序,设置合适的参数,采集图像,使用合适的重建模型和参数处理图像,再目测分析图像。使用得比较多的是冷热区的 JESSICA 模型以及脑 HOFFMAN 模型,冷热区模型中能看到或者辨别的热区或者冷区越多,表明设备的综合性能越好,脑 HOFFMAN 模型也类似,能看到的脑结构越清晰,看到的精细结构越多,说明设备的综合性能越好。随着设备的老化,综合性能会下降,甚至会达到无法胜任断层显像的情况。

6）CT 的质控

目前 SPECT 以及常规的 PET 都配备了 CT，CT 的质控也成为核医学技师必须掌握的技术，一般来讲，各地的 CDC 都会进行 CT 的性能测试，比较而言，CT 的质控就要比 SPECT 简单，我们需要做的日质控有球管预热；每周一次的球管空气校正；每月一次的 CT 值的测试；每年一次的融合匹配测试。CT 显示的容器形状与放射性的浓聚位置要匹配，否则临床检查中 CT 定位的病灶发生偏差，会严重干扰或者误导诊断结果。

4.4.3 SPECT 的日常维护与保养

设备的日常维护与保养对于正常使用有着重要的作用。"工欲善其事，必先利其器"，平时要"利其器"，使用的时候才能"善其事"。维护与保养所需的花费不高，但是所起的作用很大，对于设备的高开机率有着重要影响，用户只需要在日常使用时稍加用心注意就可以起到事半功倍的效果。

（1）机房的清洁：灰尘永远是设备的天敌，加上南方潮湿的天气，很容易造成灰尘在线路板的堆积，保持清洁的机房环境和经常性的除尘对于设备的好处是明显的。

（2）合适的温湿度：温度对于探头内的晶体是很敏感的环境参数，温度突变造成晶体损坏的例子不少，机房内建议常规配备 2 台空调交替使用，事实上每天结束工作后检查门窗的关闭情况甚至比空调还重要。建议常年温度保持在 25℃左右，且不可有剧烈的温差变化，因为很多故障都是源于设备散热不佳。设备对于湿度也很敏感，太干燥容易造成静电，太潮湿灰尘很容易堆积在集成设备内，对电子线路造成很多莫名的故障。建议在机房内配备温湿度计，每天观察并做好记录，根据环境需要除湿机也是常用的环境设备。

（3）稳定的电源：电源的稳定对于设备的安全使用关系重大，由于断电以后的突然来电造成设备主板烧坏的案例不少。现在的设备一般都配备独立的电源柜，主机断电以后再次来电一般不会启动，但是后台的采集与处理工作站往往是直接接在市电上使用的，断电后再突然来电很容易造成电脑主板的损坏，建议给设备的采集与后处理专业工作站都配备不间断电源，以保证设备的安全使用。

（4）异味与噪声：机房内发生异味或者噪声往往是设备老化的前奏，或者说是提醒客户进行维修保养的重要信号，一旦发现异味明确来源是设备以后，第一时间通知厂家工程师到现场确认，工程师来以前先切断电源以免进一步损坏的发生。设备噪声的来源一般都是风扇,当风扇发出异响后需立即通知厂家工程师来现场检修维护或者更换风扇,若对风扇发出的异响不在意而等彻底损坏了就会造成更大的故障和损失。

(5)数据库整理:设备使用一段时间以后,病人资料会增多,本机内的数据库记录也变多,建议定期将影像资料上传到医院的 PACS 系统或者核医学科自建的服务器内,删除本机内的数据并整理数据库和硬盘,这样可以提高设备的运行速度以及提高设备的稳定性。

(6)使用记录:设备使用过程中发生的任何异常都应及时记录,越详细越好,这些信息对于专业工程师的维修与保养都是非常珍贵的信息。

(7)定期保养:原厂的保修价格是非常昂贵的,对于那些工作量不大的医院来讲负担很重,这时除了用户自己重视日常维护以外,购买原厂的保养也是一个性价比很好的方法,原厂工程师会对设备做一个全面的体检,进行易损件的保养和更换,整个系统软件的维护和质控测试,保养时发现故障损坏的配件更换一般免人工费,客户可以要求工程师进行全面的质控检测以便了解设备的性能状况。

第 5 章

PET

5.1 探测原理

5.1.1 符合探测

1）PET 的探测

PET 的探测是利用正电子湮灭辐射双 γ 射线的符合探测，它是由符合线路接收前置电路传送的个体 γ 事件，并确定它是否属于符合状态，换言之，就是在符合线路的控制下，利用探测器探测互成 180°的两条 511 keV 的 γ 射线，来反向寻找正电子湮灭的位置（见图 5 - 1）。

2）符合探测

一个符合事件具有一条反应线，代表了两个探测事件。在众多的正电子湮灭辐射时，一对 γ 光子同时被对应的探测器所接收，其时间差极小（<10 ns），探测到 γ 光子的两个晶体之间连线上必有一点是

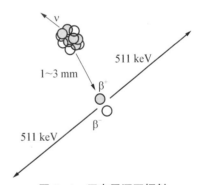

图 5 - 1 正电子湮灭辐射

衰变的发生处，通过符合线路，选择记录该处同一时间的两个 γ 事件信号，其连线称为符合线，其过程称为符合，多条符合线可用于判断淹没事件的二维空间，用于重建图像，这种方式称为符合探测。采用符合探测的方法能够探测到随位置而变化的符合计数，这里主要由 PET 专门的符合线路来完成。

3）符合探测的物理形式

在 PET 的符合探测中，有三种物理符合形式，真符合、随机符合和散射符

本章作者：傅宏亮，主任医师，上海交通大学医学院附属新华医院。

合(见图 5-2)。真符合就是我们所期望得到的原始数据,而随机符合和散射符合则是假符合,是常见的噪声。影响正电子符合探测影像质量的关键因素之一是真假符合的区分及校正问题。真符合是构成 PET 断层图像所需的湮没辐射 γ 光子,而假符合是必须要排除的无关信号。真符合越多,图像质量越好。

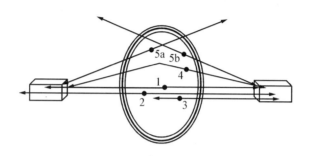

图 5-2　符合探测的三种物理形式

1—真符合事件;2—因灵敏度或死时间而丢失的真符合事件;3—因
光子衰减丢失的真符合事件;4—散射符合事件;5a,5b—随机符合事件

（1）真符合:真正的符合探测必须具备以下三个条件:① 两个 γ 光子必须同时同地发生;② 两个 γ 光子互成 180°夹角;③ 两个 γ 光子的能量均为 511 keV。所以,真正的探测符合数远远低于单个探头的探测数。对于仪器的符合探测性能,主要是依据整体探头的灵敏度及符合窗的一致性。

（2）随机符合:符合线路从理论上讲是探测同时发生的两个闪烁光子,但实际上两个探测器的触发总有一定的时间差。这个时间间隔称为符合线路的分辨时间。在随机符合中,其两个 γ 光子毫无时间与空间概念。由于存在符合线路的分辨时间,在此时间范围内符合时间窗误认为是同时刻发生的符合事件,进而与两个探头无任何关系的两个光子也被记录下来,这种不是由湮灭辐射产生的 γ 符合称为随机符合。随机符合在人体内均匀分布,其能量可改变,这种均匀辐射分布可增加整个视野的本底,从而降低影像质量,是希望去除的。随机符合在 PET 中是一个非常棘手和难以消除的问题。随机符合增加图像本底,降低信噪比,特别在高计数率条件下,随机符合更加严重。减少随机符合率的方法很多,最常用的方法是降低计数率和图像相减技术以及一些特殊的数学方法,把随机符合扣除。目前 PET 探测采用延迟窗的办法扣除随机符合,也就是从总符合数中减去延迟窗内的随机符合数。

（3）散射符合：其特点是光子能量小于 511 keV，且方向不成 180°，符合反应线随散射产生的空间位置而变化，从而影响图像探测的位置精度，使得图像分辨率降低，对比度变差。散射符合往往与被检测脏器的形态与大小有关，它可使图像发生畸变，通常的解决方案是采用某种隔板（或准直器）来消除。PET 采用分隔探测块设计和铅栅屏蔽及校正软件等来消除散射符合。

5.1.2 作用深度探测

由于闪烁晶体材料及光电倍增管技术的进步，使得 PET 探测器技术也得到了迅猛的发展。PET 探测器空间分辨率的提高是依靠减少闪烁晶体的宽度来实现的，而随着选用晶体尺寸的变小，使得空间分辨率沿径向随距视野中心距离的增大而呈现劣化趋势，这是由于处于视野四周的 γ 射线将斜射入到探测器的晶体上，这些 γ 射线极有可能透射过细小的晶体，或产生康普顿散射与邻近的晶体发生作用（见图 5 - 3），一个无深度的编码探测器是无法区别图中的虚线和实线的，为了鉴别哪一条才是真正的数据，为了解决这个 PET 空间分辨率的一致性问题，迄今为止提出了几套深度编码探测器的解决方案。

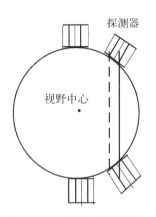

图 5 - 3 空间分辨率沿径向随距视野中心距离的增大而呈现劣化趋势

M. Schmand 提出了由两层不同的闪烁晶体构成的 DOI 探测器。这种深度编码探测器方案是把 LSO 晶体阵列、GSO 晶体阵列和导光管叠加放置在四个光电倍增管上面，它利用波形鉴别回路，依靠闪烁晶体衰减时间的差别来区分是由哪一层所产生的信号。也有研究者提出用利用光输出脉冲分布的差别来鉴别作用深度，例如对于 BGO/GSO 晶体组成的探测器，由于两者的光输出量差别较大，因此选择一个合适的能量阈值，就可以鉴别是 BGO 事件还是 GSO 事件（见图 5 - 4）。

另有一种方案是选用简单实用的二阶深度编码探测器，它只需要使用一种类型的闪烁晶体材料，不再需要额外的探测器电路，如 LSO 晶体所构成的深度编码探测器，在此基础上，还提出了这种编码器的扩展形式，即三阶、四阶编码器的结构原理。这种探测器由两层 LSO 闪烁晶体阵列和 PS - PMT 相结

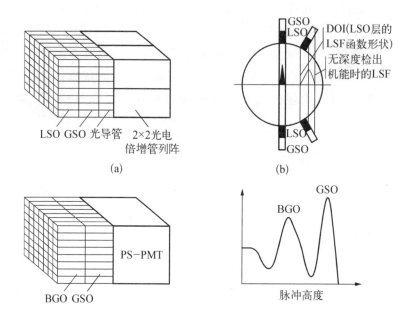

图 5 - 4 DOI 探测器

合组成,利用了 LSO 晶体高探测效率、光产额大和发光衰减时间短的特点,只要设置好合适的位置鉴别窗口,就可以获得位置和 γ 射线作用深度的信息(见图 5 - 5)。

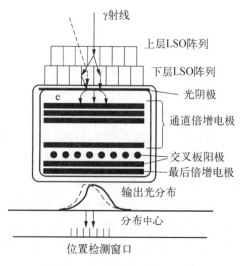

图 5 - 5 二阶深度编码探测器

5.1.3　飞行时间探测

1) 飞行时间

在 20 世纪五六十年代,PET 原型机刚刚出现之际,科学家们就提出飞行时间的概念,即如果可以测出两个光子到达两端的时间差,由于距离、速度是确定的(距离即为机架孔径、速度为光速即 3×10^5 km/s),那么就能确定光子出现的位置。这个方法可能成为最为准确、最为理想的确定肿瘤病灶位置的方法,但是由于当时晶体、光电倍增管、电子线路、计算机等一系列基础技术工艺比较落后,无法实现该方法(光子到达两侧的时间差一般在 $10 \sim 12$ ns)。

2) "飞行时间"探测技术的优势

该技术率先由飞利浦研发成功,并将该技术命名为"飞行时间技术"(time of flight,TOF),毫无疑问,该技术是 PET/CT 扫描技术领域具有划时代意义的重大进步,它不仅大幅度提高了 PET/CT 的多项技术参数,而且还提高了患者检查的安全性和准确性,因此被认为是未来 PET/CT 技术发展的主要趋势。它的主要优势是:

(1) 进一步改善了图像质量,大大提高了微小病灶检出能力和确诊率。具体地说,就是可以发现甚至小于 2 mm 的肿瘤病灶,提高了肿瘤疾病早期诊断的准确性,因此这项检查可以帮助患者排查早期的肿瘤病灶以及对于微小肿瘤转移灶的准确诊断。

(2) 具有"飞行时间"的 PET/CT,检查速度更快,10 min 内就可完成常规的全身检查时间,而且患者放射性药物用量也明显减少,最大限度地降低了辐射剂量,可以说是目前病人检查过程中最为安全的 PET/CT。

(3) 由于"飞行时间"技术 PET/CT 的超高灵敏度,使得探测人体神经系统微量功能代谢变化成为可能,病灶的清晰度和特异性都大有提高,更有利于诊断和准确定位。

5.1.4　光子湮灭成像

当人体内存在发射正电子的核素时,正电子在人体中很短的路程内(小于几毫米)即可和周围的负电子发生湮灭而产生一对 γ 光子,这一对 γ 光子的运动方向相反,能量均为 511 keV,因此,用两个位置相对的探测器分别探测这两个 γ 光子,并进行符合测量,即可对人体的脏器进行显像,此为光子湮灭成像,它也是 PET 成像的原理。

5.1.5 平板探测器

1) PET 的探测器结构

PET 的探测器由闪烁晶体、光电倍增管、高压电源组成。

2) PET 探测器性能要求

PET 探测器是 PET 的核心部分,对它的性能通常有如下要求。

(1) 高探测效率:符合计数时,一对探测器的总探测效率是单边探测效率的平方,如一个探测器的探测效率为 0.8,则符合探测效率仅为 0.64,所以需要选择高效探测器。

(2) 符合分辨时间短:符合分辨时间越短,随机符合计数就越少,就越有利于减少噪声,提高信噪比,从而提高图像质量及定量分析精度。

(3) 空间分辨率高:其取决于光电倍增管和晶体的材料及尺寸。所选光电倍增管性能越好、晶体尺寸越小,空间分辨率越高,但空间分辨率存在物理极限。

(4) 可靠性和稳定性高:它是评定 PET 系统性能的基本依据,主要受光电倍增管的性能和闪烁晶体性能的影响。

目前 PET 常用的几种晶体的比较,如表 5-1 所示。

表 5-1 目前 PET 常用的几种晶体的比较

	NaI	BGO	LSO	GSO
晶体密度	较低	大	大	大
衰减常数	大	大	小	小
光子产额		低	高	高
剩余荧光噪声			有	无
稳定性	差	好	好	好
价格	低		较高	较高

5.2 数据采集与处理

5.2.1 二维与三维采集

1) PET 的两种采集模式

PET 有两种采集模式,即二维模式采集(2D 采集)和三维模式采集(3D 采集)。二维模式采集时探头环与环之间放置了隔离片(septa),这些隔离片由射线屏蔽效率高的铝或钨等重金属材料制成,以防止错环符合事件发生。但是隔离片并不阻止相邻环之间的符合事件发生,这些符合事件被相加和重组后,成为采集数据的一部分。三维采集模式取消了环间隔离片,系统会记录探测器之间任何组合的符合事件(见图 5-6)。

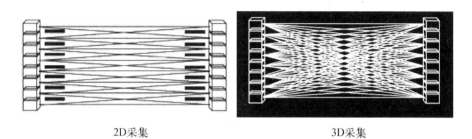

2D采集　　　　　　　　　　　　　　　3D采集

图 5-6　PET 的两种采集模式

2) 三维采集与二维采集的数据重组方式

三维采集与二维采集都使用数据重组技术,但三维采集的数据计算量比二维采集时大得多,探头环数越多,三维采集的计算量越大。由于去除了环间隔离片,三维采集时会获得大量非同环符合计数,使真符合探测灵敏度比二维采集增加很多。三维采集灵敏度在轴向视野内沿轴线方向变化,在轴向视野边缘因参与符合的探测器数量和二维采集时相近,两者灵敏度接近相同。在轴向视野中心,参与三维采集的探测器数量比二维采集时要多许多倍,此位置的三维采集的灵敏度最高。对三维采集视野内灵敏度变化进行校正,可以防止轴向视野边缘的畸变。PET 的二维采集和三维采集的比较,如表 5-2 所示。

表 5-2　PET 的二维采集和三维采集模式的比较

特　点	二维采集	三维采集
信噪比	高	低
灵敏度	较低	较高
采集时间	长	短
随机符合和散射符合计数	较低	较高
图像校正和重建	简单	复杂
定量精度	高	差
轴向分布均匀性	较好	较差

5.2.2　图像重建方法

目前 PET 所使用的图像重建算法主要有两种,滤波反投影法(filtered back projection,FBP)和有序子集最大期望值法(ordered subsets expectation maximization,OSEM)。

(1) 滤波反投影法:属于解析变换方法一类,它是将某一角度下的 RAMP 滤波和低通窗滤波后的投影数据,按其投影方向的反向,投射于整个空间。该方法的优点是操作简便、速度快,便于临床使用,但缺点是存在高分辨率和低噪声的矛盾,尤其在示踪剂分布陡变的区域会形成伪影,当采集数据为热源尺寸较小的情况下,往往难以得到令人满意的图像,且定量精度较差(见图 5-7)。

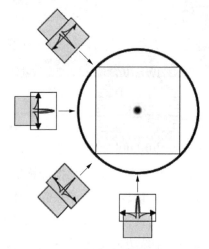

图 5-7　滤波反投影法

(2) 有序子集最大期望值法:属于基于概率统计模型的迭代方法一类,它是将投影数据分成 n 个子集,每次重建时只采用一个子集对投影数据进行校正,称为一次迭代,整个图像重建过程中将进行 n 次迭代直到满足停步规则。该方法具有良好的分辨率和抗噪声能力,但计算量大,运算时间长(见图 5-8)。这两种方法可以根据具体情况选择。

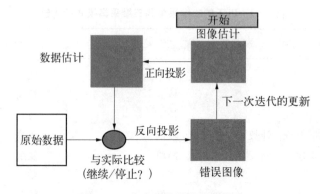

图 5-8　有序子集最大期望值法

5.2.3　常用图像定量分析方法

5.2.3.1　图像固有定量指标

1）标准摄取值

标准摄取值（standardized uptake value，SUV）是 PET 可以直接给出的一个比较实用的定量指标，属于图像固有的定量指标，其计算公式如下：

$$SUV = \frac{单位体积病变组织示踪剂活度（Bq/mL）}{显像剂注射剂量（Bq）/ 体重（g）}$$

SUV 的影响因素：误输时间、误输药量、误输病人体重、示踪剂摄取情况的个体差异、部分容积效应、重建条件等影响像素值的诸多因素等。

2）感兴趣区的平均值

感兴趣区（region of interest，ROI）分析是一种简单、快速而实用的分析工具，在 PET 影像上，对感兴趣的器官或病灶等局部设定任意形状的 ROI，或半自动设定圆形、椭圆形、矩形 ROI，或按指定的阈值形成等高线 ROI，可得到 ROI 中所有像素的统计信息。如 ROI 的位置、面积（像素个数或平方厘米）、像素值之和、平均值、方差、标准差等多种参数。像素值可以是上述的计数率/像素、比活度、SUV 等。

设置 ROI 是测定统计参数的一个关键环节，它的大小、形状和位置都会影响统计参数的结果，尤其是病变的边缘部位，高频成分丰富，受图像重建滤波条件的影响大于其他部位，像素值的准确性较低且变化很大，ROI 要尽量避开边缘部位向内收缩。在动态研究中，在不同帧的图像上的同一位置设置 ROI 时，应使用 ROI 文件复制的方法以保证其大小、形状和位置保持完全一致。

3）放射性活度-时间曲线及其归一化

在观察体内某一部位的示踪剂随时间变化时，需采用动态数据采集。提取不同帧的图像上同一位置 ROI 的活度均值，并以时间为横坐标作曲线，即为 ROI 的放射性活度-时间曲线（time-activity curve，TAC），这条曲线可以大致反映该区域的示踪剂变化。

即便是有很强特异性的受体类标记药物，除了感兴趣的区域，其他区域内的组织也会不可避免地吸收这些示踪剂，为排除这种背景示踪剂的影响，常用 ROI 的活度均值与某个参考区域的均值之比作曲线，即为归一化的放射性-时间曲线。

5.2.3.2　葡萄糖代谢定量及半定量分析

1) 定量分析

^{18}F-FDG PET 成像可以无创地定量测定人体内局部组织的葡萄糖代谢率。虽然 FDG 和葡萄糖从血液输送到细胞内及在己糖激酶催化作用下的磷酸化过程是一样的,但是,FDG 与载体蛋白的亲和力高于葡萄糖,而与己糖激酶的亲和力低于葡萄糖,这些差异导致了 FDG 的摄取及磷酸化速度与葡萄糖不同,因此由 FDG 三室模型得到的各速率常数并不能代表葡萄糖的实际情况,为了校正这些差异,在计算葡萄糖代谢率的公式中引入了集总常数 LC,即 FDG 与葡萄糖的代谢率之比,由于不同组织对血糖的依赖程度不同,载体蛋白不同,其 LC 也不同。

在脑组织中,无糖原储备,血糖是能量的唯一来源,其转运葡萄糖的载体蛋白有 2 种,Glut-1 和 Glut-3,它们与葡萄糖的亲和力较高,米氏常数 K_m 约为 1 mmol/L,低于正常血糖水平(4~8 mmol/L),因此在脑组织中葡萄糖的跨膜转运几乎是自由的,而细胞内己糖激酶催化的磷酸化过程则成为主要的限速步骤,由于 FDG 与己糖激酶的亲和力低于葡萄糖,所以由 FDG 得到的代谢率低于葡萄糖的实际代谢率,LC<1,典型的经验值为 0.52±0.03,但在低血糖时,当葡萄糖的跨膜转运成为主要的限速步骤时,由于 FDG 与载体蛋白的亲和力高于葡萄糖,LC 值将显著增加。另外,脑组织的葡萄糖代谢对胰岛素不敏感,其 LC 值不受胰岛素水平的影响。

在心肌中,转运葡萄糖的载体蛋白为 Glut-4,它与葡萄糖的亲和力较低,K_m 约为 5 mmol/L,比正常血糖水平(4~8 mmol/L)稍低一些,与脑组织不同,葡萄糖的跨膜转运是糖代谢的限速步骤,它与磷酸化过程一起影响着 LC 的大小。由犬心脏实验得到的 LC 典型值为 0.67,而人体试验得到的 LC 约为 1.4,如此大的差异可能与心肌中葡萄糖代谢的复杂性有关,而胰岛素可引起 LC 值减小。在心肌缺血的患者中,正常心肌区、"不匹配区"及"匹配区"的局部 LC 值分别为 0.78±0.23、0.80±0.24、0.72±0.21,无统计学差异。但是,这 3 个局部心肌区中的 LC 值在不同患者间表现出相当的离散性,这可能与患者间的生理差异有关,说明在心肌中用固定的 LC 值可能会引入较大的误差。

在骨骼肌中,虽然转运葡萄糖的载体蛋白与心肌相同(Glut-4),但其代谢与心肌不同,心肌的收缩一刻也不能停止,其能量消耗持续而稳定,分解代谢以有氧氧化为主,代谢底物在餐后以血糖为主,饥饿时利用脂肪酸和酮体,运动后则利用乳酸。而骨骼肌在静息时耗能极少,而运动时耗能增加几倍甚至几十倍,储备能量很快耗尽,并伴缺氧状态,代谢以无氧酵解为主,有关骨骼肌的 LC 研究较少,有实验测定人的前臂及腿部的 LC 约为 1.0 和 1.2,虽然骨骼肌糖代谢也受胰岛素调节,但 LC 值似乎不受其变化的影响。

在肿瘤组织中,Glut - 1 和 Glut - 3 型载体蛋白的过度表达及己糖激酶的活性较高,与其组织中葡萄糖的高耗低效相一致,肿瘤组织的 LC 值实验测定较难,目前未见报道。

2) 葡萄糖代谢的半定量分析

葡萄糖分数摄取率(fractional uptake rate,FUR):1984 年 Camici 等首先使用 FDG 分数摄取率来描述心肌 FDG 摄取情况,1994 年 Ishizu 等将其用于脑 FDG 的摄取研究。FUR 反映了 FDG 注射后 T 时间内靶组织的 FDG 摄取量占该时间内动脉血浆中提供的可利用 FDG 的比值,因此不受 FDG 注射活度、显像时间及个体大小的影响。虽然 FUR 并不直接代表 MRGlu,但当 LC 为已知或认为 LC 不变时,FUR 可以消除血糖对 FUR 的影响,从而使 FUR 成为反映 MRGlu 的可靠指标,FUR 虽然比较稳定可靠,但仍需间断多次采血,难以满足临床简易、方便的需要。

FDG 的标准化摄取值:由于 FDG 为葡萄糖的类似物,因此直接测定组织中 FDG 的摄取量即可间接反映其 MRGlu,但局部组织摄取 FDG 的绝对量不仅取决于其 MRGlu,还受人体内 FDG 的活度以及个体大小影响,因此采用后两者对组织 FDG 的绝对摄取量进行标准化,即可得到 FDG 的标准化摄取值(standard uptake value,SUV)。为区别于其他的标准化方法,用体重进行标准化的 SUV 以 SUV_{TBW} 表示。由于此方法计算简便,目前已广泛用于描述组织中的葡萄糖代谢情况,比如神经系统肿瘤的定量分析,作为肿瘤良恶性鉴别以及疗效评价的重要指标。研究表明肿瘤 SUV 与其 MRGlu 间存在良好的相关性,但 SUV 指标的稳定性容易受到个体大小、血糖浓度、注射 FDG 后至采集的时间、FDG 在血循环中的清除速率等因素的影响。

比值法(T/NT):利用 ROI 技术计算靶(target,T)组织与非靶(non-target,NT)组织的放射性分布比值是核医学常用的半定量分析方法,比值法通过采用自身正常组织 FDG 的摄取量对靶组织的 FDG 摄取情况进行标准化,可以在一定程度上反映靶组织的葡萄糖代谢情况,但非靶组织选取部位不同,可使 T/NT 的差异较大,因而影响其稳定性,此外,T/NT 也受血糖、显像时间等因素的影响。

5.3 PET 成像质量的影响因素

5.3.1 示踪剂

（1）不同种类的示踪剂在体内的分布、代谢情况各异。目前常用的 PET 示踪剂可分为以下几类，这些示踪剂中，有作为能量代谢的底物，如 $^{18}F-$FDG，$^{11}C-$choline，$^{11}C-$acetate；有作为血流示踪剂，如 $^{15}O-H_2O$，$^{15}O-CO_2$，$^{13}N-NH_3$；有特殊代谢示踪剂，如 $^{11}C-$氨基酸、$^{11}C-$核苷酸等。其中，以特殊生物靶分子（受体、蛋白、基因表达产物或基因片段等）为对象的示踪剂又称为"分子探针"，也称为分子影像示踪剂。这些药物有的通过非能量依赖性机制被动扩散，有的则需消耗能量才被摄取，有的与细胞表面分子活性基团结合；有的则需要与细胞成分结合，还有的则被迅速代谢。由于上述药物的化学特性各异，在人体内的药代动力学特点各异，被肿瘤组织或特定组织摄取的机理不同，它们的成像特点也不一致。而其中对影像质量影响最重要的因素是示踪剂识别肿瘤组织或特定组织的特异性，特异性越高，非靶组织显像越少，图像解剖信息越少，但是借助 PET/CT 的融合特性，则可以很好地解决这个问题。

（2）对受体的结合状态与亲和力的影响。尤其在受体类显像中，过多或过少的示踪剂均有可能影响受体结合、解离状态，从而影响对受体功能、分布等信息的判断准确性；对受体结合类示踪剂的亲和力也有要求，过高则其局部浓聚只能反映膜转运体或血流量而不能反映受体结合能力，过低则本底高。

（3）质量不同的同类示踪剂体内分布也存在差异。有研究发现，大分子聚合物可以改变同一种示踪剂的体内分布和生物行为，进而影响示踪剂所能给出的图像信息。

（4）示踪剂注射后不同时间显像所反映的体内分布情况可以不同。这也是临床上借助延迟显像来进行病变良恶性鉴别的生物基础。

5.3.2 设备因素

1) 设备性能

PET 显像所给的示踪剂剂量一般较低，加上 PET 探测方式、设备性能和硬件的限制，单纯 PET 显像的数据量要比 CT、MR 和超声成像低几个数量级，同时加上核素衰变、射线随机性质的影响，光电转换、信号处理、重建显示等探测-成像过程中也会产生大量噪声信号,上述因素的综合,导致了纯核医学影像的清晰度较差,可能影响诊断结果,但是 PET/CT 的出现,则一定程度上弥补了上述的不足。

2) 显像方式

一般而言,阳性显像的信噪比优于阴性显像;对靶器官特异性高的示踪剂信噪比高;断层显像的信噪比优于一般显像;功能参数图的信噪比优于一般显像;图像剪影方式所获得的影像信噪比较高。信噪比过高与过低都会影响影像的质量,信噪比过低,检测和显示病灶的能力下降,定量分析的结果受到影响,结果的可靠性降低;而信噪比过高,则无法显示其与周围非靶组织的关系,也可能影响诊断的效率。

3) 剂量

不同设备和不同采集条件对影像和定量分析结果影响很大。灵敏度、计数效率、死时间影响示踪剂的剂量,过高剂量造成计数丢失、信噪比下降、图像质量恶化;过低剂量则采集时间长,易产生体位移动的伪影。

4) PET 与 CT 的图像配准

即使现在的 PET/CT 已经达到了“同机融合”,但 CT 和 PET 的中心并不在 x 轴上的同一位置,因此相互间存在空间位置的补偿问题,如果两者融合不佳,则可能造成衰减校正失误、图像融合失误,从而影响诊断效率。例如,因为 CT 和 PET 的断层视野大小不同,容易造成受检部位边缘的剪切效应从而形成伪影;CT 和 PET 采集时间不同,CT 采集时间短受检者容易屏气,而 PET 采集时间长,受检者无法控制呼吸运动。这两种因素就容易造成膈肌位置、胸廓、肺形态,甚至肺内结构、病灶的形态和位置发生改变,从而影响诊断。

5.3.3　操作因素

1) 检查前准备

视听封闭不良,可以导致大脑皮质对示踪剂的摄取量;冷、热、疼痛、不舒服的坐姿可以影响脑内和身体相应部位肌肉对示踪剂的摄取量,而冷还会导致棕色脂肪的显影,从而明显影响影像的质量;饮食、药物、血糖水平、水化状态也会影响体内特定器官或组织对示踪剂的摄取。

2) 示踪剂给药因素

(1) 血管外误注可能对影像质量产生如下影响:① 如果误注部位被包入视野,会产生横向大条纹状的伪影;② 进入血液循环的示踪剂剂量减少,从而影响显像质量;③ 可使误注侧的肢体引流淋巴结显影,从而影响影像的判断。

(2) FDG 与血液成分结合。形成血凝块,注入体内后"栓塞"于肺内,形成单个或多个的"热"灶,从而影响诊断。

(3) 超短半衰期核素。由于衰变快,通常需要多次、大剂量注射示踪剂,而大剂量给药时应注意与设备计数率性能的匹配,控制剂量于合理范围,并注意校正可能的计数丢失。

(4) 口服低浓度胃肠道 X 射线对比剂。高浓度对比剂可屏蔽湮灭光子,造成过度校正问题,所以必须注意口服对比剂的浓度、服用量和时间。

3) 采集条件

(1) 注射—显像时间间隔。既受所给示踪剂的药代动力学因素的影响,也受临床检查目的的影响。

(2) 采集时间。采集时间是影响图像质量的重要因素,过短的采集时间统计涨落大,会降低病灶与正常组织的对比度,掩盖细节及微小的差别或变化;过长时间的采集,则容易出现受检者体位移动所致伪影、示踪剂衰变等。

(3) 体位。检查体位不适当容易造成受检者检查依从性差,体位发生移动所致伪影;体位不正,还会造成中线两侧结构不对称,从而影响图像的解读;PET 与 CT 显像时的体位差异则会导致图像配准的误差。对于部分依从性差的患者,如小儿、痴呆、意识障碍者、年老体弱者、疼痛患者,分别采取镇静、止痛和固定等相应措施,以防止体位变化而影响影像质量。

4) 特殊操作

(1) 介入。介入是指所有通过外加因素作用改变体内生物活动的方法,介入方法通常包括物理、化学、药物、精神生理等多种方式,合理应用介入可以提供更多的 PET 诊断信息,有些技能没有适当的介入是根本无法检测的,所以在分析影像结果时需要充分考虑介入对 PET 影像的影响。

(2) 减少非特异性摄取。多数 PET 示踪剂并非病灶特异性的,以 ^{18}F - FDG 为例,炎性细胞、肉芽组织、良性病变,甚至体内的大脑、肌肉、棕色脂肪等都有摄取该示踪剂的能力,从而容易干扰对病灶的观察和判断,但是借助一定的方法,可以降低这种非特异性摄取,比如膀胱冲洗,可以有效排泄其内的放射性,从而改善膀胱和前列腺病灶的检查结果。

(3) 诊断性 CT。为减少检查所带来的辐射剂量,常规 PET/CT 多采用低剂量 CT,以满足衰减校正和一般定位的需要,但是,对一些难以肯定性质、PET 未能显示的病灶,可能需要采用诊断性 CT,甚至采用多时相增强 CT 等操作。

(4) CT 造影剂的应用。在使用 CT 造影剂时,应当注意,局部高浓度的造影剂可以造成 PET 校正过度,产生假性放射性浓聚,影响诊断;同时,口服造影剂稀释不足,可能刺激肠胃蠕动和肠道排泌,增加胃肠道的放射性本底,影响影像质量。

5.3.4　分析和校正因素

1) 图像显示

PET 图像多以靶组织的浓聚为阳性判断依据,但 PET 图像的浓淡受显示阈值影响。降低显示窗上限,可使小、放射性低的病灶得以显示,但同时也放大了放射性本底,易导致假阳性;而提高阈值,则图像噪声减少,图像对比度和层次感虽有提高,但容易忽略小病灶。一般认为,将脑皮质调整至轻度显示或肝脏清晰显示的阈值范围较为合适,或将阈值调至靶区最高计数的 $40\% \sim 60\%$。

2) 阳衰减校正

有无衰减校正,PET 的图像表现有所不同。当没有衰减校正时,躯体表面或脏器近体表部呈"热",纵隔与躯体深部为"冷"区,两肺为"热"区;当加用衰减校正后,体表放射性减低,深部结构放射性增加,两肺转为"冷"区。就诊断病灶的阳性率而言,有无衰减校正差别不大,但是没有衰减校正时,病灶的形态易产生畸变,SUV 值也会有较大变化。

3) CT 衰减校正

当体内有高密度物质,如金属、结石或使用高浓度对比剂后,可产生过度校正,所以,对衰减校正后 PET 图像中性质可疑的高浓聚灶,应观察没有衰减校正时的原始图像以除外过度校正。

4) 图像融合

CT 与 PET 两种图像的融合前提是两者的归一、配准和空间-时间的相对一致性,任何明显的失配准或误配,都可能导致严重后果。

5.3.5　医疗干预

1) 治疗对病变性质的改变

肿瘤的手术、放疗或放疗都会对肿瘤病灶的性质产生影响,从而对 PET 影像产生影响。如放疗、化疗后的短时间内(通常为数小时),可能会因为肿瘤反应造成示踪剂摄取的一过性增高；而手术后的近期内，手术部位由于炎症，而使得局部的示踪剂摄取增高；但随着时间的延长，上述影响会逐渐消失，而PET图像能更准确地反映病灶对治疗的反应，如放化疗后，病灶对特定示踪剂的摄取降低或消失，通常代表肿瘤活性受抑或消失，提示治疗有效。因此，如何选择治疗与PET显像的时间间隔非常重要，一般不建议于放疗后2个月内进行PET显像，而化疗的PET显像通常建议选择在下次化疗之前以尽量延长时间间隔，当然目前也有研究显示，化疗后早期PET显像可以提示肿瘤病灶对化疗药物的敏感性；而手术后PET一般选择在一个月之后。

2）治疗后全身反应

治疗后机体反应主要是系统化疗后，由于化疗常并发骨髓抑制，机体通过髓外造血或骨髓扩张方式代偿受损的造血功能，最常见的反应是胸腺增生，表现为胸骨后、心脏前上方的"八"字形软组织浓聚；外髓扩张，表现为成年患者本不显影的肱骨、股骨、骨盆甚至更远端的长骨的髓腔内出现均匀、对称的放射性浓聚，而骨髓的肿瘤侵犯则通常表现为不均匀、不对称、浓淡不一。

5.3.6 病灶的生物学特征

1）病灶代谢特点

任何示踪剂都可能产生假阳性和假阴性，这与病灶的代谢特点有很大的关系，以FDG肿瘤显像为例，一些良性病变，如炎症病灶、结核病灶、肉芽肿等病变，往往会产生假阳性；而一些恶性肿瘤，则因为其病理的特殊性（如肝细胞肝癌、肾透明细胞癌）、代谢低或生长缓慢（如类癌、支气管肺泡癌），则出现假阴性。

2）病灶的大小

病灶大小对PET的影响要大于CT，有研究发现，越小病灶的PET定量分析的相对错误率越高，在临床中，对于小病灶，但凭放射性摄取的高低往往不足以鉴别良恶性，如肺内小的转移灶，通常不摄取FDG。

3）生长方式

肿瘤的生长方式会影响PET的图像，比如腹腔内粟粒状种植转移灶通常沿着腹膜表明呈片状生长，生长厚度一般低于PET分辨率，所以多呈假阴性，而部分消化道肿瘤，由于其黏液成分较多，而出现PET假阴性。

4）原发灶与转移灶

肿瘤有时候会表现出异质性，常表现为同一瘤灶，不同区域可以有不同的代谢特点、生物学行为和 PET 影像表现。例如原发性肾癌通常无 FDG 摄取，而其转移灶则可能出现 FDG 摄取阳性。肿瘤的一致性还可以表现为"小肿瘤大转移"，PET 显像中常常可遇见原发灶很小、代谢不高，而转移灶大、代谢很高的病例，这种现象可能与原发灶受抑制或退化，而转移灶进一步去分化有关。

5.3.7　自身因素

1）年龄

不同年龄层次的人群因其组织发育、成熟和老化程度的差异而表现出 PET 图像的差别。如小儿通常可以在前纵隔出现"八"字形放射性浓聚的胸腺显影；新生儿的大脑皮质摄取较低，脑 FDG 摄取量较成人约低 30%，尤以额叶更明显，而老年人则通容易出现脑萎缩，表现为脑沟增宽，正中裂增宽，两半球间距增大。

2）机体状态

人体的生理机能受到体内外多种因素的影响，比如组织状态、生活习惯、饮食习惯、医疗及环境因素等，而这种影响则可能产生 PET 图像的差异，如环境温度低、紧张或不适姿势，可加重棕色脂肪和肌肉对 FDG 的摄取；而育龄女性的卵巢和子宫内膜对 FDG 的摄取，则常受到月经周期的影响。因此，在 PET 显像时，需要对受检者的机体状态有所了解，才能正确解读 PET 图像，同时也需通过一些必要手段来避免某些因素对身体机能状态的影响，从而保证影像质量。

3）病史

受检者的既往病史、治疗史以及某些病理因素都可以对 PET 的影像产生影响，例如一侧下肢伤痛，对侧肢体负重增加，可造成骨-肌腱附着点异常浓聚；肿瘤的放化疗，可能对肿瘤的活性产生影响，所以准确地了解受检者的病史，对正确解读 PET 图像有很大帮助。

5.4　PET 的主要性能指标与质量控制

5.4.1　PET 的主要性能指标

1）探测效率（detector efficiency）

指当一个光子通过探测器时，能够被记录下来的概率。探测效率主要取决于晶体的性状,例如 3 cm 厚的 BGO 晶体,其探测效率为 0.89,而 NaI 晶体如果要达到相同的探测效率,其晶体厚度需达到 8.4 mm。

2) 死时间(dead time)

PET 中包含两种类型的死时间。第一种类型:当两个光子几乎同时到达一块晶体时,因为这两个光子到达的时间间隔太小,以致使两次闪烁重叠于一起,产生了一个宽而高的脉冲,这种现象称为脉冲堆积(pulse pile up),由此计算出的光子能量因为超出了能窗上限而不被记录,致使两个光子均丢失,这种特点被称为瘫痪(paralyzable)。把刚好使重叠脉冲的能量不超过能窗限制时,两个光子入射的时间间隔定义为死时间,这种类型称为瘫痪型死时间。第二种类型:如果两个光子到达晶体的时间间隔很短,在第一个光子被接受并被系统处理时,第二个光子到达,因系统处于不应期,不接待第二个光子,而造成了光子的丢失,这种情况是单光子丢失,属于非瘫痪型(non-paralyzable),这种非瘫痪类型的死时间使探测器的计数率具有饱和特性。这两种死时间合并在一起,构成了光子的总丢失,使得探测器的计数率随光子入射率的变化呈现出上升区、饱和区、瘫痪区。所以,示踪剂的用量要适宜,以保持探测器工作在上升区,防止进入瘫痪区,死时间与晶体的闪烁衰减时间及探测系统的性能、设计有关。

3) 时间分辨率与符合时间窗(time resolution and coincidence time window)

光子从入射到探测晶体表面到转换成最后的脉冲信号被记录这个过程经历了多种不确定的延迟,时间响应就是指湮灭光子从入射到被探测记录的这一个时间间隔,由于延迟的不确定性,各个光子的这一时间间隔并非相等,总体上服从某种分布,其分布的半高宽即为时间分辨率。一般而言,半高宽越窄,时间分辨率越高。时间分辨率与晶体、光电倍增管、后续电路及探测系统的设计有关。

虽然湮灭光子对是同时产生的,但因为路线、时间相应的影响,这两个光子并不能在同一时刻被记录,常有时间差。符合时间窗(coincidence time window)就是为这个时间差所设的限,即两个光子被记录的时间差小于符合时间窗时,就被作为一次符合探测。符合时间窗宽取决于时间分辨率,当时间相应为高斯分布时,符合时间窗宽一般选择为时间分辨率的两倍。

随机符合计数与符合时间窗宽成正比,为减少随机符合计数,符合时间窗宽应越小越好,但同时,还要考虑时间分辨率,如果符合时间窗宽相对于时间分辨率太小,则在减少随机符合计数的同时也丢掉了许多真符合计数。时间分辨率好的系统,符合时间窗可选择较窄,这样排除随机符合计数的能力就越高。

4) 能量分辨率与能窗(energetic resolution and energy window)

能量分辨率的定义为脉冲能谱分布的半高宽处的能量(E_{FWHM})与入射光子的能量(E_0)之比。该值越小,能量分辨率越高,它表明了 PET 系统对散射符合计数的鉴别能力。能量分辨率取决于晶体的光子产额、阻止能力及光电倍增管的性能。

湮灭光子在介质中发生散射后改变方向的同时也损失了能量,利用能窗下限可将低能量的散射光子排除掉。散射符合计数随脉冲能量下限的提高而减少,但能窗下限的提高受到能量分辨率的制约,提得过高将导致真符合计数的丢失。

5) 空间分辨率(spatial resolution)

一个点源经 PET 系统后所成的像并不是一个点,而是一个点扩张函数(point spread function,PSF),通常用 PSF 的最大值一半处的宽度(半高宽,FWHM)来描述成像系统的空间分辨率。半高宽越大,点源的扩展程度就越大,分辨率就越低。

6) 均匀性(uniformity)

理想的 PET 系统对视野中任何位置的放射源应有相同的探测能力,但是由于计数的统计涨落及探头的非均匀响应,即使是均匀源的图像上也会出现计数偏差,该偏差越小,均匀性越好。均匀性可分为断层均匀性、体积均匀性和系统均匀性。其中,断层均匀性用来描述某一个断层内的计数偏差;体积均匀性用来描述 PET 整个视野体积内的计数偏差;系统均匀性则用来描述 PET 整个视野中所有横断层之间的计数偏差。

7) 灵敏度(sensitivity)

灵敏度是指 PET 系统在计数率损失小于 5% 的前提下,在单位时间内单位活度下所获得的符合计数。灵敏度的决定因素包括探测器所覆盖的立体角和探测器效率,而系统灵敏度则取决于系统的设计及数据的采集模式,当以三维采集来代替二维采集时,灵敏度将显著增加。在一定的统计误差条件下,灵敏度又制约扫描的时间和所需的示踪剂剂量,当示踪剂剂量一定时,灵敏度越高,所需的扫描时间越短。

8）散射分数（scatter fraction）

散射分数是散射符合计数在总符合计数中所占的百分比，它描述 PET 系统对散射计数的敏感程度。

9）计数率特征

计数率特征反映总符合计数率、真符合计数率、随机符合计数率、散射符合计数率和噪声等效计数率随活度的变化。随着视野内的辐射源强度增加，PET 的计数率也随之增加，但到一定程度后，由于死时间的影响而不再增加，即达到饱和，在辐射源进一步增加时，计数率开始下降。

10）计数丢失及随机符合校正精度（accuracy of corrections for counts losses and randoms）

计数丢失及随机符合校正精度描述 PET 系统对随机符合及由死时间引起计数丢失的校正精度。

11）散射校正精度（accuracy of scatter correction）

散射校正精度描述 PET 系统对散射符合事件的剔除能力。

12）衰减校正精度（accuracy of attenuation correction）

衰减校正精度描述 PET 系统对射线在介质中衰减的校正能力。

13）图像质量（image quality）

在模拟临床采集的条件下，用标准的成像方法来比较不同成像系统的图像质量。用不同大小热灶、冷灶的对比恢复系数及背景的变异系数来描述图像的质量。

5.4.2　PET 质量控制

1）常用 PET 质控指标

（1）PET 每日质控检测（Daily QC）。

（2）均匀性。

（3）SUV 值（包括 SUL）校正。

（4）模型测试（热区和冷区模型、体模、脑 Hoffman 模型）。

（5）系统灵敏度。

（6）空间分辨率。

（7）散射分数。

（8）噪声等效计数率。

2) PET 质控测试的推荐频率(见表 5 - 3)

表 5 - 3　PET 质控测试的推荐频率

测 试 项 目	验 收	大修后	日	周	月	季	年
每日指控			●				
均匀性校正	●	●		●			
系统均匀性	●	●			●		
归一化设定	●	●				●	
SUV 值校正	●	●				●	
空间分辨率	●	●				●	
系统灵敏度	●	●					●
散射分数	●	●					●
噪声等数计数率	●	●					●

第6章
图像融合设备

6.1 SPECT/CT

6.1.1 SPECT 工作原理

将特定放射性药物注入患者体内,一定的时间后放射性药物在体内达到显像的要求,开始进行 SPECT 成像。从人体中发射的 γ 光子首先到达准直器,准直器限制入射 γ 光子的方向,只允许与准直器孔方向相同的 γ 光子透过,以便于 γ 光子定位。到达晶体的 γ 光子与晶体相互作用,被晶体吸收并产生多个闪烁光子。闪烁光经过光导被各个光电倍增管接收。光电倍增管将闪烁光转变成电脉冲信号。该电脉冲信号经过特殊位置电路定位、能量电路甄别后被记录,成为一个计数。成像装置记录大量的闪烁光点,经过处理、校正,形成一幅人体放射性浓度分布图像,即为一幅 SPECT 平面图像。

在 SPECT 断层成像采集时,探头围绕患者旋转。在旋转的过程中,探头表面总是与旋转轴平行,旋转轴与患者检查床平行。根据需要在预定时间内采集 360°或 180°范围内不同角度处的平面图像,任一角度处的平面图像称为投影图像(projection image)。利用在不同角度处获得的多幅投影图像,通过数据处理、校正、图像重建获得体内断层图像,即 SPECT 断层图像。

6.1.2 CT 的工作原理

X 射线照射到物体时,物体会吸收 X 射线能量,使透射的 X 射线的强度衰减,其衰减程度与物体对 X 射线的吸收系数 μ 和穿透厚度 x 有关。设 X 射线入射强度为 I_0,穿过 x 厚度的物体,其透射的 X 射线的强度 $I = I_0 \mathrm{e}^{-\mu x}$。如果

本章作者:王瑞民,主任医师,解放军总医院。

X射线穿透不均匀的多种物质,例如人体,将人体分成多个小立方形体素,X射线束穿过人体选定层面,探测器接收到沿X射线束方向排列的各体素吸收后的射线,透射的射线强度 $I = I_0 \mathrm{e}^{-\mu1d+(-\mu2d)+(-\mu3d)+\cdots}$,式中 μ_i 为第 i 个体素的吸收系数,为未知数;d 为小方形体素的边长。当X射线源和探测器围绕人体旋转一周,得到不同角度处透射X射线的强度。通过计算机迭代重建,求出各体素对X射线的衰减系数 μ_i,各体素的衰减系数即构成CT图像。

CT图像只是显示组织衰减系数的差异,其衰减系数主要由密度决定,因此显示的实质是组织密度的差异,属于解剖影像。

6.1.3 SPECT/CT 特点及显像方法

核医学图像反映示踪剂在体内的功能分布,缺乏解剖学信息,并且核医学图像信息量小,分辨率低。CT或MRI与之相比,分辨率高,具有精细的解剖结构,但缺乏功能信息。把有价值的功能信息影像与精确的解剖结构影像结合在一起,可以给临床医生提供更加全面和准确的资料。这就是SPECT/CT的优势。Hasegawa等最早设计了一个系统,可以同时获取CT和SPECT数据,并最先证明了CT数据可以用作衰减校正。1999年,Healthcare设计制造了第一台商用的 SPECT/CT 系统——Hawkeye,将低剂量的单层CT与SPECT结合起来。

SPECT/CT特点是将CT的X射线球管和探测器安装在SPECT系统的旋转机架上,使病人可同机进行CT和SPECT检查。一般X射线球管和SPECT探头并排安装在系统的旋转机架上,X射线球管在后方,SPECT探头在前方。扫描过程中,系统会自动移动检查床的位置,使检查部位位于X射线球管下或SPECT探头下。此外,SPECT/CT一次摆位获得CT图像和SPECT图像,实现同机CT图像与SPECT图像的融合。同机融合对位准确,可获得精确的融合图像。

SPETCT/CT 显像步骤:

(1)采集定位像:采集2倍于SPECT轴向视野的X射线透射图,利用透射图,精确选择确定检查的部位。

(2)进行CT扫描:系统在CT扫描的同时自动重建CT融合用图像及衰减校正图像。

(3)进行SPECT扫描。

(4)进行SPECT断层图像重建,在重建过程中,利用CT图像进行衰减校正。

（5）进行 SPECT/CT 图像融合：一般的 SPECT/CT 系统可以自动完成上述五个步骤，操作者只需在第一步之前，将检查部位大致置于 SPECT 探头下，即可按照系统提示完成整个显像过程，不同厂家的操作方法略有不同。

SPECT/CT 目前的临床应用主要包括神经内分泌疾病（neuroendocrine therapy，NET）、甲状腺及甲状旁腺肿瘤、淋巴瘤等。Pfannenberg 等对 NET 患者利用奥曲肽进行标记，并研究得到的 SPECT/CT 图像，发现 SPECT/CT 比单独的 SPECT 和 CT 很大程度上提高了诊断精度，灵敏度达 91％，特异性达 75％。在甲状腺以及甲状旁腺肿瘤中，复发率以及转移复发率达 5％～20％。近来，全身碘闪烁成像法用于检测肿瘤的转移情况。Ruf 等对未确定病灶的患者在全身平板碘闪烁成像的基础上进行了 SPECT/CT 成像，发现 SPECT/CT 可以精确确定 95％的病灶，并且在解剖定位方面提升了 44％，说明 SPECT/CT 在全身成像方面具有重要价值。此外，SPECT/CT 在前哨淋巴结（sentinel lymphnode，SLN）的确定以及定位方面也有重要的应用。SPECT/CT 能够提供更高的准确率和解剖定位。Khafif 等报道 SPECT/CT 检测 SLN 的灵敏度可达 87.5％。

6.2　PET/CT

PET/CT 是把 PET 与 CT 两种影像设备有机结合在一起，所形成的一种新设备。PET/CT 的产生是医学影像技术的又一次革命，它能将体内功能及解剖信息同时再现。1998 年诞生的第一台 PET/CT 样机，将一个单层的螺旋 CT 探测器（Somaton AR. SP；Siemens Medical Solutions，Germany）与旋转的 ECAT ART 型号的 PET 系统（CPS Innovations，Knoxville，TN）融合起来。

PET 探测器光电转化技术的发展经历了以下过程。最早的 PET 探测器采用碘化钠（NaI）晶体，后来逐渐采用锗酸铋（BGO）闪烁晶体。与 NaI 相比，BGO 提供了更高的有效原子序数和密度，此外，BGO 的光子吸收概率是 NaI 的 2.4 倍，这样 BGO 晶体的功能相当于 6 倍相同厚度的 NaI 晶体，之后 PET 方面引入了响应时间更快的闪烁晶体，如 LSO 和 LYSO 等以及更高精度的探测器，从而提高了 PET 的分辨率，另一方面其更快的光电反应时间导致了飞越时间（time of flight，TOF）技术的出现，大大提高了 PET 图像的空间分辨率和信噪比。螺旋 CT 由单层的探测器逐渐发展为 4、8、16 以及最近的 64、128 层。

6.2.1 PET/CT 的结构与性能

PET/CT 的探头由分离的 PET 探头和 CT 探头组成,CT 探头在前,PET 探头在后。有的设备将 PET 探头和 CT 探头装在同一个机架上(例如 G. E. 和西门子的 PET/CT),有的设备则将 PET 探头和 CT 探头分别装在不同的机架上,使之能单独移动(例如 PHILIPS 的双子座)。

PET/CT 是先进行 CT 扫描,然后检查床自动移动到 PET 视野,进行 PET 扫描。把 CT 扫描得到的图像和 PET 扫描得到的图像通过软件融合在一起,获得 PET/CT 图像。PET/CT 也可以单独进行 PET 扫描或 CT 扫描。目前系统融合方面的努力主要放在通过软件降低系统操作的复杂性以及提升系统的可靠性,如将数据的存取与图像重建合并到一台工作站等。

PET/CT 整体的性能指标如下:

(1) 检查床的移动精度。由于目前的 PET/CT 中,PET 探头和 CT 探头是分离的,要通过检查床的移动,才能将成像部位置于 PET 和 CT 的视野中。如果检查床水平重复定位或在 PET 和 CT 视野垂直方向有偏差,就会导致 PET 图像和 CT 图像融合时的位置错位。因此 PET/CT 对扫描床的水平及垂直偏差有较高的要求。通常要求承重 180 kg 时水平及垂直偏差小于 0.5 mm。

(2) PET 图像和 CT 图像的融合精度。PET 图像和 CT 图像融合精度除与 PET 探测器、CT 探测器和检查床的配准偏差有关外,还与融合软件及系统的性能有关。

6.2.2 PET/CT 图像与 PET 图像的区别

1) 解剖信息

PET/CT 图像上不仅有 PET 的功能信息,还增加了 CT 的解剖位置信息,CT 对病变具有精确的定位作用,这点对临床诊断很重要。

2) CT 对 PET 图像衰减校正

单独 PET 采用放射性核素棒源进行衰减校正,由于棒源的活度限制,每个床位一般需要 5 分钟左右的透射扫描,所用时间与发射扫描接近。CT 扫描在数秒内即可获得高分辨、大信息量的衰减校正图像,提高了衰减校正的精度,缩短了扫描时间。

3) CT 的诊断信息

充分利用 CT 的诊断信息,与 PET 提供的信息互相印证、补充,对临床诊断如虎添翼,可提高诊断的准确率。

4）采集时间的缩短

与用 ^{68}Ge 放射源采集透射图像相比,CT 扫描的时间很短,CT 机从颅底到股骨中段的采集可以在 10～20 s 内完成,而使用外部放射源进行透射扫描则需要 20～25 min,所以 PET/CT 的采集时间要比常规 PET 缩短 25%～50%。采集时间的缩短,能使患者有更好的耐受性,减少患者可能出现的躯体运动造成的伪影。

6.2.3 PET/CT 显像特点

将 PET 与具有高空间分辨率的螺旋 CT 安装在同一机架上,扫描后经处理可获得 PET、CT 及 PET 与 CT 的融合图像,CT 提供的解剖信息能够准确地与 PET 功能图像匹配,不但弥补了 PET 空间分辨率的不足,还同时为 PET 代谢图像提供了一种快速而精确的衰减校正方法,达到了取长补短、信息互补的目的。研究证明无论是肿瘤本身还是转移的淋巴结,PET/CT 在诊断上优于 PET 和 CT 的图像融合,也优于单独使用的 PET 或 CT。进一步有助于肿瘤的准确探测与精确定位、活检定位以及疗效的评价。PET/CT 将代谢图像与功能图像相融合,双方信息的互补能够明显提高肿瘤诊断和分期的准确性,与以往单纯采用 PET 和 CT 的诊断方式相比,对小病变的诊断能力提高了近30%;同时还有效降低了单纯 CT 或 PET 诊断产生的假阳性和假阴性,使得肿瘤的诊断和治疗上了一个新台阶。PET/CT 除了主要用于肿瘤诊断和模拟定位、治疗方案的制订外,随着 CT 性能的进一步成熟与提高,在肿瘤、心血管和神经系统疾病等方面都有着较为重要的应用。PET/CT 实现了功能与解剖结构的同机图像融合,克服了两者单独显像时的局限性,对肿瘤显像而言,其将影响肿瘤的诊断与治疗决策,直至放疗计划的实施和治疗疗效的监控。同时由于 CT 技术的进展,体检、心血管及神经系统疾病的诊断也是 PET/CT 重要的应用领域。

6.2.4 PET/CT 的应用

PET/CT 的临床应用非常广泛,在肿瘤、心脏病、脑部疾病以及炎症等方面均显示出独特的优越性。由于许多恶性肿瘤和周围的正常组织比较,其无氧糖酵解明显加速,测定 ^{18}F 标记的脱氧葡萄糖(^{18}F - FDG)的摄取有助于确定肿瘤的恶性程度,并可对肿瘤累及的范围、治疗效果、随访及病人的预后作出评价,进行肿瘤的分期及治疗计划的确定,广泛应用于肺癌、乳腺癌、结肠癌、卵巢癌和淋巴瘤等多种肿瘤的诊治。

PET/CT 还可用于测定激素及神经受体的数量及亲和能力。此外对乏氧组织来说,可以应用相应的显像剂来完成乏氧显像,为放射治疗和化疗的敏感度提供依据。总之,PET/CT 是现代肿瘤基础研究和临床应用中不可缺少的有力工具。随着技术的发展,PET/CT 的图像与单独 PET 相比,有 CT 作为定位标志,使病人的解剖结构更为清楚,同时拥有了所有 CT 的技术,另外由于灵敏度增高,采集时间也缩短了,使应用成本也进一步下降。

PET/CT 在心脏疾病诊断方面的应用也随之增加。PET 是非侵入方式评估心肌细胞活性的金标准,通过心肌灌流成像和血管造影成像,可以有效地评估心肌缺血、动脉粥样硬化斑块状况,从而诊断冠状动脉疾病、心肌梗死以及心力衰竭等心脏疾病。PET/CT 还可对脑部肿瘤进行诊断分期评估及对癫痫病灶进行准确定位,同时也是抑郁症、帕金森氏病等脑部疾病的有效诊断方法。

6.2.5　PET/CT 应用中存在的问题

1) 外照射防护

防护一般采取下面三种方法中的一种,或几种联合应用:① 缩短受照时间;② 增大与辐射源之间的距离;③ 在人与辐射源之间增加辐射屏蔽。辐射屏蔽在辐射防护领域占有相当重要的地位,最重要的就是要设置好粒子源和粒子探测器,在输入文件中要设定好源项和计数卡,在计数卡设定好粒子探测器的种类和位置。

2) 内照射不容忽视

放射线辐射进行 PET/CT 检查需在人体内注入具有辐射的同位素,虽然半衰期短,但也可能存在低剂量敏感,加之 CT 扫描,全身都将接受一定剂量的辐射,增加患癌症的可能,也可造成生物体近期或远期的损害。

3) 技术维护复杂,设备价格昂贵

PET/CT 使用中需进行复杂的技术校准,对 PET 需经常校准其线性、均匀性和能量。医院或附近应具备生产正电子药物的小型回旋加速器。该设备价格昂贵,且需专门建造防放射辐射泄漏的加速器机房,配备具有专业知识的专职工程师制药和保障机器的正常运行。

6.3　PET/MRI

PET/MRI 是将正电子发射断层扫描仪（positron emission computed tomography，PET）和磁共振断层扫描仪（magnetic resonance imaging，MRI）技术整合在一起的一种影像设备。MR 成像技术能够提供很好的软组织对比度、高的空间和时间分辨率、组织多参数和功能成像；而 PET 成像技术具有很多特异性的示踪剂和很高的灵敏度。所以这两种成像技术的整合具有重要的临床和科研意义。

6.3.1　PET/MRI 的发展历史

PET 诞生于 20 世纪 80 年代初。PET 的出现为核医学诊断开辟了一个新领域，尤其是在肿瘤诊断、分期及疗效监测上证实了 PET 的诊断价值。但是，和 SPECT 一样，因图像较模糊、空间分辨率较差、缺乏解剖结构使病灶定位较困难等原因，导致在 PET 诞生后的近二十年里，未能得到临床的充分重视。

针对 PET 的不足，PET/CT 的出现可以说只是一次观念的突破，在技术上不存在任何难题。PET/CT 一体机只需将 PET 和 CT 背靠背一起放在一个机架内，共用一个检查床，并将控制系统整合在一起即可基本完成。PET 和 CT 的硬件技术除了在空间布局方面部分有所移动外，几乎无须任何改变。因此 PET/CT 的诞生只能说是一次技术的革新，但它给临床呈现的是高灵敏、高特异性的功能代谢图像与高分辨、高清晰的解剖结构图像的精确融合结果，极大地提高了病灶的检出率和诊断的准确性，很快便获得了临床医生的认可，使 PET/CT 诞生不久就获得了飞速发展。

将 PET 和 MRI 相结合的研究起始于 20 世纪 90 年代早期，主要集中于小动物影像。2006 年，美国田纳西州 Knoxville 医学中心在北美放射学年会（RSNA）上报道了首例用西门子公司头部 PET/MRI 一体机同步采集的人脑融合图像，取得了令人振奋的效果，揭开了一体式 PET/MRI 临床应用的新篇章。

2010 年的北美放射学会年会上，西门子公司高调推出了具有里程碑意义的临床用全身扫描型 PET/MRI 一体机（Biograph mMR）系统。该系统采用磁兼容的镥硅酸盐（LSO）晶体和磁兼容的雪崩光电二极管（APD）组成 PET

探测器环,并将其内置于直径为 70 cm 孔径的 3T 超导 MRI 磁体腔内,实现了 MRI 系统与 PET 系统的同空间、同中心和同步扫描。而且,PET/MRI 一体机的孔径达到 60 cm,与临床常规 MRI 的标准孔径一致。遗憾的是由于 APD 的时间分辨率较差,在 PET 中无法实现 TOF 技术。

2013 年 GE 公司报道了自己的 PET/MRI 一体机,其最大亮点是 PET 探测器中采用的是硅光电倍增管(SiPM,工作在盖革模式的 ADP 阵列),SiPM 的时间分辨率达到了传统光电倍增管的水平,因此这款机型中 PET 实现了 TOF 技术。不过到目前这款机型还未正式上市。

6.3.2 临床型 PET/MRI 的结构

目前临床型 PET 和 MRI 组合有 3 种方式。

1) 异室方式

PET 和 MRI 分别安装在相邻或相对的两个房间中,检查床可自由移动,通过精确卡位分别与 PET 和 MRI 的检查孔对位使用。除检查床外,PET 和 MRI 的硬件及结构都得以保留原样,无相互干扰,各自的良好性能也得以保持。虽然这种方式的 PET 和 MRI 图像融合准确度要远好于异机融合,但缺点是扫描不同步使检查总时间过长,床移动换位时病人易移动致使图像融合失配准等。我国大基医疗公司和美国 GE 公司推出这种方式的"PET/MRI"已有多年,但至今未被业内认可。

2) 分体方式

PET 和 MRI 间隔 2 m 并平行安装在同一室内,检查床放在 PET 和 MRI 之间,通过 180°旋转检查床先后完成 PET 和 MRI 检查。尽管间隔了 2 m,若不做屏蔽处理,PET 仍无法正常工作。因此对 PET 中的光电倍增管及整个机架都做了磁屏蔽处理。除此之外,其他硬件和结构都保持原样,PET 和 MRI 的性能也得以保持。这种方式的检查床要比异室方式好,床的移动时间短且定位更准确。但仍存在扫描不同步使检查总时间过长的问题,也同样存在床旋转时病人易移动致使图像融合失配准的问题。飞利浦公司推出这种方式的"PET/MRI"也已有多年,但业内的认可度仍不高。

3) 整合方式

将 PET 和 MRI 安装在同一机架内,并保证两者扫描视野的同一性,使 PET 和 MRI 真正实现同空间、同中心和同时间的数据采集。这是最理想的一体机设计。要实现这样的一体机,必须舍去现有的 PET 探测器技术,突破

PET 探测器的磁场兼容性这一大障碍,同时还要克服 PET 与 MRI 间的众多相互干扰难题,以及解决 PET 衰减校正、MRI 大孔径磁体、全身覆盖的射频线圈等问题。而且这些难题的解决方案要以保持这两种设备的原有性能不降低为目标。

世界上首台以这种结构设计的全身扫描型 PET/MRI 一体机诞生于 2010年。在西门子这款机型中,PET 探测器使用磁兼容的雪崩光电二极管(APD)代替传统的光电倍增管,64 个 LSO 小晶体构成一个模块(block),后接一个 3×3 阵列结构的 APD,随后紧连 9 通道前置放大器和驱动板,在 APD 阵列结构中有水冷装置。从晶体到驱动板构成了一个紧凑完整的探测模块。这种探测模块体积很小且能在强磁场下运行,因此能够很容易整合到 MRI 的腔体中。56 个这样的模块构成一个 PET 探测环,8 个 PET 探测环构成一个完整的 PET 探测器,在 z 轴方向形成一个宽度为 25.8 cm 的轴向视野。这款机型的各种硬件在机架内成环排列,从内到外分别为射频体线圈、PET 探测器、梯度线圈、主磁体线圈及磁体屏蔽线圈。这种整合结构实现了最理想的一体机设计,使 PET 和 MRI 真正实现了同空间、同中心和同时间的数据采集。不足之处是 APD 的时间分辨率较差,在 PET 中无法实现 TOF 技术。

6.3.3　PET/MRI 一体机的技术挑战

学术界提出 PET/MRI 整合的概念比 PET/CT 还早,但是 PET 和 MRI 的整合遇到了一系列物理及技术上的问题和挑战,致使 PET/MRI 的推出比 PET/CT 晚了十年。PET 和 MRI 之间相互作用是复杂多样的,既有 PET 对 MRI 的作用,也有 MRI 对 PET 的作用。在 MRI 系统基础上整合 PET 系统,最主要的挑战是从技术上解决 MRI 的三种电磁场与 PET 系统的相互作用:强静磁场;高频开关的梯度磁场;射频磁场。

6.3.3.1　MRI 系统对 PET 系统的影响

PET 的传统光电倍增管(PMT)中飞行的电子对磁场非常敏感,MRI 的任何一种磁场都会使 PMT 不能正常工作,致使 PET 工作瘫痪。

(1) PET 的电子系统会受到 MRI 的三种磁场的干扰,尤其是梯度场和射频场的干扰,会增加 PET 信号的噪声甚至造成失真。

(2) PET 系统的导电体内会因梯度场转换时的快速变化而产生涡电流,从而干扰 PET 电路,甚至局部过热使附近 PET 元件失灵。

(3) PET 系统的元件中会因梯度场转换时的快速变化而产生热能,而热能可使探测器增益漂移,导致 PET 信号错误。

(4) PET 系统的元件可能会因长期受梯度场引起的机械振动影响而出故障。

(5) PET 内置设备的体积因受 MRI 有限孔径空间的制约必须很小,其元件、电路都必须考虑 MRI 可用空间的限制。

(6) PET 的探测器晶体环因受 MRI 空间的制约其直径较小,会使响应深度效应(DOI)和散射影响增加,引起 PET 性能下降。

(7) PET 探测器环两端的射线屏蔽材料因不宜使用金属而造成对 PET 视野外 γ 射线的屏蔽效果下降。

(8) PET 的计数会因覆盖在被测者身体上的软射频接收线圈对射线的阻挡而减少,且无法进行衰减校正,造成定量误差。

(9) PET 数据的衰减校正因 MRI 数据无法提供准确的组织密度图而造成 PET 图像定量误差和失真。

6.3.3.2　PET 系统对 MRI 系统的影响

(1) 静磁场的均匀性:磁场均匀性对 MRI 性能影响极大。设计大孔径情况下的 MRI 强磁场,要保证其良好的均匀性是极为困难的。而大孔径是嵌入 PET 探测器环所必需的。磁不兼容物质、任何金属,即使是磁兼容金属,在磁场内均会干扰磁场的均匀度,引起 MRI 性能降低。为此,在 MRI 视野内的所有 PET 磁不兼容器件及金属元器件等都要重新设计。

(2) 射频场的均匀性:保持射频场的均匀性也很重要。在成像区域内,不均匀的射频场会使局部射频信号变异,导致图像质量下降甚至出现错误的结果。MRI 成像区域内任何接近拉莫尔频率的信号均可干扰射频场的均匀性,使 RF 信号畸变;射频线圈内所有电导性材料都会影响射频场。这在强磁场、短射频时更明显,有导电闭合回路时尤甚。为此,PET 电路应放置于射频线圈之外,电路板须据此专门设计,尽量避免金属性闭环,并加以屏蔽。

(3) 梯度场的线性:梯度场的线性决定着射频信号的定位准确度。梯度场内的涡流会影响梯度场的线性,尤其当涡流衰减得很慢时,在 RF 线圈读取数据期间,这个电流就会继续存在,由此产生的电磁场就叠加在空间编码梯度场上,从而导致图像畸变。涡电流还会影响磁共振波谱,在感兴趣区域,涡流会产生依赖于时间的共振频率偏移,这会使获取的射频信号频谱在傅里叶变换后畸变。梯度场内的电路板,尤其是导体会在梯度场快速变化时产生涡电流。为此,需对 PET 电路板进行特殊的设计,并采取屏蔽措施。其屏蔽层应很薄,且应由纤薄的导电层与非导电层交替叠加构成,以避免屏蔽层中产生涡电流。

(4) 射频信号:射频接收线圈在接收信号时,只有频率选择性,不能区分信号来源。在 PET 电路中的脉冲信号含有丰富的频率成分,很可能会有与人体发出的射频信号同频率的成分。因此 PET 电路产生的电磁场中的同频率成分会与人体的射频一起被线圈接收,从而导致 MRI 图像伪影。为此,对 PET 电路适当屏蔽至关重要。

(5) 射频线圈的调谐:位于射频线圈附近的 PET 器件,会产生分布电容和电感,并参与射频电路的构成,影响射频电路的谐振频率。若这些 PET 器件随梯度场产生的机械振动而振动,将会使射频线圈的谐振频率波动。为此,在设计时要注意避免这些问题。

(6) 温度的漂移:射频线圈电路性能对温度很敏感。PET 运行产热及器件或屏蔽层的涡电流会使周围环境温度漂移,引起射频电路性能漂移,导致 MRI 信号变化。为此,对 PET/MRI 的冷却系统要准确设计,留有余地。

(7) 全身扫描:常规 MRI 由于线圈的限制,一次只能扫描一个部位,如需全身检查,需多次摆位和放置线圈。全身显像是 PET 的一个重要优势,因此 PET/MRI 也应具有全身扫描的能力。为此,需开发一种扫描速度快且能覆盖全身的射频线圈。

6.3.4 PET/MRI 临床应用

MRI 可以提供更好的软组织对比度,使得 PET/MRI 在软组织相关的疾病中有独特的优势。目前,MRI 对于一些神经、骨骼肌肉疾病、骨盆、上腹部以及头颈部等局部身体应用广泛,可以提供更多的软组织细节信息,在肿瘤的分期阶段起到重要作用。此外,MRI 能够较好地分辨肿瘤组织与治疗诱导再生组织以及瘢痕组织,将使得 PET/MRI 在治疗响应评估中发挥重要作用。MRI 除了可以提供高分辨率的解剖信息外,还可以通过灌流技术、扩散技术以及波谱技术提供功能性信息,与 PET 相结合能够为复杂的生理活动提供多参数的信息。使得 PET/MRI 成为研究人脑活动以及人脑疾病的理想设备,可广泛应用于脑胶质瘤、轻度认知障碍、阿尔茨海默病、帕金森病、癫痫等脑部疾病的研究。

PET/MRI 的造价将会超过 PET/CT。由于 PET/MRI 的成像时间将会使得 PET/MRI 的诊断效率低于 PET/CT,降低了 PET/MRI 的可接受程度。

PET/MRI 所提供的图像质量可以达到 PET/CT 水平,并且在软组织相关疾病方面可以提供更多的细节信息。但是由于受技术条件的限制,PET/MRI 将很难完全取代 PET/CT,更多的可能是作为 PET/CT 细节的补充。除此之外,对于多模式融合图像的解读以及多模式成像设备的操作需要医师具有多种成像专业的知识,不同专业的影像医师对融合图像分开解读将会忽略大量的信息,无法发挥融合图像的最大价值。随着多模式成像的深入应用,联合医师的培养将显得很有必要。

第 7 章

小动物成像设备

　　小动物成像设备(small animal imaging equipments)也称为动物活体成像技术(living animal imaging technology),是利用影像学方法,在保持动物存活状态下,动态观察和分析各种动物模型的疾病进展和演化规律,以及各种治疗手段对疾病发展的影响。小动物成像设备除能够在活体状态下,整体观察动物模型的生物学演化过程,也可以在组织、细胞乃至分子水平上进行定量和相对定量(定性)研究。目前小动物成像分为可见光成像(optical imaging)、核素成像(包括 microPET 与 microSPECT)、核磁共振成像(nuclear magnetic resonance imaging, NMRI)、计算机断层成像(computed tomography, microCT)以及超声成像(ultrasound imaging),其中可见光成像和核素成像为功能成像,microCT 和超声成像为解剖成像,MRI 介于两者之间。

　　microSPECT 和 microPET 是核医学成像技术在动物实验中的应用,是生物医学研究的重要技术平台,易于发现放射性核素标记底物在活体内的分布,也可用于靶向药物的动力学研究,在临床前的科研中具有独特的优势。

7.1　microSPECT 和 microSPECT/CT

　　小动物单光子发射型计算机断层成像也称为 microSPECT,广泛应用于肿瘤学、神经生物学、心血管疾病、干细胞和药学等研究领域。SPECT 主要利用合适半衰期的放射性核素(如 ^{99m}Tc、^{111}In、^{123}I 和 ^{67}Ga 等)标记示踪剂进行活体显像,因此,无须回旋加速器生产放射性核素,核素的来源范围较广且容易获得,标记方法较为简单,标记化合物的成本较低,常用于对小鼠和大鼠实验

本章作者:金问森,教授,安徽医科大学核医学教研室。

模型进行成像。

由于 microCT 具有高分辨率,可以进行精细解剖结构显像的优势,将其与 microSPECT 在反映活体代谢中的高灵敏度相融合,组合成 microSPECT/CT。在进行小动物活体成像时中,microSPECT/CT 既能够提供组织器官的分子功能信息,观察细胞代谢变化等功能活动,又可以进行靶器官/靶组织的准确定位,展现组织精细结构,从而为基础研究提供更加丰富的信息。

MicroSPECT 主要由探头、电子线路、计算机影像处理系统和显示记录装置 4 大部分组成。探头由准直器、晶体、光导、光电倍增管和前置放大器等组成。电子线路包括光电倍增管的高压电源、线性放大器和脉冲幅度分析器等,计算机影像处理系统则由硬件和软件共同构成完整的影像处理系统。显示记录装置对实验中观察到的影像结果进行记录。

7.1.1 准直器

由于被测动物体积较小,需要较高的空间分辨率,普通 SPECT 的准直器(collimator)无法满足要求。microSPECT 通常采用具有放大效应的针孔准直器,小动物需靠近准直器。最初的 microSPECT 仅有单个针孔准直器,因此通过准直器的 γ 光子的数量较少,显像灵敏度低,需要给动物注射高活度的放射性药物,常导致实验动物不能耐受,并影响显像结果。现使用的商品化 microSPECT 带有多个探头,每个探头均有一个针孔式准直器,环状排列于支架上,接收更多的 γ 射线,以提高空间分辨率。此外,也有使用带有多个准直器单个大尺寸探头系统,在一个探测区域内,接收大量的光子,其分辨率在 0.3 mm~2.0 mm 之间,这种多针孔准直器系统可使单个探头同时接收多个投影,从而明显提高探测效率、图像的采集速度以及对小病灶的定位能力。

7.1.2 晶体

microSPECT 的探头是产生高分辨率和高放大效率的关键部位,多为固体闪烁探测器探头。晶体(crystal)部分多种多样,包括带有少量铊(Tl)的 NaI(Tl)晶体、带有少量铈(Ce)的溴化镧[$LaBr_3(Ce)$]、氯化镧[$LaCl_3(Ce)$]、铝酸钇[$YAlO_3(Ce)$]晶体和氧化正硅酸镥[$Lu_2Si_2O_5(Ce)$,LSO]晶体等,掺入少量 Tl 或 Ce 是为了增加发光效率。其中由于 NaI(Tl)晶体产生的荧光输出量高,并且易于加工,因此是使用最多的晶体。[$LaBr_3(Ce)$]和[$LaCl_3(Ce)$]晶体的能量分辨率高于 NaI(Tl)晶体,灵敏度较高,故也经常使用。而 $YAlO_3(Ce)$ 晶体的光输出量偏低，LSO 则受到天然环境中存在的^{176}Lu 影响，出现本底增高，因此［YAIO$_3$（Ce）］和 LSO 在单光子成像中的使用较少。在晶体排列上，microSPECT 探头主要有 4 种构造：① 小晶体模块化阵列探头，空间分辨率较高，可小于 1.0 mm，但由于能量分辨率和探测效率偏低，探头灵敏度下降；② 微柱状晶体阵列薄层探头，灵敏度和探测效率均较高，能够用于探测到低能的 γ 或 X 射线；③ 一体化环状晶体探头，在图像采集时，多方位、多角度接收 γ 射线，无须进行探头旋转；④ 凸面晶体探头，可进行入射光子折射，探测效率较高。

除闪烁探测器外，近年来部分 microSPECT 采用半导体探测器技术代替闪烁探测器中的晶体部分，主要的半导体材料有硅（Si）、锗（Ge）、碲化镉（CdTe）、碲化镉锌（CdZnTe）、碘化汞（HgI$_2$）等。其中 CdZnTe 探头能够获得非常高的空间分辨率（0.38 mm），并且环境温度的影响较小，适合对发射低能 γ 光子的核素（如^{125}I）进行显像。与闪烁探头相比，半导体探头能够将 γ 射线能量直接转变为电信号，无须晶体部分和光电倍增管，从而减少了能量传递过程中的损失，获得较高的分辨率。

7.1.3　图像重建

由于 microSPECT 多使用针孔准直器，因此采集到的是锥形束投影数据。初期 microSPECT 的图像重建采用与二维重建滤波反投影（filter back projection，FBP）算法相类似的三维精确 FBP 算法，但实际应用时非常烦琐，需要结合再投影的计算来弥补缺失的数据，这样容易降低信噪比，产生条状伪影。现今 microSPECT 通过旋转探测器或支架获得 360°的投影图像后，采用迭代重建法（iterative reconstruction）中的三维 OSEM 算法重建体积图像，从而改善了图像质量和定量的准确性，具有重建速度快、性能稳定和获得高质量图像等优点。

7.1.4　microSPECT 与 microCT 的图像融合

在进行功能显像的同时，与相应的解剖图像融合可以得到既能呈现动物器官/组织解剖结构，又能反映生理/功能信息的融合图像，进而更好地观察放射性标记化合物在体内的生物学分布。为了与 microSPECT 的容积成像匹配，小动物 CT 采用带有面阵列探测器的容积 CT，多数 SPECT 与 CT 是前后布置，靠高精度扫描床来保证两种图像融合性的准确性。使用最新的小动物

SPECT/CT 图像融合方法,在小鼠和大鼠显像时三维图像融合的对位误差可分别控制在 0.24 mm 和 0.42 mm 以下。由于 microSPECT/CT 的应用,使放射性化合物的定量分析更加准确。

7.1.5 microSPECT 的显示记录方法

显示记录方法常采用 3 种:① 直接拍摄示波器荧光屏上的影像,无须胶片;② 用多帧 γ 相机记录,单面 CT 胶片冲洗显像,图像放大后非常清晰,是目前使用最多的显示记录方法;③ 激光打印或热升华打印技术。

目前主要的 microSPECT 装置为 GE 公司的 Explore speCZT/CT 系统、西门子公司的 Inveon™ 系列产品和 Bioscan 公司的 NanoSPECT/CT® 影像系统等。

7.2 microPET

microPET 是在人体 PET 基础上发展而来的,是专为小动物显像研究而设计制造的,其探测效率和空间分辨率大大提高,分辨率可达 1 mm 左右。microPET 的成像原理与临床人体用 PET 的成像原理相同,即正电子放射性核素标记的显像剂引入小动物体内,参与其特定的生理生化反应,继而通过 180°相向排列的 2 个探测器,捕获湮灭辐射产生的两个方向完全相反、各带 0.511 MeV 的 γ 光子,经过光电倍增管(photomultiplier,PMT)转换为电信号,继而被发送至计算机进行信息处理和图像重建,以获得显像剂在小动物体内的空间、数量分布及其动态变化图像,并可通过特定数学模型定量分析所需要的生理参数。目前 microPET 已成为现代分子生物学研究的重要工具,在药物开发、疾病研究以及基因显像等领域有着不可替代的作用。

7.2.1 microPET 的基本结构

microPET 系统的基本结构主要包括 3 个部分,探测器、电子系统和图像重建。其中探测器又包括闪烁晶体阵列和光电转换器件;电子系统又包括前端电子器件和符合电子线路;图像重建实现将探测器数据转换到图像数据。

1) 探测器

探测器是 microPET 的关键组件,其中闪烁晶体部分主要有锗酸铋(BGO)、氧化正硅酸钆[GSO(Ce)]、LSO(Ce)和硅酸钇镥(LYSO)等,以 LSO

和 LYSO 的应用较多,两者性能相近,均具有密度大、衰减常数小和荧光产额高的优点。常用的光电转换器件有 4 种：PMT、多通道位置灵敏型光电倍增管(position sensitive photomultiplier tube, PS‐PMT)、雪崩光电二极管(avalanche photodiode, APD)和光敏感气体探测器。临床用 PET 的光电转换装置均采用 PMT,而在 microPET 中为了提高探测效率并缩小探测器的体积,多使用 PS‐PMT 和 APD 实现光电转换,PS‐PMT 的阳极可输出多个信号,有效进行信号放大和定位功能。APD 为半导体光检测器件,可做成较小的体积,但其增益比也会下降。

2) 电子系统和图像重建

microPET 的电子系统主要完成两大功能,即进行 γ 射线能量、位置和时间的测量以及甄别 γ 射线符合程度。电子系统的构架必须与所采用的光电转换器件相符合,目前绝大多数的电子系统对应于 PS‐PMT 进行设计。与 microSPECT 类似,microPET 图像重建算法也多采用三维 FBP 法和三维 OSEM 法,其中 OSEM 法的运算精度高于 FBP 法,即使在放射性计数较低的情况下,噪声信号对图像重建的干扰较小,图像清晰度增加。

3) 常用的 microPET 装置

作为现代生命科学和医学领域中活体动物模型研究的重要工具,microPET 已逐步在国内各高等医学院校和研究院所推广使用,国外生产的 microPET 中有 GE 公司的 eXplore Vista small animal PET、Gama Medica 公司的 LabPET、Philips 公司的 Mosaic 系统和 Siemens 公司的 Inveon 系统等。现今 microPET 已实现国产化,如中科院高能所生产的 Eplus™ Animal PET、山东麦德盈华公司生产的 Metis 小动物 PET 等,其中 Metis 小动物 PET 的综合性能已接近国外产品,空间分辨率达到 1.3 mm 高于 Mosaic 系统(2.7 mm),与 Inveon 系统(1.4 mm)相近。

7.2.2　microPET/CT 和 microPET/MRI

将 microPET 与 microCT 有机结合所形成的 microPET/CT,在物理原理上与临床 PET/CT 相同,在灵敏度、空间和时间分辨率上均高于临床设备,并且其有效视野小,适合进行小动物成像。PET 系统和 CT 系统既相互独立,又可协同工作,CT 系统为 PET 系统进行衰减校正,所采集的数据经软件处理后形成各轴向的图像,进而形成三维图像并实现同机融合。

MRI 作为一种解剖成像手段,可与提供功能信息的 PET 结合使用。MRI

因其优越的软组织分辨率、可进行矢状面观察以及无放射性损伤的特点,较CT具有更大的优越性,并且MRI本身也可进行功能分析,如fMRI和磁共振波谱分析(magnetic resonance spectroscopy,MRS)。由于MRI的高磁场强度和高射频脉冲会明显干扰PMT的信号转换,在实际情况下,常将PET和MRI分开设置,在MRI磁场外接收PET信号,然后进行图像融合;或在一体机中,采用APD取代PMT以提高信噪比。总体而言,由于MRI和PET的相互干扰,小动物PET/MRI的设计难度高于小动物PET/CT。至于PET电子线路部分和磁场之间的相互影响,一般情况下,microPET/MRI中集成的MRI设备的磁场感应强度很少超过3.0 T(特斯拉)。德国Eberhard Karls University of Tübingen研发的同步microPET/MRI达到了7.0 T,而单独使用的microMRI设备的磁场感应强度已经达到9.0 T。这种设计上的高难度和高昂的价格,限制了microPET/MRI品牌的数量和装机数量,迄今为止,国内还没有安装microPET/MRI。目前microPET/MRI已成为小动物成像研究的热点之一,但市场品牌极少,继国外生产的microPET/MRI之后,山东麦德盈华公司也已试制成功了小动物MR/PET。

7.3 其他小动物成像设备

本章除了重点介绍上述两大核医学小动物成像设备外,也对其他小动物成像设备作一简要介绍,包括小动物核磁共振成像设备、microCT、可见光成像和超声成像。与核素成像设备比较,这些成像设备的共同特点为除microCT外,不产生电离辐射;除超强磁场的小动物核磁共振成像设备外,一般对实验场所的设置要求较低,具有各自的优点。

7.3.1 小动物核磁共振成像设备

小动物核磁共振成像设备分为磁共振图像技术(microMRI)和磁共振波谱技术(MRS)两种。microMRI能够对小动物进行直接成像,原理与临床用MRI类似,但由于microMRI的磁感应强度更高,因此,空间分辨率显著高于临床MRI,达到100 μm,能够获得丰富的生物信息,可实现动物组织灌注、扩散以及血流动力学的动态可视化,在肿瘤、脑血管形成及血流供应的研究方面具有明显优势。磁感应强度超过1 T的静磁场称为强磁场,超过5 T的静磁场称为超强磁场,目前已有7.0 T的microMRI用于动物实验,中国科学院强磁场中心所提供的磁感强度已超过 10 T,也可用于动物疾病模型的研究。然而,常用的 microMRI(1.5～3.0 T)在进行分子影像学研究中,敏感度仍低于核医学成像技术,超强磁场的 microMRI 则对安装条件和环境的要求极高。通常情况下,microMRI 的成像时间长于其他成像手段,为快速获取多样本的生物信息,现已生产出专用多通道线圈对多只小动物同时进行扫描。

MRS 技术则是通过对不同原子核波谱的识别(包括[1] H、[13] C、[19] F、[23] Na 和[31] P),测量这些原子核在组织间的化学位移,进而推算出这些原子核在组织中相应代谢物的浓度,获得比 microMRI 更为丰富的生物信息,可检测中枢神经系统和心脏等内源性代谢物,以及在药效学中检测药物与动物组织相互作用后的代谢物质,如在小鼠肿瘤模型中,通过 MRS 来检测总胆碱的水平,作为抗肿瘤血管生成药物的评价指标。

7.3.2　microCT

作为小动物成像设备的一种,microCT 的分辨率最高可达 15 μm,最佳空间分辨率在 50～100 μm,常规实验用 microCT 由微聚焦的钨质阳极 X 射线管和高分辨率的 X 射线接收系统组成。为提高 microCT 的空间分辨率和射线利用率,常采用锥形 X 射线束,其采集三维图像时的速度远高于扇形束。microCT 既可用于离体成像,也可用于活体成像。在离体成像中,主要用于骨的力学特性和力学负荷研究,可以较准确地进行骨密度和骨小梁参数分析,从而反映骨的病理变化。在活体成像中,可用于呼吸系统疾病的动物模型成像,也可用于研究肾脏、肝脏和心脏等疾病模型。将 microCT 结合数字减影血管造影(DSA),可有效分辨肿瘤骨转移的血供情况。随着转基因动物在实验中的广泛应用,高分辨率的 microCT 能够用于研究转基因动物的表型和药物治疗反应,显示出转基因动物的组织、器官、血管以及骨骼的解剖变化。

7.3.3　可见光成像设备

小动物活体可见光成像设备分为生物发光成像(bioluminescence imaging,BLI)和荧光成像(fluorescence imaging)两种。生物发光成像以荧光酶报告基因作为分子探针,在有氧环境中,以外源性物质作为底物,三磷酸腺苷(ATP)提供能量供应,进而发出荧光信号,由探测器接收成像。由于正常情况下,实验动物不会自发产生荧光,不存在生物背景问题,因此,BLI 具有较高的灵敏度,可对基因靶向治疗的疗效以及动物疾病模型的基因表达改变进行显像。

荧光成像的原理不同于生物发光成像，需要外部光源进行激发，分子探针经标记物标记，在吸收相对应外部光源的能量后，发射出波长较长、能量偏低的电磁波。荧光成像主要包括绿色荧光蛋白标记荧光成像和近红外荧光成像（near-infrared fluorescence，NIRF），其中 NIRF 是近来光分子成像的研究热点。目前主要采用的荧光染料为吲哚花青绿（indocyanine green，ICG），可用于视网膜血管造影、肝功能以及肿瘤测定。由于荧光染料在活体中的毒性作用存在不确定性，因此，NIRF 设备主要进行小动物成像研究。

7.3.4 小动物超声成像设备

小动物超声成像设备具有非放射性、价格相对低廉、图像的直观性强、操作简便、环境要求低等优点，空间分辨率可达到 $50\sim500~\mu m$，部分高分辨小动物活体影像实时显微成像系统的分辨率可达到 $30\sim100~\mu m$。与生物发光成像技术比较，小动物超声成像的实验周期短，操作者能够有选择性地采集特异性图像。然而，由于超声设备是利用声波在软组织中进行传播而成像，容易受到实质性、高密度组织（如骨骼）和组织间空气的影响，因此限制了小动物超声的应用。常规小动物超声主要应用于膀胱和血管生理结构的观察，以及转基因动物胚胎发育的研究中。近年来，随着分子影像学的不断发展，各种超声靶向造影剂（如微气泡等）的不断涌现，使微小血管病变模型和肿瘤滋养血管的研究成为可能，成为分子影像学研究的又一重要手段。

第 2 篇　放射性药物篇

第 8 章

放射性标记化合物的制备与质量控制

放射性标记化合物指含有放射性核素，可用于疾病诊断、治疗及科学研究的物质。大多数放射性标记化合物由两部分组成：放射性核素和非放射性的被标记物。非放射性的被标记物可以是小分子化合物、抗生素、血液成分、生化制剂（多肽、激素等）、生物制品（单克隆抗体等）等。常用的放射性核素有单光子显像（SPECT）核素^{99m}Tc、^{131}I 和正电子显像（PET）核素^{18}F、^{11}C 等。

标记化合物的制备方法包括化学合成法、同位素交换法、生物合成法以及热原子反冲标记法等。化学合成法具有标记位置明确、比活度高、稳定性佳、易于纯化等优点，是获取标记化合物的主要方法。其反应原理与普通的化学合成方法类似，不同的是由于放射性核素含量较低（10^{-9} mol 级），标记过程为超微量反应。考虑到常用核素半衰期较短，标记步骤应简便和快速，且应注意放射性防护。

与一般非标记化合物相比，作为示踪剂的放射性核素标记化合物必须具有更高的质量要求，尤其是放射化学纯度。因此标记化合物需进行质量控制以便实验研究和临床应用。本章着重讨论常用标记物的制备及质量控制[1,2,3]。

8.1　化合物的合成方法

8.1.1　锝标记化合物的合成

锝（Tc）是周期表中 43 号元素，于 1937 年由 Pirrer 和 Serge 等人用氘核和质子轰击钼人工制得，遂以希腊文"人造的"意思命名为锝。此后一系列锝

本章作者：杨敏，研究员，江苏省原子医学研究所。

的同位素被发现并用于医学，^{99m}Tc 即为其中之一。

^{99m}Tc 的半衰期为 6 小时，γ 射线能量合适（140 keV），且易于从 ^{99}Mo - ^{99m}Tc 发生器中洗脱，因而非常适于临床应用。发生器淋洗得到的 ^{99m}Tc 以 Na^{99m}TcO$_4$ 的形式存在，在溶液中最稳定，既不会与络合剂络合，也不会被颗粒所吸附。如要制备 ^{99m}Tc 标记化合物，必须用还原剂如氯化亚锡先使之还原成低氧化态锝（＋4 价），然后与具有孤对电子的配位体，如—COOH、—OH、—NH$_2$、—SH、—PO$_3$H 等通过配位键形成稳定的络合物。^{99m}Tc 络合物是临床应用最广泛的放射性显像剂，约占全部临床所用放射性药物的 80%[4]。

为了方便临床使用，保证显像剂质量稳定，^{99m}Tc 标记的配套药盒应运而生。这些药盒具有固定的组成，包括适量的配体、还原剂、赋形剂以及稳定剂等，且为无菌、无热源的冻干品，易于长期保存和运输。使用时，只需加入适量 Na^{99m}TcO$_4$ 洗脱液，采用一步法便可得到所需的显像剂。标记好的药物具有一定的放置稳定性，在药物标记完成到注入病人体内的这段时间，性能保持恒定[4]。目前，临床常用的 ^{99m}Tc 标记的显像剂如 ^{99m}Tc -甲氧基异丁基异腈（^{99m}Tc - MIBI）、^{99m}Tc -替曲膦（^{99m}Tc - tetrofosmin）等，均可使用配套药盒完成制备。具体如表 8-1 所示。

表 8-1　常用 ^{99m}Tc 标记化合物及用途

显像剂名称		标记配套药盒	用　途
全　　称	英文简写		
锝［^{99m}Tc］-替曲膦	^{99m}Tc - tetrofosmin	注射用亚锡替曲膦	心肌显像
锝［^{99m}Tc］-甲氧异腈	^{99m}Tc - MIBI	注射用甲氧异腈	心肌显像
锝［^{99m}Tc］-疏胺托品*	^{99m}Tc - TRODAT - 1	注射用亚锡疏胺托品	脑显像
锝［^{99m}Tc］-双半胱氨酸乙酯	^{99m}Tc - ECD	注射用双半胱氨酸乙酯	脑显像
锝［^{99m}Tc］-聚合蛋白	^{99m}Tc - MAA	注射用亚锡聚合蛋白	肺显像
锝［^{99m}Tc］-葡庚糖酸钠	^{99m}Tc - GH	注射用亚锡葡庚酸钠	肾显像
锝［^{99m}Tc］-喷替酸	^{99m}Tc - DTPA	注射用亚锡喷替酸	肾显像
锝［^{99m}Tc］-双半胱氨酸	^{99m}Tc - EC	注射用双半胱氨酸	肾显像
锝［^{99m}Tc］-植酸钠	^{99m}Tc - Phy	注射用亚锡植酸钠	肝胆显像
锝［^{99m}Tc］-依替菲宁	^{99m}Tc - EHIDA	注射用亚锡依替菲宁	肝胆显像
锝［^{99m}Tc］-焦磷酸	^{99m}Tc - Pyp	注射用亚锡焦磷酸钠	骨显像
锝［^{99m}Tc］-亚甲基二磷酸盐	^{99m}Tc - MDP	注射用亚锡亚甲基二磷酸盐	骨显像

注：＊ 该显像剂已完成二期临床试验。

除^{99m}Tc‑ECD/^{99m}Tc‑EC 外,制备上述标记化合物的操作步骤大体如下:

(1) 用生理盐水淋洗^{99}Mo‑^{99m}Tc 发生器,得到适量 Na^{99m}TcO$_4$ 溶液。

(2) 取 1～5 mL 新鲜获得的 Na^{99m}TcO$_4$ 溶液(放射性活度为 185～3 700 MBq),注入配套药盒中摇匀,参照说明书,在室温或沸水浴中静置 5～15 min。

(3) 取少量溶液进行质量控制,合格后该批标记产品即可用于临床。

制备^{99m}Tc‑ECD/^{99m}Tc‑EC 时,首先按照上述步骤合成适量^{99m}Tc‑GH,后抽出注入^{99m}Tc‑ECD/^{99m}Tc‑EC 的配套标记药盒中,振摇全溶后于室温静置约 5 min。待质量控制合格后,即可使用。

尽管上述^{99m}Tc 放射性药物在科学研究和临床上已经得到了广泛的应用,但发展新型^{99m}Tc 标记化合物以适应临床诊断的需求仍然是研究的热点。常用锝放射性药物主要是基于 Tc(Ⅴ)=O 核的螯合物。由于这类 Tc 核需要在药物母体中引入大的螯合基团,所以这类配体庞大的体积可能会降低药物的生物活性。发展新的体积更小的 Tc 核,有可能改善药物的性能。羰基锝化合物以体积小、极性低、八面体稳定结构等优点成为近年来人们关注的热点。

锝(Ⅰ)羰基配位化合物[^{99m}Tc(CO)$_3$(H$_2$O)$_3$]$^+$ 为三齿配位体(见图 8‑1),羰基锝上的 3 个水分子很容易被杂环氮原子、吡啶和吡唑环上的氮原子、氨基氮原子、羧酸氧原子、巯基硫原子等取代,从而形成空间稳定性较高的配合物,且配合物的组成确定。因此,这类性质优良的配体可以与生物活性分子或具有靶向性浓集的分子连接,用于放射性药物的研发[5]。

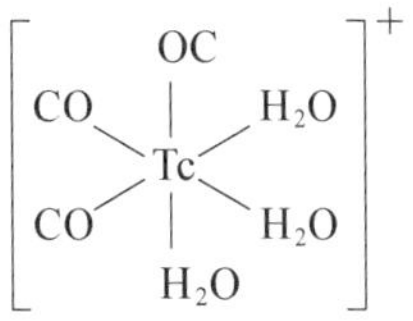

图 8‑1　[^{99m}Tc(CO)$_3$(H$_2$O)$_3$]$^+$ 结构

[^{99m}Tc(CO)$_3$(H$_2$O)$_3$]$^+$ 的制备过程如下:

(1) 将适量硼氢化钠、碳酸钠、酒石酸钾钠装入一个西林瓶中,持续通入一氧化碳气体,将瓶中空气排净。

(2) 用注射器加入 1 mL 的高锝酸钠淋洗液,75℃下反应 30 min,不断向溶液中通入一氧化碳气体,制得[^{99m}Tc(CO)$_3$(H$_2$O)$_3$]$^+$。

张现忠等通过配体交换反应,用叔丁基异腈(TBI)配体取代该配合物中的 3 个水分子,制得一种标记率大于 90% 的[^{99m}Tc(CO)$_3$(TBI)$_3$]$^+$ 配合物。在正常昆明小鼠体内的生物分布实验结果表明,[^{99m}Tc(CO)$_3$(TBI)$_3$]$^+$ 具有较高的心肌摄取，且滞留也相当好。该配合物的非靶本底摄取较低，注射 60 min 后的心/肝、心/肺和心/血摄取比值分别为 1.02、5.83 和 23.69。实验表明$[^{99m}Tc(CO)_3(TBI)_3]^+$的生物性能接近于$^{99m}Tc-MIBI$，但 MIBI（2-甲氧基异丁基异腈）配体的合成步骤多，产率低且毒性大，而 TBI（叔丁基异腈）配体的合成相对简单，可大大降低应用成本。因此$[^{99m}Tc(CO)_3(TBI)_3]^+$有望发展为一种新的心肌显像剂[6]。

张小波等为了得到选择性更好的锝标记多巴胺转运蛋白（DAT）显像剂，设计合成了一种新的苯托品衍生物（tropyn），通过"2+1"混配法（二齿配体加单齿配体混合配位），制备得到一种新的羰基锝配合物$[^{99m}Tc(CO)_3(Tropyn)I]$（见图 8-2）。初步动物实验结果显示它有较高的脑摄取，在 DAT 浓集的纹状体部位有明显的特异性摄取，有较高的 DAT/5-HTT 选择性，因此有希望成为新的第二代锝标记多巴胺转运蛋白显像剂[7]。

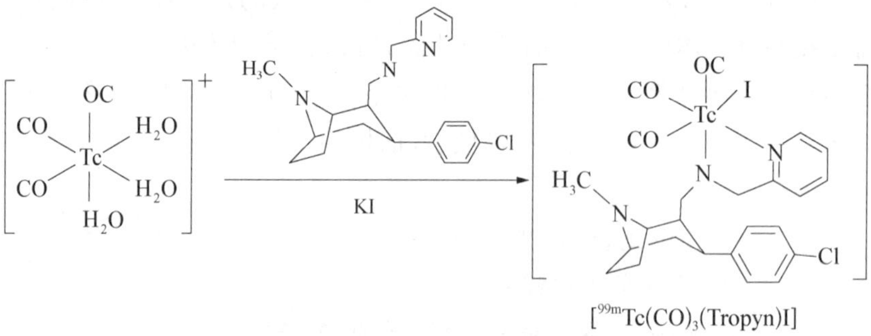

图 8-2 $[^{99m}Tc(CO)_3(Tropyn)I]$合成路线

张华北等取 1 mL 制得的$[^{99m}Tc(CO)_3(OH_2)_3]^+$水溶液放在青霉素小瓶中，然后与 1 mL（2 g/L）的 EC 溶液，在 100℃ 的条件下反应 10 min 得羰基锝-EC。小鼠体内的活性实验结果表明，羰基锝-EC 具有高的肾初始摄取和较快的血清除速度，并且有很高的肾清除率（半清除时间小于 5 min），为羰基锝在肾功能显像剂方面的应用提供了借鉴[8]。

8.1.2 碘标记化合物的合成

碘是一种非金属卤族元素。常用的放射性同位素有^{131}I、^{123}I 和^{125}I。^{123}I 具有合适的半衰期（13 h），纯 γ 射线，能量恰当（159 keV），显像清晰，但价格昂贵，国内不易获取。^{131}I 是最早用于临床的核素之一，价廉易得，其半衰期约

8 d,γ 射线的能量是 365 keV,同时发出最大能量为 607 keV 的 β 射线。因此,既可用于显像,又可用于核素治疗。^{125}I 半衰期较长,约为 60 d,允许标记物贮存应用一段时间及商品化。由于 ^{125}I 的 γ 射线的能量仅为 30 keV 左右,其常用于临床前药理学研究[3,4]。

在化合物分子中引入放射性碘原子的途径主要有两类:一类是直接使用放射性碘负离子(主要为碘化钠)为原料的亲核取代反应,包括芳香环上的碘原子与放射性碘负离子的同位素交换反应及溴原子与放射性碘负离子的交换反应等;另一类反应是使用放射性单质碘或者碘正离子的亲电取代反应,如蛋白质、多肽的碘标记。

与锝标记化合物相比,碘标记化合物的品种相对较少。其中多巴胺 D2 受体显像剂放射性碘标记依匹必利(*I-Epidepride)在帕金森综合征的区分诊断、亨庭顿疾病的诊断、脑垂体瘤的诊断以及确定使用安定剂治疗中 D2 受体的阻断程度等方面应用前景广阔[9]。

目前杨敏等已研制了 *I-Epidepride 配套药盒,可进行^{123}I、^{125}I 和^{131}I 标记[10]。药盒使用方便,制备过程便捷。标记路线如图 8-3 所示。

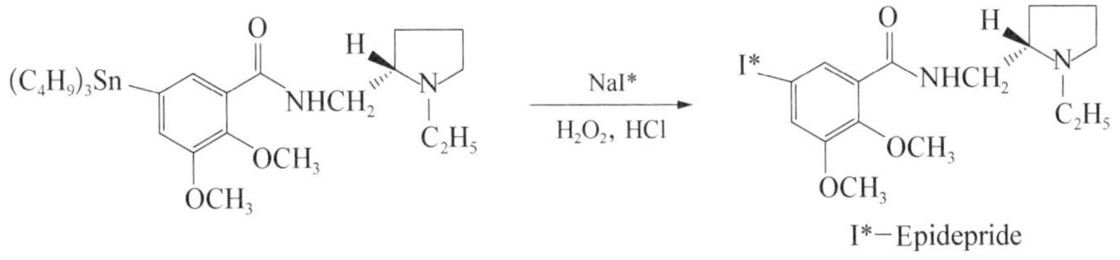

图 8-3　*I-Epidepride 标记路线

具体操作步骤如下:

(1) 取适量乙醇注入含 Epidepride 标记前体的试剂瓶中,振荡摇匀。

(2) 加入适量稀盐酸和 3% 双氧水,摇匀。

(3) 注入适量新鲜获得的 Na$^{123/125/131}$I 溶液,摇匀后室温反应 5～15 min。

(4) 加入适量偏重亚硫酸钠终止反应,氨水调节溶液 pH 值至中性。

(5) 生理盐水稀释后,无菌过滤,质量检测合格即可使用。

武婕等采用该药盒制备^{131}I-Epidepride,并对 38 例 PD 患者和 12 例健康志愿者行^{131}I-Epidepride SPECT 显像。结果表明,纹状体高度特异性摄取^{131}I-Epidepride,而大脑皮质和小脑摄取^{131}I-Epidepride 很低,可取得高质量的纹状体图像,用于评估 D2 受体水平。帕金森病(PD)患者多巴胺神经元突出后膜 D2 上调,在偏侧 PD 中以病变对侧壳核尤为显著,有望为 PD 患者选择多巴胺受体激动剂治疗提供影像学依据,并有望早期判断疗效[11]。

碘分子可与烯烃发生加成反应。杨敏等采用双氧水氧化法,成功对白桦酸类化合物末端烯烃进行放射性碘标记。合成路线如图 8-4 所示[12-14]。

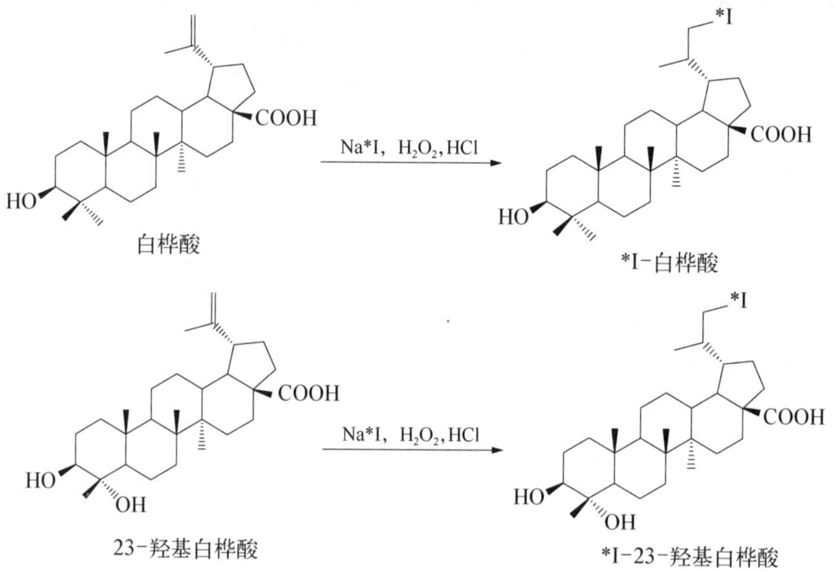

图 8-4　碘代白桦酸类化合物合成路线

具体操作步骤与 *I-Epideprid 标记类似,简述如下:

(1) 取适量二甲亚砜溶解白桦酸类化合物。

(2) 加入适量稀盐酸和 3% 双氧水,摇匀。

(3) 注入适量新鲜获得的 $Na^{123/125/131}I$ 溶液,摇匀后室温反应 5~15 min。

(4) 加入适量偏重亚硫酸钠终止反应,氨水调节溶液 pH 值至中性。

(5) 生理盐水稀释后,无菌过滤,质量检测合格即可使用。

荷肝癌 HepA 肿瘤鼠体内实验表明,碘代白桦酸类化合物(*I-白桦酸、*I-23 羟基白桦酸)在瘤体内浓聚,且血液清除较快,肿瘤与正常组织摄取比值高。此外,^{131}I-白桦酸还可利用 β 射线的杀伤作用显著抑制肿瘤生长,提示碘代白桦酸类化合物可能是一新型增效的核素靶向诊治药物。该项研究为放射性新药开发、抗肿瘤药的设计提供了新的思路。

8.1.3　氟标记化合物的合成

与 SPECT 相比,PET 可以提供更好的分辨率和图像对比度,此外还具有定量分析的特点,对疾病的诊断能做到定性、定量、定位和定期的要求,为临床诊断、治疗和预后检测等提供了有力的科学手段。PET 使用的放射性核素如^{18}F、^{11}C、^{13}N 等多为组成生命的最基本元素的放射性同位素,用这些核素标记的化合物,不改变底物的生物学性质,可用于研究生命活性物质在体内的功能、运动和代谢规律。

^{18}F 具有接近 100% 的正电子效率,低正电子能量(0.64 MeV)和合适的物理半衰期($t_{1/2}=109.7$ min)等特点,是临床常用的 PET 显像核素。葡萄糖代谢显像剂^{18}F-氟代脱氧葡萄糖(^{18}F-FDG)是 PET 显像的"辕马",通过侦测体内葡萄糖异常代谢情况,从而在疾病诊治中发挥重要作用。此外,核酸代谢显像剂^{18}F-氟胸腺嘧啶脱氧核(^{18}F-FLT)、多巴胺 D2 受体显像剂^{18}F-Fallypride 等临床应用前景广阔。

传统的^{18}F 合成方法如下:^{18}F$^-$通过亲核反应取代标记前体中的易离去基团如磺酰基等,后经水解脱去保护基团,纯化后即得产品。工艺路线如图 8-5 所示。

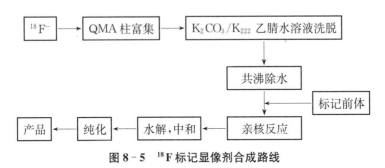

图 8-5　^{18}F 标记显像剂合成路线

不同显像剂合成步骤略有不同,例如合成^{18}F-Fallypride 时,亲核反应结束后无须水解,直接纯化即可得到最终产物。

随着新的 PET 显像剂研发,一些新的^{18}F 标记放射性药物方法应运而生,包括点击化学法、Al^{18}F 络合标记法等。点击化学(click-chemistry)法由于反应快捷、反应位点准确、转化率高,引起了广泛关注,其特征主要是 Cu$^+$ 催化条件下的叠氮化物和端位炔 Husigen 1,3-偶极环加成反应。^{18}F 标记点击化学的合成主要采用如图 8-6 所示的标记方式完成。

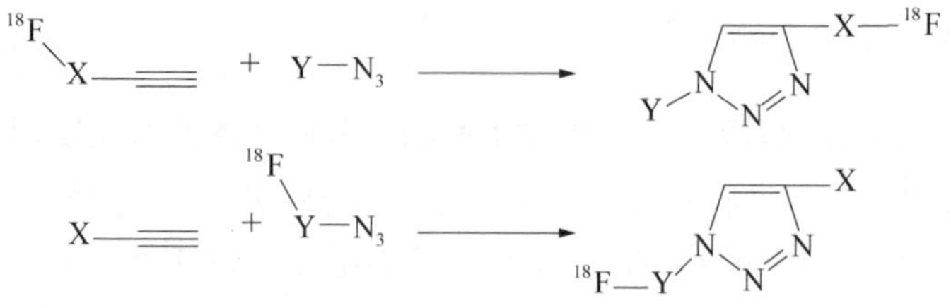

图 8-6 ^{18}F 标记点击化学路线

这两种标记方式均要求首先合成 ^{18}F 的标记中间体,即放射性核素标记的端位炔或叠氮化合物。这些化合物的合成大多利用亲核取代反应: ^{18}F 取代分子中的离去基团(Br、NO_2、NMe_3^+、$CF_3SO_3^-$、OTs),生成 ^{18}F 取代的端位炔或叠氮化合物[15,16,17]。目前,用于 ^{18}F 标记的中间体如图 8-7 所示。

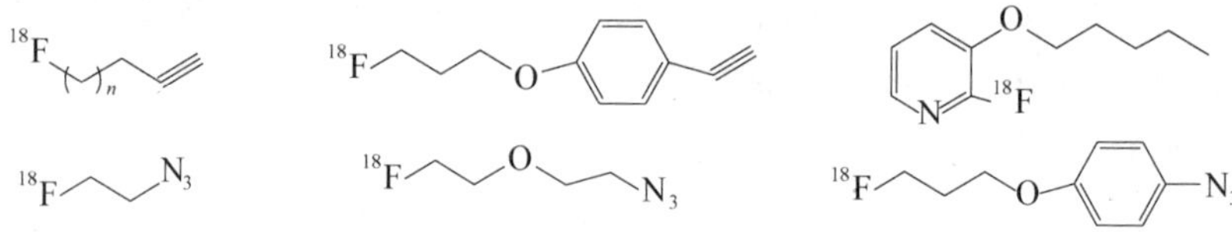

图 8-7 ^{18}F 标记的炔化物和叠氮化物

虽然点击化学标记率高(大于 80%),但是该方法仍需要多步合成和分离,耗时长。2009 年,Laverman 等发展了一种新的 ^{18}F 标记多肽的方法。^{18}F-KF 和 $AlCl_3$ 反应形成 Al^{18}F(见图 8-8),然后和连接在多肽上的 NOTA 配体发生络合反应,形成标记络合物。此法可在 45 min 内,完成多肽化合物的 ^{18}F 标记和分离,标记产率可以达到 50%,是一种高效、快速的 ^{18}F 标记多肽的方法[18]。该法已用于奥曲肽、RGD、MATBBN 以及 FSH1 等多肽的标记,操作便捷,产率满意,适于临床推广应用。

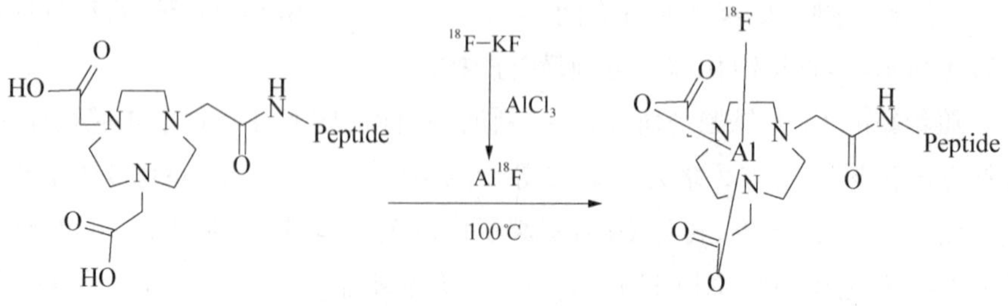

图 8-8 Al^{18}F 标记多肽

8.1.4 碳标记化合物的合成

碳元素是有机物质的基本元素之一,是构成所有生物代谢物质的重要元素。用发射 γ 射线的放射性碳核素能形成与天然物质化学性质完全相同的标记物,这对于生物和医学极为重要,尤其是能有效地提供进行非侵入性生理研究。^{11}C 的半衰期仅为 20 min,因此,^{11}C 标记化合物的制备必须当场由加速器直接产生的简单起始原料或前体开始。这些前体一般包括:$^{11}CO_2$、$^{11}CH_3I$ 等。

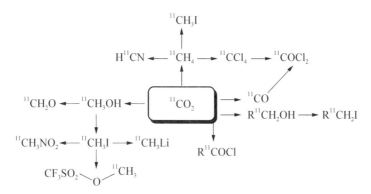

图 8 - 9 ^{11}C 标记前体的制备

基于常见的有机化学反应,^{11}C 标记化合物的制备可以分为以下几种:

(1) $^{11}CO_2$ 的羧化反应(主要产生羧酸及其衍生物),如:

$$RMgX + {}^{11}CO_2 \rightarrow R{}^{11}COOH$$

(2) 甲基化反应(产生甲基化合物),如:

$$RSH + {}^{11}CH_3I \rightarrow RS{}^{11}CH_3$$

(3) 羰基化反应(产生醛或酮),如:

$$R_2NLi + {}^{11}CO \rightarrow R_2N{}^{11}CHO$$

(4) 有机锂加成反应(生成醇),如:

$$R_2CO + {}^{11}CH_3Li \rightarrow R_2C({}^{11}CH_3)OH$$

^{11}C 标记的显像剂主要有 ^{11}C -乙酸(^{11}C - acetate)、^{11}C -蛋氨酸(^{11}C - methionine)、^{11}C -胆碱(^{11}C - choline)和多巴胺转运蛋白显像剂 ^{11}C -甲基- N -

2β-甲基酯-3β-(4-F-苯基)托烷(2β-carbomethoxy-3β-(4-fluorophenyl)-(N-^{11}C-methyl) tropane,^{11}C-β-CFT)等。

8.2 蛋白质和多肽的放射性标记

自放射免疫结合分析法创立以来,放射性核素标记的蛋白质和多肽已广泛应用于药代动力学、医学影像检查、抗体标记等方面,在医学和药学邻域中发挥着重要作用。^{125}I 和^{131}I 是常用的标记蛋白质和多肽的放射性核素。碘标记方法简便,一般同位素实验室都可操作。

近年来,随着 PET 尤其是小动物正电子技术(microPET)的发展,正电子核素如^{18}F 等标记的蛋白质和多肽的制备和应用日益受到关注。本节将重点介绍以上两种核素标记蛋白质及多肽的方法[3,4]。

8.2.1 蛋白质、多肽的放射性碘标记

放射性碘标记蛋白质或多肽的基本原理是将游离$^{125/131}$I$^-$氧化成单质碘,后者可与蛋白质或多肽分子上的酪氨酸等残基反应,取代苯环上的氢形成放射性碘标记化合物。标记示意图如 8-10 所示。

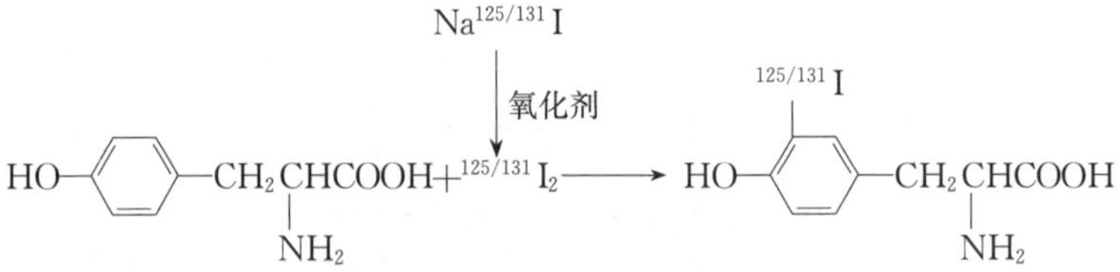

图 8-10 氯胺 T 法酪氨酸碘标记

N-氯代对甲苯磺酰胺钠盐又称氯胺 T(Chloramin-T)是一种较温和的氧化剂,在水溶液中水解产生的次氯酸可使碘的阴离子氧化成碘分子,后者可对酪氨酸进行碘标记,该法操作简便,标记率高,重复性好,易于普及推广。一般操作步骤如下:

(1) 将蛋白质或多肽溶解于水、二甲亚砜或 PBS 等介质中。

(2) 加入少量新鲜配制的氯胺 T 水溶液,摇匀,反应。

(3) 加入少量新鲜配制的偏重亚硫酸钠溶液终止反应,纯化。

不同蛋白质和多肽的具体标记过程受分子量、理化性质、酪氨酸数目以及空间结构等影响存在着差异性。氧化剂与还原剂的用量、反应体系的 pH 值、

反应体积、温度和反应时间、原料用量等因素会对标记率产生影响,标记时应进行上述因素优化,以期获得最佳产率。此外,为将未反应的游离碘与产物分开,可视具体情况采用相应分离手段进行纯化。一般而言,多肽标记可采用 C18 固相萃取小柱纯化产物。凝胶过滤、离子交换层析、吸附层析等适于放射性碘标记蛋白质的制备。

8.2.2　蛋白质、多肽的放射性氟标记

^{18}F 的半衰期为 110 min,常规 ^{18}F 标记方法需在高 pH 值和温度以及有机溶剂中进行,这些条件会破坏蛋白质的生物活性。因此蛋白质的氟标记通常分两步进行,先制备标记辅基如 ^{18}F - NPF,^{18}F - SFB 以及 ^{18}F - FBEM 等,后与蛋白质序列上的赖氨酸氨基残基或半胱氨酸巯基残基在室温下耦合,柱层析后得到标记产物。

与大分子蛋白质如抗体等相比,多肽具有组织渗透迅速、血液中快速清除、免疫原性低和合成方便等优点,是分子探针的理想靶向载体。针对病灶中特定肽受体的高表达,选择合适的肽类分子探针进行特异性受体 PET 显像可以提高疾病诊断的准确性和敏感性。

传统多肽氟标记过程与蛋白质标记类似,其制备过程包括 QMA 柱纯化 ^{18}F,干燥,辅基的制备及纯化,耦联肽,两次 HPLC 纯化产品等。整个工艺耗时长(约 2~3 h)且烦琐,总体标记率低(~10%)。

点击化学虽可简化标记过程,但该方法需要对肽进行叠氮或炔基官能团修饰且需进行两步放射化学反应,有时还需挥发性 ^{18}F - 叠氮合成子。

^{18}F 离子易与金属(如铝)结合,生成的 ^{18}F - 铝配合物(^{18}F - Al)可与耦合在多肽上的双功能螯合基团,如三氮杂环壬烷 - 1,4,7 - 三乙酸(NOTA)等生成稳定的配合物。氟化铝标记策略的出现为多肽 PET 显像剂的工艺简化提供了新方法。国内已可制备和提供多肽类标记化合物如整合素 αvβ3 受体显像剂 ^{18}F - Al - NOTA - PRGD2、胃泌素释放肽受体(GRPR)显像剂 ^{18}F - Al - NOTA - MATBBN、卵泡雌激素受体探针 ^{18}F - Al - NOTA - MAL - FSH1 等配套试剂盒(见图 8 - 11)[20,21,22]。该类配套试剂盒和 ^{99m}Tc 标记药物配套药盒相似,即预先将含标记前体和氯化铝的溶液冻干保存,标记时只需加入 ^{18}F$^-$ 和溶剂,采用一步法即可得到相应产物。此类药盒使用便捷,多肽制备时间仅需 20 min,产率约为 50%,获得满意的放化纯,适于在临床和科研中推广使用。主要标记过程如图 8 - 12 所示。

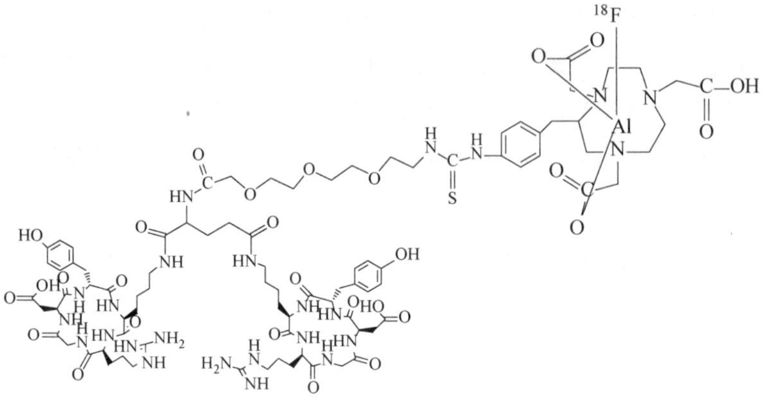

^{18}F—Al—NOTA—PRGD$_2$

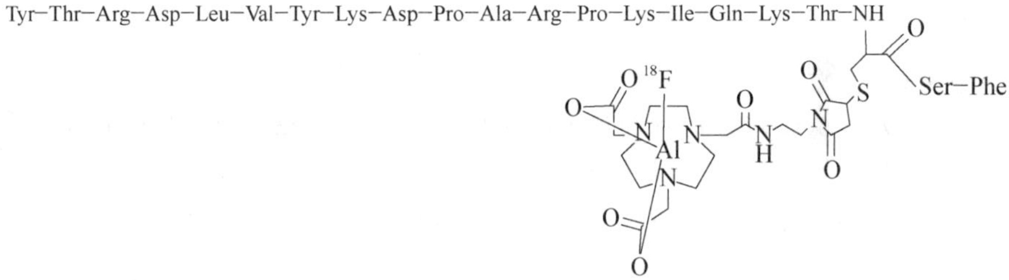

Tyr-Thr-Arg-Asp-Leu-Val-Tyr-Lys-Asp-Pro-Ala-Arg-Pro-Lys-Ile-Gln-Lys-Thr-NH

Ser-Phe

^{18}F—Al—NOTA—MAL—FSH1

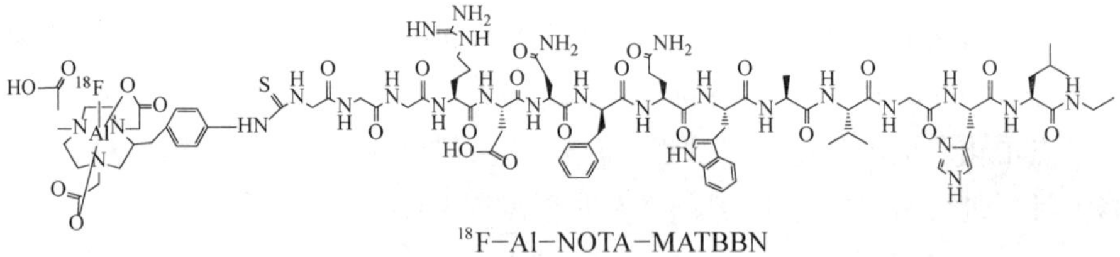

^{18}F—Al—NOTA—MATBBN

图 8-11 ^{18}F-Al 标记的多肽结构

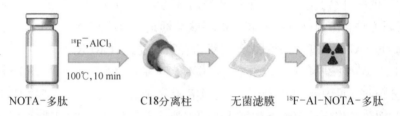

NOTA-多肽 　　　C18分离柱 　　　无菌滤膜 　　^{18}F-Al-NOTA-多肽

^{18}F$^-$,AlCl$_3$

100℃,10 min

图 8-12 多肽一步法标记

以^{18}F-Al-NOTA-PRGD2配套药盒为例,主要标记步骤如下:

(1) 往含 AlCl$_3$ 的冻干标记前体试剂瓶中加入 20 μL 水溶解。

（2）注入约 10 μL 冰醋酸和适量的乙腈,摇匀。

（3）加入从加速器获得的无载体^{18}F,摇匀,100℃反应 10 min。

（4）冷却,用水稀释后注入 C18 固相萃取柱,水洗后用乙醇淋洗 C18 小柱,收集流出液,稀释后,经无菌滤膜过滤即可。

其他多肽标记试剂盒的使用方法与^{18}F－Al－NOTA－PRGD2 配套药盒相同。临床前研究显示,上述多肽类 PET 显像剂在富含对应受体的靶器官（通常为肿瘤）中高度摄取,图像对比度清晰。提示这些显像剂可特异性监测体内受体变化情况,为疾病的诊断和疗效监测提供有力的手段。

8.3　质量控制

放射性核素标记化合物分离纯化后,为保证应用的安全性和有效性,须参照《中国药典》2010 版附录 ⅩⅢ “放射性药品鉴定法”对其进行质量控制。试验内容一般分为物理、化学和生物学检验三个方面。主要检验项目如下所示[1-4]。

8.3.1　物理检验

1）外观及性状

放射性标记化合物大多为注射剂,一般应为无色澄清液体。如果发现异常,应在查明原因后决定能否使用。

2）放射性活度

放射性标记化合物使用以前,应采用放射性活度计测定其活度。当用药剂量不足时,计数的统计性差,图像模糊,分辨率下降。剂量过高会使患者受到额外辐照,也不利于操作人员的辐射防护。放射性浓度和放射性比活度可通过直接测量样品的活度、体积或质量计算得到。

取适量体积产品,测其放射性活度。按下式计算求得放射性浓度:

放射性浓度 ＝ 放射性活度 / 产品体积　（Bq/mL 或 mCi/mL）

将标记产品配成合适浓度的溶液,测定其放射性活度及化学量,按下式计算求得放射性比活度:

放射性比活度 ＝ 放射性活度 / 化学浓度　（Bq/mmol 或 Ci/mmol）

8.3.2 化学检验

8.3.2.1 pH 值

每种放射性标记化合物溶液都在一定的酸度范围内存在。理想的 pH 值应接近人体的生理 pH 值 7.4。因血液的缓冲能力很强,可允许药物的 pH 值在 3～9 之间。由于提供的放射性标记产品供试量小,因此多采用 pH 值试纸法。

8.3.2.2 放射化学纯度

放射化学纯度是质量控制的重要指标之一,也是放射性标记化合物常规检验中最重要的项目。过多放射化学杂质的存在会增加靶器官周围组织的本底,降低显像质量。测定的方法有薄层层析、高效液相色谱分析、凝胶层析、电泳等。薄层层析和高效液相色谱分析是常用的放射化学纯度检测方法。

1) 薄层层析法

薄层层析(thin layer chromatography,TLC)是快速分离和定性分析少量物质的一种重要实验技术,属固-液吸附色谱。其基本原理是利用混合物中各组分在固定相上的吸附能力和在流动相(也称展开剂)中溶解度的不同,造成各组分在固定相上移动距离的差异,从而将各组分能有效地分开。各组分移动的相对速度可用比移值(R_f)表示。比移值为标记物至原点的距离与原点中心至流动相前沿的距离之比,在 0～1 之间。在相同层析体系下,标记物的 R_f保持不变。

薄层层析的固定相包括层析纸(新华一号滤纸、硅胶薄膜、聚酰胺薄膜等)和薄层层析板,如表 8-2 所示。目前,以层析纸为固定相的薄层层析法,又称纸层析法,使用便捷且有效,仪器配置要求低,临床应用较广泛,如图 8-13 所示。具体操作流程如下。

(1) 将层析纸切成 10 cm×1 cm 的层析条。

(2) 在层析纸的一端距底边 1.5～2 cm 处划好起始线,记为 0 段,后沿起始线每隔约 1 cm 画线分段,记为 1,2,3,4,5,6,7,8,9,10 段。

(3) 在 0 段处用毛细玻璃管点样,用冷风吹干。

(4) 将层析条垂直放入盛有展开剂的试管内,确保展开剂在 0 段以下且不能淹没点样处,试管加塞。

(5) 待展开剂前沿通过 10 段线时,取出,冷风吹干。

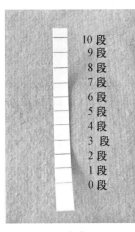
分段

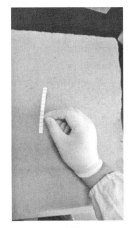
点样

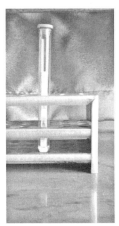
层析

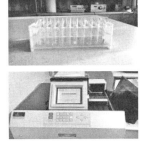
γ计数仪测定法

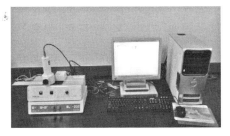
薄层扫描仪法

图 8‑13　纸层析法测量放化纯

（6）放化纯测量。方法有两种：

a. γ计数仪测定法。取吹干后的层析条，依次沿 1,2,3,4,5,6,7,8 和 9 段画线处剪下，置于 γ计数管中。采用 γ计数仪分别测定各段放射性计数。

$$放化纯 = 主峰段计数和 / 各段总计数 \times 100\%$$

主峰段即标记化合物 R_f 值处。

b. 薄层扫描仪法。取吹干后的层析条置于放射性薄层扫描仪上进行连续的放射性测量扫描，能够直接从扫描图上得到各组分的分布图。

$$放化纯 = 主峰段处峰面积 / 总面积 \times 100\%$$

主要标记化合物的纸层析系统和 R_f 参考值如表 8‑2 所示。

表 8-2　主要标记化合物的纸层析系统及 R_f 参考值

	标记化合物	固定相	展开剂	R_f 值
锝标记	^{99m}Tc - tetrofosmin	新华 1 号纸	甲醇	0.6~1.0
	^{99m}Tc - MIBI	聚酰胺薄膜	乙腈	0.9~1.0
	^{99m}Tc - TRODAT - 1	聚酰胺薄膜	甲苯：乙腈：三乙胺=75:25:0.5	0.8~1.0
	^{99m}Tc - ECD	聚酰胺薄膜	甲醇：二氯甲烷：水=80:15:5	0.9
	^{99m}Tc - MAA	新华 1 号纸	85%甲醇水溶液	0
	^{99m}Tc - GH	硅胶薄膜	丙酮	0
	^{99m}Tc - DTPA	新华 1 号纸	水/酯	0.9/0.5a
	^{99m}Tc - EC	新华 1 号纸	丙酮：水：浓氨水=9:3:1	0.5~0.6
	^{99m}Tc - Phy	新华 1 号纸	85%甲醇水溶液	0
	^{99m}Tc - EHIDA	新华 1 号纸	水	0.6~1.0
	^{99m}Tc - Pyp	新华 1 号纸	85%甲醇水溶液	0
	^{99m}Tc - MDP	新华 1 号纸	生理盐水	1.0
碘标记	$^*I$ - Epidepride	硅胶薄膜	二氯甲烷：甲醇=9:1	0.5~0.6
	$^*I$-白桦酸、$^*I$- 23 羟基白桦酸	硅胶薄膜	二氯甲烷：甲醇=9:1	0.5~0.6
氟标记	^{18}F - FDG	硅胶薄膜	乙腈：水=85:5	0.5
	^{18}F - FLT	硅胶薄膜	85%乙腈	0.9~1.0
	^{18}F - Al - NOTA - PRGD2	硅胶薄膜	丙酮：水=1:1	0.5~0.6

注：a^{99m}Tc - DTPA 采用双溶剂系统纸色谱法,将乙酸乙酯-水-乙醇(5:5:2)混匀,静置 5~10 min,待完全分相后,用分液漏斗将水相和酯相分开。分别用展开剂:以水相为展开剂时,^{99m}Tc - DTPA R_f 值约为 0.9;以酯相为展开剂时,^{99m}Tc - DTPA R_f 值约为 0.5。

2) 高效液相色谱法

高效液相色谱法(high performance liquid chromatography,HPLC)又称"高压液相色谱"、"高速液相色谱"、"高分离度液相色谱"、"近代柱色谱"等。高效液相色谱是色谱法的一个重要分支,以液体为流动相,采用高压输液系统,将具有不同极性的单一溶剂或不同比例的混合溶剂、缓冲液等流动相泵入装有固定相的色谱柱,在柱内各成分被分离后,进入检测器进行检测,从而实现对试样的分析。放射性高效液相色谱仪除配有紫外检测器外,还配有放射性检测器,可同步获得样品各组分的化学含量和放射性强度,具有高效、灵敏及应用范围广的优点。该法在多肽标记化合物等的分析中具有重要作用。

以^{18}F-Al-NOTA-PRGD2为例,HPLC分析条件为:Waters 515泵,Phenomenex Luna C-18(4.6×250 mm)分析柱,γ检测器;流动相为:A:含0.1%三氟乙酸(TFA)的乙腈溶液,B:含0.1%TFA的水溶液;梯度洗脱:梯度从2 min的5%A和95%B增加到32 min的65%A和35%B,流速为1 mL/min。^{18}F-Al-NOTA-PRGD2的保留时间约16 min,如图8-14所示。

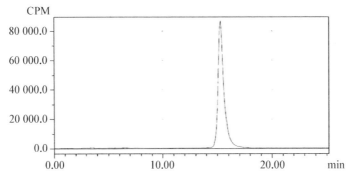

图8-14　^{18}F-Al-NOTA-PRGD2的HPLC谱

8.3.3　生物检验

1)灭菌

凡是用于临床人体注射用放射性药物不得存在活的微生物,必须进行可靠的灭菌处理。可采用微孔滤膜(0.22 μm)过滤法除去标记化合物溶液中的细菌。使用过滤法时,要保证所有容器、微孔滤膜和操作过程无菌。

2)无菌及热原检查

无菌和热原检验操作可参照《中国药典》2010版。由于获得结果时间较长,对于短半衰期放射性标记化合物,只要制备方法已做过无菌和热原检验,且结果符合要求,可允许先发出使用,同时留样做无菌和热原检验。

参考文献

[1]　范我,强亦忠.核药学教程[M].哈尔滨:哈尔滨工程大学出版社,2005.

[2]　朱建华,沈鸣华.核药学概论[M].上海:复旦大学出版社,2002,73-116.

[3]　张永学.实验核医学[M].北京:人民卫生出版社,2002,26-51.

[4]　范我,强亦忠.核药学[M].北京:原子能出版社,1995,98-154.

［5］ 梅雷,褚泰伟.^{99m}Tc 放射性药物化学［J］.化学进展,2011,23(7):1493－1500.

［6］ 张现忠,王学斌,温海涛,等.一种新的潜在心肌显像剂［^{99m}Tc(CO)$_3$(TBI)$_3$］$^+$ 的制备及其生物分布研究［J］.高等学校化学学报,2003,24(1):21－24.

［7］ 张小波,朱霖,丁少珂,等.新的巯基锝标记多巴胺转运蛋白显像剂的研究［J］.科学通报,2005,50(5):426－429.

［8］ 张华北,李波,戴梅,等.巯基锝－EC 的制备及其生物分布研究［J］.核技术,2004,27(4):310－312.

［9］ van Laere K, Varrone A, Booij J, et al. EANM procedure guidelines for brain neurotransmission SPECT/PET using dopamine D2 receptor ligands, version 2［J］. Eur J Nucl Med Mol Imaging, 2010, 37(2):434－442.

［10］ 杨敏,胡名扬,裴著果,等.^{131}I－epidepride 的制备与 SD 大鼠体内分布特性研究［J］.核技术,2002,25(5):335－340.

［11］ 武健,王峰,杨敏,等.多巴胺 D2 受体^{131}I——epidepride 显像对帕金森病的临床研究［J］.中华核医学杂志,2008,28(4):244－246.

［12］ Min Yang, Yuping Xu, Donghui Pan, et al. Potential of radioiodinated anticancer compounds of traditional Chinese medicine for cancer therapy［J］. J Radioanal Nucl Chem, 2010, 283(1):189－191.

［13］ Yuping Xu, Min Yang, Dong-hui Pan, et al. Preparation of ^{131}I－betulinic acid and its biodistribution in murine model of hepatocellular tumor［J］. J Radioanal Nucl Chem, 2011, 288(1):157－161.

［14］ 杨敏,王广基,徐宇平,等.23－羟基白桦酸的碘标记及其在荷肝癌 HepA 肿瘤鼠体内的分布［J］.核技术,2008,31(8):637－640.

［15］ 贾丽娜,江大卫,孟虎,等.点击化学在^{18}F 标记 PET 药物中的应用［J］.核化学与放射化学,2013,35(4):193－210.

［16］ 黄华璠,梁坤,刘玉鹏,等.^{18}F 标记放射性药物的新方法与新技术［J］.化学进展,2011,23(7):1502－1507.

［17］ 王成,王妮,周伟,等.“点击化学”在放射性药物合成中的应用［J］.化学进展,2010,22(8):1591－1602.

［18］ Laverman P, McBride W J, Sharkey R M, et al, A novel facile method of labeling octreotide with ^{18}F－fluorine［J］. J Nucl Med, 2010, 51(3):454－461.

［19］ Laverman P, D'Souza C A, Eeh A, et al. Optimized labeling of NOTA－conjugated octreotide with F－18［J］. Tumor Biol, 2012, 33(2):427－434.

［20］ Weixing Wan, Min Yang, Xiaoyuan Chen, et al. First experience of ［^{18}F］AlF－NOTA－PRGD2 in lung cancer patients using a new lyophilized kit for rapid radiofluorination［J］. J Nucl Med, 2013, 54(5):691－698.

［21］ Donghui Pan, Yongjun Yan, Min Yang, et al. PET imaging of prostate tumors with ^{18}F－Al－NOTA－MATBBN［J］. Contrast Media Mol. I, 2014, 9(5):342－348.

［22］ Yuping Xu, Donghui Pan, Min Yang, et al. Pilot study of a novel ^{18}F－labeled FSHR probe for tumor imaging［J］. Mol Imaging Biol, 2014,16(4):578－585.

第 9 章

^{18}F 标记显像剂

9.1 放射性核素^{18}F的化学性质与标记特点

氟与碘一样,均属周期表中第ⅦA族卤族元素。氟在常温下是淡黄色气体,化学性质活泼,几乎所有物质都能被其氧化成氟化物。氟与氢原子半径接近,生理行为与氢类似。化合物分子中的氢被氟取代后,如果取代部位不是生物活性中心,则该化合物的生物活性不受影响。

与^{11}C、^{13}N等核素相比,^{18}F的半衰期相对较长(110 min),有利于一些较复杂的合成标记,因此近年来^{18}F标记药物发展很快。尽管^{18}F标记化合物种类繁多,其合成的过程基本相似。即从回旋加速器生产出来的^{18}F经分离、干燥后在相转移催化剂(如冠醚K_{222})作用下和含磺酰基等基团的标记前体在加热条件下发生亲核取代反应,从而引入^{18}F,再经 HPLC 纯化后得到产品。为了减少对操作人员的辐照剂量,上述步骤可在商业化的自动合成仪(GE、派特等)中进行[1,2]。

目前,临床使用最多的 PET 显像剂为葡萄糖代谢显像剂^{18}F - FDG、核酸增殖显像剂^{18}F - FLT 以及其他化合物。本章将对上述显像剂的合成、生物作用机制及临床应用进行介绍。

9.2 ^{18}F - FDG

9.2.1 ^{18}FDG 的化学合成与质量控制

^{18}F - FDG 目前是 PET/CT 和符合线路成像系统临床最常使用的正电子放射性示踪剂。它已经成为对肿瘤、神经系统疾病和心血管疾病进行诊断和

本章作者:杨敏,研究员,江苏省原子医学研究所。

疗效观察中最重要的正电子放射性示踪剂,而且^{18}F-FDG占日常临床使用的正电子放射性示踪剂的95%以上。

^{18}F-FDG的合成方法大致可以分为两类:使用有载体的$[^{18}F]F_2$的亲电取代法和使用无载体的$[^{18}F]F^-$的亲核取代法。亲电取代法因需使用复杂的气体靶系统且核反应产率也不高,同时对合成器的要求高而产率较低,故目前大多数采用亲核取代的方法来合成^{18}F-FDG。合成路线如图9-1所示。

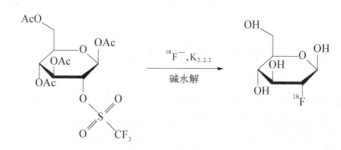

图9-1 ^{18}F-FDG合成路线

具体合成步骤如下:

(1) $^{18}F^-$经Sep-Pak QMA阴离子柱吸附后,使用含K_2CO_3和$K_{2.2.2}$的乙腈水溶液将$^{18}F^-$洗脱入反应管,经乙腈两次共沸除水。

(2) 加入前体三氟甲基磺酸基甘露糖乙腈溶液,90℃加热反应5 min。

(3) 氟化反应完成后,升温除去所有乙腈。

(4) 冷却。再加入NaOH溶液,80℃水解反应2 min。

(5) 反应完成后反应液流经Sep-Pak IC-H/C-18/Al$_2$O$_3$组成的三联柱,三联柱调节pH值至中性,分别除去$K_{2.2.2}$、未水解的中间体和游离$^{18}F^-$。

(6) 使用10 mL灭菌注射用水冲洗三联柱,所有洗出液通过0.22 μm无菌滤膜过滤除菌后即得成品。

上述工艺使用的前体、吸附柱、灭菌注射用水等已经制成^{18}F氟代脱氧葡萄糖试剂盒方便使用。该药盒适用于北京派特公司FDG专用模块、氟多功能合成模块、FDG固相柱合成模块、FDG四合一模块,住友公司F300E、CFN、F300E-4模块,西门子公司CPCU模块,贝克西弗公司BQSV,GE公司FX-FN、FX-FDG等合成模块。^{18}F-FDG合成时间一般在20~25 min,合成效率60%~70%(未经衰减校正)。

^{18}F-FDG的质量控制包括性状、鉴别、无菌内毒素等。其中放射化学纯

度的测定采用纸层析法进行。取本品适量,以硅胶层析纸为固定相,以乙腈:水(85:5 V/V)为展开剂进行 TLC 测量,^{18}F - FDG 的 R_f 值约为 0.5,^{18}F - FDG放射化学纯度应不低于90%。

9.2.2　^{18}F - FDG 的生物学机制

葡萄糖是组织细胞能量的主要来源之一。其在细胞内被己糖激酶磷酰化成葡萄糖-6-磷酸,葡萄糖-6-磷酸被多种酶催化生成葡萄糖-1-磷酸或果糖-6-磷酸,进一步生成丙酮酸及乙酰辅酶 A,经柠檬酸循环释放出能量。

^{18}F - FDG 是葡萄糖的类似物,可被细胞膜表面分布的葡萄糖转运蛋白摄取入胞内,在己糖激酶磷酰化成氟[^{18}F]- 2 -脱氧葡萄糖- 6 磷酸。由于其不能与酶匹配,不能进一步代谢而"滞留"于细胞内长达数小时。在葡萄糖代谢平衡状态下,氟[^{18}F]- 2 -脱氧葡萄糖- 6 磷酸滞留量与组织细胞葡萄糖消耗量大体一致,因此,^{18}F - FDG 能反映体内葡萄糖利用情况[2,3]。

9.2.3　^{18}F - FDG 在临床中的应用

^{18}F - FDG 的应用非常广泛,主要包括心脏病、肿瘤和中枢神经系统三大方面。在判断心肌活力、寻找肿瘤病灶和脑部疾病诊断方面有重要价值。在肿瘤显像方面,由于恶性肿瘤细胞异常增殖,葡萄糖需求量大,^{18}F - FDG 主要被恶性肿瘤细胞摄取。因此,^{18}F - FDG 可用于各种肺部肿瘤、脑瘤、消化道肿瘤(结肠癌、直肠癌、食道癌、胃癌)、转移性肝癌、胰腺癌、乳房癌、卵巢癌、嗜铬细胞瘤、甲状腺癌、甲状旁腺癌、黑色素瘤、淋巴瘤、骨髓瘤等肿瘤的显像,并可用于良恶性肿瘤的鉴别诊断,肿瘤的分期、分级及全身情况的评估,各种治疗手段的评估(包括手术后癌肿残留情况或复发与瘢痕组织的鉴别,放疗和化疗前后肿瘤的变化)及肿瘤转移的全身监测。对原发灶不明的转移性肿瘤进行原发灶寻找或全身转移情况判断。在神经及精神系统方面,^{18}F - FDG 可用于癫痫、早老性痴呆、精神性疾病的早期诊断,吸毒成瘾性评估或解读疗效判断,脑外伤后脑代谢状况评估,正常脑功能评价,其他脑代谢功能障碍判断,脑缺血性疾病的早期诊断,脑氧代谢显像、脑受体显像,肿瘤的氨基酸代谢等。在心肌显像方面,主要用于心肌代谢显像,可测定心肌对外源性葡萄糖的利用率。

9.3　^{18}F-FLT

尽管^{18}F-FDG作为肿瘤代谢显像剂已得到广泛的认可和应用,但其诊断肿瘤的特异性仍存在一定不足,会产生部分假阳性结果。3′-脱氧-3′-[^{18}F]-氟胸腺嘧啶核苷(^{18}F-FLT)是胸腺嘧啶的类似物,能间接反映细胞DNA合成,是肿瘤增殖显像剂,在肿瘤与炎症和肉芽肿的鉴别中具有一定优势[2]。

9.3.1　^{18}F-FLT的化学合成与质量控制

目前^{18}F-FLT的合成以开环的化合物(3-N-BOC-5′-O-二甲氧基三苯基-3′-O-nosyl-胸苷(BOC-FLT))为前体,亲核反应时将环打开,再水解。合成路线如图9-2所示。

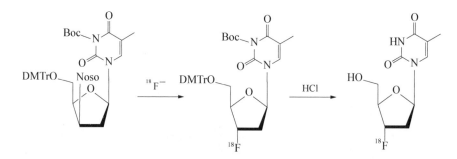

图9-2　^{18}F-FLT合成路线

具体合成步骤如下:

(1) ^{18}F$^-$经Sep-Pak QMA阴离子柱吸附后,使用含K_2CO_3和$K_{2.2.2.}$的乙腈水溶液将^{18}F$^-$洗脱入反应管,经乙腈两次共沸除水。

(2) 加入前体BOC-FLT乙腈溶液,100℃加热密闭反应5 min。

(3) 氟化反应完成后,升温除去所有乙腈。

(4) 冷却后加入1 M盐酸溶液,120℃水解反应2 min。

(5) 反应完成后加入1 N NaOH溶液中和反应液。

(6) 反应液流经Sep-Pak Al_2O_3柱初步纯化,除去未反应的游离^{18}F$^-$。

(7) 收集所有流出液,初步纯化后的产品再经制备型HPLC分离,流动相为10％乙醇水溶液,流速6 mL/min,收集有效成分。

（8）所有洗出液通过 0.22 μm 无菌滤膜过滤除菌后即得成品。

上述工艺使用的前体、吸附柱、灭菌注射用水等已经制成配套试剂盒方便使用。该药盒适用于国产氟多功能合成模块，住友公司 F300E、CFN 模块等合成模块。^{18}F - FLT 合成时间一般在 40～45 min 左右，合成效率 30%～40%（未经衰减校正）。

^{18}F - FLT 的质量控制包括性状、鉴别、无菌内毒素等。其中放射化学纯度的测定采用纸层析法进行。取本品适量，以硅胶层析纸为固定相，以乙腈：水（85：15 V/V）为展开剂进行 TLC 测量，^{18}F - FLT 的 R_f 值约为 0.9～1.0，^{18}F - FLT 放射化学纯度应不低于 90%。

9.3.2　^{18}F - FLT 的生物学机制

FLT 作为一种胸腺嘧啶类似物，通过被动扩散和 Na$^+$ 依赖性转运体方式进入细胞内，并掺入 DNA，在胸苷激酶 1（TK - 1）的作用下发生磷酸化，生成FLT 单磷酸而滞留在肿瘤细胞内。TK - 1 是 DNA 补救合成途径中的关键酶，在静止细胞中无酶活性，但在肿瘤增殖细胞的 G1 后期和 S 期活性明显增高，其羧基端变异，不能被降解，因而导致整个细胞周期中 TK - 1 活性持续增加。同时，由于 3′端被^{18}F 替代，FLT 不能参与 DNA 合成，因而积蓄在细胞内不被降解，有利于肿瘤显像。FLT 是 TK - 1 的底物，其摄取依赖于 TK - 1 的活性，因此可替代性反映细胞增殖，这是 FLT 作为 PET 细胞增殖示踪剂的基础[4]。

9.3.3　^{18}F - FLT 在临床中的应用

相关研究表明，^{18}F - FLT 能反映肿瘤细胞的增殖状况，在增殖的肿瘤组织中浓聚，而在炎性反应组织中无浓聚，特异性较^{18}F - FDG 高。目前，对^{18}F - FLT 的临床研究主要体现在肿瘤的诊断。

章斌等对 13 例鼻咽癌患者进行^{18}F - FLTPET/CT 显像，其中 1 例患者也行^{18}F - FDG PET/CT 显像。结果 13 例鼻咽癌患者鼻咽部位高摄取^{18}F - FLT 灶 22 处，SUVmax 为 6.04±3.61，SUVmean 为 5.09±2.89；淋巴结转移灶 26 处，SUVmax 为 5.56±3.11，SUVmean 为 4.65±2.79。^{18}F - FLT 显像中鼻咽癌原发灶及淋巴结转移灶均能清晰显影。做两种显像的 1 例患者所有病灶^{18}F - FLT 显像的 SUV 较^{18}F - FDG 显像低：1 处原发灶 SUVmax 分别为 8.32 和 4.38，2 处淋巴结转移灶 SUVmax 为 3.30±0.07 和 1.48±

0.06。研究表明[18]F-FLTPET/CT显像能清晰显示鼻咽癌原发病灶及转移病灶,对确定患者 TNM 分期有临床应用价值[5]。

林勤等对 12 例初治且经病理确诊的鼻咽癌患者先行[18]F-FDG PET/CT 检查,次日行[18]F-FLT PET/CT 检查。12 例鼻咽癌患者病灶均明显摄取 18F-FLT,[18]F-FLT PET/CT 和[18]F-FDG PET/CT 均可准确诊断该组病例,两者对原发灶和淋巴结转移灶的检测结果无明显差别,但[18]F-FLT 在颞叶摄取(SUVmax 为 0.7±0.3)明显低于[18]F-FDG(SUVmax 为 8.3±2.7),其对于原发灶颅内浸润显示较[18]F-FDG 更清晰。提示[18]F-FLT PET/CT 在鼻咽癌原发灶和淋巴结转移灶的诊断效能与[18]F-FDG PET/CT 相当,对于显示原发灶的颅底附近侵犯更有利[6]。

此外,[18]F-FDG 和[18]F-FLT 联合应用,可大大提高诊断率,降低炎性病变的假阳性率。张国建等对 41 例行肺癌患者行[18]F-FLT 与[18]F-FDG PET/CT 淋巴结显像。手术共检出 533 枚淋巴结,经病理检查证实恶性 192 枚,良性 341 枚。[18]F-FDG 和[18]F-FLTPET/CT 对纵隔淋巴结良恶性诊断的灵敏度、特异性、准确性、阳性预测值及阴性预测值分别为 91.67%、80.94%、84.80%、73.03%、94.52% 和 81.25%、92.96%、88.74%、86.67%、89.80%。[18]F-FDG 联合[18]F-FLT 诊断纵隔淋巴结的灵敏度、特异性、准确性、阳性预测值及阴性预测值则分别提高至 93.75%、94.43%、94.18%、90.45%、96.41%。研究提示[18]F-FDG 诊断纵隔淋巴结良恶性的灵敏度高于[18]F-FLT,但特异性及阳性预测值明显低于[18]F-FLT,因此两者联合诊断可明显提高诊断准确性[7]。

杨洋等对 37 例经活组织检查证实的胃癌患者术前均行[18]F-FLT 和[18]F-FDG 双显像剂 PET/CT 检查。结果发现[18]F-FLT 和[18]F-FDG PET/CT 诊断胃癌原发灶的灵敏度分别为 89.2% 和 91.9%,差异无统计学意义。弥漫型胃癌的[18]F-FLT SUVmax 为 6.89±1.38,与肠型胃癌的 3.79±2.45 差异有统计学意义。而两者的[18]F-FDG SUVmax 差异无统计学意义(7.13±1.97 与 6.36±2.32,$p > 0.05$);[18]F-FLT 和[18]F-FDGPET/CT 对胃癌区域淋巴结转移诊断的灵敏度、特异性、准确性分别为 64.8%、97.6%、91.8% 和 88.9%、82.9%、84.0%,差异均有统计学意义;两者联合,灵敏度、特异性、准确性分别提高至 92.6%、98.8%、97.7%,提示[18]F-FLT 是[18]F-FDG 摄取少或不摄取的弥漫型胃癌的补充显像剂;对于胃癌转移淋巴结,[18]F-FLT 比[18]F-FDG 有更高的特异性和准确性,但灵敏度较低,两者联合可提高诊断准确性[8]。

于丽娟等开展了^{18}F-FLT 和^{18}F-FDG PET/CT 显像的多中心临床研究。共有 55 例患者被纳入该研究,所有病例均行两种显像剂显像,并通过病理检查或随访确诊(良性病变 39 例,恶性病变 16 例)。病理检查或随访结果作为肺癌确诊的"金标准",与"金标准"进行比较,单独以^{18}F-FDG 的 SUVmax＞2.5 和^{18}F-FLT 的 SUVmax＞1.35 为阈值,对肺癌诊断的灵敏度、特异性、准确性分别为 93.8％、25.6％、45.5％ 和 93.8％、41.0％、56.4％;^{18}F-FDG 及^{18}F-FLT 双盲和集体阅片诊断肺癌的灵敏度、特异性、准确性分别为 87.5％、59.0％、67.3％ 和 68.8％、76.9％、74.5％;^{18}F-FDG＋^{18}F-FLT 双盲和集体阅片诊断肺癌的灵敏度、特异性、准确性分别为 81.3％、87.2％、85.5％。55 例病例的^{18}F-FLT 和^{18}F-FDG SUVmax 呈线性相关。研究表明^{18}F-FDG 诊断肺癌的灵敏度较^{18}F-FLT 高,但特异性低;但^{18}F-FLT 的诊断能力较^{18}F-FDG 好;两者具有一定的相关性,故两者联合诊断可以明显提高诊断准确性[9]。

9.4 ^{18}F 标记的其他显像剂

9.4.1 ^{18}F-Fallypride

^{18}F-Fallypride 是一种新型多巴胺 D2 受体 PET 显像剂。^{18}F-Fallypride 与多巴胺 D2 受体的亲和力高于^{11}C-Raclopride 和^{11}C-FLB457。与^{123}I-Epidepride 相比,^{18}F-Fallypride 不仅在脑区快速达到稳定的平衡状态,便于定量测定多巴胺 D2 受体结合值,而且探测灵敏度、分辨率和获得的图像质量更高。^{18}F-Fallypride 是定量测量抗精神分裂症药物对纹状体和纹状体外多巴胺 D2 受体占据的理想示踪剂[10]。

杨敏等完成了^{18}F-Fallypride 标记前体的国产化制备。采用国产氟标记多功能模块可便捷对标记前体进行自动标记[11,12]。该过程无须制备型的 HPLC 柱分离纯化,产品放化纯＞95％,可直接供静脉注射且合成时间缩短了 20 min,合成效率高且稳定。小鼠 microPET 显示,注射^{18}F-Fallypride 后,脑内纹状体区域摄取最高,且双侧放射性浓聚对称,清除较慢。提示^{18}F-Fallypride 适于国内多巴胺 D2 受体显像研究,如图 9-3 所示。

研究发现人和啮齿动物胰岛 β 细胞均表达 D2 受体,Garcia A 等对正常

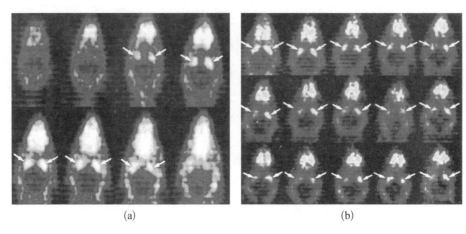

(a)　　　　　　　　　　　　　　(b)

图 9 - 3　小鼠注射¹⁸F - Fallypride 后脑冠状面图,箭头示纹状体区域

　　(a) 注射后 10～50 min 数据重建的不同脑冠状面,腹侧至背侧,层厚 0.52 mm;(b) 注射后10～150 min 同一脑冠状面的动态图,10 分钟/帧

和糖尿病模型大鼠行¹⁸F - Fallypride 离体显像,结果表明正常大鼠胰对¹⁸F - Fallypride 呈多巴胺 D2 特异性摄取。糖尿病模型大鼠胰对¹⁸F - Fallypride 的摄取较正常对照组显著下降。胰岛移植 24 h 后的大鼠尾静脉注射¹⁸F - Fallypride 2 h 后,可见胰显影。研究提示¹⁸F - Fallypride 是潜在胰岛细胞显像标记物[13]。

9.4.2　¹⁸F - Al - NOTA - PRGD2

　　原发肿瘤具有诱导新生血管生成的能力,其生长和转移都依赖于肿瘤新生血管的生成。整合素 αvβ3 对血管生成具有重要作用,被称为"开启血管生成的钥匙",因此,整合素 αvβ3 成为最引人关注的肿瘤血管新靶标。含精-甘-天冬氨酸序列的多肽(Arg - Gly - Asp,RGD)可被整合素 αvβ3 受体识别,放射性核素标记的含 RGD 序列的多肽作为肿瘤血管生成的显像剂和治疗药物的研究成为核医学的研究热点之一。

　　RGD 类 PET 显像剂¹⁸F - galacto - RGD,fluciclatide、¹⁸F - RGD - K5,¹⁸F - FPPRGD2 等虽然肿瘤显像清晰,但这些产品合成和纯化很复杂。与之相比,¹⁸F - Al - NOTA - PRGD2 可通过配套试剂盒一步法便捷获得。初步临床研究表明,¹⁸F - Al - NOTA - PRGD₂有利于肿瘤的诊断、肿瘤与结核的区分等[14],如图 9 - 4、图 9 - 5 所示。

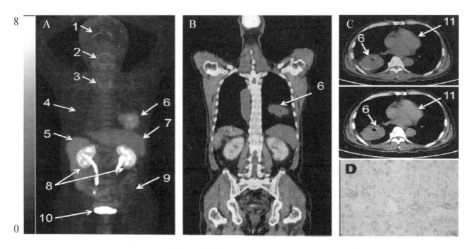

图9-4 肺癌患者^{18}F-Al-NOTA-PRGD$_2$显像

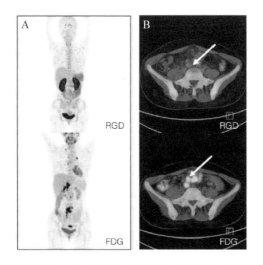

图9-5 结核患者^{18}F-Al-NOTA-PRGD$_2$(上)和^{18}F-FDG(下)显像对比

9.4.3 ^{18}F-Al-NOTA-MATBBN

胃泌素释放肽(gastrin releasing peptide,GRP)是一个自分泌生长因子,通过与胃泌素释放肽受体(GRPR)的结合促进肿瘤细胞增殖、血管生成、浸润转移等多个步骤。同时,GRPR在多种人类肿瘤如胃癌、肺癌、乳腺癌、结肠癌、前列腺癌、胰腺癌等中异常高表达。因此,GRPR是肿瘤诊治的特异性生物标志物之一。放射性核素标记的GRPR靶向肽具有组织渗透迅速、血液中快速清除、免疫原性低和合成方便等优点,对探讨肿瘤病因、早期诊断、指导治疗和判断疗效具有重要的价值。

目前,国内外研究最广泛的 GRPR 靶向肽 PET 显像剂为[18]F 标记的蛙皮素类似物。蛙皮素(bombesin,BBN)是一个 14 肽,见于两栖动物的组织。BBN 和 GRP 的羧基端 10 肽序列中仅一个氨基酸残基不同,两者具有相似的生物活性。近年来,多种[18]F 标记的蛙皮素类似物 PET 显像剂如:[18]F－FB－[Lys3]BBN、[18]F－BAY 86－4367 以及[^{18}F]SiFA－A 等已经研发出来用于肿瘤 GRPR 显像。模型鼠 microPET 显像表明,BBN 类似物示踪剂与肿瘤高度亲和,靶/非靶比值满意。但是,国内外至今未见[18]F 标记的蛙皮素类似物用于临床研究的报道。烦琐的合成、苛刻的反应条件以及高腹部本底显影阻碍了上述显像剂在临床上的应用。以[18]F－FB－[Lys3]BBN 的制备为例,首先须对[18]F－两次干燥除水,通过亲核反应制备标记辅基[18]F－SFB,经 HPLC 纯化后与肽耦联;再经 HPLC 纯化后得到最终产品。整个过程耗时约 3 h,产率仅为30％。[18]F－BAY 86－4367 以及[^{18}F]SiFA－A 的标记虽然不需借助辅基,但仍需要经历 QMA 柱富集[18]F－、冠醚/碳酸钾溶液洗脱、两次干燥除水、亲核反应以及制备型 HPLC 纯化等过程,总体仍显冗长[15]。

[18]F 离子易与金属(如铝)结合生成[18]F－Al 配合物,通过其与含功能螯合剂如 NOTA 的肽修饰物行螯合反应,可便捷地定位标记肽。Ingrid Dijkgraaf 等通过[18]F－Al 配合物与 NOTA－8－Aoc－BBN(7－14)NH2 反应制得 GRPR 特异性探针[18]F－Al－NOTA－8－Aoc－BBN(7－14)NH2,标记过程需45 min,标记率为 50％,放化纯大于 95％。然而,荷 PC－3 人前列腺癌裸鼠 microPET 显像表明,该探针在正常腹部器官如肝、胰和肠中放射性浓聚明显。这会导致本底值增加从而降低腹部肿瘤(前列腺癌、肠癌、胃癌等)显像图的对比度,影响图像质量[16]。

杨敏等合成了新型亲水性连接剂 Gly－Gly－Gly－Arg－Asp－Asn。该连接剂可以有效改进肽的药代动力学性能。与未经连接剂修饰的 BBN 类拮抗剂[18]F－FP－ATBBN 相比,[18]F－FP－MATBBN 亲水性显著增加。荷 PC－3瘤裸鼠尾静脉注射[18]F－FP－MATBBN 1 h 后 MicroPET 显像表明,肿瘤放射性浓聚明显且[18]F－FP－MATBBN 主要通过肾代谢,腹腔脏器显影显著低于[18]F－FP－ATBBN 的,提示[18]F 标记的 MATBBN 具有潜在的临床应用价值[17]。

在此基础上杨敏等优化合成工艺,采用一步法制备了新型 GRPR 特异性显像剂[18]F－Al－NOTA－MATBBN。总耗时仅需 20 min,标记率为 60％且放化纯大于 95％[18]。小动物 PET 显像表明^{18}F－Al－NOTA－MATBBN 与高表达 GRPR 的肿瘤特异性结合且肿瘤摄取值显著高于同期^{18}F－Al－NOTA－8－Aoc－BBN(7－14)NH$_2$ 相应值。同时,腹部本底显影较后者显著减少,可满足临床显像要求。鉴于合成便捷且显像性能良好,^{18}F－Al－NOTA－MATBBN 有望在临床推广,用于乳腺癌、肺癌、头颈癌等 GRPR 高度表达疾病的诊断、鉴别以及疗效检测等。

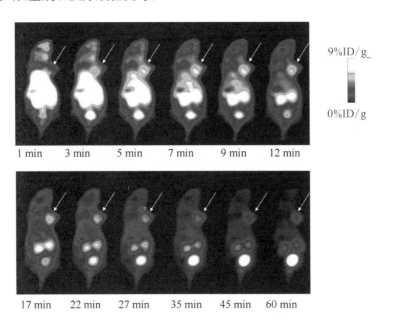

图 9-6　荷前列腺癌 PC-3 裸鼠尾静脉注射^{18}F-Al-NOTA-MATBBN 后动态显像图,箭头所示为肿瘤位置

参考文献

[1]　张永学. 实验核医学[M]. 北京:人民卫生出版社,2002,26-51.

[2]　田嘉禾. PET、PET/CT 诊断学[M]. 北京:化学工业出版社,2007,179-201.

[3]　李法林. 肿瘤靶向分子影像[M]. 北京:科学出版社,2006,204-259.

[4]　童金龙,朱虹,陈龙邦,等. 18F-FLT PET 显像原理及肿瘤显像研究进展[J]. 中华核医学杂志,2009,29(1):65-67.

[5]　章斌,吴翼伟,王振欣,等. 18F-FLT PET/CT 显像在鼻咽癌诊断及分期中的应用[J]. 中华核医学杂志,2011,31(5):306-309.

[6]　林勤,周原,彭添兴,等. 18F-FLT PET/CT 与 18F-FDG PET/CT 在鼻咽癌诊断和分期中的应用比较[J]. 中华核医学与分子影像杂志,2012,32(5):349-352.

[7]　张国建,王雪梅,田嘉禾,等. 18F-FLT 联合 18F-FDG PET/CT 显像对纵隔淋巴结良恶性的诊断价值[J]. 中华核医学与分子影像杂志,2013,33(1):34-38.

[8]　杨洋,阮翘,韩星敏,等. 18F-FLT 联合 18F-FDG PET/CT 显像对胃癌原发灶及区域淋巴结转

移的诊断价值[J].中华核医学与分子影像杂志,2013,33(6):401-404.

[9] 于丽娟,田嘉禾,杨小丰,等.18F-FLT 和 18F-FDG PET/CT SUVmax 鉴别诊断肺结节的价值[J].中华核医学杂志,2008,28(3):147-150.

[10] Kessler R B, Ansari M S, Riccardi P, et al. Occupancy of striatal and extrastriatal dopamine D2/D3 receptors by olanzapine and haloperidol. Neuropsychopharmacology[J]. 2005, 30(12): 2283-2289.

[11] 杨敏,潘栋辉,徐宇平,等.苯甲酰胺类多巴胺 D2 受体显像剂 18F-Fallypride 的制备和生物分布[J].核技术,2008,31(5):360-363.

[12] 杨敏,潘栋辉,徐宇平,等.18F-Fallypride 的自动化合成与小动物 PET 显像[J].中华核医学杂志,2008,28(4):223-226.

[13] Adriana Garcia, Mohammad Reza Mirbolooki, Cristian Constantinescu, et al. 18F-fallypride PET of pancreatic islets: in vitro and in vivo rodent studies[J]. J Nucl Med, 2011, 52(7): 1125-1132.

[14] Weixing Wan, Min Yang, Xiaoyuan Chen, et al. First experience of [18F] AlF-NOTA-PRGD2 in lung cancer patients using a new lyophilized kit for rapid radiofluorination[J]. J Nucl Med, 2013, 54(5): 691-698.

[15] Honer M, Mu L, Stellfeld T, et al. 18F-labeled bombesin analog for specific and effective targeting of prostate tumors expressing gastrin-releasing peptide receptors[J]. J Nucl Med, 2011, 52(2): 270-278.

[16] Dijkgraaf I, Franssen G M, McBride W J, et al. PET of tumors expressing gastrin-releasing peptide receptor with an 18F-labeled bombesin analog[J]. J Nucl Med, 2012, 53(6): 947-952.

[17] Yang M, Gao H K, Zhou Y R, et al. 18F-labeled GRPR agonists and antagonists: a comparative study in prostate cancer imaging[J]. Theranostics, 2011, 1(1): 220-229.

[18] Donghui Pan, Yongjun Yan, Min Yang, et al. PET imaging of prostate tumors with 18F-Al-NOTA-MATBBN[J]. Contrast Media Mol. I, 2014, 9(5): 342-348.

第 10 章
^{11}C 标记显像剂

10.1　放射性核素^{11}C的化学性质与标记特点

　　目前用于 PET 显像的经回旋加速器生产的正电子核素主要有^{18}F、^{11}C、^{15}O、^{13}N,其中^{18}F、^{11}C 的应用尤为广泛。^{11}C 是以普通的氮气为靶材料,通过加速器经$^{14}N(p, α)^{11}C$ 核反应而生产的。靶气体为含 0.51% O_2 的氮氧混合气体,^{11}C 产生后需在回旋加速器内将^{11}C 转化为$^{11}CO_2$ 气体,然后用 N_2 作为载气将$^{11}CO_2$ 气体传到碳多功能合成模块中浸润于液氮的 LOOP 环内而捕获。^{11}C 的生产以普通的氮气为靶材料,成本低廉,而^{18}F 以稀有稳定同位素^{18}O 为靶材,经$^{18}O(p,n)^{18}F$ 核反应生产,生产成本明显高于^{11}C。

　　碳原子为绝大多数化合物的骨架结构之一,用^{11}C 标记特定的化合物可以不改变该化合物的分子结构,不同之处仅是核素^{11}C 和无放射性^{12}C 的区别,对其生物学特性和体内行为不造成影响,可以如实反映药物在体内的分布,另外^{11}C 标记药物一般以中间体碘代甲烷与前体进行亲核反应来获得,较容易进行、标记率高,显像剂的制备较^{18}F 方便、所用靶材料价廉,制备的药物种类较多,因此是一种理想的正电子标记核素,在药物的研究方面具有重要的应用价值[1]。

　　但是由于^{11}C 的半衰期仅有 20 min,明显短于^{18}F 的半衰期(110 min),另外其粒子能量较高(其 $β^+$ 的能量为 0.97 MeV),这导致其生产和使用存在较明显的不足:① 生产该标记化合物需要在有回旋加速器的单位才能进行,难以运送到距离较远的单位使用,因此其应用及普及受到很大的限制,难以商品化;② 大量使用^{11}C 标记化合物,需要单日内多批次生产,$^{11}CO_2$ 还易挥发到空气中,这些都会增加工作人员的辐射量;③ ^{11}C 标记化合物的生产在保证产品

本章作者:吴湖炳,主任医师,南方医科大学南方医院。

质量、产率和稳定性的同时还需减少操作人员的辐射剂量,这需要合成过程能尽量简便、快捷、步骤少,能自动化合成并且纯化简单;④ ^{11}C 标记显像剂不适合在注射后进行较长时间的显像、观察,药物注射后一般需在 30 min 内显像。在显像时必须合作紧密,操作熟练,程序简单;⑤ ^{11}C 的 β^+ 能量为0.97 MeV,比^{18}F 的 0.64 MeV 高,在组织中的最大射程是^{18}F 的 2 倍,其图像分辨率低于^{18}F,在一定程度上不利于小病灶的检测。

10.2 放射性核素^{11}C 标记的显像剂及其化学合成方法

^{11}C 标记的正电子显像剂种类非常多,但目前用于临床的主要有^{11}C -乙酸(^{11}C - acetate)、^{11}C -蛋氨酸(^{11}C - methionine)、^{11}C -胆碱(^{11}C - choline)和多巴胺转运蛋白显像剂^{11}C -甲基- N - 2β -甲基酯- 3β -(4 - F -苯基)托烷(2β - carbomethoxy - 3β -(4 - fluorophenyl) -(N -^{11}C - methyl) tropane,^{11}C - β - CFT)等。

本文将针对这几种显像剂的标记方法做简单的介绍。

10.2.1 ^{11}C -蛋氨酸的化学合成

^{11}C - MET 主要有液相合成法和固相合成法,液相合成法是将^{11}C -碘甲烷(^{11}C - CH₃I)直接与 L-高胱氨酸硫内酯在丙酮中反应,并经 HPLC 分离纯化,该法制备时间长,^{11}C - MET 放化产率较低,但放化纯度高。固相合成法是将溶解于 NaOH 和乙醇混合液中的 L-高胱氨酸硫内酯置于 Sep - Pak Plus C - 18 小柱,^{11}C - CH₃I 通过该柱进行烷基化,该法操作简便,但^{11}C - MET 产品放化纯度较低,存在大量放射性杂质[2,3,4]。

以下以液相合成法介绍^{11}C - MET 的具体合成方法。

^{11}C - MET 的合成须先利用回旋加速器轰击产生^{11}C - CO₂,然后经甲醇化后获得甲基化前体^{11}C - CH₃I,该前体再与 L-高胱氨酸硫内酯进行反应,获得^{11}C 标记的蛋氨酸(^{11}C - MET),其合成反应式如图 10 - 1 所示。

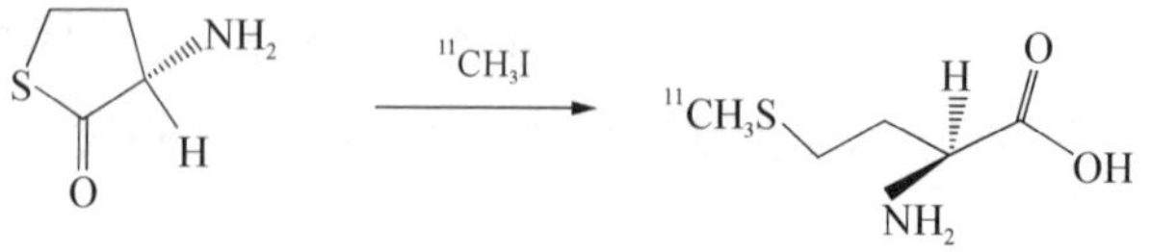

图 10 - 1 ^{11}C -蛋氨酸的化学合成反应式

其合成过程包括以下步骤。

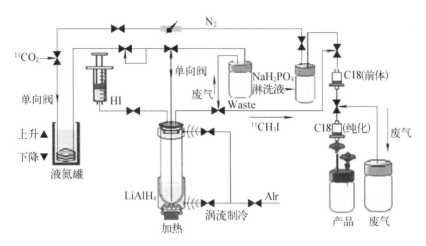

图 10 - 2　11C - MET 自动化学合成流程

(1) 11C - CO₂ 的生产。使用回旋加速器轰击靶气体氮氧混合气,生产 11C - CO₂。

(2) 11C 甲醇(11CH₄)的生产。将 11CO₂ 传输进入 11C 合成模块,并与氢气混合,在 Ni 催化剂的作用下,在 400℃ 高温下进行反应,生成 11CH₄。

(3) 碘甲烷(11CH₃I)的生产。11CH₄ 与升华的碘在 720℃ 高温中反应生成 11CH₃I。

(4) 11CH₃I 的俘获。在氦气流(20 min/mL)的作用下进入反应池(-20℃,收集于 0.2 mL 的丙酮中)。

(5) 11C - MET 的亲核取代反应。11CH₃I 与 L-高半胱氨酸硫内酯(2 mg 高胱氨酸硫内酯溶于 0.3 mL 0.3 M 的 NaOH 溶液)混合液在 70℃ 下进行反应,然后冷却至室温。

(6) 11C - MET 的分离。向反应瓶里加入 0.6 mL 20 mmol/L NaH₂PO₄/5% EtOH 混合液,进入 HPLC 进行分离,用 C - 18 柱淋洗液 20 mmol/L NaH₂PO₄/5% EtOH 进行淋洗(流速 5 mL/min),收集放射峰组分(保留时间约 3.5 min)。

(7) 产物纯化。产品用一个 0.22 μm 的无菌过滤膜过滤,收集至收集瓶中,得到所需 11C - MET。

11CH₃I 是制备 11C 标记化合物最常用的甲基化试剂,生产方法有两种,还原自由基碘代法和还原碘化法。还原自由基碘代法合成效率较低，反应需高温，对系统气密性要求高，得到的$^{11}CH_3I$比活度较高。还原碘化法因引入了载体而导致$^{11}CH_3I$比活度较低，但操作简便，易于制备，合成效率高。国产碳多功能模块采取$^{11}CO_2$经氢化锂铝（$LiAlH_4$）-碘化氢（HI）还原碘化法制备$^{11}CH_3I$，可以自动化制备大部分^{11}C标记化合物，^{11}C-MET自动化学合成流程如图10-2所示。

10.2.2　^{11}C-胆碱的化学合成

^{11}C-胆碱的化学合成是通过用回旋加速器生产$^{11}CO_2$，用碘代甲烷模块将$^{11}CO_2$转化成^{11}C-碘代甲烷，后者与前体N、N-二甲基乙醇胺反应生成^{11}C-胆碱[5]。

其合成过程包括以下步骤：

（1）由加速器经$^{14}N(p,\alpha)^{11}C$反应并与靶内的氧气结合生成$^{11}CO_2$。

（2）^{11}C-CO_2与氢化锂铝反应生成^{11}C-甲醇，^{11}C-甲醇再与HI反应生成^{11}C-碘代甲烷。

（3）在C18柱上预装$50\ \mu L$的N、N二甲基乙醇胺前体，同时将C18柱与CM柱装于活度计中，生成的^{11}C-碘代甲烷由氦气载带，经两处四通阀进入C18柱和CM柱，^{11}C-碘代甲烷与前体N、N二甲基乙醇胺在柱上反应。

（4）分别打开乙醇和水的阀门，以氦气作动力，用乙醇和水淋洗C18柱，废液进入废液瓶。

（5）用$5\ mL$生理盐水将吸附于CM柱上的^{11}C-胆碱淋出，经无菌滤膜进入产品收集瓶，则得^{11}C-胆碱。

10.2.3　^{11}C-乙酸的化学合成

可采用柱水解法自动化合成^{11}C-乙酸。该法以溴化甲基镁为前体，在LOOP环中与$^{11}CO_2$反应生成中间体^{11}C-乙酰溴化镁加合物。该步不经纯化过程，通N_2除净四氢呋喃（THF）后，加水依次通过一体化小柱（Sep-Pak Plus C18小柱、Sep-Pak Tscx小柱和Sep-Pak Tix小柱），中间体^{11}C-乙酰溴（或氯）化镁在Sep-Pak Tscx小柱中发生进一步水解，并经一体化小柱分离纯化后，得^{11}C-乙酸注射液。其反应式如图10-3所示[6]。

$$^{11}CO_2 \xrightarrow{\text{MeMgBr/THF}} Me^{11}COOMgBr \xrightarrow[\text{(2) NaOH}]{\text{(1) } H_2O} Me^{11}COONa$$

图 10 - 3 ¹¹C-乙酸的化学合成反应式

合成过程包括以下几个步骤,其化学合成流程如图 10 - 4 所示。

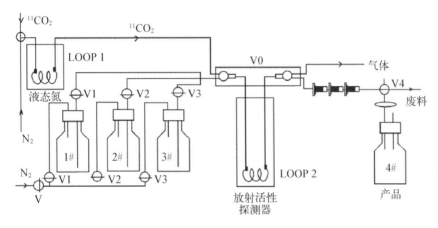

图 10 - 4 ¹¹C-乙酸的化学合成流程

(1) 在合成前取浓度为 $0.87 \sim 1.5$ mol/L 的溴化甲基镁无水四氢呋喃溶液 0.1 mL 装于 LOOP 环 2 中,将 LOOP 环 2 置于活度计内。

(2) 由加速器经 $^{14}N(p,\alpha)^{11}C$ 反应并与靶内的氧气结合生成 $^{11}CO_2$。

(3) $^{11}CO_2$ 在液氮冷却下被捕集在置于冷阱的 LOOP 环 1 中。

(4) 在室温下以 10 mL/min 用 N_2 气作载气将 $^{11}CO_2$ 载带至 LOOP 环 2 并与环中的溴化甲基镁反应生成中间体乙酰溴化镁加合物,溶剂四氢呋喃在氮气载带下被传至废液瓶中。

(5) 1 号瓶中 5 mL 水在 N_2 气作用下(30 mL/min)经 LOOP 环 2 将乙酰溴化镁载至一体化小柱,在柱上进一步发生水解反应。

(6) 收集产品在无菌真空小瓶 4 中,继续通入 30 mL/min N_2 气流除去酸性条件下释放的 $^{11}CO_2$。经碱溶液中和后过无菌滤膜得 ^{11}C-乙酸注射液。

10.2.4 ¹¹C-β-CFT 的化学合成

$^{11}C-\beta-CFT$ 的化学合成需用回旋加速器生产 $^{11}C-CO_2$,$^{11}C-CO_2$ 与氢化锂铝生成盐,经水解后再与 HI 反应生成 $^{11}C-CH_3I$,$^{11}C-CH_3I$ 经过 Ag-Triflate/C 转化柱,在线生成 Triflate $-^{11}CH_3$,最后与前体 nor-β-CFT

反应生成 $^{11}C-\beta-CFT$，如图 10-5 所示[7]。

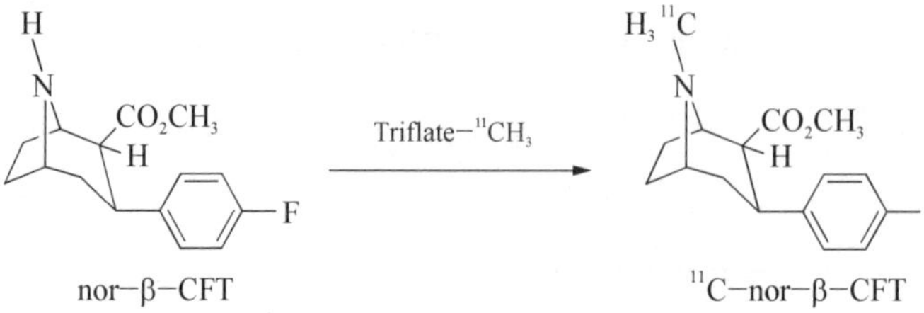

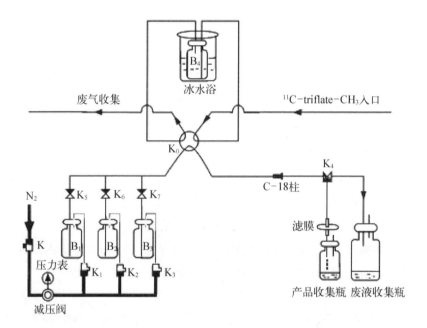

图 10-5　$^{11}C-\beta-CFT$ 的化学合成反应式

合成过程包括以下几个步骤，其化学合成流程如图 10-6 所示。

图 10-6　$^{11}C-\beta-CFT$ 的化学合成流程

（1）由加速器经 $^{14}N(p,\alpha)^{11}C$ 与靶内的氧气生成 $^{11}C-CO_2$。

（2）$^{11}C-CO_2$ 与氢化锂铝反应生成 $^{11}C-CH_4$，$^{11}C-CH_4$ 再与 HI 反应生成 $^{11}C-CH_3I$。

（3）将 $^{11}C-CH_3I$ 通过 P_2O_5 柱及 NaOH 柱干燥并除去未反应的 $^{11}CO_2$ 后进入 Ag-Triflate/C 转化柱，转化为 Triflate$-^{11}CH_3$[8]。

（4）将 Triflate$-^{11}CH_3$ 通入盛有 Nor$-\beta-CFT$ 丙酮溶液（1 g/L）的反应瓶 B4（反应瓶置于冰水混合物中）中进行反应，待与 Triflate$-^{11}CH_3$ 丙酮溶液

反应完成后,启动^{11}C 多功能合成模块,进入^{11}C-β-CFT 自动化处理程序:打开 K_0、K_1、K_5,将 B1 中的 18 mL 水加入反应瓶 B4 稀释反应混合物,并过 Sep-Pak C-18 柱,产品被 Sep-Pak C-18 柱吸附,淋洗液进入废水瓶;打开 K6、K2,用 B2 中的 2 mL 无水乙醇淋洗 Sep-Pak C-18 小柱,淋洗液经产品传输管道及无菌滤膜进入产品瓶;打开 K3、K7,用 B3 中的 18 mL 生理盐水通过 Sep-Pak C-18 柱,过无菌滤膜进入产品收集瓶。

10.3　^{11}C 标记显像剂的临床应用

10.3.1　^{11}C-蛋氨酸(^{11}C-MET)显像

^{11}C-蛋氨酸在正常人体中的分布有其特点。摄取最高的脏器为胰腺和肝脏,次之为唾液腺、扁桃腺和骨髓,与^{18}F-FDG 在脑组织中存在明显高摄取不同,颅内除脑垂体^{11}C-MET 摄取较高外,正常脑实质摄取^{11}C-MET 均较低。双肺、纵隔、脂肪和肌肉^{11}C-MET 摄取也很低。^{11}C-MET 的体内分布显示它有助于胸部以上部位病灶的检测而不利盆腹腔内病灶的检测。

作为氨基酸显像的代表,^{11}C-MET 显像在 20 世纪 80 年代时便应用于肿瘤显像。肿瘤对^{11}C-MET 的摄取高低反映肿瘤蛋白质合成及氨基酸转运的活跃程度,与细胞增殖和微血管密度有关。有些作者曾行头颈部肿瘤、乳腺癌、肺癌、妇科肿瘤及前列腺癌^{11}C-蛋氨酸显像研究,多数研究显示^{11}C-蛋氨酸显像与^{18}F-FDG 显像相比并无明显优势,鉴于^{11}C-蛋氨酸体内分布存在的不足以及^{11}C 半衰期较短对显像的影响,^{11}C-MET 在上述部位肿瘤的应用较少,目前应用和研究最多的为颅脑肿瘤^{11}C-MET 显像。

^{18}F-FDG 显像由于正常脑实质代谢明显增高而不利于脑胶质瘤的检测和显示,另外低级别胶质瘤由于不摄取或仅轻度摄取^{18}F-FDG,使其无法与炎症或缺血性病灶相鉴别。正常脑组织摄取^{11}C-MET 较低,而大多数胶质瘤病灶(包括低级别脑胶质瘤)呈现^{11}C-MET 高摄取,如图 10-7、图 10-8 所示,使其在检测脑胶质瘤方面灵敏度明显高于^{18}F-FDG 显像,病灶边界也较^{18}F-FDG 显示得更清楚,易于确认,因此对^{18}F-FDG 显像有较好的补充作用[9]。Kracht 等对 30 例患者进行研究发现,当将病灶^{11}C-MET 摄取高于正常脑实质 1.3 倍作为诊断胶质瘤的阈值时,^{11}C-MET 显像诊断脑胶质瘤的灵敏度和特异性分别为 87% 和 89%[10]。Berntsso 等的研究也显示如将病灶处^{11}C-MET 摄取高于对侧相应部位脑实质 2.0 倍作为诊断脑胶质瘤的阈值

时，[11]C – MET 诊断 Ⅱ、Ⅲ、Ⅳ 级脑胶质瘤的灵敏度分别为 75.7％、91.9％、100％，总体灵敏度为 87.4％。与颅脑 MRI 相比较，Berntsso 等的研究认为，对于 MRI 显像病灶无增强或增强不明显者，[11]C – MET 显像可用于进一步明确该病灶是否为脑胶质瘤，尤其是低级别脑胶质瘤。在低级别脑胶质瘤的放疗计划确定方面，[11]C – MET 显像在 88％的病人中能较 MRI 更好地确定肿瘤体积，从而更好指导低级别脑胶质瘤的放射治疗。在检测胶质瘤术后残余、复发病灶中，[11]C – MET 显像也是一种灵敏、准确的显像技术，可以准确地诊断肿瘤残余病灶并进行定位，有助于指导放疗。与目前最常用的颅脑 MRI 相比，PET/CT 的图像分辨率不如颅脑 MRI，使其在显示颅内各种病变和组织的精细结构方面和在指导手术治疗方面的作用不及 MRI（见图 10 – 7、图 10 – 8），另外 PET/CT 的价格昂贵也是限制其临床应用的重要因素。脑胶质瘤放疗后放射性炎症与肿瘤复发是影像学鉴别诊断的难题，虽然[11]C – MET 显像可以灵敏地检测肿瘤复发病灶，但是在区分放射性炎症和复发病灶方面仍存在一定程度的不足，[11]C – MET 在小部分炎症、脑血肿和术后胶质增生患

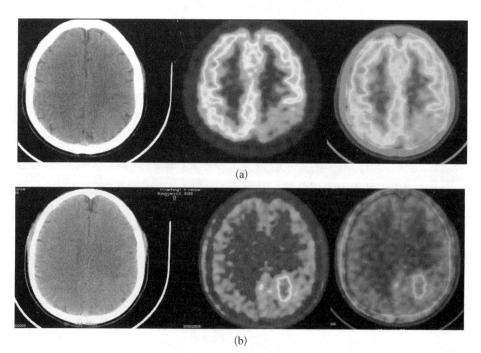

(a)

(b)

图 10 – 7　患者的平扫 CT、PET 和 PET/CT 融合图像

(a) [18]F – FDG；(b) [11]C – MET

者存在一定程度的摄取，易导致假阳性，须引起重视[11]。

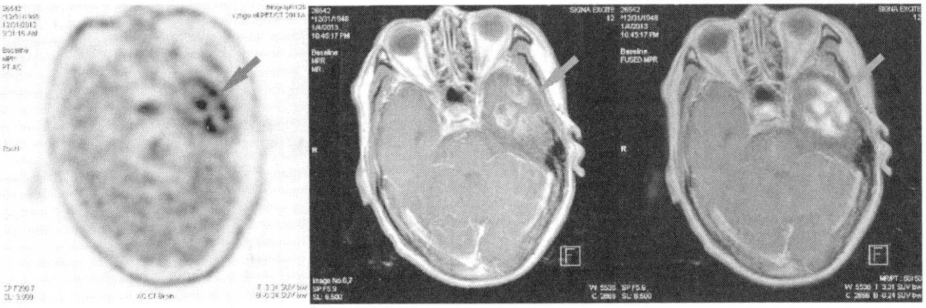

图 10‐8　PET、MRI 和 PET/MRI 融合图像

10.3.2　¹¹C‐胆碱 PET/CT 显像

¹¹C‐胆碱也是目前应用相对较多的¹¹C 标记的正电子显像剂。¹¹C‐胆碱在正常人体内的分布与¹¹C‐蛋氨酸相类似，此显像剂在肝脏、胰腺、脾脏和胃肠道呈现高摄取；在涎腺存在中度的摄取；颅内除脉络膜和脑垂体外，正常脑实质基本上不摄取¹¹C‐胆碱，它在脑实质中的摄取量比¹¹C‐蛋氨酸还低；双肺及纵隔内基本无¹¹C‐胆碱摄取；¹¹C‐胆碱在双肾存在明显高摄取，但清除较慢，在注射后 10 min 内，膀胱尿液中放射性较低，因此对膀胱和前列腺病灶检测的影响较小；在软组织中，¹¹C‐胆碱的摄取也较低。

¹¹C‐胆碱是细胞膜磷脂的合成前体，是一种脂类代谢显像剂，肿瘤病灶对¹¹C‐胆碱的摄取高低在一定程度上与肿瘤细胞膜磷脂代谢的活跃程度相关，也与肿瘤的增殖活性相关。

研制¹¹C‐胆碱最初的目的主要是为了弥补¹⁸F‐FDG 显像在诊断前列腺癌方面的不足。前列腺癌是一种生长相对缓慢的肿瘤，大多数早期的前列腺癌分化程度较高，¹⁸F‐FDG 显像易出现假阴性。MRI 波谱分析显示前列腺癌中磷脂含量明显较正常前列腺增高，而胆碱是合成磷脂的前体，因此胆碱显像可望成为一种良好的显像剂用于前列腺癌显像。临床研究证实¹¹C‐胆碱确实可用于前列腺癌显像，可在一定程度上弥补¹⁸F‐FDG 显像的不足[12]。对 10 项研究涉及 637 例患者的 meta 分析显示，以病人为研究单位，¹¹C‐胆碱显像对治疗前的前列腺癌诊断灵敏度和特异性分别为 84% 和 79%[13]。山东省立医院报道 49 例前列腺患者行¹¹C 胆碱 PET/CT 显像，当采用肿瘤SUVmax/肌肉 SUVmax 比值（P/M）>2.3 作为诊断前列腺癌的标准，¹¹C‐胆碱显像诊断前列腺癌的灵敏度为 90.48%，特异性为 85.71%。但是有些研究也显示[11]C-胆碱难以准确区分前列腺癌和前列腺增生，Sutinen E 等应用[11]C-胆碱研究了 14 例前列腺癌和 5 例前列腺增生，结果显示除前列腺癌高摄取[11]C-胆碱外，前列腺增生组织的[11]C-胆碱摄取也很高。对局限于前列腺内的早期前列腺癌行[11]C-胆碱显像，其诊断灵敏度较低，约 60% 左右[14]。文献报道[11]C-胆碱显像对前列腺癌分期有一定的帮助，有助于检出盆腹腔淋巴结转移灶和骨转移灶[15]。目前大多数的研究主要集中于[11]C-胆碱和[18]F-胆碱显像对前列腺癌治疗后复发和转移病灶的检测，文献报道在再分期患者中，[11]C-胆碱显像的诊断灵敏度和特异性为 85% 和 88%。

随着临床研究的深入，结果显示[11]C-胆碱也适合用于颅内肿瘤、肺癌、食管癌和软组织肿瘤的显像。由于正常脑实质呈现[18]F-FDG 高摄取，使[18]F-FDG 显像在检测颅内转移灶的灵敏度仅有 50% 左右，而[11]C-胆碱在脑实质内的放射性本底很低，这提示它在诊断脑转移瘤中有较大的潜力，临床应用研究证实[11]C-胆碱显像在检测脑转移瘤方面明显优于[18]F-FDG 显像，如图 10-9 所示。Pieterman RM 等比较了 23 个肺癌脑转移灶[11]C-胆碱和[18]F-FDG 显像的检出率，结果[11]C-胆碱显像检出了全部转移灶，而[18]F-FDG 显像仅检出 3 个。[11]C-胆碱显像在诊断颅内其他恶性肿瘤方面也优于[18]F-FDG，Nobusada S 等用[11]C-胆碱显像对 20 例各种脑肿瘤患者（其中 6 例胶质瘤、3 例转移瘤、3 例垂体瘤、3 例脑膜瘤和 5 例其他肿瘤）进行显像，结果表明：肿瘤摄取[11]C-胆碱量很高，20 例患者的 23 个病灶 T/N 比值在 1.9～41.9。临床研究也显示虽然[11]C-胆碱显像可用于脑胶质瘤显像（见图 10-10），但脑胶质瘤对[11]C-胆碱的摄取存在较大的差异，其显像结果在一定程度上略逊于[11]C-蛋氨酸。南方医科大学南方医院的研究显示当鼻咽癌侵犯颅底及颅内时，[18]F-FDGPET/CT 显像由于正常脑实质及眼肌存在高[18]F-FDG 摄取而无法清楚显示和确

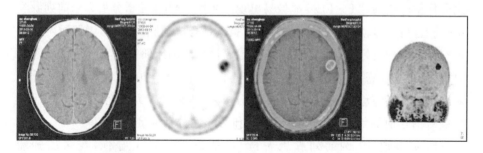

图 10-9　[11]C-胆碱的平扫 CT、PET、PET/CT 和 PET MIP 图像

定,而¹¹C-胆碱显像可以弥补¹⁸F-FDG 显像的上述不足,有助于更好地确定鼻咽癌对颅底及眶内的侵犯,从而提高 PET/CT 诊断鼻咽癌 T 分期的准确性,如图 10-11 所示[16,17]。

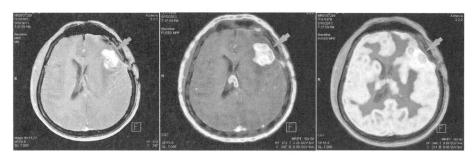

图 10-10　脑胶质瘤患者增强 MRI、¹¹C-胆碱 PET/MRI 融合图像和
¹⁸F-FDG PET/MRI 融合图像

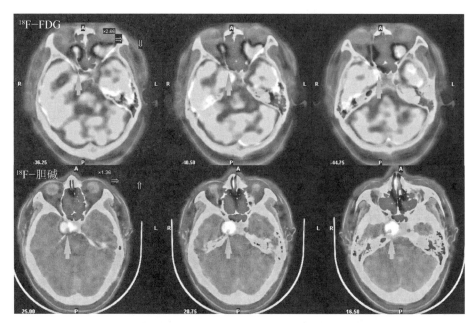

图 10-11　鼻咽癌颅底和颅内侵犯,¹¹C-胆碱显像病灶清晰程度明显高于
¹⁸F-FDG 显像(箭头所指为病灶所在)

与¹¹C-蛋氨酸不同,脑膜瘤也可出现¹¹C-胆碱高摄取,另外在¹¹C-胆碱在炎症病灶和放疗所导致的胶质增生中也易出现较明显的摄取,这使该显像在鉴别颅内良恶性病变方面不如¹¹C-蛋氨酸。在检测脑室系统中的恶性肿瘤时¹¹C-胆碱显像也存在一定程度的局限性,因为正常脑室内脉络丛也高摄取

[11]C-胆碱,使其不易于与肿瘤相区分。

虽然[11]C-胆碱显像在头颈部肿瘤、肺癌、食管癌、膀胱癌及骨骼软组织肿瘤的显像和诊断也证明是有较好的应用价值,但是与[18]F-FDG显像相比并无明显优势,因此其应用并没有受临床的高度重视。

近年来临床研究发现[11]C-胆碱显像在肝细胞癌显像方面有助于弥补[18]F-FDG显像的不足而备受关注。[18]F-FDG虽然对肝内胆管细胞癌具有较高的检测灵敏度,但对诊断肝细胞癌方面存在较明显的局限性,中高分化肝细胞癌[18]F-FDG显像易出现假阴性。2008年日本学者Yamamoto对12例16个病灶行[11]C-胆碱和[18]F-FDG显像,[11]C-胆碱显像检测率略高于[18]F-FDG显像(63%:50%),将两种显像相结合,16个病灶均被检测到。南方医科大学南方医院对76例肝细胞癌患者采用[18]F-FDG和[11]C-胆碱相组合进行显像,结果显示[18]F-FDG显像检测灵敏度为61.1%,而[11]C-胆碱显像的检测灵敏度为71.4%,两者相结合对肝细胞癌的检测灵敏度为89.5%,典型病例如图10-12所示。患者,男,58岁,CT查体发现肝内1.0 cm低密度结节,AFP未见增高。[18]F-FDG PET/CT显像未见病灶代谢增高,[11]C-胆碱显像病灶代谢明显增高。术后病理:中-低分化肝细胞癌。

^{18}F-FDG

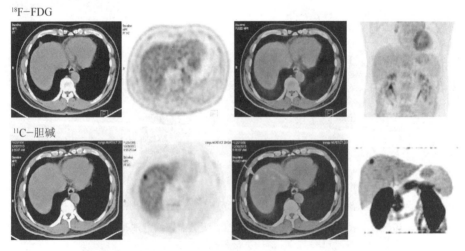

图10-12 某患者[18]F-FDG PET/CT与[11]C-胆碱PET/CT显像

[11]C-胆碱显像在检测分化较高的肝细胞癌及在检测小于5 cm的肝脏病灶方面阳性率明显高于[18]F-FDG显像。这些结果显示[18]F-胆碱和[11]C-胆碱显像在检测肝细胞癌方面可作为[18]F-FDG显像的重要补充。

10.3.3　^{11}C-乙酸 PET/CT 显像

^{11}C-乙酸最早用于心肌显像,后来在临床研究中发现该显像剂也可用于肿瘤显像而受到高度的重视。^{11}C-乙酸静脉注射后可以很快为细胞所摄取并在细胞内经乙酰辅酶 A 合成酶的作用下转化为乙酰辅酶 A,随后它可以转入两种不同的代谢途径,一种进入线粒体内参加三羧酸循环最后转化为 CO_2 和水,^{11}C-乙酸心肌显像所反映的主要是这一途径的代谢状态;另一种代谢途径是用以合成胆碱和脂肪酸,参与细胞膜的合成,^{11}C-乙酸在肿瘤中的显像主要是反映这一途径的代谢状态。肿瘤中高表达脂肪酸合成酶,该酶可将^{11}C-乙酸转化为脂肪酸而参与细胞内各种膜的磷脂酰胆碱合成,而后者对肿瘤的生长和转移是非常重要的[18]。

1987 年 Brown 和同事最早将^{11}C-乙酸用于研究心肌的氧利用。他们的研究显示缺血心肌对^{11}C-乙酸的摄取高于正常心肌,在心肌缺血状态下,心肌乙酸的氧化与氧的消耗量相一致,因此通过显示缺血心肌的^{11}C-乙酸可以了解局部心肌的氧耗量。研究也显示^{11}C-乙酸可以反映心肌的血流量(myocardial blood flow,MBF)。由于^{11}C-乙酸的最终代谢是在心肌细胞的线粒体内,因此心肌对^{11}C-乙酸的摄取也在一定程度上可反映病理状态下心肌线粒体的改变。

随着研究的深入,^{11}C-乙酸在恶性肿瘤中的作用也渐渐受到人们的重视。由于^{18}F-FDG 显像在分化较高的前列腺癌的诊断中存在不足,核医学专家对探讨用^{11}C-乙酸弥补^{18}F-FDG 显像的不足深感兴趣。2002 年 Oyama 等对22 例前列腺癌患者进行了^{11}C-乙酸和^{18}F-FDG 显像对比研究,发现所有的患者均为^{11}C-乙酸显像阳性,而^{18}F-FDG 显像的阳性率为 83%,另外^{11}C-乙酸在检测淋巴结转移灶和骨转移灶方面也优于^{18}F-FDG 显像,在 5 例有淋巴结转移灶的患者中,所有 5 例患者^{11}C-乙酸显像均为阳性,而^{18}F-FDG 显像的阳性率为 2/5;在 7 例骨转移患者中,6 例患者为^{11}C-乙酸显像阳性,而^{18}F-FDG 显像的阳性率为 4/7。但有研究则显示,^{11}C-乙酸显像诊断前列腺癌的灵敏度仅为 75%,而假阳性达 15%。良性前列腺增生可出现^{11}C-乙酸摄取增高,这使其在鉴别前列腺癌和前列腺增生方面如^{11}C-胆碱显像一样存在较大的困难。在检测前列腺癌术后复发和残余病灶方面,文献报道^{11}C-乙酸显像是一种比较灵敏的显像技术,但其阳性率与 PSA 水平密切相关,在 PSA 水平大于 3 ng/mL 时其阳性率为 59%,而小于 3 ng/mL 时,其阳性率只有 4%。

^{11}C-乙酸显像的重要贡献还在于它在肝细胞癌诊断方面能有效地弥补^{18}F-FDG 显像的不足。2003 年 Huo L 等的研究显示在 39 例肝细胞癌患者中，^{18}F-FDG 显像的灵敏度为 47.3%，而^{11}C-乙酸显像的灵敏度为 87.3%，^{18}F-FDG 和^{11}C-乙酸显像相结合，所有的肝细胞癌均为阳性（灵敏度为100%）。^{18}F-FDG 显像在检测中低分化肝细胞癌方面优于^{11}C-乙酸显像，而^{11}C-乙酸显像在检测高中分化肝细胞癌方面优于^{18}F-FDG 显像。另外还发现肝转移癌和胆管细胞癌^{11}C-乙酸显像为阴性。在 2009 年 Park 的研究也证实^{18}F-FDG 和^{11}C-乙酸显像相结合可提高 PET•对肝细胞癌的检测灵敏度。他们用^{18}F-FDG、^{11}C-乙酸和两种显像结合对 90 例肝细胞癌患者的 110 个病灶进行研究，结果显示三者的检测灵敏度分别为 60.9%、75.4%和 82.7%。AFP 增高、分级较晚、存在门脉癌栓、肿瘤体积大和多发病灶者的^{18}F-FDG PET/CT 易出现阳性结果；肿瘤较大或多发病灶者^{11}C-乙酸显像易出现阳性。将病灶大小分为 1～2 cm 组、2～5 cm 和 ≥5 cm 组，^{18}F-FDG 显像阳性率分别为 27.2%、47.8%和 92.8%，而^{11}C-乙酸显像的阳性率分别为 31.8%、78.2%和 95.2%。^{18}F-FDG PET/CT 显像阳性者存活率低于阴性者。Huo L 等研究^{18}F-FDG 和^{11}C-乙酸显像相结合对肝外转移灶的检测能力，结果显示：在121 例患者中，以病人为研究单位，^{11}C-乙酸显像结合^{18}F-FDG 显像检测肝细胞癌转移灶的灵敏度和特异性分别为 98%和 86%，阳性预告值为 97%，阴性预告值为 90%，准确性为 96%。分别以病灶和病人为研究单位，^{11}C-乙酸显像的检测灵敏度分别为 60%和 64%，^{18}F-FDG 显像分别为 77%和 79%，两种显像具有互补价值。两种显像相结合对选择行根治性手术的患者有用（两种显像相结合、单纯^{18}F-FDG 显像和单纯^{11}C-乙酸显像的阴性预告值分别为 90%、49%和 37%）。但研究也显示^{11}C-乙酸显像在鉴别肝细胞癌和结节样增生（focal nodular hyperplasia，FNH）方面存在不足。中国医学科学院协和医院霍力等的研究显示，采用注射^{11}C-乙酸后的即刻显像和注射后 11～18 min 的常规显像相结合（双时相显像）能将肝结节状增生、肝血管瘤和肝细胞癌区分开来，肝细胞癌、肝结节样增生和肝血管瘤在注射后即刻显像中均呈现病灶内明显浓聚，而在 11～18 min 的常规显像时肝细胞癌病灶仍明显浓聚，肝结节样增生病灶处放射性分布明显降低接近于正常肝本底，而肝血管瘤病灶处变成放射性缺损，作者将 R_1 设为早期相肿瘤的 SUV_T 和正常肝组织的 SUV_B 的比值（SUV_T/SUV_B），R_2 为常规显像肿瘤的 SUV_T 和正常肝组织的 SUV_B 的比值，ΔR 为（R_2-R_1）。以 ΔR 大于 0 作为肝细胞癌的诊断阈值，^{11}C-

乙酸双时相显像鉴别诊断肝细胞癌和良性病变（肝结节样增生和肝血管瘤）的准确性达 100％，如图 10-13 所示，这提示^{11}C-乙酸双时相显像可弥补单时相显像在肝细胞癌鉴别诊断方面的不足[19]。

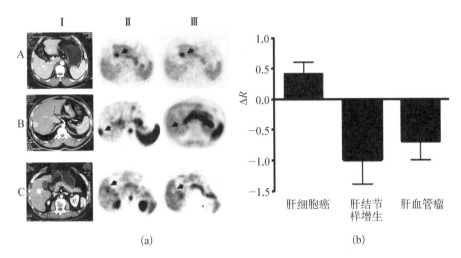

图 10-13 肝细胞癌、肝结节样增生和肝血管瘤的^{11}C-乙酸动态显像

(a) A、B、C 分别为肝细胞癌、肝结节样增生和肝血管瘤的增强 CT、
^{11}C-乙酸早期图像和 18～20 min 图像；(b) 三种病变的 ΔR

（摘自 Huo L，PLoS One，2014，9(5)：e96517）

^{11}C-乙酸显像的另外一个备受重视的是在肾脏肿瘤方面的应用，众所周知，^{18}F-FDG 显像在肾脏透明细胞癌的诊断方面存在不足。1995 年，Shreve 等对 18 例肾细胞癌患者进行 30 min 的动态显像发现在显像的初始肾细胞癌的^{11}C-乙酸摄取与正常肾实质相近，但肿瘤内^{11}C-乙酸清除慢于正常肾组织，因此注射显像剂 10 min 后肿瘤与正常肾组织的差别则显示出来。2008 年 Oyama 的研究显示在 20 例肾癌中 70％患者出现^{11}C-乙酸显像阳性，乳头状癌摄取高于透明细胞癌，作者认为 PET/CT 显像最好在注射显像剂 15 min 后进行，使^{11}C-乙酸能在肿瘤内充分摄取。国内复旦大学附属肿瘤医院徐俊彦等对 34 例肾脏单发占位者分别行 20 min ^{11}C-乙酸 PET 动态采集及^{18}F-FDG、^{11}C-乙酸局部静态显像。34 例患者中，26 例为肾细胞癌（23 例为透明细胞癌、1 例为乳头状肾细胞癌、1 例为嫌色细胞癌、1 例为多房囊性肾细胞癌），另 8 例分别为血管周上皮样细胞分化的肿瘤（1 例）、嗜酸细胞瘤（3 例）、平滑肌肉瘤（1 例）、肾盂鳞癌（1 例）、弥漫性大 B 细胞淋巴瘤（1 例）和复杂囊肿（1 例）。以病灶 T/B 比值＞1 为阳性标准，对肾细胞癌，^{11}C-乙酸和^{18}F-

FDG 显像的阳性率分别为 88.5%(23/26) 和 38.5%(10/26),两者差异有统计学意义($p < 0.001$)。3 例肾细胞癌为^{11}C-乙酸显像阴性,其中 2 例体积较小(短径仅为 1.0 cm)、1 例为多房囊性肾细胞肾癌。研究也显示血管周上皮样细胞分化的肿瘤、嗜酸细胞瘤、平滑肌肉瘤也可出现^{11}C-乙酸明显高摄取,而肾盂鳞癌、弥漫性大 B 细胞淋巴瘤和复杂囊肿^{11}C-乙酸显像为阴性。^{11}C-乙酸的时间-放射性曲线显示,肾细胞癌与良性病变的放射性计数达峰时间及曲线走势均存在一定差异,血管周上皮样细胞分化的肿瘤、嗜酸细胞瘤和肾细胞癌的摄取动态曲线有一定的差别可能有助于鉴别诊断[20]。另外文献报道血管平滑肌脂肪瘤(angiomyolypoma,AML)对^{11}C-乙酸也有高摄取,病灶/肾组织的 SUVmax 比值通常大于 1.8,显著高于高度分化肾透明细胞癌的。血管平滑肌脂肪瘤延迟显像病灶/肾组织^{11}C-乙酸的 SUVmax 比值通常较早段显像高出 20%,而肾嫌色细胞癌延迟显像^{11}C-乙酸显像病灶/肾组织的 SUVmax 比值通常较早段显像低 10%,因此延迟显像可区分血管平滑肌脂肪瘤与肾嫌色细胞癌。

另外也有报道证明^{11}C-乙酸显像在诊断膀胱癌、脑胶质瘤、肺细支气管肺泡癌、多发性骨髓瘤等有一定的临床应用价值,在检测脑胶质瘤方面^{11}C-乙酸显像灵敏度略低于^{11}C-蛋氨酸显像,膀胱癌^{11}C-乙酸显像灵敏度较高。还须引起注意的是,与^{11}C-胆碱显像相类似,^{11}C-乙酸在大多数脑膜瘤中也出现明显高摄取。

10.3.4 ^{11}C-β-CFT 显像

^{11}C-β-CFT 显像在帕金森病的早期诊断方面有重要应用价值。帕金森病(Parkinson's disease,PD)的早期则出现明显的黑质多巴胺(DA)能神经元毁损、变性脱失伴随突触前膜多巴胺转运蛋白(dopamine transporter,DAT)数量及功能的明显下降,^{11}C-CFT 是脑多巴胺转运蛋白 PET 显像剂,复旦大学华山医院王慧春等的研究显示帕金森病早期患者^{11}C-β-CFT 显像显示双侧壳核^{11}C-β-CFT 摄取较正常对照组明显减少,以起病对侧减少为主,后壳核区域最为显著,起病同侧壳核^{11}C-β-CFT 摄取部分减少,双侧尾状核^{11}C-β-CFT 摄取未见明显减少[21]。中山大学第一附属医院冼文彪等的研究显示^{11}C-β-CFT 显像有助于帕金森病诊断和严重程度评估,PD 患者双侧纹状体^{11}C-β-CFT 摄取值显著降低[22]。纹状体^{11}C-β-CFT 摄取值与 PD 患者UPDRSⅢ、强直、运动迟缓、姿势、步态评分均呈显著负相关。早期 PD 患者纹

状体^{11}C-β-CFT 分布呈双侧不对称降低,起病对侧壳核、尾状核均显著降低,起病同侧以壳核外侧部降低为主。晚期 PD 患者纹状体^{11}C-β-CFT 分布呈双侧对称性显著降低,与早期 PD 组相比,^{11}C-β-CFT 的分布逐渐发展至起病同侧壳核和双侧尾状核进一步降低。

参考文献

[1] 张锦明,田嘉禾.^{11}C 标记的放射性药物在 PET-CT 肿瘤诊断上的应用[J].国外医学·放射医学核医学分册,2005,29(5):232-237.

[2] 李松.^{11}C-蛋氨酸的合成及其产率研究[J].化学工程与装备,2014,8:57,64.

[3] 陈立光,唐安戊,王淑侠,等.L-[S-^{11}C-甲基]-蛋氨酸的快速制备和质量控制[J].现代临床医学生物工程学杂志,2005,11(1):8-10.

[4] 张晓军,李云刚,刘健,等.L-[S-^{11}C-甲基]-蛋氨酸的合成及 HPLC 分析[J].同位素,2014,27(4):236-240.

[5] 张锦明,田嘉禾,杨志,等.自动化制备^{11}C-胆碱及临床应用[J].中华核医学杂志,2004,24(1):46-48.

[6] 甘满权,唐小兰,唐刚华,等.^{11}C-乙酸盐自动化合成改进工艺及 PET/CT 显像[J].同位素,2013,26(2):73-78.

[7] 文富华,邓怀福,王红亮,等.多巴胺转运蛋白显像剂 11C-β-CFT 的全自动化合成[J].同位素,2011,24(4):193-197.

[8] 张锦明,张晓军,刘键,等.国产氟多功能模块组合碘代甲烷模块合成^{11}C 标记放射性药物[J].同位素,2014,27(1):28-34.

[9] 张川,杨树源,岳树源,等.PET 显像在脑胶质瘤术前评估和神经导航手术中的应用[J].中国神经精神疾病杂志,2009,35(7):405-408.

[10] Kracht L W, Miletic H, Busch S, et al. Delineation of brain tumor extent with [11C]L-methionine positron emission tomography: local comparison with stereotactic histopathology[J]. Clin Cancer Res. 2004, 10(21): 7163-7170.

[11] Berntsson S G, Falk A, Savitcheva I, et al. Perfusion and diffusion MRI combined with ^{11}C-methionine PET in the preoperative evaluation of suspected adult low-grade gliomas[J]. J Neurooncol, 2013,114(2): 241-249.

[12] Hossein Jadvar. Prostate Cancer: PET with ^{18}F-FDG, ^{18}F- or ^{11}C-Acetate, and ^{18}F or ^{11}C-Choline[J]. J Nucl Med, 2011, 52(1): 81-89.

[13] Csaba Juhász, Shalini Dwivedi, David O. Kamson, et al. Comparison of amino acid positron emission tomographic radiotracers for molecular imaging of primary and metastatic brain tumors[J]. Mol Imaging, 2014, (13) 10: 2310.

[14] Maria Picchio, Paolo Castellucci. Clinical indications of ^{11}C-Choline PET/CT in prostate cancer patients with biochemical Relapse[J]. Theranostics, 2012, 2(3): 313-317.

[15] S. Schwarzenböck, M. Souvatzoglou, B. J. Krausel. Choline PET and PET/CT in Primary Diagnosis and Staging of Prostate Cancer[J]. Theranostics, 2012, 2(3): 318-329.

[16] Wu Hubing, Wang Quanshi, Li Baoyuan, et al. ^{18}F-FDG in conjunction with ^{11}C-choline PET/CT in the diagnosis of hepatocellular carcinoma [J]. Clin Nucl Med, 2011, 36: 1092-1097.

[17] Wu Hubing, Wang Quanshi, Wang Minfang, et al. Preliminary study of ^{11}C-choline PET/CT for T staging of locally advanced nasopharyngeal carcinoma: comparison with ^{18}F-FDG PET/

CT[J]. J Nucl Med, 2011, 52(3)：341－346.

[18] Ilaria Grassi, Cristina Nanni, Vincenzo Allegri, et al. The clinical use of PET with ^{11}C－acetate[J]. Am J Nucl Med Mol Imaging, 2012, 2(1)：33－47.

[19] Huo L, Dang Y, Lv J, et al. Application of dual phase imaging of ^{11}C－acetate positron emission tomography on differential diagnosis of small hepatic lesions [J]. PLoS One, 2014, 9(5)：e96517.

[20] 徐俊彦,章英剑,程竞仪,等. ^{11}C－乙酸联合^{18}F－FDGPET/CT 显像在肾占位鉴别诊断中的应用价值[J]. 肿瘤影像学,2014,23(2)：137－142.

[21] 王慧春,左传涛,黄喆慜,等. ^{11}C－CFT 脑 PET 显像在早期帕金森病诊断中的临床应用[J]. 中国临床医学影像杂志,2010,21(4)：229－232.

[22] 冼文彪,江璐璐,刘妍梅,等.[^{18}F]FDG 脑代谢联合[^{11}C]CFT 脑多巴胺转运体 PET 显像对帕金森病的临床研究[J].中国临床神经科学,2014,22(5)：530－534.

第 11 章

^{99m}Tc 标记显像剂

11.1 放射性核素^{99m}Tc 的化学性质与标记特点

在锝(technetium)的放射性核素当中,最适合医学应用的是^{99m}Tc,它有较纯的低能 γ 射线(140 keV)和较短的半衰期(6.03 h),对于显像能产生很好的分辨率而辐射损伤又小,而且来源也较方便。通常^{99m}Tc 是由^{99}Mo $-^{99m}$Tc 发生器的方式供应。由于^{99m}Tc 具有其他核素无法比拟的优越性,近三十年来,^{99m}Tc 的核医学诊断发展很快,世界各国现有放射性显像剂中,80%以上为^{99m}Tc 标记的药物。

由于发生器产生的^{99m}Tc 是过锝酸的形式,所以要形成各种锝的络合物必须先经过还原,常用的还原剂有氯化亚锡($SnCl_2$)。而锝络合物的制备方法可分为直接络合与间接络合两种。

(1) 直接络合:一般是将淋洗的高锝酸钠进行还原的同时与络合剂结合。按照还原的条件和操作步骤的不同可以得到不同氧化态的锝络合物。如在酸性(pH 值为 2~5)还原条件下,用氯化亚锡作为还原剂,二巯基琥珀酸(DMSA)与高锝酸钠反应产生^{99m}Tc(+4)DMSA 络合物而用于肾显像。而同样条件下加入 7%的 $NaHCO_3$溶液使之成为碱性,则产生^{99m}Tc(+5)DMSA 络合物,它很少通过肾脏而浓集在髓质甲状腺癌、肺癌、癌胚抗原等组织中。

(2) 间接络合:通过将一种较强配位体取代较弱络合物中的另一种配位体。该方法可准确地产生具有一种氧化态的锝络合物,而且可避免还原剂的干扰。可被取代的较弱锝络合物包括锝的葡庚酸络合物[Tc(+4)GH]和亚甲基二磷酸络合物[Tc(+4)MDP]。而常见的配位体包括:羟基配合物(^{99m}Tc -

---

11.1节作者:王成,博士,上海交通大学医学院附属仁济医院。

枸橼酸盐)、巯基配合物(^{99m}Tc‑DMSA)、含氮配体(^{99m}Tc‑IDA)、胺基多羧酸
配体(^{99m}Tc‑EDTA)和膦酸盐配体(^{99m}Tc‑MDP)。

11.2 ^{99m}Tc‑IDA

11.2.1 ^{99m}Tc‑IDA 的化学合成与质量控制

亚氨基二乙酸酯类肝胆显像剂主要是亚氨基二乙酸酯(iminodiacetate,
IDA)的衍生物,它们很容易螯合各种金属离子,与^{99m}Tc(高锝酸根)结合。这
些 IDA 类衍生物和^{99m}Tc‑IDA 络合物的分子结构如图 11‑1、表 11‑1 所示。

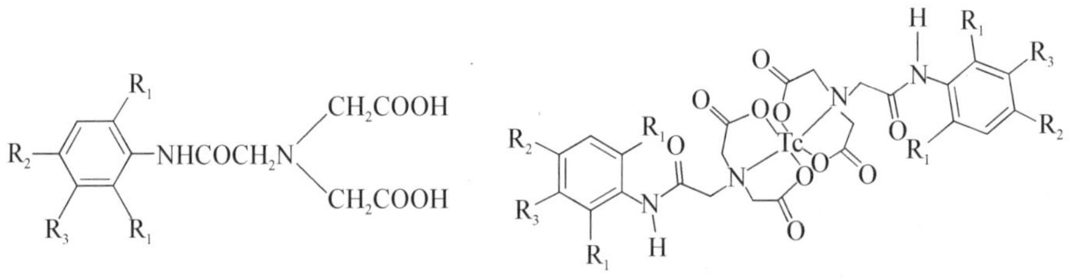

图 11‑1　IDA 类衍生物和^{99m}Tc‑IDA 络合物的分子结构

表 11‑1　IDA 类衍生物

化 合 物	R_1	R_2	R_3
HIDA(二甲基 IDA)	CH_3-	H	H
EHIDA(二乙基 IDA)	C_2H_5-	H	H
BIDA(丁基 IDA)	H	C_4H_9-	H
DISIDA(双异丙基 IDA)	$(CH_3)_2CH-$	H	H
PIPIDA(P‑异丙基 IDA)	H	$(CH_3)_2CH-$	H

制备方法:锝[^{99m}Tc]‑二乙基乙酰苯胺亚氨二醋酸(^{99m}Tc‑EHIDA)是目
前国家批准的唯一的肝胆系统显像剂。在无菌操作条件下,临用前按高锝
[^{99m}Tc]酸钠注射液的放射性浓度,取 1~8 mL(185~370 MBq)注入注射用二
乙基乙酰苯胺亚氨二醋酸瓶中,充分振摇,使冻干物溶解,室温静置 5~
10 min,即得。

11.2 节作者:张国旭,主任医师,沈阳军区总医院。

质控方法：放化纯度测定(radiocemical purity determination)方法可用电泳法(electrophoresis)或薄层层析法(thin layer chromatography，TLC)，薄层层析可采用 ITLC/SA 色谱纸(chromatographic paper)，分别用 20%氯化钠溶液和水展开，各组分比移值(retardation factor value，R_f value)分别是：20%氯化钠中：^{99m}Tc - EHIDA 和^{99m}TcO$_2$ 在原点，Na^{99m}TcO$_4$ 在溶剂前沿；水中：^{99m}TcO$_2$在原点，^{99m}Tc - EHIDA 和 Na^{99m}TcO$_4$ 在溶剂前沿。放化纯度(%)＝100%－Na^{99m}TcO$_4$%－^{99m}TcO$_2$%，其放化纯度应大于 95%，室温稳定 8 h。

11.2.2 ^{99m}Tc - IDA 的生物学机制

^{99m}Tc - IDA 络合物在肝内的运输和排泄与胆红素一样，肝细胞可通过主动转运从血浆中清除胆红素和^{99m}Tc - IDA 络合物。因此，当血胆红素过多时，将与^{99m}Tc -显像剂竞争而阻止它的转运。肝胆显像剂的化学特征与通过肾排出的物质不同。肝胆显像剂的分子量通常在 300～1 000 之间，并且含有两个平面的亲脂性结构和极性基团。这些肝胆药物通常都与蛋白质结合。当肝功能受损时，肝胆显像剂通过肾清除相对增加。肝胆显像剂除了能被肝胆迅速清除以外，还应在胆红素竞争中占优势。适于做肝胆显像剂的化学品与胆红素相比，应对阴离子受体或肝细胞具有更高的亲和力，并且自体内清除更快。

11.2.3 ^{99m}Tc - IDA 在临床中的应用

由于肝胆显像具有非创伤性、安全、简单、快速、正确率高等优点，它既可反映肝胆系统的动态功能，又可观察其形态变化，所以目前已广泛用于临床。现将临床应用情况简述如下。

1) 正常肝胆显像

正常肝胆显像图特征为注药后 10～30 min 期间肝连续显像，胆管、胆囊、胆总管顺次描出，以后进入小肠。一般 5 min 时胆管有些显影，10 min 时胆管显影渐趋清晰，15 min 时胆管、胆囊开始显影，30 min 时胆管、胆囊、胆总管均显影，肠内可见放射性[1-3]。

2) 急性胆囊炎的诊断

急性胆囊炎绝大多数是由于胆囊管存在着机械性或功能性阻塞而引起，最特异的病理表现为炎症、水肿或其他原因所造成的胆囊管梗阻。超声、CT检查虽能精确地观察胆囊形态和有无结石，但不能显示胆囊管有否阻塞。胆系显像对了解胆道通畅与否，既准确又快速。肝胆显像诊断急性胆囊炎已成为临床首选项目,诊断的正确率可达 97.6%,假阳性率为 0.6%,假阴性率为 4.8%[4-5]。急性胆囊炎显像图的主要特征是:在注药后 1~4 h 内胆囊始终不显影;或进脂餐、做促胆囊收缩素(cholecystokinin, CCK)刺激试验 1 h 后也不显像,则诊断可确立。所以,即使临床高度怀疑为急性胆囊炎,但肝胆显像中只要胆囊显影就可排除急性胆囊炎。胆囊持续不显影要注意与慢性胆囊炎、胆囊结石、胆囊癌等其他胆囊疾病相鉴别。此外,急性胰腺炎、酒精中毒、长期采用静脉营养及禁食时间过长等也可造成胆囊不显影。

3) 慢性胆囊炎、胆石症的诊断

肝胆显像对于慢性胆囊炎的诊断缺乏特异性。其显像时的主要表现为:大部分患者呈正常图像,少数病人可见肠道放射性延迟出现,必要时做延迟显像有助于急、慢性胆囊炎的鉴别,慢性胆囊炎和胆石症胆囊收缩功能测定时,其胆囊排胆分数(gallbladder ejection fraction, GBEF)和喷射时间往往比正常人明显降低[6-7]。诊断慢性胆囊炎和胆石症的首选方法,应以超声显像和口服胆囊造影为好。

4) 黄疸的鉴别诊断

对于黄疸患者临床急需了解是肝内梗阻引起的,还是肝外梗阻引起的,以及肝外梗阻的部位,肝胆显像有助于进行鉴别诊断。

外科性黄疸和内科性黄疸在临床处理上完全不同,及时明确诊断至关重要。外科性黄疸分为完全性和不完全性梗阻,完全性梗阻多为肿瘤(如胰腺癌)侵犯压迫胆管所致。其显像特点是肠道始终无放射性出现,且 CCK 试验为阴性[8-11]。因胆管内压力高胆汁难以流出,致使胆囊胆管常不显影。病初始肝脏清除功能受损不重,显示图像时可正常,随病情发展肝细胞受损严重,肝脏摄取功能降低而显像不佳。不完全性梗阻多为结石,显像特点是肝脏清除功能正常或轻度受损,肠道放射性延迟出现(>60 min)且量少,梗阻近端胆管有扩张。

内科性黄疸多系肝细胞性疾患、胆小管受损和药物中毒等引起。显像表现为:肝脏放射性浓集降低,随病情加重甚至可不显像,肠道影像不同程度地延迟出现,无胆管、胆囊扩张和胆汁淤积的表现;病情严重者胆道往往不显像,心、肾影像清晰可见。

5) 肝胆道手术后的评价

肝胆术后放射性核素肝胆显像能提供下述有用信息:① 术后有无胆道闭塞;② 胆道、肠道吻合术(Rous - Y)后吻合口的通畅性;③ Billroth II 式手术后的胆流通畅情况,有无胆汁-胃、食管逆流[12-13];④ 有无胆漏;⑤ 肝移植术后有无排斥反应,有无感染或胆道梗阻[14-17]。

6) 诊断胆管先天性囊状扩张症

可用核素肝胆动态显像诊断先天性胆总管囊肿[18]。先天性胆总管囊肿通常可分为四型。它们在肝胆动态显像图上的表现为胆总管扩张部分的放射性滞留,构成椭圆形或梭形浓聚影,可在肝影、胆囊影消退甚至进餐后仍残存。

7) 新生儿黄疸的鉴别诊断

引起新生儿黄疸的原因有溶血性、新生儿肝炎和先天性胆道闭锁。在临床上区别后两种黄疸是很重要的。先天性胆道闭锁症要行手术,而新生儿肝炎一旦误诊而剖腹则 30% 将变为肝硬化症。这两种疾患的肝胆显像图特征相似:血本底高,心脏显影,肝显影不清晰,胆道不显影、肠内无放射性,两肾显影。用口服苯巴比妥法可鉴别这两种病。方法:口服苯巴比妥 3～7 日,剂量为 5 mg/(kg·d)(分两次口服),服后做99mTc - IDAγ 照相。如服药后肠内出现放射性说明是肝内病变引起——新生儿肝炎。如仍无放射性则是肝外阻塞——先天性胆道闭锁[19-22]。

8) 十二指肠胃反流

肝胆显像剂随胆汁一同排入十二指肠,正常时不能进入胃内,故胃区无放射性,胃区内若出现放射性就可诊断为十二指肠胃反流。

9) 异位胆囊的诊断

胆囊位于肝右叶下部,但在个别病例中会产生异位的胆囊。在肝显像中异位的胆囊会出现一缺损区,所以容易误认为肝内占位病变。异位胆囊有以下几种情况:① 在内脏异位病例中,胆囊在左侧;② 胆囊在肝左叶下缘;③ 胆囊挤入肝实质内;④ 胆囊挤入肝的背部;⑤ 胆囊挤入肝与横膈之间;⑥ 胆囊位于右肝管上。使用99mTc - IDA 可以明确异位胆囊的存在位置。

10) 肝细胞癌的定性诊断

肝细胞癌起源于肝细胞,因此有可能摄取放射性肝胆显像剂[23]。但正常肝细胞摄取肝胆药物后,迅即通过分泌、排出的过程,将其排入胆道系统,肝区放射性迅速降低。而肝癌病灶缺乏有效的胆道系统,摄入的放射性肝胆药物无法及时排出,因此,放射性药物瘀滞于病灶局部。一方面病灶部位放射性药物滞留,另一方面病灶周围正常肝组织放射性迅速降低甚至清除,衬托出病灶部位放射性核素浓聚以热区显示。多数情况需在肠道排泄后病灶方能清晰显示,因此,要进行延迟显像。若 5 min 时的放射性稀疏、缺损区在延迟显像中表现为放射性浓集,等于或超过周围肝组织,诊断为显像阳性。

此法对原发性肝癌的定位及定性诊断的价值较大。可用于小肝癌的定性和定位诊断,阳性显示的最小肿瘤直径在 2 cm 以下;用于甲胎蛋白(alpha fetoprotein,AFP)阴性肝癌的定性、定位诊断;用于肝腺瘤与肝细胞癌的鉴别诊断;用于肝癌转移灶的诊断。该方法特异性高,但需要排除其他原因引起的局部胆汁瘀滞造成的假阳性。欠缺之处在于其定性阳性率仅为 50%~60% 左右,虽可检出 2 cm 以下肝癌病灶,但检出率较低,且肝门区肿瘤因受胆道系统影响而难以检出,容易导致漏诊。

11.3 $^{99m}Tc - MDP$

11.3.1 $^{99m}Tc - MDP$ 的化学合成与质量控制

1) $^{99m}Tc - MDP$ 的化学合成

$^{99m}Tc - MDP$ 的制备一般包括 3 个步骤:生产 ^{99m}Tc;还原 ^{99m}Tc; ^{99m}Tc 与 MDP 的结合(配体的标记)。

(1) ^{99m}Tc 由钼-锝($^{99}Mo - ^{99m}Tc$)发生器生产,利用生理盐水洗脱获得高锝酸钠洗脱液。

(2) 从发生器得到的高氧化态锝,必须被还原为低氧化态锝才能进行标记。最常用的方法是采用氯化亚锡作为还原剂。在酸性介质中反应如下:

$$2^{99m}Tc\,O_4^- + 16H^+ + 3Sn^{2+} \longrightarrow 2^{99m}Tc^{4+} + 3Sn^{4+} + 8H_2O$$

此处 ^{99m}Tc 自 +7 价还原为 +4 价。 ^{99m}Tc 洗脱液中 ^{99m}Tc 原子的浓度仅约 10^{-9} mol/L,理论上按反应式所需 Sn^{2+} 的量是很少的,但是由于 Sn^{2+} 极易被氧化,为确保还原反应完全,亚锡离子和锝离子的比值须大于 400。

(3) 还原 ^{99m}Tc + MDP $\longrightarrow$ $^{99m}Tc - MDP$。

该方法是利用络合法将 ^{99m}Tc 以配位键的形式络合到 MDP 上,MDP 中含有孤对电子,与 ^{99m}Tc 形成配位键,MDP 中的 —OH 即是电子对给予者。

亚甲基二膦酸盐(methylenediphosphonate,MDP)含有 P—C—P 键,其结构式如图 11-2 所示。

$^{99m}Tc - MDP$ 的结构式如图 11-3 所示。

11.3 节作者:朱小华,主任医师,华中科技大学附属同济医院。

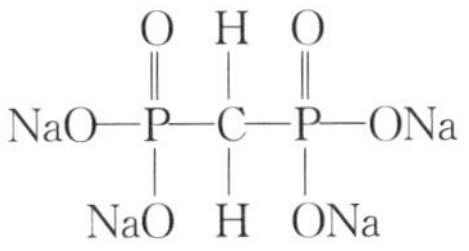

图 11-2 亚甲基二膦酸盐结构式

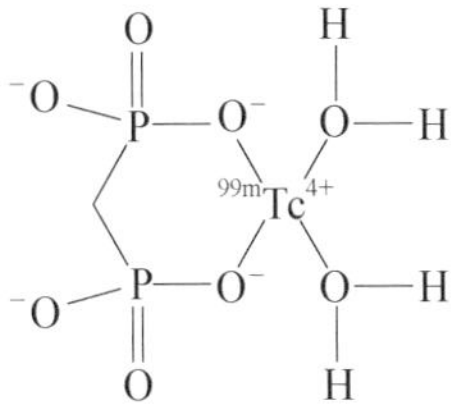

图 11-3 ^{99m}Tc-MDP 的结构式

目前核医学如果自己配置显像剂,多使用商品化药盒。MDP 药盒为亚甲基二膦酸与氯化亚锡经冷冻干燥的无菌粉末,称为注射用亚锡亚甲基二膦酸盐冻干品。主要成分为亚甲基二膦酸 5.0 mg,氯化亚锡 0.5 mg,辅料为抗坏血酸注射液、氢氧化钠。在无菌操作条件下,在放射性药房热室内用生理盐水洗脱 ^{99m}Tc 发生器得到高锝酸钠后,按其放射性浓度取 4~6 mL,加入到注射用亚锡亚甲基二膦酸盐冻干品瓶中,充分振摇,使内容物溶解,静置 5 min 后即制得 ^{99m}Tc-MDP。

2) ^{99m}Tc-MDP 的质量控制

^{99m}Tc-MDP 注射液应为无色澄清液体,pH 值应在 5.0~7.0 之间。以 0.9% 氯化钠溶液或 85% 甲醇溶剂为展开剂。若在充氮条件下进行,以 0.9% 氯化钠溶液为展开剂,^{99m}Tc-MDP 的 R_f 值约为 1.0。若以 85% 甲醇为展开剂,^{99m}Tc-MDP 的 R_f 值约为 0。^{99m}Tc-MDP 的放射化学纯度应不低于 90%。

11.3.2 ^{99m}Tc-MDP 的生物学机制

1) ^{99m}Tc-MDP 的药理

^{99m}Tc-MDP 是目前公认的较理想的骨显像剂。通过化学吸附结合于骨骼的无机成分中的羟基磷灰石结晶(hydroxyapatitecrystal)表面,此外骨内未成熟的胶原,也对 ^{99m}Tc-MDP 有较高的亲和力。影响骨骼浓聚 ^{99m}Tc-MDP 的主要因素是骨骼的血供状态和新骨的形成速率。此外 ^{99m}Tc-MDP 还能够定位于梗死的心肌细胞或钙化的软组织,如肌肉、软骨、血管及脏器。

2) ^{99m}Tc-MDP 的药代动力学

^{99m}Tc-MDP 静脉注射后,它自血液中清除为三室模式,半衰期分别为 (6.13 ± 1.06) min、(46.8 ± 9.2) min 及 (398 ± 71) min。^{99m}Tc-MDP 静脉注射后 3 h 骨骼内的聚集量达到峰值,约为注射剂量的 40%~50%,可持续 2 h 以上,^{99m}Tc-MDP 在骨的半衰期约 24 h。软组织内的聚集量于 30 min 达到峰

值,然后逐渐下降。因此,最理想的显像时间为静脉注射后 3 h 左右。^{99m}Tc - MDP 与血浆蛋白和红细胞结合少,加速了尿排泄与骨骼摄取,增加了骨骼/软组织的比值。^{99m}Tc - MDP 注射后 3～6 h 内经尿排出 50% 以上,基本不经肠道排泄。

3) ^{99m}Tc - MDP 的辐射吸收剂量

人体内有关组织的 ^{99m}Tc - MDP 的辐射吸收剂量估计值如表 11 - 2 所示。

表 11 - 2 人体有关组的 ^{99m}Tc - MDP 的辐射吸收剂量估计值

器　官	mGy/MBq	rad/mCi
骨表面	0.061	0.23
膀胱壁	0.034	0.13
骨髓	0.009 3	0.034
肾	0.008 4	0.031
卵巢	0.003 2	0.012
睾丸	0.002 2	0.008 2
全身	0.002 8	0.010

4) ^{99m}Tc - MDP 体内分布的影响因素

（1）^{99m}Tc 发生器洗脱液中的铝离子、药盒中亚锡过多,可导致肾脏、肝脏、脾脏对 ^{99m}Tc - MDP 的摄取。

（2）游离锝增加可导致甲状腺、胃对 ^{99m}Tc - MDP 的摄取。

（3）心血管钙化疾病、室壁瘤、心肌梗死、不稳定心绞痛等导致心脏对 ^{99m}Tc - MDP 的摄取。

（4）高热、肝坏死、非钙化性肝脏淀粉样变性、肝脏转移性疾病、肝脏原发性肿瘤及肝脏外科手术可导致肝脏对 ^{99m}Tc - MDP 的摄取。

（5）横纹肌溶解、骨化性肌炎、剧烈运动、外科手术能导致肌肉对 ^{99m}Tc - MDP 的摄取。

（6）哺乳、使用类固醇激素、乳腺炎、乳腺癌、男子女性型乳房可导致乳腺对 ^{99m}Tc - MDP 的摄取。

（7）镰状细胞性贫血、霍奇金氏病及脾脏外科手术可导致脾脏对 ^{99m}Tc - MDP 的摄取。

（8）脂肪皱褶、皮肤折痕、水肿、淋巴水肿、皮肌炎、硬皮病、肉瘤、转移瘤、营养不良性和转移性钙化、骨化性肌炎、肿瘤性钙质沉着、滑膜软骨瘤病能导致软组织对^{99m}Tc – MDP 的摄取。

（9）老年病人可导致气管对^{99m}Tc – MDP 的摄取。

（10）脑血管意外、脑肿瘤、脑梗死可导致脑对^{99m}Tc – MDP 的摄取。

（11）甲状旁腺功能亢进、高血钙、肺癌可导致肺对^{99m}Tc – MDP 的摄取。

（12）反射性交感神经营养不良、淋巴水肿可导致四肢对^{99m}Tc – MDP 的摄取。

（13）肾或尿道梗阻、化疗、血红蛋白病可导致肾脏对^{99m}Tc – MDP 的摄取。

（14）月经期、妊娠期可导致子宫对^{99m}Tc – MDP 的摄取。

11.3.3　^{99m}Tc – MDP 在临床中的应用

^{99m}Tc – MDP 主要用于全身或局部骨显像，诊断骨关节疾病、原发或转移性骨肿瘤病等。包括：恶性肿瘤骨转移早期诊断和评价；原发性良、恶性骨肿瘤的辅助诊断，如判定病变累及范围和是否有骨转移；不明原因性骨痛或 ALP 异常增高；核素治疗骨痛之前评价全身成骨活性；隐匿性骨折的诊断；缺血性骨坏死的诊断；早期诊断急性骨髓炎；观察移植骨的血供、存活情况以及检测假体感染或松动；代谢性骨病和骨炎的评价；骨活检的定位；评价骨关节炎性病变和退行性骨关节病变；骨骼肌损伤程度的评价；反射性交感神经营养不良的诊断和评价；软组织骨化的评价；四肢感染性疾病的鉴别诊断，如急性蜂窝织炎、急性骨髓炎、假体感染鉴别诊断等；应力性骨折；缺血性骨坏死；原发骨肿瘤的良、恶性鉴别诊断；骨关节置换术后假体的监测；评价骨关节炎性病变和退行性骨关节病变；骨关节损伤的评价。

11.4　^{99m}Tc – MAA

^{99m}Tc – MAA（99m – technetium-macroaggregated albumin，^{99m}Tc – MAA）是呼吸、循环系统及肝显像常用的显像剂。主要成分为高锝酸钠（sodium pertechnetate，^{99m}TcO$_4^-$）与聚合人血白蛋白颗粒（macroaggregated albumin，MAA）结合的络合物。其结构式目前仍不清楚。Taplin 于 1964 年首先应用^{131}I – MAA 进行肺灌注显像。1969 年以后^{99m}Tc – MAA 才成为最常用的肺灌注显像剂。

11.4 节作者：朱高红，主任医师，昆明医科大学第一附属医院。

11.4.1 ^{99m}Tc - MAA 的化学合成与质量控制

1) ^{99m}Tc - MAA 的化学合成

(1) 组成注射用亚锡聚合白蛋白(MAA)的成分:成品为白色冻干粉末,无结块,2~8℃保存,药盒自出厂日两年内有效。每瓶含 MAA 颗粒数目为 2 000 000~4 000 000,人聚合白蛋白:2.0 mg,人白蛋白:7.0 mg,氯化亚锡($SnCl_2 \cdot 2H_2O$) 0.2 mg,氯化钠:8.7 mg。

(2) ^{99m}Tc:用生理盐水洗脱^{99}Mo$-^{99m}$Tc 发生器得到的^{99m}TcO$_4^-$,^{99m}Tc 是氧化态的+7 价,它既不能与络合剂络合,也不能被颗粒吸附。由氯化亚锡将+7 价的^{99m}Tc 还原为低氧化态+4 价后,才能与 MAA 结合形成稳定的络合物,或吸附在适当的 MAA 颗粒上。MAA 在水或氯化钠注射液中呈白色颗粒悬浮液,静置后颗粒沉降于瓶底。

(3) 合成方法:^{99m}Tc 标记 MAA 的机制目前还不十分清楚,有学者用放射化学中相关吸附共沉淀理论解释标记原理。吸附共沉淀是指微量放射性物质被吸附在常量无定型沉淀的表面而自溶液转入固相,其形成没有共晶共沉淀那样严格的限制条件,是共沉淀中更为广泛的一种类型。^{99m}Tc 标记的胶体或颗粒 Fe(OH)$_3$、硫化物、蛋白质沉淀颗粒等皆属于无定形的非晶体沉淀,无定形沉淀就是组成沉淀的粒子不是按固定的晶格整齐排列,所以,吸附共沉淀的应用更有较实际的价值。

有三种吸附机制:一为离子交换吸附,二为化学吸附,三为分子吸附。离子交换吸附与放射性核素在晶体上的吸附相同,可用"双电层结构"来解释,包括:一级电势形成吸附;一级交换吸附;二级交换吸附,如图 11 - 4 所示。化学

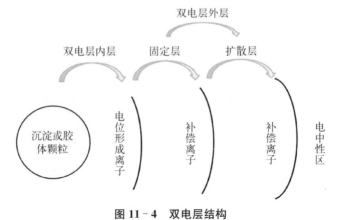

图 11 - 4 双电层结构

吸附是指放射性核素会在无定形沉淀表面与其形成表面化合物而产生吸附。分子吸附是指放射性核素会以分子形式在无定形沉淀上产生吸附,这种吸附依赖于分子间力或范德瓦耳斯力。

吸附共沉淀作用的强弱程度主要取决于下列因素:① 吸附剂的比表面 S/V,相同体积的颗粒其表面积越大则吸附性能越强,无定形的沉淀颗粒显著特点就是具有较大的比表面积;② 双电层电位越大,吸附性能越强;③ 被吸附离子的半径越小,则吸附性越强;④ 被吸附离子的极化能力越大,则吸附性越强,这一点似可用来解释在用 ^{99m}Tc 标记胶体或颗粒时,往往需用还原剂把 ^{99m}TcO$_4^-$ 还原为 ^{99m}TcO$_2$,因为 ^{99m}TcO$_2$ 可被视为两性氧化物,具有较大的极化能力,容易被胶体或颗粒吸附。

从冰箱中取出 MAA 成品 1 瓶(支)至室温,在无菌操作条件下,依高锝(^{99m}Tc)酸钠注射液活度(放射性活度范围 92.5～3 700 MBq,即 2.5～100 mCi),取 2.5～10 mL 注入本品,把瓶子置于铅防护容器中用手充分振摇 2 min,静置 15 min,使颗粒均匀分散成为悬浮液,即制得 ^{99m}Tc(Ⅳ)-MAA 注射液。每次吸取 ^{99m}Tc-MAA 注射液前应充分振摇,以得到均匀的混悬液。由于经 SnCl$_2$·2H$_2$O 还原反应的 ^{99m}TcO$_4^-$ 溶液含有还原 ^{99m}Tc(Ⅳ)和游离 ^{99m}Tc(Ⅶ),通过离心法分离百分率和微型纸层析法联合测定 ^{99m}Tc(Ⅳ)-MAA 标记率两者无显著性差异,^{99m}Tc(Ⅳ)-MAA 和 ^{99m}Tc(Ⅳ)+^{99m}Tc(Ⅶ)的含量分别是＞99.2％、＜0.8％和＞96.9％、＜3.1％,说明络合反应以 ^{99m}Tc(Ⅳ)-MAA 为主,说明此化学合成对临床使用很为理想。

2) ^{99m}Tc-MAA 的质量控制

^{99m}Tc-MAA 为白色颗粒悬浮液 MAA 颗粒总数为 5×10^5～2×10^6 个/mL,每次注射在 200 000～300 000 之间。粒度大小 95％以上的粒子在 10 μm～80 μm 之间,其中 10 μm～60 μm 粒子占 85％,80％以上颗粒的直径在 30～50 μm 之间,没有 10 μm 以下或 100 μm 以上的颗粒。机体白蛋白颗粒的最小中毒量为 20 mg/kg 体重,按体重 50 kg 计算,注射 MAA 总量仅为最小中毒量的 1/100～1/1 000。每次注射 2×10^5～3×10^5(有的是 20～120)个 ^{99m}Tc-MAA 颗粒,相当于注射 1～10 mg 的白蛋白。pH 值应在 5.0～7.5 之间。新华 1 号层析为支持物,以 85％甲醇溶液为展开剂,^{99m}Tc-MAA 的 R_f:0.0,^{99m}TcO$_4^-$ 的 R_f:0.7,由此计算放化纯度,其值应不低于 95％。

11.4.2 ^{99m}Tc - MAA 的生物学机制

人的双肺约有 2.5×10^{11} 条毛细血管(内径≤8 μm)及 2×10^{8} 条毛细血管前动脉(内径≤35 μm)。当静脉注射大于肺毛细血管直径的 ^{99m}Tc - MAA 后,颗粒将随血液循环进入右心并与血液混合均匀,最终到达肺毛细血管前动脉和肺泡毛细血管,并嵌顿在此处。局部嵌顿的 MAA 颗粒数与该处的血液灌注量成正比,影像的放射性分布即可反映肺内各部位血流灌注情况。一次静脉注射,有 $2\times10^{6}\sim3\times10^{6}$ 个 ^{99m}Tc - MAA 进入肺内,每次肺灌注显像仅阻塞整个肺毛细血管的十分之一左右,所以在正常情况下注射 ^{99m}Tc - MAA 所致肺毛细血管阻塞对肺生理功能无明显影响。

同时,这种阻塞是暂时性的,因为 ^{99m}Tc - MAA 经静脉注射后,随血流灌注到肺,在肺内的分布取决于颗粒大小,$1\sim10$ μm 颗粒被网状内皮系统所吞噬,$10\sim90$ μm 颗粒暂时被肺毛细血管前动脉和肺泡毛细血管捕获,从而实现肺显像。90%以上的颗粒阻留在肺毛细血管网络中,大部分首次通过肺时从血中清除。阻留在肺中的颗粒,由于呼吸运动,MAA 颗粒在肺中会降解成小颗粒,通过肺毛细血管,进入体循环,被网状内皮系统清除。而且还以 $6\sim8$ h 的生物半衰期从肺血管消除,极少数由肝细胞摄取,从胆道排除。肺摄取率及肝摄取率分别为>83.1%和<5.9%,达到美国药典要求;有效半排期为 $3.9\sim5$ h,单次注射的颗粒不会产生血流动力学效应。在 48 h 以内,50%$\sim$60%的放射性通过肾排泄,而有 1.5%$\sim$3%进入人乳。

11.4.3 ^{99m}Tc - MAA 在临床中的应用

11.4.3.1 肺栓塞

肺栓塞(pulmonary embolism,PE)是因为内源性或外源性栓子(最常见是血栓)堵塞肺动脉及其分支,引起肺循环障碍的一种综合征。据国内的报道,51%$\sim$71%下肢深静脉血栓形成的患者可能发生肺栓塞。PE 不是一种少见病险,反而是常见病,临床表现多为非特异性症状和体征,病死率比较高,但又是可治疗的;也有 40%$\sim$60%患者无临床症状,其漏诊率极高;因此,早期诊断和治疗可明显降低其死亡率。临床常以导管肺血管造影的结果为金标准,而肺灌注显像结合 X 射线胸片和(或)肺通气显像是一种有效的无创性的早期诊断方法,其灵敏度和特异性达 90%左右,并可确定栓子来源,以便积极治疗预防复发,如表 11 - 3 所示。

表 11 - 3 PE 的临床表现与相关检查

临床症状	实验室检查	胸 片	超声心动图	肺血管造影(CPA)	CT 肺血管造影	放射性核素扫描
典型症状:呼吸困难、胸痛和咯血常见症状:呼吸急促、呼吸困难、胸膜痛和咳嗽等	多伴有血清酶异常和氧分压降低,部分患者有一过性心电图异常。目前,临床更多的应用 D-二聚体作为筛选和诊断 PE 的实验室指标	常见异常有肺实变、肺膨胀不全、少量胸腔积液和患侧肌抬高等。偶见肺部结节、肺动脉栓塞远端血量减少,肺动脉近端增大和急性充血性心力衰竭等也可偶见	经胸超声心动图可直接诊断肺栓塞。经食管超声心动图由于肺、胸廓及食管的遮挡,使肺动脉显像失去连续性,可以提示或高度怀疑肺栓塞	诊断 PE 的金标准,发现 PE 的直接征象,如肺血管内造影剂充盈缺损,伴或不伴轨道征象的血流阻断。但仍是创伤性检查方法,有一定的危险性,检查的死亡率达 0.2%,并发症发生率在 4%~5%	表现为肺动脉内的低密度充盈缺损,部分或完全包围在不透光的血流之间(轨道征),或者呈完全充盈缺损	肺灌注显像多呈肺段或肺叶分布的放射性分布缺损区,甚至一侧肺部显影,并与通气显像不匹配,即至少一个叶段局部灌注缺损而该部位通气良好或 X 射线胸片无异常。肺灌注显像为研究局部血流与通气状况提供了无创伤手段

　　PE 概率根据 V/Q 显像异常模式、显像剂分布缺损数量、范围以及 X 胸片结果将 PE 发生的概率分为以下几种。在数十年的临床应用过程中,建立了许多 V/Q 显像的诊断标准,尤以华盛顿/哥伦比亚标准,即 Biello 标准,或称为美国国家卫生研究院资助的修订 PIOPED 标准,是目前临床工作中应用最多的标准。

　　正常:指灌注影像正常,无显像剂分布缺损区。

　　低度可能性:<20%。大于胸片异常面积的任何灌注缺损区;通气和灌注显像的匹配性缺损区,胸片正常;小范围亚节段性灌注缺损区。

　　中度可能性:20%<80%。V/Q 显像中有一个中等范围的节段性不匹配缺损区,胸片正常;有一个大范围或者两个中等范围的节段性不匹配缺损区,胸片正常;有三个中等范围的节段性不匹配缺损区,胸片正常;有一个大范围和一个中等范围节段性缺损区,胸片正常;通气、灌注和胸片中同时存在不匹配缺损区。

　　高度可能性:>80%。V/Q 显像中有两个或两个以上节段性不匹配缺损区,无胸片异常,或灌注缺损区确实大于胸片的缺损面积,任何节段性不匹配缺损区范围相当于上述缺损面积。

11.4.3.2 慢性阻塞性肺疾病

慢性阻塞性肺疾病(COPD)患者呈进行性发展的不完全可逆性气流受阻,该过程使患者肺功能进行性减退,肺顺应性降低,继发肺通气功能严重障碍和大量肺泡毛细血管退化消失。

肺灌注显像的典型表现是散在的与通气显像基本匹配的非节段性显像剂分布稀疏或缺损改变,并常伴肺动脉高压所致的放射性逆分布表现。

11.4.3.3 肺肿瘤

对肺癌患者进行术前肺功能评价具有重要的临床意义。术前患侧肺功能的评价和术后残留肺功能的预估将直接关系着手术的成功与否。在此方面,肺灌注显像和第一秒用力呼出容积有较大价值。对许多肺癌患者来说,术后残留肺组织的 PEV_1 必须大于 800 mL,PEV_1 小于 800 mL 是手术治疗的禁忌证。应用肺血流灌注显像来分别计算肿瘤肺叶与同侧总肺的显像剂分布状况,以及病变肺叶占总肺的功能比例,并且从总肺功能中减去病变肺叶部分,即可判断术后残留肺功能。

11.4.3.4 肺移植

随着器官移植技术的发展和提高,肺移植已经逐渐成为众多器官移植中的一项。在肺移植术前,应首先进行患者肺残留功能的测定,明确哪一侧肺功能更差,将该侧肺切除并作为移植的接受部位。正常情况下,由于心脏原因,左肺与右肺的功能比值为 45:55,若行单肺移植,可根据肺灌注影像对双肺相对血流灌注比值进行计算,最终决定哪侧肺被移植,无论肺移植的受者还是供者,均可通过该法对其术前总肺和分肺功能进行评价,了解术前状况和术后的存活质量。

11.4.3.5 右向左分流性疾病

在进行肺灌注显像时,有时可发现体循环中有大量显像剂出现,表现为双肾、脑组织显影,此为该患者存有右向左分流的先天性心脏病。因此,该法也可偶尔被用于评价右向左分流性疾病。在明确有右向左分流性疾病后,利用肺灌注显像对双肺和全身进行感兴趣区勾画,分别计算双肺和全身的放射性计数,并计算出右向左分流的分流率,以判断分流型疾病的分流程度,该分流率的正常值<5%,若>10%,则有临床意义。

11.4.3.6 充血性心力衰竭

右心衰竭时,患者肺动脉压迅速升高,出现广泛性肺瘀血;而肺血流灌注影像表现为肺尖部血流分布高于正常,肺上区灌注优于肺下区,呈现为非节段性匹配性显像剂分布明显稀疏或缺损。

11.4.3.7 肝肺综合征

肝肺综合征(hepatopulmonary syndrome,HPS)是由各种急慢性肝病并发的肺脏血管扩张和动脉氧合作用异常引起的低氧血症,故其临床表现以原发肝病及肺部病变为主要临床特点。实质上是原发性肝病、肺内血管扩张和动脉氧合不足所构成的三联征。

目前有多种方法用于 HPS 的诊断,如肺血管造影、对比增强型超声造影、对比增强型超声心动图和肺灌注显像等。肺血管造影为有创性检查;增强型超声心动图不能定量,尽管经食管超声心动图可灵敏地探测分流,但对食管静脉曲张患者而言存在危险,而 HPS 患者多数有门静脉高压。99m Tc - MAA 全身显像方法能证实肺内分流。并可测定肺分流率,为非侵入性方法,肺灌注显像定量肺分流的指标有多种,如分流指数(SI)、脑/肺比值、肺摄取率、分流分数[(脑计数/0.13)/(脑计数/0.13+肺计数)]等,这些指标均可反映肺分流情况,具有重要价值。Abrams 等认为对伴有原发性肺疾病的肝硬化肝肺综合征患者,肺灌注扫描可以评估 HPS 对低氧血症的影响程度,帮助决定是否采取肝移植作为治疗措施。因为重度原发性肺疾患所致的低氧血症是肝移植的禁忌证,但阴性结果并不能完全排除肝肺综合征。

11.4.3.8 下腔静脉阻塞显像

下腔静脉的任何部位受压迫或阻塞,引起静脉回流障碍,导致阻塞远端瘀血、水肿和侧支循环形成病征,称为下腔静脉阻塞综合征。若合并肝静脉阻塞则称为布加综合征。此病的病因不明,有人认为血栓形成为主要原因,膜性狭窄和闭塞一般考虑为先天性发育缺陷所致;继发性者主要为腹腔内感染的波及、下腔静脉手术、外伤和特发性腹膜纤维化所致,其次为肾脏恶性肿瘤、肝癌或腹水压迫等。少见的病因有高凝状态、紫绀型先心病、静脉壁肿瘤、结缔组织病等。临床表现:上段(肝静脉段)阻塞表现为肝大、腹水和肝功能不全;中段(肾静脉开口部)阻塞表现为全身浮肿、蛋白尿、低蛋白血症、高胆固醇血症,常伴有肾功能衰竭或出血性肾梗死,患者可出现剧烈腰痛、肾脏肿大、血尿等;下段静脉阻塞时,表现为两下肢浮肿、表浅静脉(下腹和侧腹壁)扩张且血流走向向上,少数可合并肺梗死。根据下腔静脉阻塞阻塞的程度分为完全性梗阻和不完全性梗阻。

下腔静脉血管造影是诊断下腔静脉阻塞综合征的"金标准",也是本病分型、治疗的主要依据。但下腔静脉血管造影为创伤性检查,价格较贵,有造影剂过敏的危险,且短期内不宜重复,常规应用及随访患者受限。下腔静脉阻塞行^{99m}Tc-MAA局部动态放射性核素静脉显像(rdRNV),直观显示下腔静脉及髂静脉和下腔静脉阻塞后侧支循环情况及血液回流途径,且对下腔静脉不全性阻塞能做出定位诊断,对下腔静脉阻塞的初步筛选有重要价值。以了解下腔静脉有无阻塞、阻塞的程度和部位、血液回流的行径及侧支血管建立情况,必要时再行下腔静脉血管造影,进一步明确诊断,并选择合适的治疗方法。

11.4.3.9 下肢深静脉血栓显像

下肢深静脉血栓是临床常见的血管疾病,是引起肺动脉栓塞的常见病因。运用^{99m}Tc-MAA进行下肢深静脉血栓显像,不仅能够进行早期诊断,而且可以准确评估栓子的部位、范围以及栓子形成的时间;并能清晰显示侧支及交通支血管部位、行径及与阻塞部位的关系,同时还可了解肺部栓塞情况。下肢深静脉血栓显像的典型表现为阻塞部位出现放射性滞留的"热点",若肢体运动后"热点"仍出现则提示为新鲜血栓。

11.4.3.10 肝动脉造影

经肝动脉灌注^{99m}Tc-MAA可以模拟治疗药物在肝内的分布情况,通过分别测定癌组织与非癌组织的放射性计数可以较准确地计算T/N比值,从而为评估肝细胞肝癌血液供应的丰富程度、癌组织对经肝动脉灌注的治疗药物的摄取能力提供一种定量指标。相关研究表明,治疗前根据^{99m}Tc-MAA肝动脉造影测定的T/N比值与经肝动脉灌注^{90}Y-微球、肝动脉灌注^{32}磷-玻璃微球(^{32}P-GMS)等行选择性内放射治疗后直接测定所得的T/N比值呈高度相关,从而可反映肝细胞肝癌组织与非癌组织对治疗药物的摄取比;相关生存分析显示T/N大于或等于2的患者生存期明显优于T/N小于2者。^{99m}Tc-MAA肝动脉造影可以测定肺肝分流比和癌/肝放射比(T/N),观察腹腔内脏器的分流情况,从而可有效地避免严重并发症的发生。因而治疗前扫描检查是选择合适病例、增强治疗目的性和提高疗效的一项必不可少的措施。

11.4.3.11 输卵管显像

核素输卵管显像对输卵管功能损伤程度的检测价值较大。典型表现为① 输卵管功能正常:^{99m}Tc-MAA注入宫腔后8 s内卵巢部位清晰显影,且分侧卵巢部位与子宫的最高计数率比值>0.38;② 输卵管功能轻度受损:^{99m}Tc-MAA注入宫腔后8～60 s卵巢部位显影,且分侧卵巢部位与子宫的最高计数率比值<0.38;③ 输卵管功能中、重度受损:^{99m}Tc-MAA注入宫腔

后,60 s内卵巢部位无明显显影,若60 s～5 min卵巢部位清晰显影,为输卵管功能中度受损,若6～60 min卵巢部位显影,为输卵管功能重度受损;④ 输卵管无功能、输卵管不通:99mTc-MAA 注入宫腔后60 min内卵巢部位无放射性浓聚。当缓慢加压推注99mTc-MAA 入宫腔后,若卵巢部位放射性明显增加,考虑为输卵管无功能;若病变侧卵巢部位无放射性增加,考虑为输卵管不通。

11.4.3.12　前列腺动脉显像

选择性前列腺动脉插管术行99mTc-MAA 显像,可进行前列腺内外放射性核素活度的相对百分比定量计算,能分析前列腺内外放射性核素分布。

11.5　99mTc-ECD

99mTc-ECD(99mTc-L-L-ethyl cysteinate dimer),中文名称为99mTc-乙撑双半胱氨酸二乙酯,是一种分子量低、中性脂溶性化合物,放射化学纯度高、体外稳定性好,可通过完整的血脑屏障进入脑内使其显影。它是由放射性核素99mTc与人工合成的化合物 ECD 标记结合而成,是一种安全、有效的脑显像剂,在脑内分布相对稳定,目前已成为国内临床常用的脑血流灌注显像药物。常规 ECD 为半制成冻干品,由放射性标记药物生产厂商提供,在与高锝酸钠标记配制过程中,因配备步骤差异分为两种:一步法和两步法。一步法是指生产过程中将 ECD 及与高锝酸钠标记结合的相关物料,如配体、亚锡酸盐等存放于一个安瓿瓶中,便于临床操作使用,缺点是标记产品的放射化学纯度相对较低,稳定性差,目前已较少使用。两步法是指将 ECD 以及相关物料分别存放于两个安瓿瓶中,又称 A 瓶和 B 瓶,其最终标记产物稳定性好,脑显影图像较为清晰,临床较常使用。标记制作过程相对简单、方便和快速。其分子结构如图 11-5 所示[24]。

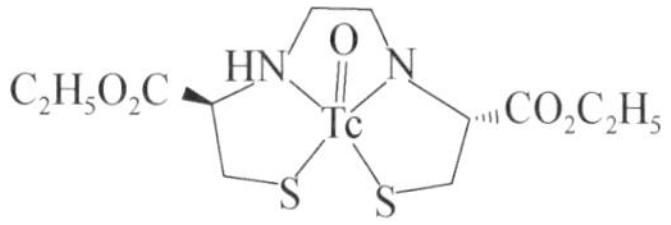

图 11-5　99mTc-ECD 的分子结构

11.5.1　99mTc-ECD 的化学合成与质量控制

99mTc-ECD 的化学合成和制备需要经过一系列的制作流程才能完成,如

11.5节作者:赵德善,主任医师,山西医科大学第二医院。

ECD 的合成、^{99m}Tc - ECD 的标记制备等。

1) ECD 的化学合成

ECD 的化学合成步骤如图 11 - 6 所示[25]。其分子量低,组成成分 C、H、N 的含量分别为 C:36.24,H:6.60,N:7.05。

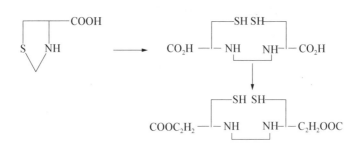

图 11 - 6　ECD 的化学合成步骤

2) ^{99m}Tc - ECD 的标记制备

^{99m}Tc - ECD 的制备采用配体交换反应进行,在标记操作过程结束后应放置一段时间(一般为 15~30 min)标记物才能稳定,随后其稳定性能保持 4~6 h,便于显像。标记过程具有简便、快速的优点。不同公司所生产的 ECD 冻干品药盒的配方略有差异,常见的有以下三种:

(1) A 瓶:ECD 0.9 mg,SnCl$_2$ · 2H$_2$O 0.72 mg,Na$_2$EDTA 0.36 mg,甘露醇 24 mg;B 瓶:Na$_2$HPO$_4$ · 7H$_2$O 4.1 mg,NaH$_2$PO$_4$ · H$_2$O 0.461 mg。

(2) A 瓶:ECD 1.0 mg,GH 10 mg,尿素适量;B 瓶:SnCl$_2$ · 2H$_2$O 50 μg。

(3) A 瓶:ECD 0.5 mg,尿素 20 mg;B 瓶:GH 8.0 mg,SnCl$_2$ · 2H$_2$O 80 μg,尿素 20 mg。上述三类配方中的化学式对应汉语名称为:二氯化锡:SnCl$_2$,葡庚酸盐:GH,磷酸氢钠:Na$_2$HPO$_4$,磷酸二氢钠:NaH$_2$PO$_4$ 等。

在 ^{99m}Tc - ECD 制备过程中,是利用 SnCl$_2$ 中的锡将Ⅶ价的 ^{99m}Tc 还原为Ⅴ价的 ^{99m}Tc,并将Ⅴ价 ^{99m}Tc 与配体葡庚酸或 EDTA 等结合形成弱的配合物。因 ECD 中含有双 SH 基和双 NH 基,随后与 ^{99m}Tc 的弱配体配合物进行配体交换反应,形成更为稳定、牢固的 ^{99m}Tc - ECD(国内产品标记方法)或将 ECD、SnCl$_2$ 和配体最佳浓度比例混合调整到最佳 pH 值范围,然后加入 ^{99m}Tc 直接标记而成(美国 Dupont 公司产品标记方法)。其反应过程如下:

$$ECD\text{-}Na_2EDTA\text{-}SnCl_2(A) + Na_2HPO_4 + NaH_2PO_4(B) \quad (pH \text{ 值} \geqslant 6.0)$$

$$ECD\text{-}Na_2EDTA\text{-}SnCl_2 + {}^{99m}TcO_4^-(\text{Ⅶ}) \rightarrow {}^{99m}Tc(\text{Ⅴ})\text{-}ECD$$

$$^{99m}TcO_4^-(\text{Ⅶ}) + GH\text{-}Sn^{2+} \rightarrow {}^{99m}Tc(\text{Ⅴ})\text{-}GH$$

$$^{99m}Tc(\text{Ⅴ})\text{-}GH + ECD \rightarrow {}^{99m}Tc(\text{Ⅴ})\text{-}ECD$$

3) ^{99m}Tc-ECD 的质量控制

pH 值 $\geqslant 6.0$,新华 1 号滤纸为支持物;展开剂:氯仿:甲醇 $= 9:1$ 为展开剂,^{99m}Tc-ECD R_f 为 $0.9 \sim 1.0$,胶体和 ^{99m}TcO$_4^-$ 为 0;放射化学纯度 $\geqslant 90\%$。

11.5.2 ^{99m}Tc-ECD 的生物学机制

^{99m}Tc-ECD 是一种中性脂溶性的低分子配合物,经静脉注射入血后,可经被动扩散作用通过血脑屏障进入脑内,而进入脑组织内的放射性药物剂量与局部脑血流量成正相关。因此,^{99m}Tc-ECD 被脑组织摄取必须满足以下两个条件:① 局部脑组织要有足够血液供应量;② 脑组织为有新陈代谢作用的存活脑组织。静脉注射 ^{99m}Tc-ECD 后,在脑内快速达到摄取高峰并滞留于脑内,^{99m}Tc-ECD 的脑摄取率最高可达 $4.6\% \sim 6.8\%$,在脑内的清除较其他组织明显缓慢。1 h 约减少 10%,4 h 时减少可达 25%。^{99m}Tc-ECD 注射入体后,其在脑内水解酶的作用下,部分水解为 ^{99m}Tc-ECM(ECD 单酸)和少部分 ^{99m}Tc-EC(ECD 双酸)等,如图 11-7 所示[26]。由于 ^{99m}Tc-ECM 和 ^{99m}Tc-EC 的水溶性和带有电荷的特性,其通过血脑屏障被清除的过程就相对缓慢,因此,^{99m}Tc-ECD 在脑内滞留时间较长。

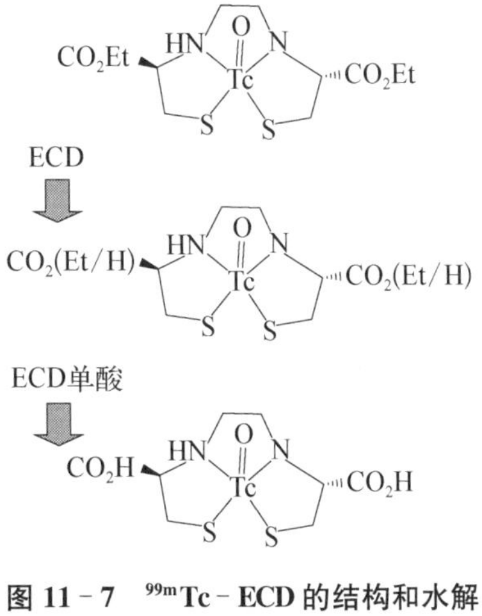

图 11-7 ^{99m}Tc-ECD 的结构和水解

动物实验和人体研究显示,静脉注射 ^{99m}Tc-ECD 后 30 min,血液清除快,除脑外,^{99m}Tc-ECD 主要分布于肝脏和肾脏,在其他组织器官中无显像剂滞留,而肾脏内放射性计数是肝脏内计数的 $5 \sim 6$ 倍,表明 ^{99m}Tc-ECD 可通过肾脏和肝胆排泄,以肾脏排泄为主,2 h 时的清除率为 55% 左右,24 h 时清除率可达 78% 左右。

11.5.3 ^{99m}Tc - ECD 在临床中的应用

11.5.3.1 局部脑供血及脑血管病变的评价和诊断

^{99m}Tc - ECD 静脉注射入体后,首次通过的入脑剂量为 60% 左右,随后能在脑中潴存较长一段时间,可以重复进行多次检查。脑组织摄取 ^{99m}Tc - ECD 的多少与局部脑血管供血量和脑组织的存活能力有关。因此,^{99m}Tc - ECD 可以用于脑血管疾病的诊断、评估和脑血管储备功能的评价。

正常情况下,脑组织只有保持足够的血液供应才会维持其代谢和功能。100 g 脑组织的平均正常供血量为 50 mL/min(40～60 mL/min),当低于 23 mL/min 时,患者就会出现临床不适症状,如头晕等。两侧脑组织的血液供应基本是对称性的,即两者供血血流量的比值≥0.8;若一侧供血明显减低,如脑梗死,患侧与正常对侧的供血比值<0.3;若患侧/健侧比值在 0.4～0.7 之间时,肯定存在脑血管病变,如脑缺血,但是否有脑梗死存在仍需进行积极的检查和判断。当脑梗死对应部位的脑血管再通后,该处的脑供血将会明显增多,称为高血流量灌注,高于对侧正常脑组织的供血,即患侧病变部位与健侧正常对应部位的比值可能≥1.3,提示该处可能出现过脑梗死,现血管已再通。

^{99m}Tc - ECD SPECT 脑血流灌注显像可获得脑部显像剂分布情况和半定量局部脑血流量(regional cerebral blood flow, rCBF),通过这种定性和半定量方法的结果分析来判断相应的脑血管性病变。同时,使用脑负荷介入试验,如 CO_2 和乙酰唑胺负荷试验可使脑内短时间内 CO_2 浓度升高,致使脑血管扩张以评价脑血管供血的储备功能。该种负荷介入试验能使局部脑血流量平均增加 25% 左右。

(1)短暂性脑缺血发作:是指伴有局部脑缺血症状的短暂性脑供血不足,脑血流灌注显像显示局部显像剂分布稀疏或缺损。其显像阳性率与脑血管病变程度和距发作时间有关,一般发作 24 h 内阳性率相对较高。CO_2 和乙酰唑胺负荷试验可提高该疾病的诊断敏感度。

(2)急性脑梗死:由于局部脑血管供血突然中断所引发的脑组织坏死和损伤,多见于脑血栓形成或脑梗死。脑血流灌注显像显示梗死部位显像剂分布明显稀疏或缺损,多较 CT 病灶范围大,是因梗死脑组织周围多有大范围的脑水肿,影响了该部位脑组织对显像剂的摄取。但该方法对较小的腔隙性脑梗死的诊断结果多为阴性。

11.5.3.2 痴呆

早老性痴呆是一种弥漫性大脑萎缩的脑退行性病变,临床症状多以痴呆、渐进性记忆减退、语言障碍等为主。脑血流灌注显像显示双侧颞叶、顶叶和后扣带回萎缩,显像剂分布明显稀疏,脑血流量减少,有时伴有双侧额叶血流量减低。

11.5.3.3　癫痫灶的诊断

癫痫发作期时,癫痫灶部位的脑血流量增加,脑血流灌注显像显示局部显像剂分布明显增多。癫痫发作间期,脑血流量基本正常或减低。

11.5.3.4　颅脑损伤和炎症

在遭遇颅脑损伤时,常规 CT 和 MRI 基本能够确诊损伤范围大小和严重程度。但在弥漫性颅脑损伤时,脑血流灌注显像可显示不同区域和范围的显像剂分布减低区,有助于疾病病情的判断和治疗。

颅脑感染急性期时,炎症病变部位可表现为血流量增加,局部显像剂分布明显增多,有助于判断感染病灶的大小范围。

11.6　^{99m}Tc - SC

11.6.1　^{99m}Tc - SC 的化学合成与质量控制

1) ^{99m}Tc - SC 的化学合成

^{99m}Tc -硫胶体(sulphur colloid,SC)是硫代硫酸钠($Na_2S_2O_3$)与高锝酸钠($^{99m}TcO_4$)在酸性及高温条件下,与乙二胺四乙酸二钠($C_{10}H_{14}N_2Na_2O_8$ · $2H_2O$)络合而成的胶体颗粒。

市场上现有半成品冻干品药盒提供,共有三个安瓿瓶,分别为冻干品瓶、A 瓶及 B 瓶。冻干品瓶中含 2.0 mg 硫代硫酸钠、2.3 mg 乙二胺四乙酸二钠及 18.1 mg 明胶,A 瓶中含 0.15 mol/L 盐酸 2 mL,B 瓶中含磷酸二氢钠 49.2 mg 和氢氧化钠 15.8 mg 的 2 mL 缓冲液。

^{99m}Tc - SC 的配制:在无菌条件下,取 1~3 mL 适量的无菌无热源高锝酸钠($^{99m}T_cO_4$)注射液注入含 2.0 mg 硫代硫酸钠、2.3 mg 乙二胺四乙酸二钠及 18.1 mg 明胶的冻干品瓶内,充分振摇,使冻干物溶解。临用前从 A 瓶取出 1.5 mL 溶液注入上述反应瓶中,再次摇匀后将反应瓶置于沸水浴中(确保溶液液面低于水浴液面),保持 3~5 min,将反应瓶放冷 3 min,使用前抽取 B 瓶溶液 1.5 mL 注入上述反应瓶中,再次充分摇匀备用。

2) ^{99m}Tc - SC 的质量控制

胶体的颗粒大小是影响淋巴显像的关键因素,过小的胶体颗粒(<10 `nm)

11.6 节作者:陈志军,主任医师,江西省肿瘤医院。

易透过毛细血管壁进入毛细血管而分布到全身,过大的颗粒(如数百纳米)将不渗入淋巴毛细管而长时间停留于注射部位,淋巴显像阳性率低,因此淋巴显像最适宜的颗粒大小以 25 nm 左右为宜。不同部位的淋巴显像对胶体颗粒大小的要求也不一样,如内乳区哨兵淋巴显像就要求使用比较小的胶体颗粒来提高显像的阳性率,可通过对沸水浴时间的控制来调控胶体颗粒的大小;另外,通过在已经抽取好^{99m}Tc-SC 药物的注射器前增加一定孔径滤膜的方式也能较好地确保胶体颗粒物质的大小。

^{99m}Tc-SC 形成的颗粒大小与溶液的 pH 值有直接的关系,因此在配制过程中严格按照说明书配制,有的单位为了提高^{99m}Tc-SC 的比活度,减少 A 液及 B 液用量,导致颗粒直径增大,显像阳性率降低。

^{99m}Tc-SC 的稳定性较差,胶体颗粒会随着时间的延长而聚合、沉积,4 h后直径会大于 100 nm,因此^{99m}Tc-SC 配制后应尽快使用。

放化纯度检测:用微量加样器取本品 5 μL,点于层析纸(Whatman No. 1)下端 1 cm 处,干燥后,用 85% 的甲醇水溶液作为展开剂,上行展开适当距离,取出后置井型计数器测定层析条的放射性分布,要求^{99m}Tc-SC 的放化纯≥92%。为取得理想的放化纯,要求使用新鲜的淋洗液(放置时间<4 h)。

11.6.2　^{99m}Tc-SC 的生物学机制

由于淋巴系统的解剖结构与毛细血管非常相似,有由细小分支相吻合并汇集而成的薄壁淋巴管,管内也有瓣膜结构促使淋巴流动,^{99m}Tc-SC 经局部注射到组织间隙后,因毛细淋巴管的通透性大于毛细血管,一些不能透过毛细血管的大颗粒物质可直接通过毛细淋巴管的内皮间隙,或者通过内皮细胞的胞饮作用由吞噬小泡将其转移到毛细淋巴管内,再随淋巴引流到淋巴结,最后经胸导管及右淋巴导管进入血液循环,进一步被机体的网状内皮系统清除。

机体网状内皮系统的巨噬细胞具有强大的吞噬功能。当静脉注射^{99m}Tc-SC 后,血液中^{99m}Tc-SC 与血浆中的调理素结合,形成^{99m}Tc-SC-调理素复合物,该复合物与机体网状内皮系统的细胞膜相互作用,而被网状内皮系统所吞噬。由于肝、脾、骨髓等器官具有丰富的网状内皮细胞,故^{99m}Tc-SC 集中于这些器官。颗粒物质的大小、数目、稳定剂的存在、试剂表面活性、表面化学性质、表面电荷分布以及电泳的运动性等,均对颗粒物质的血清清除和分布有重要影响。据研究,大颗粒(500~1 000 nm)优先为脾脏摄取,中等颗粒为肝脏摄取(100~300 nm),小颗粒(<20 nm)则骨髓摄取较多。肺能摄取少量的胶体

物质,而肾、肌肉、心、胃及身体其他组织摄取极少。正常人肝网状内皮细胞对放射性胶体的一次通过的最大清除率约为 94%。

11.6.3　^{99m}Tc‑SC 在临床中的应用

1) ^{99m}Tc‑SC 在淋巴显像中的临床应用

淋巴显像的应用包括前哨淋巴结(sentinel lymph node,SLN);乳糜胸、乳糜腹等良性淋巴疾病的定性、定位诊断;了解恶性肿瘤淋巴转移情况,为临床分期、治疗方案的确定及疗效观察提供参考;判断下肢水肿的性质;判断盆腔淋巴结是否转移,为放疗定位提供帮助,并可作为疗效的评估标准。

2) ^{99m}Tc‑SC 在肝显像中的应用

肝脏具有丰富的网状内皮细胞(kupffer),它们具有吞噬和清除胶体的功能,因此可用放射性胶体物质进行肝显像,图 11‑8(a)、(b)、(c)分别为肝脏前后位、后前位及右侧位胶体显像图,肝脏左右叶见多发性核素稀疏缺损区;图 11‑9(a)、(b)、(c)分别为肝脏前后位、后前位及右侧位^{99m}Tc‑标记红细胞的血池显像图,图 11‑8 核素稀疏缺损区见核素填充。意见:肝脏多发性血管瘤。最适合的肝脏显像胶体物质为^{99m}Tc‑植酸钠,^{99m}Tc‑SC 也可用于肝显像。

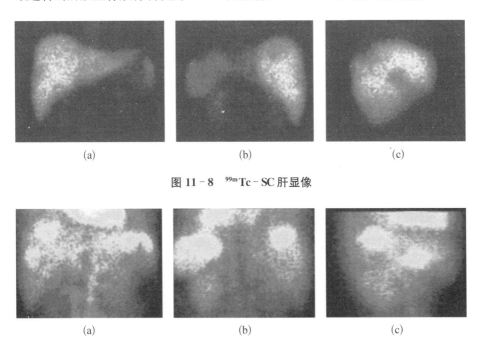

　　　(a)　　　　　　　　　　(b)　　　　　　　　　　(c)

图 11‑8　^{99m}Tc‑SC 肝显像

　　　(a)　　　　　　　　　　(b)　　　　　　　　　　(c)

图 11‑9　^{99m}Tc‑SC 肝血池显像

3)^{99m}Tc‐SC 在脾显像中的应用

原理:脾脏的网状内皮系统具有吞噬和清除胶体的功能,因此可用放射性胶体物质进行脾显像。因为^{99m}Tc‐SC 的胶体颗粒比较大,较其他的胶体颗粒更适合用于脾显像。

显像方法:静脉注射^{99m}Tc‐SC 185~370 MBq,30~60 min 行前后位、左侧位或斜位局部静态显像,必要时加做 SPECT 断层或 SPECT‐CT 断层融合图像。

临床应用:移植脾存活的判断;脾脏位置和大小;左上腹包块的鉴别诊断;脾破裂和脾梗死的诊断。

4)^{99m}Tc‐SC 在骨髓显像中的应用

原理:由于骨髓间质中的单核巨噬细胞具有吞噬和清除注入血液中的放射性胶体的功能,因此可以用^{99m}Tc‐SC 进行骨髓显像。

显像方法:静脉注射^{99m}Tc‐SC 555~740 MBq,30~120 min 行前后位全身显像。

临床应用:骨髓穿刺活检定位;骨髓造血功能判断;骨髓相关性疾病的诊断和疗效观察。

11.7　^{99m}Tc‐DTPA

11.7.1　^{99m}Tc‐DTPA 的化学合成与质量控制

二乙撑三胺五乙酸(diethylenetriaminepentaacetic acid, DTPA)有 8 个配位基,包括 3 个氮和 5 个羟基,能和锝形成牢固的螯合物,如图 11‐10 所示。采用直接络合法,将还原剂 Sn(+2)加到^{99m}TcO$_4^-$ 的混合溶液中得到的是 Tc(+5)DTPA。反过来如果将^{99m}TcO$_4^-$ 加入到过量的 Sn^{2+} DPTA 混合物中得到的则是 1:1 含量的 Tc(+3)DTPA 和 Tc(+4)DTPA。将还原剂换为 Fe(+2)/抗坏血酸,得到的络合物在生物体内的行为与前者不同。前者通过肾脏很快,不会滞留,而后者则经肾排出很慢,这可能是由于它易被肾组织上的巯基交换,使部分^{99m}Tc 结合在肾组织上。

测定肾小球滤过率(glomerular filtration rate,GFR) 的药物在众多的显像剂中以^{99m}Tc‐DTPA 用得最多。结构中的 5 个‐CH$_2$COOH(见图 11‐10)提供配位电子,在中性或弱酸性溶液中与^{99m}Tc 形成荷负电的络合物,络合物

11.7节作者:王成,博士,上海交通大学医学院附属仁济医院。

中 ^{99m}Tc 的化合价至今尚不明确。静脉注射后,本品迅速进入双肾,约有 95%以上被肾小球滤过,不被肾小管重吸收,进肾盂、输尿管排入膀胱。注射后 2~3 min 肾区放射性达到高峰,1 h 内任何时相肾区放射性均高于其他脏器(膀胱除外)。注射后 1 h 肾中滞留注射剂量的 7%,95% 的注射剂量在 24 h 内排泄。可用于肾动态显像、评估肾功能、测量肾小球滤过率、监测肾移植等。

通过向 DTPA 药盒中加入适量 Na^{99m}TcO$_4$ 注射液,摇匀即可制备出 ^{99m}Tc‐DTPA。^{99m}Tc‐DTPA 注射液有效期为 8 h。用于肾显像时以弹丸式注入静脉,成人一次用量 185~370 MBq(5~10 mCi),体积不超过 1 mL,儿童用量酌减。

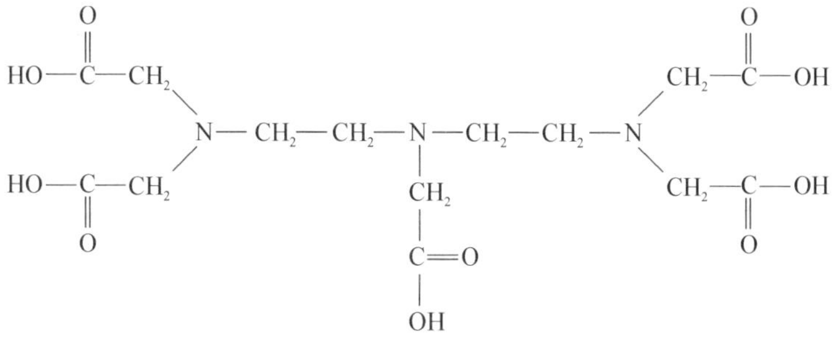

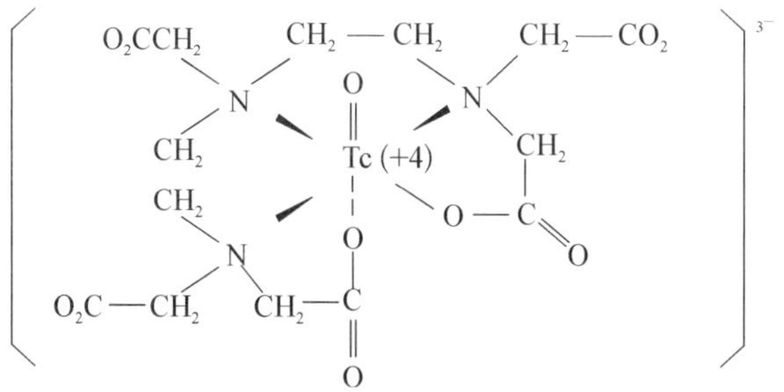

图 11‐10 DTPA 及 ^{99m}Tc‐DTPA 络合物的分子结构

质控方法:放化纯度测定(radiochemical purity determination)方法可用薄层层析法(thin layerchromatography, TLC),薄层层析有三种方法:① 支持物为新华 1 号滤纸,展开剂为 85% 的甲醇水溶液,^{99m}Tc‐DTPA 的 R_f 为 0.1~0.2,还原水解锝为 0,^{99m}TcO$_4^-$ 为 0.6;② 支持物为滤纸 Whatman No.1,展开剂为生理盐水,^{99m}Tc‐DTPA 的 R_f 为 0.9~1.0,还原水解锝为 0,^{99m}TcO$_4^-$ 为 0.75;③ 支持物为硅胶板,展开剂为生理盐水,^{99m}Tc‐DTPA 的 R_f 为 1.0,还原水解锝为 0,^{99m}TcO$_4^-$ 为 0.75。^{99m}Tc‐DTPA 放化纯度必须达到

95%才能使用,当放射化学纯度偏低时,虽然肾脏也能显影,但是定量计算GFR时会产生误差。

11.7.2 ^{99m}Tc‐DTPA 的生物学机制

^{99m}Tc‐DTPA 早在 20 世纪 70 年代就被作为一种核医学肾功能检测的放射性药物。它水溶性较强,不进入细胞内。主要经肾小球过滤进入肾小管,然后随尿液经尿液收集管、肾盏、肾盂、输尿管和膀胱排出体外。静脉注射后 3~5 min,肾区放射性积聚达高峰,15 min 时尿中放射性排出占注入总量的 40%,血中半清除期为 1 h,2~3 h 后体内血液中的滞留量<10%,95% 的放射性在24 h 内排出体外。

^{99m}Tc‐DTPA 主要经肾小球滤过,是肾小球滤过率测定的首选药物,其中^{99m}Tc 的核素性质得当,符合临床要求,不受尿量变化和尿路阻塞的干扰;胆汁和粪便中排泄很少。由于其能获得动态肾显像图像,且具有药盒制备简单等优点,故仍是目前核医学测定 GFR 的首选方法。其制剂的放射化学纯度应较高,以减少未络合与 DTPA 的^{99m}Tc 的影响,在体内少部分放射性结合于血浆蛋白质(3%~10%),但向血细胞内扩散不明显。故用^{99m}Tc‐DTPA 测得的GFR 值略低于菊粉这类金标准测得的 GFR 值(约低 5%)。

11.7.3 ^{9m}Tc‐DTPA 在临床中的应用

1) ^{99m}Tc‐DTPA 的肾功能显像

肾功能显像可用于:① 了解分侧肾脏的血流灌注情况,如诊断肾动脉栓塞、肾动脉狭窄,帮助鉴别高血压的病因及评价肾血管疾病的手术疗效;肾动脉主管急性闭塞,分侧肾血流灌注影像显示单侧或双侧不显影,可以确诊,还可以便于观察溶栓疗效;② 了解分侧肾功能和形态:GFR 和 ERPF 是重要的肾功能参数,用核医学的方法很容易测得,可以广泛用于各种疾病的肾功能判断;③ 诊断泌尿道疾病,如有无肾盂积水、输尿管梗阻,以及判断肾盂积水、肾功能受损程度:肾功能轻度受损时 GFR 反应肾功能较 Ccr、Scr、ERPF 和最高尿比重灵敏,而糖尿病、红斑狼疮、肾炎、肾病综合征等疾病早期肾功能仅出现GFR 异常;④ 有助于鉴别肾内占位性病变的性质:恶性肿瘤由于血供丰富,在血流灌注相可见放射性活度增高,而动态影像显示放射性缺损,另外良性病变如囊肿、脓肿区通常肾血流灌注减低或缺损,动态像也显示病变区域局部放射性缺损或降低;⑤ 检测移植肾的功能:肾动态显像对肾移植后并发症的及时诊断很有价值,在国外已经列为肾移植的常规检测方法;⑥ 肾脏位置、形态和大小:肾动态成像和肾静态成像均可直接显示肾实质全影,观察肾脏的位置、形态和大小,从而确诊肾下垂。改变体位显像可以观察到肾脏的活动度,对决定是否需要进行肾固定术提供参考。显示先天性肾畸形,并可了解其功能状态。还可测量肾脏大小,确定腹部肿物是否为肾脏或肾脏有无关系。用于肾小球滤过功能测定时,进行弹丸式注射、给药剂量不超过 1 mL[27]。

2) ^{99m}Tc - DTPA SPECT 在脑转移瘤中的应用

脑转移是许多恶性肿瘤常见的并发症,大约 20%～40% 的恶性肿瘤患者将发生脑转移。其中 70% 的患者为多发脑转移,大部分患者的年龄在 50～70 岁。赵铭等利用 ^{99m}Tc - DTPA 核素脑断层显像,对 19 例 ^{60}Co γ 线全脑外照射的脑转移瘤患者,在放疗前、中(20 Gy)、后行 ^{99m}Tc - DTPA 核素脑断层显像,分别计算放疗前、中时的肿瘤区与对侧正常脑组织区放射性计数比值(T/N 值)。结果显示:① 放疗前、中 32 枚脑转移瘤 T/N 值分别为 1.892 ± 1.094 和 2.167 ± 1.637($p < 0.05$);② T/N 升高组和不升高组中的脑转移瘤在放疗后有效率分别为 94.1%(16/17) 和 46.7%(7/15)($p < 0.05$),结果提示在全脑放疗 20 Gy 时,脑转移瘤的血-脑脊液屏障开放程度要高于正常脑组织,T/N 值升高,预示放疗效果佳[28]。

3) ^{99m}Tc - DTPA 气溶胶肺通气显像

杨吉刚等考察了 ^{99m}Tc - DTPA 气溶胶肺通气指数在慢性阻塞性肺疾病肺功能评估中的价值,42 例慢性阻塞性肺疾病(chronic obstructive pulmonary disease,COPD)患者均行气溶胶肺通气显像和 COPD 肺功能分级。肺通气显像结束后,利用感兴趣区技术分析左右肺中央带、周围带的放射性分布情况,并计算得到通气指数(ventilation index,VI)。分析肺功能分级和 VI 之间的关系。结果显示 VI ≥ 50% 组第 1 秒用力呼气容积(FEV_1%)和 FEV_1/用力肺活量(FVC)分别为:(51.8 ± 18.2)% 和 (60.0 ± 11.9)%,VI < 50% 组 FEV_1% 和 FEV_1/FVC 分别为 (40.5 ± 13.0)% 和 (51.7 ± 9.3)%,两组之间差异有统计学意义($p < 0.05$)。且 FEV_1% 和 VI 之间有很好的相关性($r = 0.391$,$p < 0.05$),FEV_1/FVC 与 VI 之间也有很好的相关性($r = 0.517$,$p < 0.01$)。但 FVC 与 VI 之间无相关性($r = 0.123$,$p > 0.05$)。因此,VI 和 COPD 肺功能分级之间有很好的相关性。VI 可直接和准确地预测和显示肺内的气体分布。联合应用 VI 和 COPD 分级能更准确地评估肺功能[29]。

李蓓蕾等比较新型肺通气显像剂锝气体(technegas)与习用的 ^{99m}Tc -

DTPA 气溶胶用作肺通气的制备方法和图像质量。41 例患者吸入 Technegas 特制发生器生成的锝气体。另 35 例患者吸入 Cis 超声雾化器生成的^{99m}Tc-DTPA 气溶胶。两组患者均采集前位、后位、左侧位、右侧位、左前斜位、右前斜位、左后斜位及右后斜位等 8 个体位静态图像。每帧图像采集计数 500 K。比较两组图像质量,并分别定量计算两种显像剂的外周肺渗透指数(PI)。结果^{99m}Tc-DTPA 气溶胶发生大气道沉积的频率多于 Technegas,且^{99m}Tc-DTPA 气溶胶更多形成中央"热区"($p=0.01$)。^{99m}Tc-DTPA 气溶胶组左肺 PI 为 0.86 ± 0.11,右肺为 0.90 ± 0.12,平均为 0.88 ± 0.09。Technegas 组左肺 PI 为 0.92 ± 0.13,右肺为 0.96 ± 0.12,平均为 0.94 ± 0.10,均高于^{99m}Tc-DTPA 气溶胶组($t=2.14$,$p<0.05$;$t=2.37$,$p<0.05$;$t=2.78$,$p<0.01$)。51%(21/24)Technegas 组患者及 57%(20/35)^{99m}Tc-DTPA 气溶胶组患者出现不同程度消化道放射性沉积现象,两者无明显差别($p>0.5$)[30]。

11.8 ^{99m}Tc-MIBI

11.8.1 ^{99m}Tc-MIBI 的化学合成与质量控制

锝[^{99m}Tc]甲氧基异丁基异腈(^{99m}Tc-methoxyisobutylisonnitrile),^{99m}Tc-MIBI,别名^{99m}Tc-RP30、^{99m}Tc-SESTAMIBI 和^{99m}Tc-HEXAMIBI。

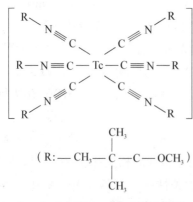

^{99m}Tc-MIBI 是一种带正电荷的六异腈类络合物,结构式为^{99m}Tc(MIBI)$_6^+$,如图 11-11 所示,其中^{99m}Tc 处于 +1 价态,整个络合离子具有亲脂性。通常认为其心肌摄取与 K^+/Na^+-ATP 泵无关,通过被动转运过程进入心肌细胞,然后通过主动转运机制浓集于线粒体内。

$(R:—CH_3—C—C—OCH_3)$

图 11-11 ^{99m}Tc-MIBI 络合物的分子结构

^{99m}Tc-MIBI 药盒主要成分为四(2-甲氧基异丁基异腈)络铜(I)四氟硼酸盐[Cu(MIBI)$_4$BF$_4$]。^{99m}Tc 标记时,药盒中加入^{99m}TcO$_4^-$ 洗脱液,在沸水浴中加热

11.8 节作者:王成,博士,上海交通大学医学院附属仁济医院。

10 min 得到的标记物。每个药盒可标记放射性强度达 5.55 GBq。MIBI 药盒的室温储存为半年，^{99m}Tc - MIBI 注射液为 8 h。

放化纯度测定(radiochemical purity determination)方法可用薄层层析法(thin layerchromatography, TLC)，薄层层析有两种方法：① 支持物为聚酰胺-6 色谱板，展开剂为乙腈，^{99m}Tc - MIBI 的 R_f 为 0.9～1.0，还原水解锝为 0～0.1，^{99m}TcO$_4^-$ 为 0.4；② 支持物为聚酰胺-6 色谱板，展开剂为氯仿：丙酮：氨水＝2：6：0.1，^{99m}Tc - MIBI 的 R_f 为 0.85～1.0，还原水解锝为 0，^{99m}TcO$_4^-$ 为 0.6；注射液的放化纯度大于 95%，pH 值 4.5～6.5，为合格。

^{99m}Tc - MIBI 无明显不良反应，给药后有一过性异腈臭味(大蒜味)，伴口苦；偶有面部潮红，稍后自行消退。

11.8.2　^{99m}Tc - MIBI 的生物学机制

(1) 心肌灌注显像剂：^{99m}Tc - MIBI 注射液用作心肌灌注显像剂，可反映心脏功能、心肌血流灌注及心肌细胞的存活情况。目前认为其被心肌细胞摄取的机制像 K$^+$、Na$^+$ 等＋1 价阳离子一样，通过心肌细胞膜上的离子泵主动转运，或通过膜内外浓度差跨膜扩散进入心肌细胞。

(2) 甲状旁腺显影剂的延迟显像：它是根据^{99m}Tc - MIBI 在正常的甲状腺组织中清除快、功能亢进的组织中清除慢的机制来设计的。在初始相(静脉注射^{99m}Tc - MIBI 后 15 min)主要显示甲状腺和甲状旁腺；在延迟相(静脉注射^{99m}Tc - MIBI 后 120～240 min)时，正常的甲状腺已经消退变淡，而功能亢进的甲状旁腺则显示出清晰影像。但由于甲状旁腺肿瘤均能摄取^{201}Tl 或^{99m}Tc - MIBI，故甲状旁腺核素显像不能区分出腺瘤、增生和腺癌。

11.8.3　^{99m}Tc - MIBI 在临床中的应用

^{99m}Tc - MIBI 的主要用途是心肌灌注显像(740 MBq 左右)，也可用"首次通过技术(first-pass technique)"来评估心肌功能。其次也用于甲状旁腺显像，检查甲状旁腺肿瘤及增生、功能亢进。

(1) 心肌灌注显像：^{99m}Tc - MIBI 是一种亲脂性的一价阳离子络合物，静脉注射后随血流到达心肌，其早期心肌分布类似于^{201}Tl，而且与局部心肌血流成正比关系。^{99m}Tc - MIBI 通过被动弥散方式进入心肌细胞线粒体，并牢固地与细胞膜结合，首次心肌的摄取分数约为 65%，低于^{201}Tl 的摄取率，但由于其注射的计量相对较大，以及在细胞内较长时间的滞留和其后再循环过程中的心肌摄取，故在心肌的绝对计数仍可与^{201}Tl相比。在注射显像剂后 1～2 h 的常规显像时间内，该显像剂的结合是相对牢固的，半清除时间大于 5 h，而没有明显的再分布显像，因此，注射显像剂几小时内的显像仍然能反应注射当时的心肌血流分布。

一般认为^{99m}Tc-MIBI 没有或很少重分布，但是由于在正常心肌中比在局部缺血心肌中清除快，在轻度的短暂性缺血时可能出现重分布，如果在注药 4 h 后才进行显像时应予以考虑。用^{99m}Tc-MIBI 做运动试验和静息检查时需分两次给药。

（2）在静息状态下^{99m}Tc-MIBI 注药后 1 min，血中浓度达最大值（36%），进入体内后最初积聚在胆囊和肝中较多，注药后 30～60 min 肝内放射性减少，于 1～2 h 内基本清除，在 1～1.5 h，除胆囊放射性仍高外，心脏放射性高于邻近器官，靶与非靶放射性活度比值最佳，适于心肌显像。在运动试验中注药后 0.5 min，血中浓度达最大值（51%），注药后 1 h，心脏放射性高于邻近器官，适于显像。该显像剂主要从肝胆和肾脏排出，故胆囊的显影有时会干扰心肌显影。

甲状旁腺显影剂的延迟显像：^{99m}Tc-MIBI 可以作为甲状旁腺显影剂的延迟显像。^{99m}Tc-MIBI 双时相法的甲状旁腺显像一般的静脉注射为 370～740 MBq，5～15 min 后做第一次静态显像（初始相），2～4 h 后做延迟相。延迟显像的甲状腺影像明显减淡，而功能亢进的甲状旁腺影像仍清晰。其显像结果对甲状腺腺瘤检测的敏感性为 90% 左右。其检测阳性率高低与腺体大小密切相关，一般认为大于 1.5 g 的腺瘤的定位准确率近乎 100%，0.5～1.5 g 的腺瘤定位准确率为 70%～80%，小于 0.5 g 的腺瘤的定位准确率较低。

^{99m}Tc-MIBI 还用于肿瘤显像剂，对原发性乳腺癌及其腋下转移灶、肺癌、甲状腺癌和肝细胞癌等有较高的灵敏度和特异性。还可用于肿瘤化疗前后的多药耐药性研究。

11.9 其他^{99m}Tc 标记显像剂及临床应用

11.9.1 引言

锝（Tc）位于元素周期表的 Ⅶ B 族，以高锝酸根（^{99m}TcO$_4^-$）形式存在的

11.9 节作者：袁梦晖，主任医师，第四军医大学唐都医院。

Tc(Ⅶ)在化学上是很稳定的,除某些胶体(如^{99m}Tc - 硫胶体)被认为是直接结合外,不能直接用于标记任何化合物,必须将它还原成较低的氧化态,低价^{99m}Tc的化学性质很活泼,可以与许多络合物(也称配体,包括螯合剂)反应,形成各种不同^{99m}Tc络合物,从而作为体内几乎所有脏器的显像剂。

在本节中,将介绍一些临床应用较为广泛的其他^{99m}Tc 标记的经典显像剂,以及一些新兴的、具有较为广阔临床应用前景的^{99m}Tc 标记显像剂,该部分内容将包括这些显像剂的合成、生物学机制及其临床应用。

11.9.2 其他^{99m}Tc 标记的经典显像剂

11.9.2.1 ^{99m}Tc - GH

^{99m}Tc - 葡庚糖酸盐(^{99m}Tc - GH)可以在无菌条件下用亚锡还原的试剂盒生产,^{99m}Tc - GH 是一个^{99m}Tc(Ⅴ)原子桥连接两个葡庚酸钠分子形成的络合物,其化学结构如图 11 - 12 所示。

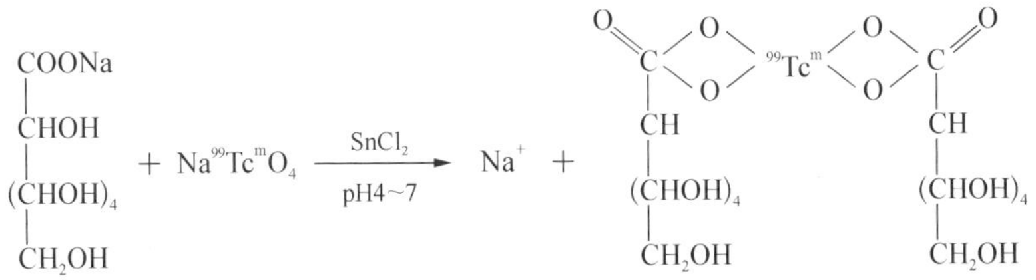

图 11 - 12　^{99m}Tc - GH 结构示意图

^{99m}Tc - GH 在室温下的化学稳定性极佳,但容易受到氧化和辐射分解的影响产生放化杂质,一般应在制备后 6 h 内使用。为保证达到高的产品标记率,应遵守^{99m}Tc 标记时的一般注意事项。

^{99m}Tc - GH 静脉注射后,迅速由血液以三指数方式清除,其生物半排期分别为 5 min(84%)、1 h(10%)和 24 h(6%)。^{99m}Tc - GH 进入体内后迅速分布于全身的细胞外液,然后通过肾脏清除,主要经肾小球滤过,同时还有一定程度的肾小管分泌作用。^{99m}Tc - GH 排泄的另一条正常途径是肝胆系统,正常时经过这条途径的排泄量不大,严重肾疾病患者^{99m}Tc - GH 经肝胆系统的排泄量增加。

^{99m}Tc - GH 一次注射后可提供有关肾灌注、功能和形态显像等信息,多用于儿科患者肾脏疾病显像检查:早期显像用于肾灌注及集尿系统疾病(如尿路梗阻和肾积水)的检查,后期肾静态显像可显示肾脏结构和皮质病变,用于肾实质病灶的定位,并可用于检查急性肾小管坏死和定量测定肾功能。此

外, ^{99m}Tc - GH 还可作为血脑屏障制剂用于脑静态显像, 主要用于诊断无脑血流的脑死亡等。

11.9.2.2 ^{99m}Tc - HMPAO

^{99m}Tc -六甲基丙烯胺肟(^{99m}Tc - HMPAO)是电中性的亲脂络合物, 可由商品药盒(名为 Ceretec)直接加高锝酸盐($^{99m}TcO_4^-$)生产得到, 合成过程如图 11 - 13 所示。

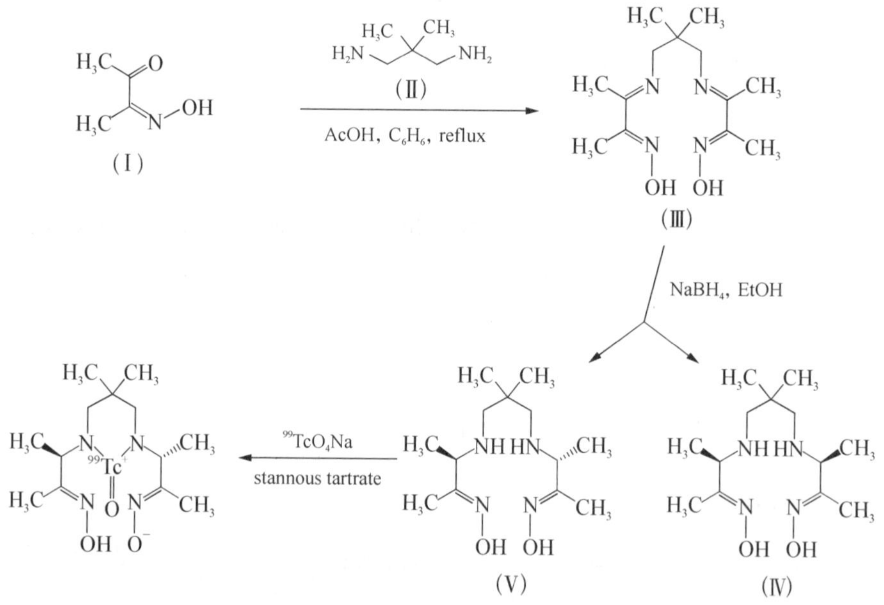

图 11 - 13 ^{99m}Tc - HMPAO 合成

^{99m}Tc - HMPAO 在高比活度条件下, 容易受到内辐射所产生的 OH^- 和 O_2^- 等自由基和过氧化物影响而分解, 因此临床要求配制时尽量采用新鲜高锝酸盐淋洗液(淋洗后 2 h 以内), 洗脱液的放射性浓度应不超过 1.11 GBq/mL(必要时可用氯化钠注射液稀释), 并在配制后 30 min 内使用。为使用方便, 有人将 HMPAO 标记所用 ^{99m}Tc 溶液中加入 400 μg 碘化钠(NaI), 可将标记产品的使用期限延长至 6 h。

^{99m}Tc - HMPAO 的 pH 值为 9.0~9.8, 放射性化学纯度可采用 TLC 或 HPLC 测定, 其放射性化学纯度不得低于 80%, 否则会使显像质量下降。

^{99m}Tc - HMPAO 能通过血脑屏障被脑吸收, 并且在正常组织中的局部分布与脑血流成正比。脑和其他组织对它的摄取和保留的机制被认为可能是与

血流运送和各组织中的谷胱甘肽含量有关,当它的亲脂性原络合物转变为扩散性较差的亲水性次级络合物后,与谷胱甘肽相互作用而保留在该组织中。如遇脑死亡,则无摄取。

静脉注射后 1 min,脑摄取量达到最大值,在 3 min 后达到"坪"相,坪长约 60 min。由于脑内放射性呈"坪"相的保留时间充足,可以进行脑血流显像研究,在许多脑部疾病的病理状态下,有利于发现异常的脑血流分布。

该药物主要用于 SPECT 脑血流灌注显像,测定 rGBF 对证实脑的各种病理和生理变化有一定的价值。临床上可用于对脑血管疾病(如脑卒中)、癫痫、早老性痴呆、脑死亡的辅助诊断,可反映精神疾病患者的脑功能,并能够为脑功能研究提供有价值的参考资料。

11.9.2.3　^{99m}Tc - PYP

^{99m}Tc-焦磷酸盐(^{99m}Tc - PYP)可由厂家提供的试剂盒加入高锝酸盐(^{99m}TcO$_4^-$)生产得到,试剂盒主要成分为焦磷酸钠(Na$_4$P2O$_7$),其分子结构如图 11 - 14 所示,还原剂多采用氯化亚锡(SnCl$_2$ · 2H$_2$O)。

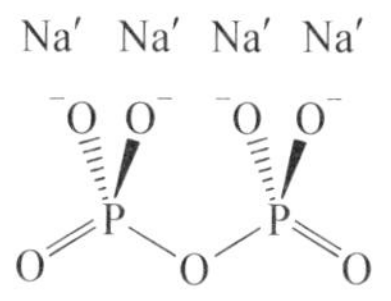

图 11 - 14　焦磷酸钠分子结构

^{99m}Tc-焦磷酸盐静脉注射后血液的清除为双指数型。指数 II 的血液清除是由于骨骼的摄取,$T_{1/2}$ 13.6 min。指数 I 的血液清除是由于泌尿系统的排泄,半衰期为 380 min。注射后 2 h,肾脏内的滞留量为 2.6%,软组织的滞留量少于 0.6%。骨骼内的放射性为 12.9%(相当于注入剂量的 40%～50%)。急性心肌梗死时,每 1 g 梗塞组织的摄取量 0.01%～0.02%。本品与血浆蛋白的结合率为 84.3%,但结合不牢固,很易与蛋白质解离,迅速被骨骼摄取。血浆蛋白放射性的大部分结合在球蛋白部分。注射后 4 h,血液放射性为 9.5%,尿放射性为 31.7%,骨骼及其他组织为 58.8%,24 h 尿排泄给药量的 40%。

^{99m}Tc - PYP 心肌显像对急性心肌梗死组织(AMI)的诊断具有一定价值,其定位机理可能与以下因素有关:① 钙的沉积:随着心肌细胞坏死发生钙沉积结果形成各种磷酸钙络合物,如趋骨放射性药物被摄取的三种形式:被吸着在无定形磷酸钙上、不溶的羟基磷灰石上以及与可能由钙、^{99m}Tc 介于中间的有机大分子结合。具体地说,它可能被吸附在受损心肌线粒体中形成的磷酸钙颗粒上,也可能是示踪剂与受损心肌中各种可溶性蛋白质相结合。② 心肌血流量:放射性药物必须运送到已损伤的心肌组织才能被摄取,而这种运输要依靠剩余的局部血流。当局部血流为正常值的 20%～40% 时,

^{99m}Tc-PYP在受损和正常心肌之间的浓度比值最大。如血流进一步减少,则梗塞组织摄取减少,在最低血流(约 5%)区,摄取可能出现正常。因梗塞中心的血流量最少,故摄取最多的是在梗塞区周围。这种摄取与心肌损伤不成比例,摄取区虽与梗塞大小相当,但这种显像不能用于定量梗塞组织。③ 梗塞发作的时间:一般认为梗塞后 12~24 h ^{99m}Tc-PYP 开始定位在梗塞组织中,并可以显像,但血池本底高,48~72 h 显像最浓,阳性率高,梗塞后 6 d 仍显示放射性分布异常,以后逐渐消退,14 d 后显像阴性。④ 心肌组织坏死的程度:组织坏死至一定程度才能显像。

^{99m}Tc-PYP 心肌显像对 AMI 诊断阳性率较高,可达 90% 以上,特别对以下情况很有帮助:① 诊断小的透壁型心肌梗死;② 陈旧性心梗发生再次梗塞;③ 老年人无痛性心梗,心电图与心肌酶学检查难以明确诊断者;④ 心梗同时合并完全性左束支传导阻滞者;⑤ 冠脉搭桥术后怀疑有 AMI 者。需要注意的是,当有心绞痛、室壁瘤、心包炎、心肌病和心肌外伤时,^{99m}Tc-PYP 都可浓聚于病变部位心肌,由此造成假阳性,其假阳性发生率高达 10%~20%。

^{99m}Tc-PYP 目前已不再用于骨显像,主要是因为它经肾脏排泄,肾脏的辐射吸收剂量高于其他二膦酸盐。

11.9.2.4　^{99m}Tc-HYNIC-NGA

^{99m}Tc-新半乳糖白蛋白(^{99m}Tc-NGA)是一类肝受体显像剂,是针对肝细胞膜上去唾液酸糖蛋白(ASGP)受体的放射性配体。肝脏去唾液酸糖蛋白(ASGP)受体主要位于哺乳动物肝脏实质细胞膜表面,参与血清蛋白的肝脏代谢过程。ASGP 受体的数量和活性与肝实质细胞的功能直接相关,因此可以对 ASGP 受体进行定量分析以对肝脏功能进行评估。

目前使用较为广泛的是在 NGA 分子上引入双功能连接剂 HYNIC 制备成 HYNIC-NGA,再选用 HEDTA 或 Tricine 等共配体对其进行^{99m}Tc 的标记。6-肼基吡啶-3-甲酸(HYNIC)是一种常用的双功能连接剂,其特点是与^{99m}Tc 配位时为单齿配体,需要一个三齿配体(如 HEDTA)作为共配体和一个单齿附属配体组成八面体,因此可通过改变共配体,对生物分子的药代动力学进行调节。

临床研究结果表明,^{99m}Tc-HYNIC-NGA 从血液循环中清除后几乎全部被肝脏摄取,肝区放射性 10~15 min 达高峰,15~40 min 放射性无明显变化,此后按指数规律逐渐减低,最后经胆道排泄。

由于它的肝脏摄取不受血清胆红素的影响,因此常被用来评估肝细胞功能。

11.9.2.5 ^{99m}Tc-Dx

^{99m}Tc-葡聚糖(^{99m}Tc-Dx)又叫^{99m}Tc-右旋糖酐,市场上已有试剂盒销售,用^{99m}Tc 洗脱液 555～1 110 MBq/mL 注入亚锡 Dx 试剂盒冻干品瓶,振摇至溶解,室温放置 5 min 后即可使用。各厂家制备所用的 Dx 分子量各不相同,常用的 Dx-105、Dx-147 的分子量分别为 10.5 万和 14.7 万。

本品从间质注入人体后,仅被淋巴引流,移行速度快,并能充分清晰显示淋巴结和淋巴管。它通过淋巴途径,经胸导管后进入血循环,然后部分被肝脏摄取,部分经肾脏从尿路排出。

^{99m}Tc-Dx 常在临床上被用于淋巴系统显像,与^{99m}Tc-硫化锑胶体(^{99m}Tc-ASC)相比,具有显像时间较短(<2 h),不受颗粒大小和网状内皮系统功能状态的影响等优点,常用于观察淋巴结引流功能,尤其对诊断乳腺癌淋巴转移有一定参考价值,同时,对乳糜症、淋巴管炎、肢体淋巴性水肿及淋巴瘤等疾病也有一定的辅助诊断价值。

11.9.3 新兴^{99m}Tc 标记显像剂

11.9.3.1 ^{99m}Tc-OCT

生长抑素(somatostatin,SST)最初从下丘脑分离提取,被认为具有抑制垂体生长素释放的作用。生长抑素受体(somatostatin receptor,SSTR)由一条七次跨膜区域的单肽链组成。20 世纪 90 年代,人生长抑素受体五种亚型(SSTR1-5)陆续克隆成功。自发现 SST 以来的数年中,为了适应科学研究和临床应用之需,药理学和药物学工作者根据结构-功能研究所提示的结果,国外多个实验室研制和合成了多种生长抑素类似物(somatostatin analogue,SSA),它们与 SSTR 具有很高的亲和力,是用来做受体结合研究以识别 SSTR 亚型的优良工具。如 CGP23996、奥曲肽(OCT,Octeriotide,商品名为善宁、善得定)、BIM23041(Lanreotide,兰乐肽)、RC-160(Vapreotide,伐普肽)及 MK678、帕瑞肽(SOM230,Pasireotide)等。

SST 受体显像剂主要包括用于 SPECT 的^{111}In 标记的奥曲肽、lanreotide、^{99m}Tc 标记的 RC-160(vapreotide)、P829(depreotide)等。SST 受体显像主要应用于诊断神经内分泌肿瘤、神经系统肿瘤、淋巴瘤及其他(乳腺癌、肾癌、前列腺癌等)肿瘤。

OTC 为最早研制的 SSA,含 8 个氨基酸,其分子结构如图 11-15 所示,能够抵抗酶的降解。奥曲肽与 SSTR2 和 SSTR3 具有高的亲和力，与 SSTR5 亲和力低，不与 SSTR1 及 SSTR4 结合。目前，应用最多的是^{111}In-DTPA-奥曲肽，其诊断肿瘤病灶的准确性已在众多肿瘤患者中得到证实。其阳性显像结果主要见于神经内分泌肿瘤的患者（如垂体肿瘤、胰岛细胞瘤、外分泌型胰腺癌、小细胞肺癌、类癌、神经母细胞瘤）。

$$D—Phe—Cys—Phe—D—Trp—Lys—Thr—Cys—Thr—OH$$

图 11-15　奥曲肽分子结构

用^{99m}Tc 标记的奥曲肽有直接标记和间接标记两种方法。直接标记法简便易行，由于 OCT 具有双硫键结构，可以与从+7 价被还原为+3、+4、+5 价的^{99m}Tc 结合，同时不影响 OCT 的生物学效应，且所得产品一般无须纯化。具体方法为：取 OCT 20 μg/200 μL，加入新鲜淋洗的^{99m}TcO$_4^-$ 1 110 MBq、SnCl$_2$ 80 μg、维生素 C 溶液（内含维生素 C 1 mg）、0.05 mol/L HCl 50 μL 及磷酸盐缓冲液，25℃室温振荡 5 min 即可。放化纯测定采用丙酮-新华 1 号试纸层析法。放化纯≥90％即为合格。间接标记法可先将 OCT 与双功能螯合剂 DOTA、HYNIC 等结合，再在还原剂 SnCl$_2$ 等的作用下，与^{99m}TcO$_4^-$ 淋洗液进行标记。间接法获得的标记药物可取得较高的标记率，化学结构较为稳定。如今已有 DOTA-OCT、HYNIC-OCT 等半成品药盒供应，大大方便了进一步的推广和应用。

有研究表明，用^{99m}Tc 标记的奥曲肽进行体外、体内实验亦表现出令人满意的特性。在体外，^{99m}Tc-奥曲肽与 SSTR2 有高的亲和力（解离常数 k_d 为 1～2.5 nmol/L），并迅速进入 SSTR2 阳性的细胞。^{99m}Tc 标记的奥曲肽不能透过正常的血脑屏障，在肺、肠道、甲状腺无明显摄取，主要经过肾脏排泄。

目前^{99m}Tc-OCT 应用尚不够广泛，据文献报道，主要应用研究集中在以下几个方面。

1）神经内分泌肿瘤及其转移灶的诊断和疗效监测

神经内分泌肿瘤（NET）是一类来源于神经内分泌系统的肿瘤。神经内分泌系统由多种不同胚胎来源、具有共同特征的不同类型细胞组成，可合成各种生物活性胺、肽和其他物质，起神经递质、激素和旁分泌调节因子的作用。NET 生长速度相对缓慢，但发现时多已出现远处转移。NET 细胞表面 SSTR 分布较为广泛，因此^{99m}Tc 标记 SSA 是诊断神经内分泌肿瘤及其转移灶的有效手段,并可通过靶向诊断的方式进行各种治疗手段的疗效监测。

2) 脑膜瘤的辅助诊断和疗效监测

由于脑膜瘤处于血脑屏障外,血供丰富,而且具有 SSTR 的极高表达率,因此脑膜瘤对 ^{99m}Tc-OCT 的摄取率明显高于正常脑组织。文献报道脑膜瘤是高表达 SSTR 的肿瘤,脑膜瘤 SSTR2 受体的表达率可在 $80\%\sim100\%$。^{99m}Tc-OCT 是生长抑素类似物,与 SSTR2 受体具有高度的亲和力。^{99m}Tc-OCT SPECT 显像除了可以对脑膜瘤进行辅助诊断,还可以对这种治疗的疗效进行监测。

3) 活动期甲状腺相关性眼病(thyroid associated ophthalmopathy, TAO)的诊断

TAO 是一种与甲状腺疾病相关的器官特异性自身免疫性疾病,近年来其发病率呈逐渐上升趋势,严重影响患者的生活质量。临床研究证实免疫抑制剂、眼眶局部放疗对活动期 TAO 有较好效果,对非活动期 TAO 则基本无效。正确判断 TAO 活动性对治疗方案的选择至关重要。研究发现,TAO 活动期球后浸润的淋巴细胞和活化的成纤维细胞表面高表达生长抑素受体(淋巴细胞表面存在 SSTR1-5,成纤维细胞表面存在 SSTR1,3,5),为 ^{99m}Tc-OCT 受体显像应用于 TAO 在分子水平提供了理论依据。

4) 甲状腺髓样癌(MTC)的辅助诊断

甲状腺髓样癌(medullary thyroid carcinoma, MTC)来源于分泌降钙素的甲状腺滤泡旁细胞,甲状腺髓样癌不摄取 ^{131}I,^{131}I 甲状腺扫描往往是阴性结果。由于 MTC 细胞表面高度表达 SSTR,因此 ^{99m}Tc-OCT SPECT 显像可对 MTC 进行辅助诊断。

11.9.3.2 ^{99m}Tc-RGD

整合素是一类异二聚体跨膜细胞表面受体,由一个 α 亚基和一个 β 亚基通过非共价键结合而成,是细胞与细胞、细胞与细胞外基质(ECM)之间相互作用的媒介。迄今已报道的整合素有 24 个,包括 18 个 α 亚基和 8 个 β 亚基。整合素与 ECM 蛋白结合,促进细胞的活动和侵袭,在血管生成和肿瘤转移中发挥重要作用。在特定环境中,整合素能否与 ECM 的配体结合,决定着细胞的存活或凋亡。整合素与其配体结合后,启动细胞内的信号传导途径,诱导细胞迁移、存活、侵袭等活动;整合素与配体的结合受阻,则会引起细胞凋亡。整合素 $\alpha_v\beta_3$ 是目前研究最广泛的整合素家族成员,休眠的内皮细胞和其他正常组织中低表达甚至不表达,但在多种肿瘤细胞及肿瘤新生血管内皮细胞中的表

达量却会急剧升高,因此成为理想的抑制肿瘤及肿瘤血管生成的靶点。临床研究表明,整合素 $\alpha_v\beta_3$ 的表达水平与肿瘤分级呈正相关,是肿瘤恶性程度的标志。通过抑制 $\alpha_v\beta_3$ 的功能,可诱导新生血管内皮细胞凋亡,从而使肿瘤无法获得生长必需的营养,促使肿瘤细胞凋亡,达到抗肿瘤的目的,而这个过程并不会对正常组织的血管造成不良影响。

整合素 $\alpha_v\beta_3$ 通过识别 RGD(精氨酸-甘氨酸-天冬氨酸,Arg－Gly－Asp)序列,与其细胞外配体结合实现细胞信号传导。RGD 序列普遍存在于 ECM 的玻璃黏连蛋白、纤维结合蛋白、骨桥蛋白、人纤维蛋白原等黏附蛋白中,在整合素识别其配体过程中起重要作用。由于肿瘤细胞和肿瘤血管内皮细胞都能高表达整合素 $\alpha_v\beta_3$,因此 RGD 序列不仅能结合到肿瘤新生血管内皮细胞,还能与肿瘤细胞结合。正因为这一优势,使 RGD 得到众多研究者的关注,并设计和制备 RGD 肽及其衍生物制剂进行肿瘤的诊断和治疗。

^{99m}Tc 标记 RGD 多肽的方法分为直接标记法和间接标记法。直接标记法中 ^{99m}Tc 被连接到由二硫桥还原而产生的巯基上,因而这种方法只适用于含有二硫桥的肽。间接标记法的优势在于可对所有肽进行标记,目前使用的双功能螯合剂主要有 DTPA(二亚乙基三胺五乙酸)、N_2S_2、N_3S、BATOS(锝肟的硼酸加合物)、6－HYNIC(6-肼基尼克酰胺)。

1) 直接法

直接标记法的原理是多肽分子内的-OH、-CN、-NH$_3$、-SH 等含有孤立电子对,与 ^{99m}Tc 形成多个配位键而发生螯合反应。但是,新鲜淋洗的 ^{99m}TcO$_4^-$ 中,^{99m}Tc 是＋7 价,为了形成一个稳定的螯合物,^{99m}Tc 必须还原至＋5 价。＋5 价的 ^{99m}Tc 不稳定,在空气中很容易被氧化成＋7 的 ^{99m}TcO$_4^-$,因此在标记过程中常需加一些抗氧化剂,如抗坏血酸钠、2,5,E 二羟基苯甲酸等,但这样会使反应溶液中杂质增多,放化纯度难以控制。

有报道采用氯化亚锡作为还原剂进行 ^{99m}Tc 直接标记 RGD,虽然标记率很高(＞95%),但由于氯化亚锡还原性较强,可破坏 RGD 分子的活性基团,从而使受体结合能力降低。采用抗坏血酸钠、连二亚硫酸钠等对 RGD 进行标记,虽然标记率不如用氯化亚锡高,但经纯化后能基本满足临床要求。

直接法进行标记 RGD 具有如下优点:^{99m}Tc 来源方便且能与具有双硫键的 RGD 直接结合,RGD 具有双硫键结构的特点,通过还原剂使 ^{99m}Tc 由＋7 价还原为＋5,＋4、＋3 价,使其易于和双硫键酸胱氨酸桥结合,而不影响其结构和生物活性。

直接标记法主要存在两个问题：① ^{99m}Tc 与 RGD 形成的化合物不稳定；② 很难控制标记位置。许多学者已经尝试各种反应条件如采用弱的还原剂（如抗坏血酸、连二亚硫酸钠、硫酸亚铁），加抗氧化剂，调节 pH 值及反应温度等，来使^{99m}Tc 直接标记 RGD，但缺少其临床推广应用价值的进一步论述。

2）间接法（即双功能试剂螯合法）

间接标记法主要有两种：一种方法是先标法，先用^{99m}Tc 标记双功能螯合剂，然后再连接到 RGD 上，这种方法的各种放射性反应产物之间分子质量大体相同，所以很难进行纯化；另一种方法是后标法，双功能螯合剂先连接到 RGD 分子上，然后进行^{99m}Tc 标记，该方法产生单一的放射性标记产物，所以较容易纯化。目前主要以后者为主，所用的双功能螯合剂主要有 DTPA（二亚乙基三胺五乙酸）、N_2S_2、N_3S、BATOS（锝肟的硼酸加合物）、6 - HYNIC（6 -肼基尼克酰胺）。用双功能螯合剂对多肽和^{99m}Tc 进行连接，其稳定性好。

间接标记法是通过双功能螯合剂（bifunctional chelating agent，BFCA）将放射性核素与标记物耦联起来。BFCA 犹如一座桥梁，一端连接要标记的目标化合物，另一端络合放射性核素^{99m}Tc，在普通的条件下即可完成标记。通过BFCA 的应用，不改变标记物的特性，键合牢固，并且可以避免对标记物的损伤，达到核素显像的要求。

HYNIC 作为其中一种有效的双功能螯合剂，在国外从 20 世纪 90 年代初就开始应用，并广泛用于 DNA、RNA、多肽、蛋白质及抗体的标记。由于HYNIC 较早的应用，在某种程度上促进了核素分子显像和反义显像的发展。HYNIC 在标记中经常要添加辅助的协同配体，常用的是乙二胺二乙酸（EDDA）和 N -三(羟甲基)甲基甘氨酸（tricine）。这是因为 HYNIC 实际上只能占据^{99m}Tc 上的 1～2 个位置，其他位置要 EDDA 或 tricine 来填补。

研究显示，用 HYNIC 作为双功能螯合剂所形成的配体 HYNIC - RGD，在共轭配体 EDDA 介导下进行^{99m}Tc 标记的产物亲脂性低、稳定性强、相应异构体少、肿瘤摄取高。

^{99m}Tc - 3PRGD2 是一种新型的 RDG 药物，它是由两个环形 RGD 基序通过 PEG4 基团相连接组成的二聚体，它与整合素 $\alpha_v\beta_3$ 具有较高的亲和性。^{99m}Tc - 3PRGD2 可由半成品药盒直接标记得到，由北京大学同位素研究所提供的 3PRGD2 药盒中含有 5 mg 三磺酸钠，6.5 mg 三甲基甘氨酸，40 mg 甘露醇，20 mg 联肼尼克酰胺— 3PRGD2 以及琥珀酸盐缓冲液成分。标记时取 1 mL ^{99m}Tc -高锝酸洗脱液 740～1 110 MBq（20～30 mCi）加入到 3PRGD 药盒

中。充分振荡使药盒中固体样品彻底溶解至澄清。100℃加热 20 min,冷却至室温,经过纸层析、TLC 或 HPLC 法检测合格后即可使用。通过此标记方法获得的^{99m}Tc-3PRGD2 放射化学纯度可达 95％以上。

^{99m}Tc-RGD 作为整合素 $\alpha_v\beta_3$ 受体显像具有以下应用前景:

(1) 能客观地预测肿瘤对 $\alpha_v\beta_3$ 受体拮抗剂(抗肿瘤血管生成)治疗的有效性,特别有助于患者治疗方案的选择。

(2) 对抗肿瘤血管生成药物的药理研究有重要的指导作用。

(3) 可对实体肿瘤提供高敏感性、高特异性的定位、定性诊断,理论上可以作为肿瘤的靶向性广谱显像剂。

11.9.3.3 ^{99m}Tc-HL91

随着对肿瘤乏氧微环境的深入研究,肿瘤乏氧的重要性越来越明显。乏氧是大多数实体瘤普遍存在的现象,在肿瘤生长的血管形成过程中,因不能满足肿瘤生长的需要而导致有活力的肿瘤乏氧细胞存在。肿瘤乏氧与放化疗抵抗密切相关,常成为肿瘤难以治愈、容易复发的重要原因。用放射性核素标记乏氧显像剂进行 SPECT 显像,可以非创伤性地了解肿瘤组织的乏氧状态。

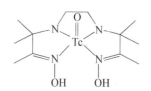

图 11-16 ^{99m}Tc-HL91 结构

^{99m}Tc-HL91(4,9 二氮 3,3,10,10 四甲基十二烷 2,11 二酮肟)是一种非硝基咪唑类乏氧显像剂(结构见图 11-16),它能被结构完整、具有代谢功能的肿瘤细胞所摄取,选择性地滞留在乏氧组织中。^{99m}Tc-HL91 亲乏氧组织的机制可能与其高渗透性、低氧化还原有关,前者便于它到达细胞内线粒体,后者利于它在乏氧组织细胞内稳定存在。当^{99m}Tc-HL91 进入细胞后,在酶的作用下其有效基团发生还原,在具有正常氧水平的细胞中,还原基团可重新被氧化成为原有物质;而在乏氧组织中,由于缺氧而不能发生再氧化,还原产物与细胞内物质不可逆结合,从而滞留于组织中。

HL91 冻干粉试剂盒已经有售,标记时直接加入新鲜^{99m}TcO$_4^-$淋洗液,摇匀后室温放置 10 min,经纸层析、TLC 或 HPLC 检测合格后使用,标记率要求>90％。

^{99m}Tc-HL91 的应用主要在以下几个方面:

(1) ^{99m}Tc-HL91 与^{201}Tl 双核素 SPECT 显像诊断急性心梗患者梗死部位及评价是否存在存活心肌。

(2) ^{99m}Tc-HL91 乏氧显像可用于对某些实体肿瘤(如肺癌)进行辅助诊

断,并评估实体瘤内组织的乏氧状态。

（3）^{99m}Tc‑HL91 乏氧显像对恶性肿瘤治疗后局部残余、复发或转移灶的鉴别有一定价值,并可用于放疗前勾画靶区、指导调强放疗和评价放、化疗疗效。

（4）^{99m}TcO$_4^-$ 与 ^{99m}Tc‑HL91 联合显像可以提高对甲状腺结节的诊断价值。

11.9.3.4　^{99m}Tc‑TRODAT‑1

多巴胺能神经元轴突末梢上的多巴胺转运蛋白（dopamine transporter, DAT）对于调节与多巴胺（dopamine，DA）系统有关的躯体运动和一般行为、情绪与内分泌、精神活动和学习记忆等具有重要意义。目前 SPECT 脑 DAT 显像技术已广泛用于多种神经精神疾病如帕金森病（Parkinson disease，PD）、精神活性物质依赖等的临床早期诊断和发病机制的研究。

DAT 属于 Na$^+$/Cl$^-$ 依赖性转运体基因家族,其生理作用是将突触间隙内已发挥生理效应的 DA 回收摄入突触前,以备再次利用,同时终止神经细胞间的信息传递。静脉注射放射性分子探针^{99m}Tc‑TRODAT‑1 后,药物随血流经血-脑屏障进入脑组织,被 DA 能神经元摄取,并与 DAT 特异性结合而暂时滞留在脑内。由于分子探针的摄取量与 DA 神经元末梢的 DAT 活性成正比,故进入脑的^{99m}Tc‑TRODAT‑1 数量反映中脑边缘‑DA 系统的功能状态。

^{99m}Tc‑TRODAT‑1{2 β[N,N′双（2 巯乙基）乙撑二胺基]甲基,3β（4 氯苯基）托烷}是临床应用较为成熟的 DAT 特异性分子探针,特异性强,灵敏度高。TRODAT‑1 标记药盒已由台北医学研究所生产,标记操作方法较简便。

^{99m}Tc‑TRODAT‑1 SPECT 显像可测定基底节 DAT 浓度,成为诊断早期和亚临床 PD 的有利依据,在一定程度上,该显像方法还可以作为药物治疗疗效观察的客观指标,因而有着广阔的应用前景。

11.9.3.5　^{99m}Tc‑AONs

自 1953 年 Waston 和 Crick 发现了 DNA 的双螺旋结构,到 2003 年人类基因组计划中对人类全基因组的测序任务全部完成,在半个世纪里,人类进入了从分子水平上认识自我的时代,使人类有可能在基因水平上阻断、发现某些异常基因或感染病毒的表达,从而达到诊治疾病的目的。

1978 年,Stephenson 和 Zamecnik 开始了反义技术的研究。根据碱基互补配对的原理,利用人工合成反义寡聚核苷酸（AONs）与细胞内的基因或 mRNA 特异结合,封闭基因的转录或翻译,达到基因表达调节的目的。1994

年 Dewanjee 等尝试用 ^{111}In 标记反义寡核苷酸探针,以用于体外显像,探测体内分子杂交,显示肿瘤发生时呈超表达状态的 c-myc mRNA,达到早期诊断肿瘤的目的。近年,Hnatowich 等又成功地用 ^{99m}Tc 标记 AONs,使 SPECT 反义寡核苷酸显像更加方便地用于临床研究。

反义寡核苷酸合成和鉴定后,用其 5′-末端的氨基将双功能螯合剂联肼尼克酰胺衍生物(HYNIC)耦联到 AONs 上。耦联 AONs 的一步法 ^{99m}Tc 标记以三羟甲基甘氨酸(tricine)为协同配体。向充氮无菌瓶中依次注入 ^{99m}TcO$_4^-$、溶于 H$_2$O 的 Tricine、AONs - HYNIC 及新配制的溶于 0.1 mol/L HCl 的 SnCl$_2$ • 2H$_2$O,室温保温 10～60 min,用 HPLC 检测标记效果后,纯化后即可使用。

反义显像是将用放射性核素标记的人工合成的 AONs 引入体内,示踪病变组织中过度表达的目标 DNA 或 mRNA,并通过体内核酸杂交发生特异性结合,从而达到在基因水平早期定性诊断疾病。反义显像面临的主要问题是如何将核素标记的 AONs 高效地导入靶细胞,并与靶基因发生特异性的结合;寡聚核苷酸的结构选择;核素标记后对体内分布和药物代谢的影响。毒性和非特异性作用也是尚需解决的问题。尽管如此,反义显像仍是分子生物学家和核医学专家较为关注的领域,是当前国际研究的热点课题。近年来,临床上用发射 β 射线的治疗用的核素(^{90}Y,^{188}Re)成功标记 AONs,通过电离辐射生物效应的直接和间接作用。达到抑制破坏肿瘤细胞。因此,将反义治疗和内照射治疗相结合,提出了核素反义治疗或基因靶向性放射性核素治疗的全新概念。其主要优点是,在反义显像的基础上,更好地制订核素治疗剂量,最大限度地减少对正常组织的损伤。相信随着反义技术相关问题的解决,它必将成为未来肿瘤治疗的新方法。

参考文献

[1] Krishnamurthy S, Krishnamurthy G T. Cholecystokini and morphin pharmacological intervention during ^{99m}Tc - HIDA cholescintigraphy: a rational approah[J]. Sem Nucl Med, 1996, 26(1): 16 - 24.

[2] Krishnamurthy S, Krishnamurthy G T. Biliary dyskinesia: role of the sphincter of oddi, gallbladder and cholecystokini[J]. J Nucl Med, 1997, 38(11): 1824 - 1830.

[3] Negrin J A, Zanzi I, Margoulett D. Hepatobiliary scintigraphy after biliary tract surgy[J]. Sem Nucl Med, 1995, 25(1): 28 - 35.

[4] Velasco J, Singh J, Ramanujam P, et al. Hepatobiliary scanning in cholecystitis[J]. Eur J Nucl Med, 1982, 7(1): 11 - 13.

[5] Zeman R K, et al. Diagnostic utility of cholescintigraphy and ultrasound in acute

cholecystitis[J]. Am J Surg, 1981, 141：446.

[6] Zapata R, Severin C, Manriquez M, et al. Gallbladder motility and lithogenesis in obese patients during diet-induced weight loss[J]. Dig Dis Sci, 2000, 45：421 – 428.

[7] Pomeranz L S. Two subgroups gallstones patients：normal and abnormal gallbladder emptiers[J]. Gastroenterology, 1984, 86：1211.

[8] Majd M, Reba RC, Altman RP, et al. Effect of phenobarbital on ^{99m}Tc – IDA scintigraphy in the evaluation of neonatal jaundice[J]. Seminars in Nuclear Medicine, 1981, 11(3)：184 – 204.

[9] Nadel H R. Hepatohiliary scintigraphy in children[J]. Seminars in Nuclear Medicine, 1996, 26：25 – 42.

[10] Howman-Giles R, uren R, Bernard E, et al. Hepatohiliary scintigraphy in infancy[J]. J Nucl Med, 1998, 39：311 – 319.

[11] Johnson K, Alton H M, Chapman S. Evaluation of mebrofenin hepatoscintigraphy in neonatal-onset jaundice[J]. Padiatr Radiol, 1998, 28：937 – 941.

[12] Jurgens M J. Dual-radionuclide simultaneous biliary and gastricscintigraphy to depict surgical treatment of bile reflux[J]. Radiology, 2003, 229(1)：283 – 287.

[13] Choi B I, Park J H, Kim Y I, et al. Peripheral cholangiocarcinoma and clonorchiasis：CT findings[J]. Radiology, 1988, 169(1)：149 – 153.

[14] Krishnamurthy G T, Turner F E. Pharmacokinetics and clinical application of technetium ^{99m}Tc – labeled hepatobiliary agents[J]. Semin Nucl Med, 1990, 20：130 – 149.

[15] Shah A N, Dondson F, Fung J. Role of nuclear medicine in liver transplantation[J]. Semin Nucl Med, 1995, 25：36 – 48.

[16] Sandle E D, Parisi M T, Shields A T, et al. Unique scintigraphic findings of bile extravasation in the presence of ascites：a complication of hepatictransplantation[J]. J Nucl Med, 1992, 33：115 – 116.

[17] Engeler C M, Kuni C C, Nakhleh R, et al. Liver transplantation rejection and cholestasis：comparison of technetium ^{99m}Tc – diissopropyl iminodiacetic acid hepatobiliary imaging with liver biopsy[J]. Eur J Nucl Med, 1992, 19：865 – 870.

[18] Tarcoveanu E, Niculescu D, Georgescu S, et al. Congenital cystic disease of the biliary system in adults[J]. Rev Med Chir Soc Med Nat Lasi, 2003, 107(4)：817 – 821.

[19] Poddar U, Bhattacharya A, Thapa B R, et al. Ursodeoxycholic acid-augmented hepatobiliary scintigraphy in the evaluation of neonatal jaundice[J]. J Nucl Med, 2004, 45(9)：1488 – 1492.

[20] Majd M, Reba R C, Altman R P. Hepatobiliary scintigraphy with ^{99}Tc – PIPIDA in the evaluation of neonatal jaundice[J]. Pediatrics. 1981, 67：140 – 145.

[21] Gilmour S M, Hershkop M, Reifen R, et al. Outcome of hepatobiliary scanning in neonatal hepatitis syndrome[J]. J Nucl Med, 1997, 38：1279 – 1282.

[22] Sevilla A, Howman-Giles R, Saleh H, et al. Hepatobiliary scintigraphy with SPECT in infancy[J]. Clin Nucl Med, 2007, 32(1)：16 – 23.

[23] Brown P H, Juni J E, Lieberman D A, et al. Hepatocyte versus biliary disease：A distinction by deconvolutional analysis of technetium ^{99m}Tc IDA time-activity curves[J]. J Nucl Med, 1988, 29(5)：623 – 630.

[24] Léveillé J, Demonceau G, De Roo M, et al. Characterization of technetium – 99m – L, L – ECD for brain perfusion imaging, Part 2：Biodistribution and brain imaging in humans[J]. J Nucl Med, 1989, 30(11)：1902 – 1910.

[25] 国毓智,方平,匡琴芳,等. 脑灌注显像剂^{99m}Tc – ECD 的制备、动物实验及初步临床应用[J]. 中华核医学杂志,1989,9(4)：213 – 216.

［26］ 丁虹、贾少微. 神经核医学进展［M］. 第一版. 长春：吉林科学技术出版社，1999，15－24.

［27］ 张长保. SPECT 在泌尿系统中的应用［J］. 河北医药，1998，20(2)：67－69.

［28］ 赵铭，兰胜民，张承刚，等. ^{99m}Tc－DTPA SPECT 在脑转移瘤全颅放疗中的应用研究［J］. 肿瘤研究与临床，2005，17(4)：224－229.

［29］ 杨吉刚，王遥，李春林，等. 99m 锝-二乙三胺五乙酸气溶胶肺通气指数在慢性阻塞性肺疾病肺功能评估中的价值［J］. 临床荟萃，2012，27(2)：103－105.

［30］ 李蓓蕾，陈绍亮，姚之丰. 锝气体与 ^{99m}Tc－DTPA 气溶胶肺通气显像的比较［J］. 复旦学报(医学版)，2005，32(2)：197－201.

第 12 章

碘标记显像剂

12.1　放射性核素碘的化学性质与标记特点

　　碘位于周期表第ⅦA族,其价电子层构型为$5s^25p^5$,再得到一个电子便可达到稳定的八电子构型,因而I^-离子是稳定的。碘的单质是双原子分子,即I_2。由于碘原子的半径较大,双原子分子在极性溶剂或某些溶质分子的作用下,易极化形成极性分子$I^{\delta+}$—$I^{\delta-}$。此外,碘的氧化形态有+1价(I^+Cl^-及IO^-)、+3价(IO_2^-)、+5价(IO_3^-)及+7价($H_3IO_6^{2-}$)。由人工核反应生产的放射性碘经放化分离,可得到稳定的I^{*-}。为防止它被氧化,有时加入还原剂作为保护。在化合物分子中引入放射性碘原子的途径有两种,一种是使用I_2^*($I^{*\delta+}$—$I^{*\delta-}$)或I^{*+}的亲电取代反应,如蛋白质、多肽的碘标记;另一种是直接使用I^{*-}(NaI^*)为原料的亲核取代反应,包括芳香环上碘原子与I^{*-}的同位素交换反应及Br与I^{*-}的交换反应等。由于化合物分子中的C—I键不如C—C键稳定,特别是进入体内,C—I键易断裂而脱碘,所生成的碘离子又极易被甲状腺所摄取,故使用放射性碘药物前,常需要预先服用复方碘液封闭甲状腺,以防止其受到不必要的辐照。

　　碘有许多种放射性核素,其中最常见的是^{131}I、^{125}I和^{123}I。^{131}I半衰期为8.02 d。^{131}I是β衰变核素,发射β射线(99%)和γ射线(1%),β射线最大能量为606 keV,主要γ射线能量为364 keV。它可由反应堆大量生产,价格比较便宜,所以还是目前制备放射性碘药物的主要核素之一。此外,^{131}I还大量用于甲状腺疾病的治疗,它在这方面的功能是其他核素难以取代的。

　　^{125}I的半衰期为60.2 d,作为标记试剂有利于试剂的商品化及贮存应用。只发

本章作者:朱宝,主任医师,无锡市人民医院。

射 27 keV 的 X 射线及 35 keV 的 γ 射线,在诊断应用中的辐射剂量比 [131]I 小得多。

[123]I 的半衰期为 13 h,为纯 γ 发射体,能量适宜(159 keV),显像清晰,诊断应用中辐射剂量小,最适合核医学显像的应用。但由于是由加速器生产的,价格昂贵,是目前 [123]I 尚难推广使用的主要问题。

12.1.1　Greenwood‐Hunter 法

此方法又称氯胺‐T(chloraamine‐T)法,是以氯胺‐T 为氧化剂,将放射性碘离子氧化成放射性碘分子,后者再与蛋白质、多肽分子内的氨基酸残基起反应,生成放射性碘标记化合物。氯胺‐T 法标记效率高、重复性好、试剂便宜易得,是目前使用最多的碘标记方法。标记路线如图 12‐1 所示。

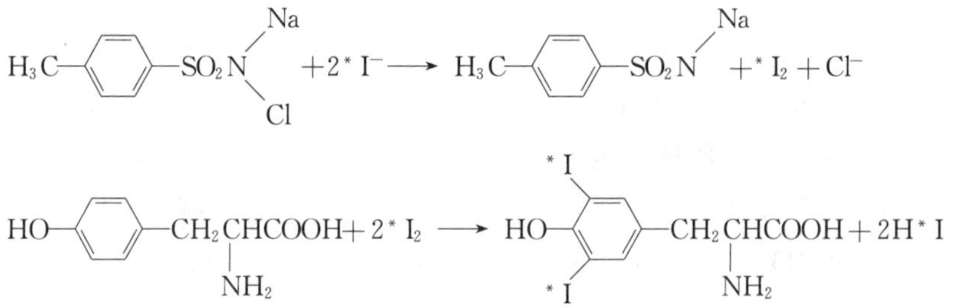

图 12‐1　氯胺‐T 法标记碘的合成路线

1) 原理

氯胺‐T 是一种温和的氧化剂,在水溶液中产生次氯酸,可使碘离子氧化成碘分子。碘分子可取代肽链中酪氨酸苯环上羟基邻位的一个或两个氢。

2) 注意事项

(1) 放射性碘源的选用:应选用新鲜、放射性比活度高、含还原剂量少的放射性碘源。放射性碘源含还原剂(如 $Na_2S_2O_5$ 等)量多时,会抵消氯胺‐T 的作用,降低碘利用率,甚至导致标记完全失败。

(2) 放射性碘与多肽、蛋白质用量的比例:一般标记时放射性碘用量不宜过多,每次使用 1~2 mCi,因而放射性碘与多肽、蛋白质用量的比例主要靠多肽、蛋白用量来控制。

(3) 氯胺‐T 与 $Na_2S_2O_5$ 的用量及碘化反应时间:氯胺‐T 是氧化剂,用量大或碘化反应时间长,会导致蛋白质结构和活性的严重损伤。当氯胺‐T 的浓度为 200 μg/mL,在 0~20℃反应 20 s,碘利用率已接近或达到最大峰,再加大氯胺‐T 用量和延长反应时间对标记效率影响不大。

（4）氯胺-T用量减少，$Na_2S_2O_5$用量也随之减少；氯胺-T用量增大，加入$Na_2S_2O_5$的量也就会随之增加，这就可能加重某些对还原剂敏感的蛋白质或多肽生物活性的损伤。某些蛋白质或多肽对氯胺-T较敏感，还可进一步减少氯胺-T用量、缩短碘化反应时间、降低反应温度，以保护蛋白质的活性。这对一些较容易丧失活性的蛋白质或多肽的碘标记十分重要。

（5）碘化反应体积：碘化反应体积愈小，局部反应物浓度愈高，所得碘利用率和标记多肽、蛋白质比活度就愈高。

（6）碘化反应温度：温度升高，碘化反应速度加快，碘利用率有所增加。一般在室温下进行标记操作就可获得重复性好的结果，有些蛋白质或肽类在高温下极易丧失活性，则可在0℃进行碘化反应。

（7）碘化反应的pH值：最适合反应的pH值在7.3～7.8之间。

（8）微量蛋白质或多肽的吸附损失：吸附损失在使用大量蛋白质或多肽时是可以忽略的，但作为微量法标记时，蛋白质或多肽的用量只在毫克甚至微克水平，吸附损失就不能忽略。

（9）不同蛋白质、多肽碘化标记的差别：由于不同蛋白质或多肽分子中含有的酪氨酸数目不同，而且其空间结构也不相同，分子中的酪氨酸残基有的容易发生碘化反应，有的不容易碘化，因此同样条件下进行碘化标记，不同蛋白质或多肽对碘的利用率是不相同的。不同蛋白质经碘化标记后生物活性受损的情况也各不相同。

12.1.2　乳过氧化物酶(LPO)法

本方法反应温和，对抗原、抗体免疫活性影响小，已被广泛应用。缺点是标记率较低，一般为20%～40%。

1）原理

利用乳过氧化物酶促进微量过氧化氢对碘离子的氧化作用，生成碘分子，并标记在蛋白质或多肽的酪氨酸分子上。

2）注意事项

（1）LPO应在使用前新鲜配制，以防止酶活性降低。

（2）LPO的用量应小于总蛋白用量的1%，以减少酶自身碘化而带入的放化杂质。

（3）碘化反应在pH值为4.0～8.5范围内均可进行，最适pH值依据蛋白质本身性质而定。

(4) H_2O_2 应保持低浓度,如浓度高于 0.1 mmol/L,对酶的活性将有抑制作用。

12.1.3　碘精(Iodogen)标记法

碘精(Iodogen)是 1,3,4,6 -四氯- 3α, 6α -二苯甘脲。Iodogen 分子内的氯原子和氯胺- T 的氯原子相似,都连接在 N 原子上,其化学价均为 +1 价,是放射性碘离子良好的氧化剂。此方法具有使用简便、标记率高、反应体积小、可用低浓度的碘源、对多肽和蛋白质的免疫活性损失小、稳定性高等优点,是常规的碘化方法之一。

1) 原理

Iodogen 为氧化剂,对蛋白质和多肽进行碘化标记,把碘离子直接引进分子中的酪氨酸残基上。标记过程中被标记样品不与 Iodogen 混合,标记后取出样品即停止反应,不使用任何还原剂。

2) 注意事项

(1) 用氮气密封 Iodogen 的反应管,贮存在 −20℃ 条件下,可使用 3 个月以上。

(2) 此法碘化反应时间在 7 min 时标记率达最高,10 min 时略有减少。

(3) 此法碘化反应在 pH 值为 6.0～8.5 时,标记率最高。

12.1.4　酰化试剂(Bolton‐Hunter 试剂)法

1) 原理

用酰化剂 3 -(4 -羟苯基)丙酸- N -羟基琥珀酰亚胺酯(Bolton - Hunter 试剂)做连接试剂,将碘标记在羟苯基的 2,5 位置上,再将琥珀酰胺酯水解,通过酰胺键将 3 -(4 -羟基- 5 - I -苯基)接在蛋白质的末端氨基上。合成路线如图 12 - 2 所示。

2) 方法

I ‐ Bolton ‐ Hunter 试剂可用氯胺- T 法制备,也可商业购买该试剂的苯溶液。使用时取一定量的标记酯,用氮气吹除苯,投入欲标记的蛋白质及缓冲溶液,pH 值以 8.0～8.5 为宜,在冰浴中反应 15～30 min 后,加入过量氨基酸(如甘氨酸)终止反应。

此方法避免了蛋白质与氧化剂的接触,又避免了蛋白质与放射性碘的直接接触,可防止碘源中有害物质对蛋白质的损伤,适用于标记缺乏酪氨酸的蛋白质。其缺点是标记技术比较复杂,操作者辐射暴露时间较长,且反应步骤多,碘标记率较低。此法适于标记分子量大于 1 万的蛋白质,一般不宜标记短肽。

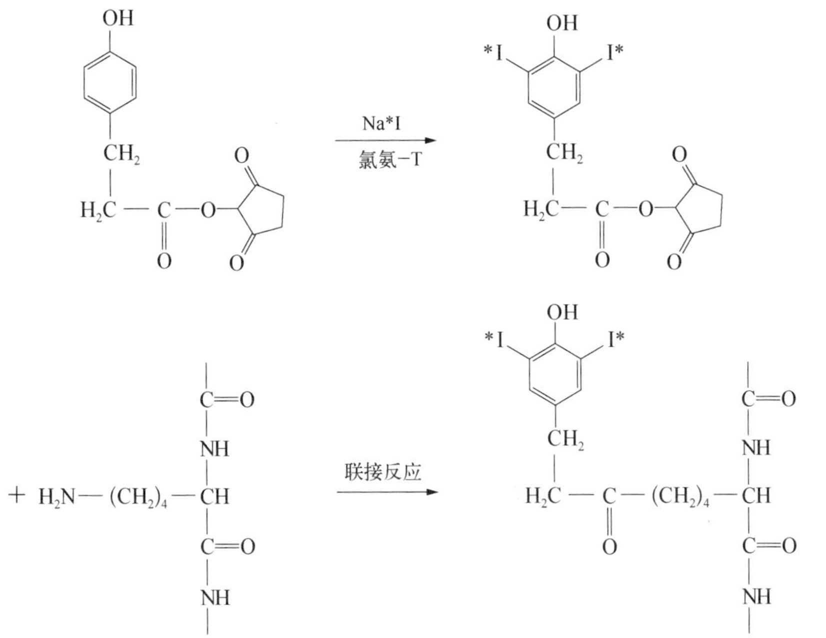

图 12 - 2　酰化试剂法标记碘的合成路线

12.2　^{131}碘- MIBG

12.2.1　^{131}碘- MIBG 的化学合成与质量控制

间位碘代苄胍(metaiodobenzyl guanidine，MIBG)是肾上腺神经元阻滞剂，它可被交感神经分布丰富的脏器，如肾上腺髓质、心肌、脾、肝和唾液腺等所摄取和贮存。

1) ^{131}碘- MIBG 的化学合成路线

如图 12 - 3 所示，常见的有加热法和熔融法两种。

方法一：加热法。

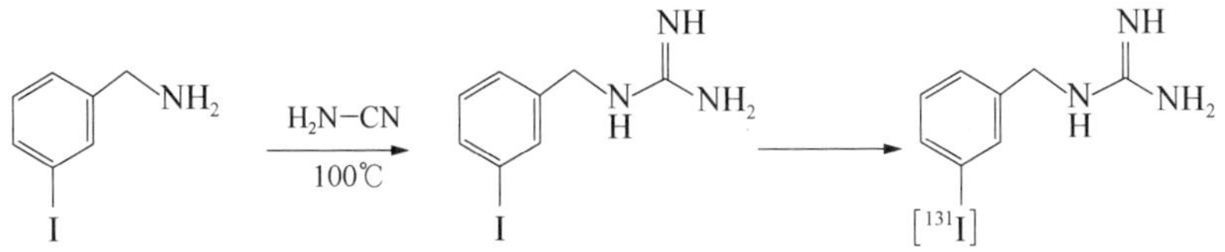

图 12 - 3　^{131}碘- MIBG 的合成路线

（1）称取 30 mg MIBG，15 mg 硫酸亚锡，300 mg VitC，13 mg 硫酸铜于消毒瓶内，并加入蒸馏水 20 mL。

（2）将消毒瓶放入沸水浴中加热，摇匀，使 MIBG 溶解。

（3）加入 300～500 mCi ^{131}I 后，放入沸水浴中加热 30 min。

（4）取出后冷却至室温，倒入消毒烧杯中，加入少量 717 阴离子交换树脂。振荡摇匀后静置，取上层清液，作无菌过滤。

（5）往有 717 阴离子交换树脂的烧杯中加入 30～50 mL 生理盐水，轻摇 1 min。再取上层清液作无菌过滤。

（6）两次无菌过滤后的溶液即为^{131}I - MIBG 溶液。分装并测定其放射性活度，备用。

方法二：熔融法。

（1）在无菌消毒玻璃管内加入 30 mg MIBG 和 500～700 mCi ^{131}I。

（2）在油浴中加热，温度逐渐上升，^{131}I 蒸发最后成固体。温度升至熔点 168℃时保持 2～3 min，取出试管终止反应。

（3）试管内加入生理盐水溶解，轻摇数次。标记液与洗涤液置于无菌烧杯内。

（4）加入少量 717 阴离子交换树脂。振荡摇匀后静置，取上层清液，作无菌过滤。

（5）往有 717 阴离子交换树脂的烧杯中加入 30～50 mL 生理盐水，轻摇 1 min。再取上层清液并作无菌过滤。

（6）两次无菌过滤后的溶液即为^{131}I - MIBG 溶液。分装并测定其放射性活度，备用。

2）质量控制

^{131}I - MIBG 为无色透明澄清溶液。临床上应用的^{131}I - MIBG 的放射性纯度要求在 99.9％以上。^{131}I - MIBG 标记后，用 TLC 检测，放化纯度要求＞98％。过 C18 小柱后^{131}I - MIBG 的比活度能够达到 20.35～410.7 MBq/μmol(0.56～11.10 mCi/μmol)，放化纯度＞98％[1-3]。^{131}I - MIBG 标记后通过 HPLC 分离也能得到放化纯＞98％的产物，整个 HPLC 分离过程在 10 min 之内完成，流动相为甲醇∶水∶醋酸＝40∶60∶0.1[4]。

12.2.2　^{131}碘- MIBG 的生物学机制

1）^{131}I - MIBG 的体内分布和排泄

静脉注射^{131}I - MIBG 后，主要分布在肝脏内，大约是注入量的 33％，其他组织器官的分布量均极少,依次是心脏 0.08%、脾 0.06%、唾液腺 0.04%和肺 0.03%。正常肾上腺髓质的吸收量特别少,约为注入量的 0.000 3%。但以单位重量计算,肾上腺髓质摄取最高,保留时间最长,以下依次为甲状腺、心、肝、脾和卵巢,具体如表 12 - 1 所示。

表 12 - 1　^{131}I - MIBG 在各器官中的摄取和吸收剂量[5]

器　　官	最大摄取(时间) /(% ID/g)(h)	吸收剂量/(Gy/37 MBq)
肾上腺髓质	13.6(48)	1
甲状腺	3.4(24)	0.35
心肌	0.5(0.5)	0.007
肝脏	0.36(0.5)	0.004
脾脏	0.30(0.5)	0.016
卵巢	0.14(2)	0.01
全身	—	0.001

病变组织中如增生的肾上腺髓质、嗜铬细胞瘤及其转移灶、成神经细胞瘤和其他神经内分泌肿瘤均有很高的摄取 ^{131}I - MIBG 的能力,肿瘤与肝脏的放射性比值可高达 680∶1。

进入人体后的 ^{131}I - MIBG 主要从尿道排泄,24 h 尿排泄达 55%,4 d 后达 90%。尿中主要排泄物为原形态 ^{131}I - MIBG,其次是 ^{131}I、^{131}I - 间碘马尿酸、^{131}I -间碘苯甲酸和 ^{131}I -羟基 MIBG。肠道排泄很少,唾液、汗液和呼气排泄极微量[6]。

2) 辐射吸收剂量

静脉注射 ^{131}I - MIBG 后的辐射吸收剂量如表 12 - 1 所示。

使用复方碘溶液或其他甲状腺封闭药物可降低甲状腺辐射吸收剂量 100 倍。足够的饮水和频繁排空膀胱,可减少膀胱、生殖腺和全身的辐射吸收剂量。肾功能不全可使辐射吸收剂量增加。

3) 体内摄取机制

MIBG 在生物体内组织定位的精确机制尚未完全阐明,但学者们已进行了多方面研究:

(1) 体内药物代谢动力学研究发现,MIBG 在肾上腺髓质和有广泛交感神经分布的器官组织中摄取高,并以原型物储存于肾上腺髓质细胞的嗜铬储存囊泡和交感神经组织细胞的儿茶酚胺储存囊泡中。

（2）药物干扰研究发现,利血平、三环抗抑郁药、可卡因、胰岛素诱发低血糖、6-羟基多巴胺、拉贝洛尔以及抑制组织儿茶酚胺摄取的任何药物,均明显使肾上腺髓质、心和唾液腺摄取 MIBG 减低或丧失。

（3）颈交感神经切除,使同侧唾液腺摄取 MIBG 明显减低;而全身自主性神经病变可使心和唾液腺摄取 MIBG 丧失。

（4）体外培养的肾上腺髓质细胞和嗜铬细胞瘤细胞对 MIBG 与去甲肾上腺素有相同的特异、主动、耗能和钠泵依赖的摄取机制,MIBG 和去甲肾上腺素彼此竞争摄取途径。

根据以上资料,学者们认为,MIBG 是去甲肾上腺素的生理类似物,其在肾上腺髓质、交感神经系统和肾上腺素能肿瘤中的摄取主要是通过胺类物质Ⅰ型摄取机制,这是一个耗能的依赖于钠泵的主动摄取过程,对分子立体结构有特异的选择性。其次是通过非特异的浓度依赖性弥散性摄取,即胺类物质Ⅱ型摄取机制,某些非神经元组织亦可通过此机制摄取 MIBG。研究发现,相同的胺摄取途径还存在于广泛的神经内分泌系统中,许多神经内分泌肿瘤均具有胺前体摄取和脱羧(APUD)的共同性质。因此,某些 APUD 肿瘤如甲状腺髓样癌等亦能摄取 MIBG。

12.2.3　^{131}I-MIBG 的临床应用

12.2.3.1　^{131}I-MIBG 的放射性显像

1) 显像原理

MIBG 是去甲肾上腺素的功能类似物,经静脉注射的^{131}I-MIBG 可被肾上腺髓质、交感神经系统和肾上腺素能肿瘤摄取。应用 γ 照相机或 SPECT 可进行肾上腺髓质显像,使富含交感神经的组织或病变显像,为嗜铬细胞瘤、成神经细胞瘤、肾上腺髓质增生及具有 APUD 性质的神经内分泌肿瘤等病变的定性诊断和功能判断提供了简便、有效的手段。此外,MIBG 也可被心肌交感神经系统摄取,这种摄取分布的影像可以反映心脏交感神经分布的完整性,为各类心脏疾病的诊断与治疗提供更多临床资料。

2) 显像方法

（1）患者准备。检查前 3 d 至检查结束,口服复方碘溶液,每日 3 次,每次 5~10 滴,封闭甲状腺。1~3 周前停用阻断或减少 MIBG 摄取的药物,如三环抗抑郁剂、可卡因、吩噻嗪、利舍平等;停用加速储存囊泡排空 MIBG 的药物,如伪麻黄碱、新福林等。

（2）显像方法。肾上腺髓质显像：静脉缓慢注射（＞30 s）^{131}I - MIBG 18.5～74.0 MBq(0.5～2 mCi)。注射后 24、48、72 h 行前后位显像，患者取仰卧位。显像前 1～2 d 清洁肠道，显像前排空膀胱，显像范围包括头部、胸部、腹部和骨盆。对疑有肾上腺外或恶性嗜铬细胞瘤时，应进行全身显像；对平面显像有可疑病灶者，最好加做肾上腺断层显像或 SPECT/CT 融合显像。配置高能平行孔准直器，能峰 364 keV，窗宽 20%～30%。平面采集矩阵 256×256 或 512×512，计数至少采集 600～800 k；全身采集矩阵 512×1 024，扫描速度为 10～15 cm/min；断层采集矩阵 64×64 或 128×128，探头旋转 360°，共采集 64 帧，20～30 s/帧或计数采集至少 100 k/帧。

心肌受体显像：静脉缓慢注射（＞30 s）111～185 MBq(3～5 mCi)^{131}I - MIBG，15～30 min 后行早期平面和(或)断层显像以及 3～5 h 后行延迟显像，评价在各种状态下 ^{131}I - MIBG 特异性浓聚的程度。平面和断层显像采集参数设置与肾上腺髓质显像一样，注药后不同时间点显像有利于评价心肌 ^{131}I - MIBG 摄取变化。心脏对 ^{131}I - MIBG 的摄取是通过心脏与纵隔放射性计数的比值（H/M）来评价，它与循环中的儿茶酚胺的量呈负相关，增加心脏交感神经系统的活性会使 ^{131}I - MIBG 清除加快。^{123}I - MIBG 发射纯 γ 射线，能量适宜，用于心肌受体显像的图像质量明显优于 ^{131}I - MIBG，但由于是加速器生产，价格昂贵，限制了其使用。

3）临床意义

（1）肾上腺髓质显像。主要适应证包括：嗜铬细胞瘤的定性、定位诊断；除外与嗜铬细胞瘤有关的高血压；探测嗜铬细胞瘤术后残留或复发病灶；恶性嗜铬细胞瘤的定位及治疗后疗效评价；成神经细胞瘤、副神经节细胞瘤、其他内分泌肿瘤及其转移灶的诊断；肾上腺病变的定性诊断和功能判断。

正常情况下肾上腺髓质不显影或显影稀疏。部分正常人腮腺、脾脏和心肌显影。^{131}I - MIBG 主要经肾脏排泄，肝脏为其主要代谢场所，因此肝脏和膀胱也可显影。尽管检查前和检查期间受检者服用碘剂封闭甲状腺，但甲状腺有时也可显影。

主要临床应用表现在以下几个方面：

a. 嗜铬细胞瘤：^{131}I - MIBG 可明显浓聚于嗜铬细胞瘤组织，一般注射 ^{131}I - MIBG 后 24 h 即可显影，随着本底的降低，影像会更加清晰。作为核医学检查独特优点的全身显像及目前广泛采用的 SPECT/CT 同机断层融合显像，为肾上腺嗜铬细胞瘤，特别是异位嗜铬细胞瘤的定位诊断提供了简便、有效的手段。显像时凡在腮腺、心、肝、脾、肾上腺、膀胱等正常显影以外,全身其他发现有放射性浓聚[131]I-MIBG的部位均可认为是异位嗜铬细胞瘤,其在嗜铬细胞瘤中的比例成人约20%～25%,在儿童中约30%[7]。

　　b. 恶性嗜铬细胞瘤:约10%的嗜铬细胞瘤为恶性,通常在早期可转移至肝、骨、肺、淋巴结等处。[131]I-MIBG局部和全身显像可确定恶性嗜铬细胞瘤转移范围。在治疗中,利用[131]I发射的β射线可以达到有效的内照射治疗的目的。通过显像可判断病灶摄取[131]I-MIBG的能力,并观察其疗效。

　　c. 成神经细胞瘤:这是一种高度恶性的肾上腺素肿瘤,多发生于儿童,较易发生转移,死亡率较高。有研究表明,成神经细胞瘤进行[131]I-MIBG显像,其敏感性、特异性、准确性均较高。在成神经细胞瘤进行[131]I-MIBG治疗时,也可以通过显像判断病灶摄取,并观察其疗效。

　　d. 其他神经内分泌肿瘤:在副神经节细胞瘤、甲状腺髓样癌、Sipple综合征等神经内分泌肿瘤的诊断中,[131]I-MIBG显像也有较高价值。

　　e. 肾上腺髓质增生:一般注射[131]I-MIBG 48 h后出现双侧肾上腺髓质显影清晰,提示肾上腺髓质功能增强,有时也可呈单侧肾上腺显影。

　　(2)心脏神经受体显像。正常[131]I-MIBG心肌受体影像显示心肌放射性分布均匀,与[201]Tl或[99m]Tc-MIBI心肌血流灌注影像类似。而急性心肌梗死、缺血性心脏病、充血性心力衰竭、原发性高血压、肥厚性心肌病、扩张性心肌病、糖尿病和其他一些病变均有心脏交感神经机能障碍的报道,表现为心脏交感神经功能异常或心肾上腺素能受体密度变化[8]。

　　a. 急性心肌梗死:急性心肌梗死后存在明显心脏交感神经的功能障碍,其放射性缺损区比心肌血流灌注显像异常范围更广泛。治疗后好转病例,心肌血流灌注的恢复比[131]I-MIBG的快,表明去神经化后神经支配的恢复要比血流灌注的恢复缓慢。而在未经治疗或治疗失败的病例中,进入慢性期后,由于侧支循环的形成,部分病例血流灌注显像可有少量恢复,但[131]I-MIBG显像缺损区却未见改善甚至有扩大趋势。上述情况说明,[131]I-MIBG心肌受体显像可以反映心肌梗死的严重程度、疗效和预后。

　　b. 缺血性心脏病:冠状动脉狭窄等缺血性心脏病患者受累血管所分布的心肌可表现为[131]I-MIBG摄取低下,即使在经治疗解除冠状动脉狭窄后的较长时间内,仍可观察到心肌血流灌注显像有填充而[131]I-MIBG显示放射性缺损的不匹配现象。有可能是由于心肌长期缺血造成其去神经变化,其恢复过程也较缓慢。因此,[131]I-MIBG心肌受体显像诊断心肌缺血可能较心肌血流灌注显像更为敏感。

c. 充血性心力衰竭：充血性心力衰竭患者心肌^{131}I-MIBG 摄取减低，尤其表现为心/纵隔比值(H/M)降低，心脏放射性分布不均匀，且^{131}I-MIBG 从心肌洗脱速度加快。而心肌这种摄取^{131}I-MIBG 的异常可随着病情好转而逐渐正常或因病情恶化而进一步加剧，故有预测病情、反映治疗效果和提示预后甚至直接判断患者能否存活的作用。心肌摄取^{131}I-MIBG 的能力与心力衰竭的预后呈相反关系，心/纵隔比是判断预后的强有力指标。

d. 原发性高血压：研究发现在高血压病的早期，随着血压和左室肥厚的发展，^{131}I-MIBG 洗脱率增加，故说明在高血压病的早期存在心脏交感神经活动增加，并且与心肌肥厚的发展有很强的联系。

e. 其他：^{131}I-MIBG 心肌受体显像证实肥厚性心肌病、扩张性心肌病患者存在局部心肌交感神经活动异常，并与进行性心肌损害有关，故可作为病情严重程度的指标。^{131}I-MIBG 摄取在房室结和希氏束比心房肌和心室肌高 30％，因而可用于研究活体房室结和希氏束的交感神经活动。

近来发现帕金森病患者均存在心肌^{131}I-MIBG 摄取下降，故在无典型症状和体征的早期帕金森病患者中，可通过其诊断帕金森病是否已累及心脏交感神经。

在许多能影响交感神经系统的疾病中，如糖尿病、家族性淀粉样多发性神经病变、特发性直立性低血压、二尖瓣反流、二尖瓣脱垂等，^{131}I-MIBG 心肌受体显像同样可帮助诊断并指导治疗。

心脏移植可引起或造成自主神经功能的完整性和功能受损，心脏神经受体显像可无创性地评价心交感神经支配状况，成为观察病情变化、监测和判断预后的重要手段。

12.2.3.2　嗜铬细胞瘤、成神经细胞瘤的^{131}I-MIBG 治疗

肾上腺素能肿瘤(adrenergic tumors)是起源于交感神经胚细胞的一类肿瘤，主要包括嗜铬细胞瘤、成神经细胞瘤、交感神经母细胞瘤和神经节瘤等。

嗜铬细胞瘤多发于肾上腺髓质，但交感神经系统的其他部位也可以发生，称为异位嗜铬细胞瘤，多见于大血管旁、膀胱、肝脏等。由于分泌多量肾上腺素和(或)去甲肾上腺素(有时还分泌多巴胺)等儿茶酚胺类物质，引起高血压及其他症状和体征。此病成人发病率为 0.001％～0.01％，在高血压人群中占 0.6％～1％。成神经细胞瘤为高度恶性的肾上腺素能肿瘤，可发生于全身任何部位，以肾上腺髓质多见，发病年龄小，多于 6 岁前出现症状，约 70％患者确

诊时已有广泛转移。成神经细胞瘤细胞虽然不能合成儿茶酚胺类物质,但能合成其前体多巴胺和排泄其代谢产物,因此多数成神经细胞瘤具有儿茶酚胺摄取机制。交感神经母细胞瘤和神经节瘤是分化较好的肾上腺素能肿瘤,多见于儿童及青少年,常发生于胸椎旁和纵隔,预后较好。

1) $^{131}I-MIBG$ 治疗原理

MIBG 是去甲肾上腺素的功能类似物,经静脉注射的 $^{131}I-MIBG$ 可被肾上腺素能肿瘤中的嗜铬细胞瘤和成神经细胞瘤高度选择性摄取,^{131}I 衰变发射 β 射线,辐射作用杀伤或抑制肿瘤细胞,达到治疗目的。

2) 适应证和禁忌证

(1) 适应证包括:不适合手术、化疗或放疗的患者;术后复发或广泛转移的患者;预期存活 1 年以上,示踪剂量 $^{131}I-MIBG$ 显像证实病灶摄取放射性药物,肿瘤的吸收剂量不低于 0.2 Gy/37 MBq;广泛骨转移灶所致的剧烈骨痛。

(2) 禁忌证包括:妊娠及哺乳期妇女;白细胞低于 $4.0 \times 10^9/L$,红细胞低于 $3.5 \times 10^{12}/L$,血小板低于 $90 \times 10^9/L$。

3) 治疗方法

(1) 患者的准备包括:停用影响 $^{131}I-MIBG$ 摄取的药物,如可卡因、利舍平、苯丙醇胺、N-去甲麻黄碱等;治疗前 3 天开始用复方碘溶液封闭甲状腺,每日 3 次,每次 5~10 滴,直到治疗后 4 周。

(2) $^{131}I-MIBG$ 剂量:一般采用一次性固定剂量法,$^{131}I-MIBG$ 用量在 3.7~11.1 GBq(100~300 mCi)之间。为保证肿瘤内的药物浓度,要求 $^{131}I-MIBG$ 的比活度应尽可能高,至少达到 1.48 GBq/mg。也可根据示踪剂量 $^{131}I-MIBG$ 显像结果进行计算,按每疗程肿瘤吸收剂量为 200 Gy 计算 $^{131}I-MIBG$ 用量。

(3) 给药方法:$^{131}I-MIBG$ 溶液注入 250 mL 生理盐水中,静脉滴注给药,速度应较慢,60~90 min 滴注完毕。给药时严密监测脉搏、血压和心电图,每 5 min 1 次;给药后 24 h 内每小时测 1 次。

(4) 注意事项:患者应多饮水,及时排空小便,减少膀胱的辐射剂量。患者应住院隔离至少 5~7 d。重复治疗视病情的发展和患者的身体情况而定,至少应在 3~5 个月后进行,剂量的确定原则与第一次相同。

4) 疗效评价

(1) 嗜铬细胞瘤的 $^{131}I-MIBG$ 治疗:外科手术切除是治疗嗜铬细胞瘤的

首选方法。嗜铬细胞瘤对外放射治疗和化疗均不敏感,两者联合治疗总有效率约 57%,所以只有当肿瘤不摄取^{131}I-MIBG 或用^{131}I-MIBG 治疗失败后才考虑用放疗或化疗。95% 以上的嗜铬细胞瘤病灶能摄取^{131}I-MIBG。一些方法可提高^{131}I-MIBG 的疗效,如钙离子拮抗剂和血管扩张剂可增加病灶的摄取;肿瘤中心部位可能有缺血或坏死的区域,如配合给予放射增敏剂有望增加肿瘤细胞的摄取和对射线的敏感性。用^{131}I-MIBG 治疗嗜铬细胞瘤的目的如下:缓解症状,改善患者生活质量;抑制肿瘤分泌儿茶酚胺类物质的功能,延长生存期;控制肿瘤的发展,改善患者预后;通过重复^{131}I-MIBG 治疗达到使肿瘤完全消退的目的,但应注意权衡缩小肿瘤体积与多次^{131}I-MIBG 治疗潜在的毒副作用之间的利弊。虽然根治肿瘤是追求的目的,但对大多数患者能通过治疗有效控制肿瘤是更易实现的目标。因经多次^{131}I-MIBG 治疗后,肿瘤体积缩小,肿瘤细胞摄取^{131}I-MIBG 的量也明显降低[9]。

(2) 成神经细胞瘤的^{131}I-MIBG 治疗:成神经细胞瘤患者的预后和治疗方法的选择主要取决于疾病的临床分期:局部病变无远处转移者(TNM Ⅰ～Ⅱ期)通过手术切除,一般预后较好(2 年生存率 90%);发生淋巴结或其他器官的转移(TNM Ⅲ～Ⅳ期)者预后差。外科术前采用^{131}I-MIBG 治疗,可明显缩小肿瘤体积,有利于手术全部切除病灶。治疗剂量的^{131}I-MIBG 显像,将比示踪剂量提供更多更准确的肿瘤大小、位置、是否转移及转移部位等信息,对制订今后的治疗和随访方案有帮助。^{131}I-MIBG 治疗对患者的毒副作用较小,不影响或能改善术前患者的身体状况,有利于手术治疗[10]。

5) 毒副作用

用^{131}I-MIBG 治疗,临床上发生严重毒副反应者少见。短期内(1～3 d)可出现血压升高,恶心、呕吐等胃肠道症状,可对症处理。少数患者治疗 4～6 周出现一过性白细胞、血小板减少,局限性脱发、带状疱疹等,但这些反应均可自行缓解消失,未见有严重的骨髓抑制和自主神经系统的功能紊乱。治疗过程中封闭甲状腺失败可能造成甲状腺功能减低。未发现对身体其他组织器官有明显的损伤作用。

12.3　放射性碘标记的其他显像剂

除了碘标记的 MIBG 以外,还有很多其他碘标记的显像剂应用于核医学领域,一些常用的碘标记显像剂及其用途如表 12-2 所示。

表 12 - 2　常见放射性碘标记显像剂

系　统	放射性药物	主要用途
神经系统	[123]I - HIPDM	脑血流灌注显像
	[123]I - IBZM, [123]I - ILIS, [123]I - β - CIT	多巴胺受体显像
	[123]I - IQNB	乙酰胆碱受体显像
	[123]I - Ketanserin, [123]I - β - CIT	5 - HT 受体显像
	[123]I - Iomazenil	苯二氮䓬受体显像
	[123]I - Morphine, [123]I - IA - DNP	阿片肽受体显像
	[123]I - IMT	脑代谢显像
心血管系统	[123]I 或[131]I - MIBG	心肌受体显像
	[131]I - MAA, [131]I-安替比林, [123]I - LDL	动脉血流灌注显像
	[131]I-链激酶	静脉血栓显像
消化系统	[131]I - BSP	肝受体显像
	[131]I - RB	胆道系统显像
泌尿系统	[131]I - OIH	肾小管分泌型肾显像
	[131]I - MCA	前列腺显像
内分泌系统	[131]I - 19 - IC, [131]I - 6 - IC, [131]I - 6β - INC	肾上腺皮质功能显像
	[123]I 或[131]I - MIBG	肾上腺髓质功能显像
肿瘤	[123]I - VIP	肿瘤受体显像
	[123]I 或[131]I - McAb	肿瘤放免显像
	[123]I 或[131]I - FIAU	肿瘤基因显像

参考文献

[1] Gaze M N, Mairs R J, Vaidyanathan G, et al. Synthesis of carrier-free [131]I - meta-iodobenzyl-guanidine by novel routes to enhance therapeutic efficiency in neuroblastoma[J]. Prog Clin Biol Res, 1994, 385: 347 - 353.

[2] Mairs R J, Gaze M N, Watson D G, et al. Carrier-free [131]I - meta-iodobenzylguanidine: comparison of production from meta-diazobenzylguanidine and from meta-trimethylsilylbenzylguanidine[J]. Nucl Med Commun, 1994, 15(4): 268 - 274.

[3] Samnick S, Bader J B, Muller M, et al. Improved labelling of no-carrier-added [123]I - MIBG and preliminary clinical evaluation in patients with ventricular arrhythmias[J]. Nucl Med Commun, 1999, 20(6): 537 - 545.

[4] Verbruggen R F. Fast high-yield labelling and quality control of [^{123}I]-and [^{131}I]MIBG[J]. Int J Radial Appl Instrum Part A, 1987, 38(4): 303 - 304.

[5] 李龙, 刘东明, 刘芳平, 等. 临床核医学治疗学[M]. 天津: 天津科学技术出版社, 2006, 362 - 363.

［6］　马寄晓,刘秀杰,何作祥,等. 实用临床核医学［M］. 第三版. 北京：中国原子能出版社,2012, 362 - 367.

［7］　张永学,黄钢,匡安仁,等. 核医学［M］. 北京：人民卫生出版社,2010,225 - 227.

［8］　Snowden J A, Brooks P M, Biggs J C. Haemopoietic stem cell transplantation for autoimmune diseases［J］. Br J Haematol, 1997, 99：9 - 22.

［9］　Yoshinaga K, Oriuchi N, Wakabayashi H, et al. Effects and safety of [131]I - metaiodobenzylguanidine (MIBG) radiotherapy in malignant neuroendocrine tumors：Results from a multicenter observational registry［J］. Endocr J, 2014, 61(12)：1171 - 1180.

［10］　Weyl Ben - Arush M, Ben Barak A, Bar - Deroma R, et al. Targeted therapy with low doses of [131]I - MIBG is effective for disease palliation in highly refractory neuroblastoma［J］. Isr Med Assoc J, 2013, 15(1)：31 - 34.

第 13 章

^{111}In 标记显像剂

13.1 ^{111}In 的性质及标记特点

13.1.1 ^{111}In 的性质

13.1.1.1 ^{111}In 的物理性质

铟(In)的原子序数为 49,其放射性核素已发现 20 余种。在医学上有用的是 ^{111}In 和 ^{113m}In 两种。^{111}In 由加速器生产,通过电子俘获衰变,半衰期为 67 h,无 β^- 发射,γ 射线能量为 171 keV(89%)和 247 keV(94%),适于 SPECT 显像。加速器中获得的是无机物 ^{111}InCl$_3$,它的化学性质适于形成有机络合物。

^{113m}In 是从 ^{113}Sn–^{113m}In 发生器中生产,以同质异能跃迁衰变。半衰期为 1.67 h,无 β^- 发射,γ 射线能量为 254 keV(1.8%)、393 keV(64%)。由于母体核素 ^{113}Sn 半衰期较长($T_{1/2}=115$ d),^{113}Sn–^{113m}In 发生器可使用达半年之久,非常适合于交通不便、距离放射性核素生产基地较远的医院。^{113m}In 的 γ 射线能量较高,因此仪器探测分辨率和图像质量不如 ^{99m}Tc,所以在临床核医学中所占比重远远不如 ^{99m}Tc。

13.1.1.2 ^{111}In 的化学性质

铟与镓同属ⅢA 族,核电荷数为 49,原子量为 114.82。铟在空气中十分稳定,与水不起反应,与盐酸、硝酸等无机酸反应,碱对其有强耐腐蚀性。铟的常见氧化态为 $+3$ 价,也有 $+2$ 价、$+1$ 价氧化态,但是在水溶液中只存在 $+3$ 价铟的络合物。

铟的配合物种类繁多,其不仅可以与简单无机离子如 Cl$^-$,F$^-$,Br$^-$,I$^-$,SO$_4^{2-}$,SCN$^-$ 等形成络合离子,还可以与含氧的有机配体如醋酸根、草酸根、枸

本章作者:杨卫东,主任医师,第四军医大学西京医院。

橼酸根、酒石酸根和甲酸根等络合。

13.1.2 ^{111}In 的标记特点

根据 In 的物理和化学特性，^{111}In 可通过直接标记和间接标记方法与多种化合物结合，形成 ^{111}In 标记的放射性药物，常见的 ^{111}In 标记放射性药物如表 13-1 所示。

表 13-1 常用 ^{111}In 标记的放射性药物

^{111}In 标记放射性药物	临 床 应 用
^{111}InCl$_3$	肿瘤、脓肿、骨髓显像
^{111}In-DTPA	肾小球滤过率测定和血脑屏障损伤显像
^{111}In-DMSA	肾脏静态显像
^{111}In-磷酸盐胶体	肝、脾、骨髓显像
^{111}In-运铁蛋白	测定血容量
^{111}In-白细胞	炎症显像

1）直接标记

直接标记法是将 ^{111}In 直接与未加修饰或简单修饰的配体形成价键结合而实现标记，这种方法步骤简单，易于实现。如 ^{111}In 标记胶体及蛋白（^{111}In-运铁蛋白）等，但这种方法可能影响被标记物的生物活性，因此，目前多采用通过双功能螯合剂而进行的间接标记。

2）间接标记

在间接标记法中，通过双功能螯合剂（bifunctional conjugating agent，BFCA），采用间接标记法，^{111}In 也能成功标记单克隆抗体、多肽及寡核苷酸等，成功对多种肿瘤进行显像。^{111}In 间接标记的关键是被标记分子与双功能螯合剂交联，目前 EDTA、DTPA、DOTA、oxine 等双功能螯合剂已经成功用于 ^{111}In 的标记。

^{111}In-oxine 标记白细胞：^{111}In 不能直接标记白细胞，但其可与螯合剂 oxine（8-羟基喹啉）螯合而成脂溶性化合物 ^{111}In-oxine，^{111}In-oxine 可穿过白细胞的细胞膜进入白细胞，进入细胞后 ^{111}In 从 ^{111}In-oxine 脱离，oxine 弥散出细胞而被清除，而 ^{111}In 与细胞质内的蛋白结合，存留在白细胞内，实现对白细胞的标记。

13.2 ^{111}In-奥曲肽

13.2.1 ^{111}In-奥曲肽的化学合成与质量控制

13.2.1.1 奥曲肽的化学合成

奥曲肽(octreotide)为生长抑素类似物,能与生长抑素受体特异结合,于 20 世纪 80 年代合成,其分子式如图 13-1 所示。奥曲肽的制备是由相应的氨基酸依序以肽键连接而成,氨基酸之间的肽键连接,主要通过氨基的缩合反应而实现。这一过程通常借助自动合成仪完成,商品化的奥曲肽可由相应的化学合成试剂公司提供。由于奥曲肽与生长抑素受体良好的结合性能,通过与核素标记后可进行生长抑素受体显像,最早用于奥曲肽标记的核素为 ^{111}In。由于 ^{111}In 的理化性质,其难以直接对奥曲肽进行标记,常通过螯合剂 DTPA(二乙三胺五乙酸)对奥曲肽进行标记。

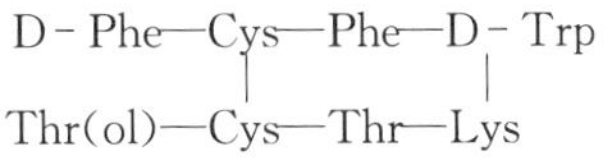

D - Phe—Cys—Phe—D - Trp
            | |
Thr(ol)—Cys—Thr—Lys

图 13-1 奥曲肽分子式结构

13.2.1.2 ^{111}In - DTPA - octreotide 的制备

1) ^{111}In - DTPA - octreotide 的制备

^{111}In - DTPA - octreotide 的制备主要包括两个步骤,第一步制备 DTPA - 奥曲肽,第二步借助 DTPA 双功能螯合剂的特性与 ^{111}In 进一步连接,实现 ^{111}In 对奥曲肽的标记。具体方法如下:取 20 μL DTPA - octreotide 溶液(DTPA - octreotide 溶于 0.1 mol/L 醋酸溶液中,浓度为 0.1 mg/mL)于特制的尖底玻璃瓶中,加入 37 MBq ^{111}InCl$_3$ 溶液(^{111}InCl$_3$ 溶于 0.04 mol/L HCl 中,放射性浓度为 1 850 MBq/mL),室温静止反应 10 min,标记完成,标记后的溶液加 2 mL 生理盐水稀释,pH 值为 6~7,待用。

2) ^{111}In - DTPA - octreotide 标记率测定

采用 HPLC 分析,分别上样 ^{111}InCl$_3$、^{111}In - DTPA 和反应液。采用线性梯度淋洗,A 液为 U(甲醇)40% 的水溶液与 0.05 mol/L 醋酸钠(pH 值为 5.5)的混合溶液,B 液为 U(甲醇)80% 的水溶液与 0.05 mol/L 醋酸钠(pH 值为 5.5)的混合溶液。梯度淋洗时间为 20 min,然后延长淋洗 10 min。流通池体积为 150 μL、流速为 1.0 mL/min。通过薄板层析(TLC)测定标记率。

13.2.1.3 ^{111}In - DTPA - octreotide 的质量控制

为保证 ^{111}In - DTPA - octreotide 在临床应用的有效性和安全性,需对其进行物理鉴定、化学鉴定和生物鉴定。

1) ^{111}In - DTPA - octreotide 的物理鉴定

^{111}In - DTPA - octreotide 应为澄清透明溶液,无异常沉淀颗粒,^{111}In 放射性核素纯度应大于 99%。

2) ^{111}In - DTPA - octreotide 的化学鉴定

奥曲肽的化学纯度要求大于 95%,^{111}In - DTPA - octreotide 的放化纯度也要大于 95%,^{111}In - DTPA - octreotide 应储存在 pH 值为 6～7 的溶液中。

3) ^{111}In - DTPA - octreotide 的生物学鉴定

^{111}In - DTPA - octreotide 制备后可采用孔径为 0.22 μm 的微孔薄膜过滤法除去细菌,以保证无细菌污染。在临床应用前,应通过规范试验测定其热源及毒性,确保标记物质安全可靠。标记完成后的 ^{111}In - DTPA - octreotide 置于 PBS 或 BSA 中,放置 24 h,并分别在 1、2、4、12 及 24 h 测定标记率,确保标记物稳定,一般要求 24 h 标记率仍大于 80%。

13.2.2 ^{111}In - DTPA - octreotide 的生物学机制

生长抑素受体(类似结构见图 13-2),广泛分布于人中枢神经系统及外周组织,如脑垂体、胰腺内分泌和外分泌细胞等。其在神经内分泌肿瘤中普遍呈高表达,如垂体瘤、胃肠道类癌、胰岛细胞瘤、小细胞肺癌、甲状腺髓样癌、嗜铬细胞瘤等。此外,在一些非神经内分泌肿瘤,如非小细胞肺癌、脑膜瘤、乳腺癌、星形细胞瘤等亦呈高表达。与正常组织相比,肿瘤组织中生长抑素受体数量多、密度高。

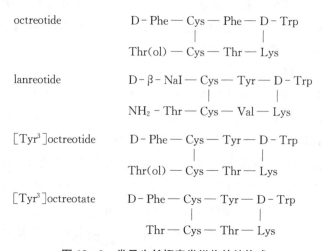

图 13-2 常见生长抑素类似物的结构式

^{111}In-DTPA-奥曲肽显像静脉注射后,通过血液循环与肿瘤组织表达丰富的生长抑素受体结合,使放射性核素浓聚在肿瘤组织,通过活体显像对肿瘤进行检测和诊断,这一方法称为生长抑素受体显像(somatostatin receptor scintigraphy,SRS)。

hSSRs 不同亚型对不同配体的选择特性(IC_{50}值,nM)如表 13-2 所示。

表 13-2 hSSRs 不同亚型对不同配体的选择特性(IC_{50}值,nM)

配　　体	SSR1	SSR2	SSR3	SSR4	SSR5
SST-14	1.10	1.30	1.60	0.53	0.90
SST-28	2.20	4.10	6.40	1.10	0.07
lanreotide	>1 000	1.80	43	66	0.62
RC-160	>1 000	5.40	31	45	0.70
MK-678	>1 000	0.5	21	>1 000	12
octreotide	>1 000	2.10	4.40	>1 000	5.60
[DOTA,Tyr³]-octreotide	>1 000	14	880	>1 000	393
[DTPA,Tyr³]-octreotate	>1 000	3.9	>1 000	>1 000	>1 000
[DOTA,Tyr³]-octreotate	>1 000	1.5	>1 000	453	547

13.3　^{111}In-DTPA-奥曲肽临床应用

由于^{111}In 衰变时产生 γ 射线的能量为 171 keV(89%)和 247 keV(94%),因此,可用于 SPECT 对肿瘤进行显像。同时^{111}In 还发射治疗性的俄歇电子和内转换电子,组织穿透性分别是 $0.02\sim10~\mu m$ 和 $200\sim500~\mu m$,可用于肿瘤的核素靶向治疗。因此,^{111}In-DTPA-奥曲肽的临床应用包括 SRI 肿瘤显像和受体介导核素靶向肿瘤治疗两部分。

13.3.1　^{111}In-DTPA-奥曲肽肿瘤显像的临床应用

13.3.1.1　显像方法

静脉注射 200 MBq(5.4 mCi)^{111}In-DTPA-奥曲肽、150 MBq(4 mCi)^{111}In-pentetreotide或$555\sim740$ MBq($15\sim20$ mCi) ^{99m}Tc-depreotide后 4 h 及 24 h 进行平面或 SPECT 断层显像。如果病人显像前进行过奥曲肽治疗,需停用奥曲肽一周后进行此显像。前、后位平面显像时可用双探头大视野配

有中能平行孔准直器的 γ 相机进行采集,窗宽 20%,同时采集[111]In 的 172 和 245 keV 或[99m]Tc 的 141 keV 光子,头部及颈部采集总计数为 300 k 或 15 min,对身体其他部位可采集 500 k 或 15 min。如进行全身显像则采集速度不超过 3 cm/min,速度过快,无法发现体积小的病灶或生长抑素受体表达较少的病灶。SPECT 断层显像较平面显像灵敏度更高,SPECT 采集可选用 3 探头相机,每 3°采集一帧,共采集 40 帧,每次采集最少采集 30 s,采集矩阵为 128× 128。由于[111]In 半衰期较长,因此[111]In - DTPA - 奥曲肽可进行 24 和 48 h 显像,由于肾脏代谢,延迟图像质量更好。SPECT 断层及 24 h 病灶的检出率高于 4 h 显像,因此建议 24 h 后进行平面和 SPECT 断层显像。如 24 h 显像见腹腔放射性浓集,需进行 48 h 重复显像以排除肠道的假阳性影像。

13.3.1.2　正常影像及分析

正常人肝、脾、肾为摄取量最大的器官,偶见甲状腺及垂体部分轻度摄取,后者是由于生长抑素受体表达所致。虽然肾小管表面也有 SSR 表达,但肾脏的摄取主要缘于途径排泄时肾小管对放射性药物的重吸收,经肾脏排泄后致膀胱显影,另一部分通过肝胆、肠道系统排泄,可采用肠道缓泻药物清除此部分假阳性影。

胆囊、甲状腺疾病、副脾均可能显影,易成为假阳性,胸部放疗后及部分女性胸部弥散性放射性摄取易被误认为是病理改变,应予注意。奥曲肽治疗时,由于受体阻滞和封闭的缘故,生长抑素受体表达的阳性肿瘤组织及脾脏对[111]In - DTPA - 奥曲肽的摄取减少,但在奥曲肽治疗期间生长抑素受体显像依然可以显示神经内分泌肿瘤。但与非治疗相比其对[111]In - DTPA - 奥曲肽的摄取降低 50%。因此注入未标记的奥曲肽可明显减少肝脏和脾脏的摄取,如对用奥曲肽治疗的肝转移患者进行 SRS 时,肝脏的放射性摄取明显减少,转移灶摄取相应增加。而对于生长抑素受体表达极为丰富的肿瘤,即使应用大剂量奥曲肽治疗,依然无法完全封闭生长抑素受体。

13.3.1.3　[11]In - DTPA - 奥曲肽显像在神经内分泌肿瘤及其他肿瘤诊断中的应用

神经内分泌肿瘤是一类罕见的有内分泌作用的肿瘤,在全部恶性肿瘤中的比例不足 1%,多发生于胃、肠、胰腺,占所有消化道肿瘤的 2%。依其来源可分为类癌和胰腺内分泌肿瘤。其中以类癌较常见,其发病率约 2.5/10 万,占全部胃肠胰神经内分泌肿瘤的 50%,类癌生长缓慢,多发生于阑尾、回肠及直肠,也可见于支气管上皮、泌尿道、甲状腺及胸腺,10%的患者可发展为类癌综合征。胰腺内分泌肿瘤多数来源于胰岛细胞,也称胰岛细胞瘤,可发生于胃肠道的许多部位,发病率大约是 0.5/10 万,因能产生多肽激素而以它们分泌的激素命名。可分为功能性胰腺内分泌肿瘤和无功能性胰腺内分泌肿瘤两大类,无功能性胰岛细胞瘤约占所有胰腺内分泌肿瘤的 15%～33%,主要包括胰多肽瘤等。

神经内分泌肿瘤的诊断包括定性诊断和定位诊断,根据临床表现,肿瘤标志物等进行诊断,必要时明确病变的性质。定位诊断主要利用超声、内镜超声、MRI、CT 及 ¹⁸F-FDG PET 显像等进行诊断。由于神经内分泌肿瘤均表达生长抑素受体,因此 SRS 对神经内分泌肿瘤的诊断具有重要作用。

1) 胰腺肿瘤

胰腺内分泌肿瘤多数来源于胰岛细胞,也可发生于胃肠道的其他部位,是临床上比较少见的一群肿瘤,临床发病率大约是每年百万分之五,仅占胰腺肿瘤的 1%～5%。这类肿瘤均能产生多肽激素并以它们分泌的激素命名,如胰腺内分泌肿瘤,也称胰岛细胞瘤。根据 PETs 的临床和病理可将其分为功能性 PET 和无功能性 PET 两大类。

绝大部分胰腺神经内分泌肿瘤能够被 SRI 发现,对该类肿瘤有良好的定位诊断价值,特别是对传统影像学检查不能发现病灶但患者有症状须手术的患者。SRI 对胃泌素瘤诊断的灵敏度 60%～90% 不等,这些差异可能由于显像的不充分,特别是显像时间太短、未行断层显像以及 ¹¹¹In-DTPA-奥曲肽注射剂量太少所致。约 50% 的内分泌胰腺肿瘤能通过超声、CT、磁共振(MRI)、血管造影发现。有报道内镜超声(EUS)对内分泌胰腺肿瘤诊断的灵敏度较高,能够发现经腹腔超声、CT 不能发现的病灶。SRI 与 EUS 对比研究表明,SRI 对内分泌胰腺肿瘤诊断有更多的优势。Gibril 等研究了 80 例卓-艾综合征,SRI 与其他影像学检查比较结果表明,SRI 是最灵敏的检查,由于 SRI 具有较高的灵敏度,并且检查费用较低,已成为内分泌胰腺肿瘤的一线检查手段。

SRI 的灵敏度高于其他成像技术,对这类患者的肿瘤定位诊断和那些应用常规显像方法无法显示肿瘤位置而又需要手术的患者是非常有价值的。另外,SRI 发现这类肿瘤骨转移灶的灵敏度和特异性均高于核素骨扫描,但诊断特异性较低。对生理性摄取,需结合常规影像方法以提高诊断准确性。

2）类癌

类癌（carcinoid）是一组发生于胃肠道和其他器官嗜铬细胞的新生物，其临床、组织化学和生化特征可因其发生部位不同而异，此种肿瘤能分泌 5 - 羟色胺（血清素）、激肽类、组织胺等生物学活性因子，引起血管运动障碍、胃肠症状、心脏和肺部病变等，称为类癌综合征。类癌的发病率美国约为2.1/10万人口，我国尚无确切统计，类癌生长缓慢，好发于胃肠道（90％），也可见于支气管上皮、泌尿道、甲状腺及胸腺，10％的患者可发展为类癌综合征，主要由转移到肝脏的类癌分泌大量胺类，产生特征性脸红、腹泻、气管痉挛等症状。

大部分类癌细胞表达 SSR，SRI 诊断检出率达 80％～100％，明显高于 CT 的 82％。其中约 16％的患者是以前其他检查所未发现的，此外 SRI 还能有效检出 CT 和 MRI 漏检主动脉旁及纵隔淋巴结核骨转移病灶。Meijer 等报道骨扫描联合 SRI 可以提高类癌骨转移诊断的灵敏度。

由于类癌通过奥曲肽治疗可减轻症状，并降低尿 5 - HIAA 的水平，因此，可用 SRI 来筛选合适的奥曲肽治疗病例，如 SRI 显像阳性病例可进行奥曲肽治疗，而显像阴性则可进行化疗。对于指导治疗 SRI 有四个方面的意义：可诊断传统显像技术无法显示的病例；SRI 显像可显示传统显像方法无法确诊远处转移病灶，从而避免不必要的手术切除；对无法进行手术治疗的病人 SRI 指导治疗方案；且其可为核素标记肽进行受体靶向治疗筛选病例。

3）SMRS 受体显像在其他肿瘤中的应用

（1）甲状腺髓样癌：甲状腺髓样癌起源于甲状腺 C 细胞，甲状腺髓样癌约占甲状腺癌的 5％～10％，在甲状腺髓样癌患者中 SRI 的灵敏度约为 50％～70％，SRI 阳性常伴有血液 CEA 明显升高，表明生长抑素受体在分化好的甲状腺髓样癌大量表达。SRI 能探测分化较好的甲状腺髓样癌，而且肿瘤越大、肿瘤标志物越高，SRI 越容易探测到，对微小病灶，SRI 效果不佳。尽管甲状腺乳头状癌、滤泡癌、未分化癌等不属于神经内分泌肿瘤，但大部分此类病人 SRI 仍表现阳性。此外，不摄取碘的分化型甲状腺癌也可能摄取核素标记的奥曲肽，可通过 SRI 进行显示。

（2）Graves' 甲亢：Graves' 患者对放射性核素标记奥曲肽的摄取明显增强，且与血中游离甲状腺素和促甲状腺素呈正相关。体外研究表明，Graves' 患者滤泡细胞表达生长抑素受体，临床活动性甲状腺突眼，注射后 4 h 和 24 h

眼眶摄取^{111}In - DTPA -奥曲肽,为更好诊断应进行 SPECT 显像。眼眶摄取^{111}In - DTPA -奥曲肽与临床评分和眼评分相关。同时活动期摄取明显增高,而在突眼非活动期则摄取较少。SRI 对 Graves' 病的临床价值尚未完全明确,但 SRI 可筛选突眼病人进行奥曲肽治疗。

(3)小细胞肺癌:小细胞肺癌起源于胺前体摄取脱羧化细胞,体外培养细胞及体内肿瘤细胞的细胞膜均高水平表达 SSR。对原发性小细胞肺癌,SRI 均能发现原发病变,Bohuslavizki 报道奥曲肽受体显像对于早期诊断小细胞肺癌获得手术机会有很大的意义,可以检测出小于 2 cm 的病灶。SRI 能够早期发现脑及其他部位转移,改变小细胞肺癌的分期和治疗方案。

(4)乳腺癌:SSR 显像对乳腺癌的检查率为 $75\%\sim100\%$,亦可显示远处腋窝肿瘤转移灶。SRI 对乳腺癌的复发诊断较为灵敏。在诊断腋窝淋巴结转移方面,SRS 闪烁扫描法的作用是次要的,其检出率的提高有赖于术前注射放射性核素标记的 SSTA 后及术中手持式 γ 射线探测仪的应用。该技术对乳腺癌患者腋窝淋巴结阳性转移的准确性可达 77%,阴性转移的准确性为 97%。SRI 可用于早期发现手术切除原发灶后有无复发。腋窝淋巴结显像阳性被病理组织证实为转移灶,应注意正常女性双侧乳房可见弥散性放射性分布,15% 的患者 24 h 后也可见双侧放射性核素稀疏,有别于病灶的摄取,原因尚不明确。SRI 可用于临床筛选病例进行生长抑素类似物治疗,此外 SRI 对于生长抑素阳性乳腺癌复发的诊断灵敏度较高。

(5)淋巴瘤:SSR 显像对淋巴瘤诊断具有一定意义,研究显示^{111}In - DTPA -奥曲肽显像对何杰金氏瘤及非何杰金氏瘤的诊断灵敏度较高,其探测何杰金病的灵敏度可达 $70\%\sim98\%$,非何杰金病的灵敏度为 $35\%\sim85\%$,分化程度愈高,阳性率愈高,可作为定位诊断恶性淋巴瘤的有效方法。颈部和体表淋巴瘤诊断灵敏度高,胸腔次之,盆腹部最低。对于低级别的 NHL,SRI 的阳性率为 84%,20% 传统方法无法确定的病灶被 SRI 所显示,因此,SRI 适用于 NHL 病例的筛选。此外,SRI 对 NHL 的诊断较 CT 及超声优越,且其在 NHL 分期中更准确。

(6)成神经细胞瘤和嗜铬细胞瘤:SRI 可显示 90% 的成神经节细胞瘤,与生长抑素受体表达阴性的成神经结细胞瘤比较生长抑素受体表达阳性的成神经结细胞瘤具有更长的存活期。SRI 的缺点之一是对于肾上腺肿瘤由于受肾脏摄取^{111}In - DTPA -奥曲肽的影响而效果不佳,对于此类病例建议采取 MIBG 显像进行诊断。对于病灶大于 1 cm 的病例,^{123}I - MIBG 诊断的灵敏度为 90%，由于大部分病例是良性嗜铬细胞瘤，SRI 则仅为 25%，但对于转移灶，^{123}I-MIBG 可能为阴性，而 SRI 的诊断灵敏度较高。因此 SRI 主要用于对嗜铬细胞瘤远处转移病灶进行诊断，特别是当^{123}I-MIBG 阴性时。

（7）垂体肿瘤：垂体肿瘤是颅内常见肿瘤之一，其发病率约为 1/10 万次，占颅内肿瘤的 10%，居第 3 位，主要表现为头痛、视力损害和内分泌异常。所有能分泌生长激素的垂体腺瘤均有 SSR 表达，在绝大部分体内研究 SRI 阳性，但另外一些垂体肿瘤如神经内分泌肿瘤的垂体转移性病变、脑膜瘤、淋巴瘤或者垂体的肉芽肿 SRI 也可为阳性，因此 SRI 在垂体肿瘤诊断的应用上受到一定限制。

（8）脑肿瘤：SRI 对脑膜瘤诊断达 100%，大部分分化良好的（Ⅰ级和Ⅱ级）星形细胞瘤表达生长抑素受体，未分化恶性胶质瘤（Ⅳ级）生长抑素受体阴性。生长抑素受体表达与内皮生长因子呈反比，而在Ⅲ级可见生长抑素受体和内皮生长因子同时表达。星形细胞瘤可被 SRI 所显示，只有在血脑屏障受到破坏后，放射性才能进入脑内对肿瘤进行显像，而低分化的胶质瘤血脑屏障完整，因此 SRI 无法对其进行诊断。

13.3.2　SRI 的假阳性和假阴性

虽然 SRI 对上述具有高密度 SSR 表达的病变有较高的特异性，但对 SRI 结果的判定和解释要相对地慎重，必要时需结合其他检查以提高 SRI 检查的灵敏度和特异性。SRI 的假阳性率一般低于 2%，因为^{111}In-DTPA-奥曲肽主要由肾脏排泄，但仍有 2%由肝胆系统排泄，因此在空腹状态下胆囊可能呈假阳性。由于正常人的肝脾等正常组织也有 SSR 高表达，故 SRI 时垂体、胸腺及肝脾等处均可出现放射性浓聚影；另外上呼吸道感染患者的鼻腔和肺门等炎症部位，接受肺部照射和博莱霉素治疗的患者，以及肺结核、急性关节炎和局部手术后等情况下均可出现局部放射性浓聚影，导致 SRI 呈假阳性。至于假阴性的原因则需要考虑目前临床所用的 SSA 均对 SSR$_2$和 SSR$_5$有高亲和力，而对 SSR$_1$和 SSR$_4$只有低亲和力，故而 SRI 的阳性与否与肿瘤及其转移灶是否表达相应受体亚型及受体表达状况有很大关系。

^{111}In-DTPA-奥曲肽能有效显示生长抑素受体阳性的肿瘤，对 SSR 表达阳性肿瘤有很好的诊断价值。对神经内分泌肿瘤的诊断灵敏度很高，对一系列神经内分泌肿瘤、淋巴瘤有很好的定位诊断价值，并有助于肿瘤的分期。此外，^{111}In-DTPA-奥曲肽可用于术中探查病灶，注射后与术中通过手

持式探头检测病灶,确定手术范围,特别是对于生长抑素受体表达阳性的小肿瘤。近年来随着 SPECT/CT 技术的推广,采用 SPECT 断层显像更进一步增加诊断的准确性,结合 CT 影像也可进一步增强定位诊断的准确性。然而,由于^{111}In 需由加速器生产,价格昂贵,限制其在临床的广泛应用,因此,近年来随着^{99m}Tc 标记方法的成熟及其他发生器制备正电子核素如^{68}Ga 的广泛应用,以^{99m}Tc 或^{68}Ga 标记新一代的 SSA 正逐步取代^{111}In - DTPA -奥曲肽进行肿瘤显像。

13.3.3 ^{111}In - DTPA -奥曲肽肿瘤核素靶向治疗的临床应用

^{111}In 除发射 γ 射线外,还发射治疗性的俄歇电子和内转换电子,其组织穿透性分别是 $0.02\sim10\ \mu m$ 和 $200\sim500\ \mu m$,因而,^{111}In - DTPA -奥曲肽可对 SRI 阳性的肿瘤进行治疗。使得俄歇电子能够在其很短的粒子射程内作用于细胞核而起效,放射性核素标记的生长抑素类似物在靶组织局部长时间的停留可明显增加细胞的内化、核移位和 DNA 结合,因而^{111}In 治疗效果取决于其内化过程。

Roelf 等对 40 例 NET 患者进行研究,累计剂量 $20\sim160\ GBq$。其中 21 例患者观察到治疗效果:部分缓解 1 例,轻度反应 6 例,病情稳定 14 例。另一项对 16 例 NET 患者的研究,分次治疗,每次间隔 $2\sim4$ 周,^{111}In - DTPA -奥曲肽最高的累计剂量 $36.6\ GBq$,结果在患者末次治疗结束后 6 个月,2 例完全缓解,3 例部分缓解,5 例患者病情进展(30%)。遗憾的是治疗结束后 12 个月,9 例病情进展(56%),18 个月后增高为 11 例(69%)。但至少在治疗后 6 个月内,70%的患者从治疗受益;18 个月后,仍有 31%的患者继续受益。

^{111}In - DTPA -奥曲肽治疗是一种安全可靠的方法,但在治疗时可出现中轻度的骨髓毒性反应,6 例治疗剂量超过 100 GBq 的患者中,有 3 例出现白血病。累积剂量 100 GBq 的^{111}In - DTPA -奥曲肽肾脏的受照剂量为 45 Gy,2 例接受 106 GBq 和 113 GBq ^{111}In - DTPA -奥曲肽治疗的患者在内(随访时间分别是 2 年和 3 年),始终未发现患者出现高血压、蛋白尿或明显的血浆肌酐或肌酐清除率的变化。这些结果表明近端肾小管上皮细胞的放射性治疗药物的短程俄歇电子对肾功无损害。

尽管^{111}In 是最早用于受体介导靶向治疗的放射性药物,但其发出的俄歇电子的能量较低,组织穿透力弱,治疗效果欠佳。近年来,在这一方法的基础上,逐步改用组织穿透力较强的 β 射线发射体的放射性核素^{90}Y(Yttrium - 90,

钇- 90)及^{177}Lu(Lutetium - 177,镥- 177)用于肿瘤受体靶向治疗,通过标记新一代 SSA,如醋酸奥曲肽(octreotate)及 Tyr^3 -醋酸奥曲肽(Try^3 - octreotate)等,不断提高肿瘤治疗的效果。

第 14 章

^{188}Re 标记显像剂

14.1 ^{188}Re 标记药物的研究进展

铼-188(rhenium-188，^{188}Re)具有优良的核物理和化学性能，发射适合治疗目的的 β 射线(E_{max}=2.12 MeV)，在软组织内平均射程为 3.1 mm，最大射程为 10.4 mm，其半衰期为 16.9 h，可多次给药治疗；同时发射适合诊断目的的 γ 射线(E=155 keV)，可用于显像、放射性药物的生物学分布、辐射剂量和药代动力学研究。^{188}Re 可由 ^{188}W-^{188}Re 发生器淋洗得到，^{188}W-^{188}Re 发生器以氧化铝柱为吸附剂，用生理盐水淋洗可得到高铼酸钠，淋洗后用真空瓶使柱保持干燥可有效防止衰变，提高淋洗效率，一般可第四天淋洗。钨(^{188}W)的半衰期为 69 d，发生器可存储 4 个月，如用于标记实验还可更长些。^{188}W-^{188}Re 发生器的使用使得 ^{188}Re 制备简单、使用方便、能随时供应、价格较低，有很好的市场潜力和应用前景。核素内照射治疗的关键是放射性药物在肿瘤内的浓聚及滞留，对肿瘤的放射性核素治疗可通过特异性靶向与肿瘤组织结合，也可通过将放射性药物直接注入或通过供血系统介入法引入肿瘤。^{188}Re、^{99m}Tc 同属化学周期表ⅦB族元素，化学性质相近，标记方法有相似之处，目前已经研制了多种 ^{188}Re 标记放射性药物并用于临床研究。

14.2 ^{188}Re-HEDP

1-羟基亚乙基二膦酸(1-hydroxy ethylidene diphosphonic acid，HEDP)是一种亲骨药物，将配体(HEDP)、还原剂(氯化亚锡)、抗氧化剂以及赋形剂

本章作者：章斌，主任医师，苏州大学附属第一医院。

等按一定比例混合均匀,经灭菌过滤、分装冻干形成冻干品,即得到^{188}Re(Sn)-HEDP药盒,再配上^{188}W-^{188}Re发生器就可方便地得到^{188}Re-HEDP注射液。梁九根等报道治疗48例乳腺癌多发骨转移患者[1],分别接受^{188}Re-羟乙基二膦酸(^{188}Re-HEDP)、帕米膦酸二钠的单独治疗及两者的联合治疗。^{188}Re-HEDP组、帕米膦酸二钠组、联合治疗组止痛有效率分别为73.3%、80.0%和100.0%;骨转移病灶控制有效率分别为40.0%、33.3%和66.7%。联合治疗组疗效明显高于^{188}Re-HEDP组和帕米膦酸二钠组,而^{188}Re-HEDP组与帕米膦酸二钠组间差异无统计学意义。

蒋树斌等报道氨基甲基膦酸配体可通过膦酸的氧原子与羟基磷灰石的钙原子配位达到亲骨的效果[2],配体TCTMP(1,4,8,11-四氮杂环十四烷-1,4,8,11-四甲基磷酸)因具有氮杂环结构而使其金属核素标记物可能具有很高的稳定性。^{188}Re-TCTMP的放射化学纯度在8 d内不低于95%,表明配合物体外稳定性很好。^{188}Re-TCTMP和^{188}Re-HEDP两种配合物注射后15 min在小鼠骨的摄取率分别为(23.06±3.66)%和(26.06±4.96)%;注射后48 h分别为(20.65±4.91)%和(23.25±4.67)%。

Liepe K等报道使用^{188}Re-HEDP治疗6例乳腺癌和25例前列腺癌骨转移患者,并与^{89}Sr治疗3例乳腺癌和15例前列腺癌骨转移患者进行对比,结果提示^{188}Re-HEDP治疗组中77%的患者疼痛缓解,其中有16例患者完全缓解,^{89}Sr治疗组中72%的患者疼痛缓解,其中17例患者完全缓解[3]。使用^{188}Re-HEDP治疗与^{153}Sm-EDTMP进行对比,^{188}Re-HEDP治疗组31例患者中77%得到缓解,完全缓解为16%;^{153}Sm-EDTMP治疗组15例患者中73%得到缓解,完全缓解为13%。

14.3 ^{188}Re标记介入放射治疗剂

14.3.1 ^{188}Re-碘油

Bernal P等报道了国际原子能机构资助的应用^{188}Re-HDD碘化油治疗无法手术肝癌的多国临床研究,在5年时间内,185名患者接受了至少1次的治疗,51名患者接受了多次治疗,治疗后完全缓解达3%,部分缓解达22%,病情稳定的达53%,肿瘤进展的为22%。患者总生存时间估计在12个月的为46%,在24个月的为23%。仅出现少量轻微的副作用。此项经多个中心的研究表明,^{188}Re-HDD碘化油治疗肝癌是安全、有效和经济的方法。

王文进等报道设计合成 TDD 氮原子上带哌啶环取代基的衍生物 NEPTDD(2,2,9,9-四甲基-4,7-二氮-4-乙撑哌啶-1,10-二硫癸烷)[4]，^{188}Re-NEPTDD 标记率接近 90%，在小鼠体内分布提示尾静脉注射后 10 min、1 h、24 h，肝摄取率分别为(34. 81±2. 37)%ID/g，(19.93±1.52)%ID/g，(1.11±0. 05)%ID/g；肺摄取率分别为(14. 32±2. 45)%ID/g，(6. 69±1. 57)%ID/g，(0. 37±0. 15)%ID/g；胃摄取率分别为(3. 52±1. 01)%ID/g，(2.28±0.78)%ID/g，(0. 35±0. 10)%ID/g。经肝动脉灌注入兔体内，灌注后 10 min、1 h、24 h，肝摄取率分别为(1. 321±0. 098)%ID/g，(0. 294±0.032)%ID/g，(0. 051±0. 012)%ID/g；肾摄取率分别为(0. 085±0. 010)%ID/g，(0. 099±0. 007)%ID/g，(0. 040±0. 004)%ID/g。大白兔的肾和膀胱略有显像，说明该配合物主要通过肾脏代谢；其他脏器的显像几乎可以忽略。

^{188}Re-TDD(2,2,9,9-四甲基-4,7-二氮-1,10-二硫癸烷)的碘化油溶液通过肝动脉灌注后具有优良的肝肿瘤初始摄取，但配合物在肝肿瘤中的滞留相对较差。TDD 氮原子上带有一直链烷烃的衍生物，特别是 HDD(2,2,9,9-四甲基-4,7-二氮-4-正十六烷基-1,10-二硫癸烷)与 ^{188}Re 形成配合物的碘化油溶液，虽然改善了配合物在肝肿瘤中的摄取和滞留，但由于毛细血管的阻塞效应，长直链烷烃取代基的存在，大大提高了配合物在肺组织中的摄取性能和滞留特性，对正常的肺组织可能造成一定的辐射损伤。为了提高 ^{188}Re 配合物在肝肿瘤中的滞留及减少其在非靶组织(特别是肺)中的滞留，设计合成新的配体 2,2,9,9-四甲基-4,7-二氮-4-乙撑-(3,5-二甲基)哌啶-1,10-二硫癸烷(NEMMPTDD)[5]，^{188}Re-NEMMPTDD 标记率为 70%，在小鼠体内分布提示尾静脉注射后 10 min、1 h、24 h，肝摄取率分别为(9. 56±0. 87)%ID/g，(5. 32±0. 55)%ID/g，(1. 14±0. 13)%ID/g；肺摄取率分别为(7. 43±1. 45)%ID/g，(4.32±1.07)%ID/g，(0. 49±0. 17)%ID/g；胃摄取率分别为(7.59±0.61)%ID/g，(4.69±0.53)%ID/g，(0. 81±0. 07)%ID/g。经肝动脉灌注入兔体内，灌注后 10 min、1 h、24 h，肝摄取率分别为(0.202±0.018)%ID/g，(0. 399±0. 022)%ID/g，(0.006±0.003)%ID/g；肺摄取率分别为(0. 021±0. 004)%ID/g，(0. 046±0.006)%ID/g，(0.018±0.002)%ID/g；胃摄取率分别为(0. 028±0. 005)%ID/g，(0. 028±0. 003)%ID/g，(0. 021±0. 003)%ID/g。

14.3.2 ^{188}Re 标记胶体

孙晓光等报道了瘤内注射 ^{188}Re-胶体治疗肝癌[6]，制备方法为将 100 mg

明胶加入 3 mL ^{188}Re 淋洗液中,于 65℃ 水浴搅拌溶解,然后加入 0.5 mL 质量分数 0.8% 的 NaS_2O_3 溶液。将 5 mg $SnCl_2$ 溶解于 1 mL 1.5 mol/L H_2SO_4 中,然后加入到上述溶液中。在 65℃ 水浴中继续搅拌 0.5 h。冷却后用 6mol/L NaOH 调 pH 值为 6。^{188}Re 锡硫混悬液为乳白色,颗粒大小为 2~5 μm 者占 80%,标记率为 90%。荷瘤裸鼠瘤内注射 0.1 mL 18.5 MBq 和 9.25 MBq ^{188}Re 胶体,抑瘤率分别为 85.3% 和 75.2%,与乙醇和乙酸比较,^{188}Re 胶体治疗肝癌效果好且组织副作用小。

李惠源等报道制备 ^{188}Re 锡硫混悬液瘤内注射治疗肿瘤[7],在反应瓶内加入 100 mg 粉末状明胶和 3.5 mL 放射性活度为 1.8GBq 的 ^{188}ReO$_4^-$ 生理盐水溶液,在 65℃ 水浴中搅拌至明胶溶解,然后移入 1 mL $SnCl_2$ 的硫酸溶液 (1.5 mol/L),再加入 0.5 mL 0.8% 的硫代硫酸钠水溶液,反应 30 min,调 pH 值至 7。待肿瘤长至约 300 mg 时,对给药组裸鼠按 740 MBq/kg 剂量单次瘤内注射 ^{188}Re 锡硫混悬液。^{188}Re 锡硫混悬液经瘤内注射后,7 d 内放射性仍聚集于瘤内,抑瘤率达 75.8%,为进一步提高疗效,可考虑在给药后的第 4 天再给药 1 次,抑瘤率可大大提高。

于延豹等报道由药盒制备 ^{188}Re-硫化铼混悬液[8],药盒的主要成分为 $KReO_4$ 和 $Na_2S_2O_3$。制备时药瓶内加入 0.8 mL 3.7×10^4 MBq/L ^{188}Re 洗脱液,然后再加入 0.2 mL 4 mol/L 盐酸,水浴 30 min,冷却至室温后加入 1 mL PVP 的 NaOH 溶液,中和至 pH 值为 6~7。以两种分散方法制备不同粒径分布的 ^{188}Re-硫化铼混悬液,采用涡旋法制得的大颗粒混悬液,粒径大于 5 μm 的颗粒占 55%,大于 10 μm 的占 19%;超声法所得混悬液粒径小于 5 μm 的颗粒占 93%,大于 10 μm 的只占 0.3%。通过两种简捷的分散方法,可以方便地制备粒径不同的两类颗粒。

Häfeli U O 等报道使用含 ^{188}Re-微球的纤维胶,在恶性脑胶质瘤术后进行近距离内放射治疗,在大鼠模型实验中能显著延长实验动物的生存期[9]。

14.4 ^{188}Re 标记靶向治疗药物

14.4.1 ^{188}Re 标记单克隆抗体

^{188}Re-anti-CD20 和 ^{188}Re-anti-CD66 已应用于临床研究,可采用酒石酸钠为弱竞争配体进行直接标记 anti-CD20,治疗 CD20 阳性的非霍杰金氏淋巴瘤;采用巯基乙醇还原蛋白质内的双硫键,用 $SnCl_2$ 还原 ^{188}Re 进行直接标

记 anti-CD66，^{188}Re-anti-CD66 与骨髓中造血细胞结合，利用发射的 β 射线杀伤骨髓内的肿瘤细胞，可应用于白血病患者造血干细胞移植手术前，使患者得到完全缓解。^{188}Re-anti-CD20 的制备已经有药盒提供，并用于治疗 CD20 阳性的非霍杰金氏淋巴瘤患者。De Decker 等报道用直接标记法进行 ^{188}Re 标记抗细胞膜表面 CD52 抗原的人源化单抗 Alemtuzumab 治疗 B 细胞型慢性淋巴细胞型白血病[10]，采用 tris-(carboxyethyl)-phosphine 打开抗体内双硫键，用 SnCl$_2$ 为还原剂、葡萄糖酸钠作为弱络合剂进行直接标记，标记率可达 95% 以上，体外 24 h 内保持稳定。也可使用 tris(2-carboxyethyl) phosphine hydrochloride (TCEP)打开抗黑色素的 6D2 单抗内双硫键进行直接标记。

丁勇等报道了 ^{188}Re 标记抗癌胚抗原(CEA)抗体 CL58 应用于治疗恶性肿瘤的临床研究[11]，抗体还原的方法为：取 2.0 mg(5 g/L)抗 CEA 亚型抗体 CL58，溶于 0.01 mol/L pH 值 7.2 的磷酸缓冲液(PBS)中，再加入 10 μL 100 g/L 的 2-巯基乙醇，反应 15 min，SephadexG-50 柱纯化，用 0.01 mol/L 的 PBS 或 0.5 mol/L pH 值 5.0 的醋酸缓冲介质(ABS)淋洗，收集淋洗液，测定其 280 nm 处的吸光度。纯化后的产品分装保存。抗体的标记及纯化方法为：取 1.0 mL(约 370～740 MBq)^{188}ReO$_4^-$ 淋洗液，加到含弱配体葡庚糖酸盐(GH)、酒石酸和还原剂氯化亚锡的溶液中，摇匀后调 pH 值至 5.0。然后加入 ABS 淋洗的还原抗体中，核素与抗体量比例为每 370 MBq ^{188}Re 中加 1 mg 抗体。室温反应 1.5 h 后测定标记率，采用 SephadexG-50 柱纯化。标记抗体经 SephadexG-50 纯化后放射化学纯度＞95%。采用多次小剂量 ^{188}Re-CL58 给药治疗 10 例恶性肿瘤患者[12]，治疗前及治疗后 1 个月行 ^{18}F-FDG PET 全身扫描，PET 显像示病灶 SUV 值下降明显甚至降至正常。肿瘤患者血清中肿瘤标志物(如 CEA、AFP、CA125)在术后，放疗或化疗过程中多次动态测定可作为检验其疗效的指标，在分次小剂量放射免疫治疗病例中可以看到治疗后血清中肿瘤标志物 CEA、AFP 均有不同程度的下降，与 FDG-PET 的检测结果一致，进一步证实了分次小剂量放射免疫治疗对肿瘤的治疗作用。多次小剂量 ^{188}Re-CL58 治疗疗效高于大剂量 ^{131}I-chTNT 的治疗效果，治疗后患者血色素、血小板、白细胞随时间变化无明显下降。多次小剂量 ^{188}Re-CL58 治疗对于实体瘤的小转移灶也有明显的治疗作用。

陈维真等报道采用 2-巯基乙醇直接还原法制备 ^{188}Re-7E11C5.3 标记物[13]：① 向 7E11C5.3 溶液中加入 1 000 倍(摩尔比)过量的 2-ME，混匀后室温反应 30 min，反应物经 SephadexG-25 柱分离，PBS 洗脱，测 A595 值鉴定蛋白峰位,收集预处理后的还原抗体,冻存备用;② 配置 pH 值为 2.5 的亚锡-柠檬酸-酒石酸还原溶液,其中柠檬酸与酒石酸的摩尔比为 $1:3$,$SnCl_2$ 与柠檬酸-酒石酸的摩尔比为 $1:9$,向还原溶液中加入新鲜淋洗的 $^{188}ReO_4^-$,室温下反应 30 min,完成 $^{188}ReO_4^-$ 还原;③ 用 1 mol/L NaOH 将刚还原后的 $^{188}ReO_4^-$ 溶液调成 pH 值为 5.0,立即加入还原抗体,室温下反应 2 h,完成 7E11C5.3 标记。标记率为 $(93.16\pm2.18)\%$,标记抗体经 SephadexG-25 纯化后放射化学纯度为 $(95.62\pm0.48)\%$。MTT 法观察药物对前列腺癌 LNCaP 细胞的抑制作用,96 孔板中加入 ^{188}Re-7E11C5.3、^{188}Re-mIgG 和 $^{188}ReO_4^-$ 各 200 μL/孔(放射性浓度均取 11.56×10^7、23.12×10^7、46.25×10^7、92.50×10^7、185.00×10^7 Bq/L),培养 1 h 后轻轻吸去药物,加入新鲜培养液继续培养 72 h。^{188}Re-7E11C5.3 组抑制率分别为 $(36.15\pm1.94)\%$、$(50.14\pm3.10)\%$、$(64.03\pm3.33)\%$、$(76.62\pm4.51)\%$、$(83.38\pm5.65)\%$;^{188}Re-mIgG 组抑制率分别为 $(18.28\pm1.91)\%$、$(35.18\pm2.45)\%$、$(50.24\pm2.26)\%$、$(61.04\pm2.31)\%$、$(66.82\pm2.82)\%$;$^{188}ReO_4^-$ 组抑制率分别为 $(16.50\pm2.27)\%$、$(33.56\pm2.75)\%$、$(46.45\pm3.24)\%$、$(58.17\pm2.91)\%$、$(61.21\pm2.92)\%$。^{188}Re-7E11C5.3 组抑制作用显著强于对照组。在前列腺癌裸鼠模型的放射免疫治疗中,^{188}Re-7E11C5.3 治疗组的瘤体重量和动物血清 PSA 水平均小于对照组,抑瘤率为 60.7%。

邢春根等报道采用直接标记法标记抗 CEA 单抗(C50)[14],先在 1.5 mg 抗体中加入 200 μL HAc-NaAc 缓冲液(pH 值 5.2)和 4 mg 抗坏血酸,摇匀,反应 30 min 使抗体还原。然后在还原的抗体中加入用 0.3 mol/L 葡萄糖酸钠溶解的 $SnCl_2$(1 mg/mL)溶液 200 μL 和 $^{188}ReO_4^-$ 0.2~0.5 mL,37℃放置 2 h 标记完成。标记率 >80%,放射化学纯度 >85%。瘤内注射 18.5 MBq ^{188}Re-C50(0.16 mg)后 6 h,C26 结肠癌细胞凋亡百分比为 $(16.64\pm0.12)\%$。

王国慧等报道采用直接标记法制备 ^{188}Re-BAC$_5$[15],抗体还原采用 0.1 mol/L PBS 配制的 2 mg/mL 的 BAC$_5$ 溶液中加入过量抗坏血酸(AA),使 AA/BAC$_5$ 的摩尔比大于 3 200:1,室温反应 60 min。$^{188}ReO_4^-$ 的还原采用亚锡-柠檬酸-酒石酸法,按柠檬酸:酒石酸=3:1(摩尔比)的比例配制还原用溶液,pH 值为 5,其中 $SnCl_2$ 的浓度在 4×10^{-4}~8×10^{-4} mol/mL 之间,将还原抗体 BAC$_5$ 100 μL 加入亚锡-柠檬酸-酒石酸溶液 100 μL 中,立即加入 300 μL 的 $^{188}ReO_4^-$ 新鲜淋洗液,反应 2 h。标记率在 80% 以上。用 MTT 法观察对鼻咽癌细胞微球模型生长的抑制和破坏作用,^{188}Re-BAC$_5$ 组的抑瘤率比对照组明显提高。用发射 β 射线的核素标记单克隆抗体的一个主要问题是稳定性差,因标记物能通过辐射自分解发生衰变,故需要很高的比活度,氧的存在也能加快衰变。在实际应用中加入抗坏血酸能消除辐射自分解而提高单克隆抗体的体内外稳定性。

李贵平等报道以针对 HER‐2/neu 癌基因表达蛋白为靶点的人源性单克隆抗体 herceptin 作为靶向载体,制备 ^{188}Re 标记的放射免疫治疗剂(^{188}Re‐herceptin)[16]。MTT 法测定抑制率,分 3 个实验组:^{188}Re‐herceptin 组、^{188}Re‐nmIgG 组、^{188}ReO$_4^-$ 组,放射性剂量分别为 3.7×10^4、18.5×10^4、37×10^4、55.5×10^4、74×10^4 Bq/mL,加入药物后培养 6 h 吸去药物,加入培养液继续培养 48 h。^{188}Re‐herceptin 组的 IC$_{50}$(76.1×10^4 Bq/mL)明显低于^{188}Re‐nmIgG 组(139.2×10^4 Bq/mL)和^{188}ReO$_4^-$ 组(175×10^4 Bq/mL),提示^{188}Re‐herceptin 具有特异性杀伤 SKBR‐3 乳腺癌细胞的作用。

14.4.2　^{188}Re 标记免疫靶向磁性纳米颗粒

曹金全等报道将组氨酸固载到氨基化磁性纳米微粒表面,以^{188}Re 的面式结构三羰基配合物 fac‐[^{188}Re(CO)$_3$(H$_2$O)$_3$]$^+$ 为放射性标记前体,对磁性纳米微粒进行标记[17]。标记率可达(91.4 ± 0.3)%,并且标记物在 37℃的小牛血清中有良好的体外稳定性,72 h 后仍有 80% 的放射性保留在磁性纳米微粒上。

冯彦林等报道以[二(2‐吡啶甲基)‐氨基]‐乙酸(PADA)作为双功能螯合剂,将[^{188}Re(CO)$_3$(H$_2$O)$_3$]$^+$ 间接标记到耦联了单克隆抗体的磁性纳米微粒[18],放射化学产率为 82% 左右,在小牛血清和生理盐水中 48 h 后放化纯度仍能保持在 90% 以上。

李贵平等报道利用戊二醛作为交联剂,将具有 HER‐2/neu 癌基因靶向特异性的人源性单克隆抗体 Herceptin 与化学修饰的磁性纳米微粒进行连接,构建免疫磁性纳米微粒[19],采用直接标记法将^{188}Re 标记到免疫磁性纳米微粒上。也可采用羰基铼标记法,将 fac‐[^{188}Re(CO)$_3$(H$_2$O)$_3$]$^+$ 作为放射性标记前体,对表面固载组氨酸的磁性纳米微粒进行标记,标记率大于 90%。

14.4.3　^{188}Re 标记多肽

^{188}Re 标记多肽的方法可分为直接标记法和间接标记法两种,直接标记法是利用—SH 的络合作用,将肽中的—S—S—键用氯化亚锡、抗坏血酸或 2‐

ME 等还原,用氯化亚锡或连二亚硫酸盐将[188]Re 还原到低的氧化态,还原后的多肽和低氧化态的[188]Re 结合。间接标记法是双功能螯合剂把放射性核素和待标记的肽连在一起,常用的双功能螯合剂有 DTPA、MAG$_3$、HYNIC、N$_2$S$_2$、N$_3$S 等。

章斌等报道了采用预锡化法,利用 SnCl$_2$ 首先打开多肽双硫键并利用弱络合剂与之结合形成复合物,然后与被 SnCl$_2$ 还原的低价状态[188]Re 进行取代反应,建立标记生长抑素类似物 octreotide 的方法[20]。但打开多肽的双硫键可能影响多肽的功能活性,因此设计并合成了既能与[188]Re 螯合又能与 IGF - 1R 特异性结合的 IGF - 1A:Gly -(D)- Ala - Gly - Gly - Aba - c[D - Cys - Ser - Lys - Cys]- CONH$_2$,进行了用[188]Re 直接标记 IGF - 1A 的方法学研究和细胞结合实验[21],其中 Gly -(D)- Ala - Gly - Gly -结构不仅能有效地螯合[99m]Tc 或[188]Re,而且能简便地连接到小分子多肽上,为小分子多肽的标记提供了有效途径。

宋进华[22]等报道采用葡庚糖酸钠(0. 3 mmol/L)0. 1 mL、SnCl$_2$ · 2H$_2$O(16 g/L) 0. 05 mL、乙酸缓冲液(pH 值为 5)0. 1 mL、奥曲肽(0. 1 g/L)0. 1 mL,在充 N$_2$、振荡的条件下反应 1 h,加入新鲜[188]Re 淋洗液 0. 1 mL,100℃水浴 30 min,室温下冷却。标记率可达(95. 5±1. 5)%,在小鼠体内分布,肝脏在 0. 5 h 达(10. 52±0. 54)%ID/g,肾脏在 2 h 达(9. 19±0. 45)%ID/g,肠道内 1 h 达(16. 21±0. 15)%ID/g。标记物主要为肝、肾、肠道和肿瘤所摄取,其中肿瘤摄取在 4 h 达到高峰为 9. 8%ID/g,在 24 h 为 4%ID/g 左右。

谢赣丰等报道采用预锡化法[188]Re 直接标记 RGD - 4CK[23],pH 值为 4. 5 的醋酸缓冲液 300 μL,双蒸水溶解的 RGD - 4CK 10 μL(40 μg),酒石酸钾钠 10 μL(1 mg),抗坏血酸 10 μL(500 μg),新鲜溶解的氯化亚锡 10 μL(1 mg),用 1 mol/L NaOH 调节 pH 值至 3. 0。反应物经涡流混匀,充分通氮气除去管中液面以上空气,加盖密封,60℃振摇(200 次/分)预锡化温育 4 h。加入新鲜淋洗的[188]ReO$_4^-$ 50 μL(37 MBq),通氮气密封,90℃温育 30 min,取出自然冷却至室温。标记率达(97. 86±0. 32)%,[188]Re - RGD - 4CK 的比活度为(3. 97±0. 02)TBq/mmol。

Müller C 等报道通过放射性前体化合物 fac -[[188]Re(CO)$_3$(H$_2$O)$_3$]$^+$ 标记叶酸进行叶酸受体阳性肿瘤治疗。唐林等报道以 fac -[[188]Re(CO)$_3$(H$_2$O)$_3$]$^+$ 为前体标记了 2 个含 RGD 的多肽:HGRGD(D)F(组氨酸-甘氨酸-精氨酸-甘氨酸-天冬氨酸-苯丙氨酸)和 HCRGD(D)FC(组氨酸-半胱氨酸-精氨酸-甘氨酸-天冬氨酸-苯丙氨酸-半胱氨酸)[21]。两种反应产物的标记率和放射化学纯度均＞90％，产物不用分离。夏姣云等报道合成了放射性前体化合物 fac-$[^{188}Re(CO)_3(H_2O)_3]^+$，放化产率约为 80％，Sep-Pak 分离后，放化纯度大于 95％。选择三齿配基 L1、L2、L3、L4(L1 为组氨酸，L2 为次氮基三乙酸，L3 为 2-吡啶甲基胺-N,N-二乙酸，L4 为二(2-吡啶甲基)-胺)作为双功能螯合剂可以连接受体、多肽、蛋白等靶向分子，用于设计合成新的以$[^{188}Re(CO)_3]^+$为核心的放射性药物[24,25]。

张晓慧等报道以酒石酸钠为络合剂，直接标记血管抑素[26]。取血管抑素 100 μg，新鲜配制的 20 g/L SnCl$_2$·2H$_2$O 0.2 mL，0.1 mol/L 酒石酸钠(溶于 0.05 mol/L 的 HCl 中)1 mL，加入 0.1 mL^{188}Re 淋洗液，用乙酸缓冲液调节溶液的 pH 值为 4.0，充分混匀后，置 90℃水浴中温育 1 h，标记率可达 76.3％。小鼠体内分布，肝内 3 h 为(12.57±1.78)％ID/g，肾内 3 h 为(9.49±1.12)％ID/g，肺内 3 h 为(4.41±0.92)％ID/g，胃内 3 h 为(3.51±1.83)％ID/g。

14.4.4　^{188}Re 标记葡萄糖类似物

陈跃等报道了^{188}Re-DTPA-DG 的制备[27]，标记方法：DTPA-DG 用量为 10 mg、0.5 mol/L 葡萄糖酸钠溶液用量为 100 μL、100～200 μL 370 GBq/L 新鲜淋洗的高铼酸盐、400 μL 0.06 mol/L pH 值为 5.5 的磷酸缓冲液、4 mg SnCl$_2$·2H$_2$O，反应温度为 37℃，反应时间为 3 h。标记率为 90％，放射化学纯度为 95％。注射后 3、12、24 h，在肿瘤摄取分别为(1.98±0.29)％ID/g，(2.89±0.43)％ID/g，(0.42±0.06)％ID/g。肾脏和肝脏中的放射性摄取也较高。^{188}Re-DTPA-DG 在致乳腺癌细胞凋亡实验中[26]，取对数生长期 MCF-7 乳腺癌细胞 5×10^4 个/100 μL，接种于 24 孔培养板，置 37℃、体积分数 5％的 CO$_2$ 孵箱中培养 24 h 后分组，设^{188}Re-DTPA-DG 实验组、^{188}ReO$_4^-$对照组，分 37、55.5、74 kBq/mL 3 个不同放射性浓度组，总体积为 1 mL。实验组细胞凋亡率分别为(22.4±4.5)％，(22.9±2.2)％，(40.0±5.6)％；对照组细胞凋亡率分别为(4.3±1.3)％，(5.2±1.7)％，(9.3±1.2)％；生理盐水组凋亡率为(4.1±1.2)％。^{188}Re-DTPA-DG 在对肺癌 A549 细胞增殖影响实验中[27]，取 96 孔培养板，每孔 100 μL 细胞悬液，共 45 孔，置于 37℃、体积分数 5％的 CO$_2$ 孵箱中培养，1 d 后吸去培养液，加入不含酚红的 RPMI1640 培养液，依次序对应加入不同浓度的^{188}Re-DTPA-DG 和游离^{188}ReO$_4^-$，分 148、296、444 MBq/L 3 个不同放射性浓度组，肺癌 A549 细

胞在培养板中培养过夜,每组 5 个复孔,总体积为 500 μL。实验组细胞抑制率分别为(43.72±5.35)%,(60.54±6.38)%,(66.38±2.28)%;对照组细胞抑制率分别为(16.92±3.49)%,(46.46±1.92)%,(37.4±3.26)%。^{188}Re - DTPA - DG 由于进入细胞内,其发射的 β、γ 射线广泛作用于细胞内生物活性物质,致细胞损伤程度严重,包括 DNA 及细胞修复功能的严重损伤,造成细胞周期阻滞从而启动细胞凋亡。

14.4.5　^{188}Re 标记反义寡核苷酸

程时武等报道用^{188}Re 标记大鼠血小板衍化生长因子受体- β(PDGFR - β) mRNA 反义脱氧寡核苷酸(AODN)[28],并研究其在正常小鼠中的体内生物分布。先将长度为 18 个碱基的单链 PDGFR - β mRNA AODN 与双功能螯合剂巯基乙酰基三甘氨酸- N -羟基丁二酰亚胺酯(NHS - MAG₃)耦联,然后进行标记。平均标记率为 70%,经 Sep - Pak C18 层析柱纯化后放化纯>95%,在正常小鼠体内肝、肾中摄取较高。

Liu G 等报道[29] 使用 S - acetyl NHS - MAG₃ 为螯合剂进行^{188}Re 标记 morpholino oligomer(MORF),MORF 是一种人工合成的 DNA 类似物,以吗啉环为骨架,可将碱基按需要的序列合成到骨架上。^{188}Re - cMORF(^{188}Re - complement MORF)的放射化学纯度可达 90%以上,并能与互补链进行杂交。

14.5　其他应用

钠碘转运体(Na$^+$/I$^-$ symporter,NIS)能够介导^{188}ReO$_4^-$ 的转运,利用载体将 NIS 基因特异性转染肿瘤细胞,使其能够摄取^{188}Re,可为肿瘤治疗提供新的途径。Dadachova E 等报道,用^{188}Re 和^{131}I 治疗荷乳腺癌的内源性表达 NIS 的转基因小鼠,治疗组肿瘤明显小于对照组,且^{188}Re 组明显小于^{131}I 组[30]。

程竞仪等报道了^{188}Re(Ⅴ)- DMSA 药盒制备及其质量评估[31],^{188}Re(Ⅴ)- DMSA 在国外已被应用于治疗甲状腺髓样癌和骨转移癌的临床研究。另外,^{188}Re 标记药物还能用于治疗肿瘤淋巴结转移、前哨淋巴结和敷贴治疗皮肤癌等。

参考文献

[1]　梁九根,蒋宁一,杜建强,等. ^{188}Re-羟乙基二膦酸与帕米膦酸二钠联合治疗乳腺癌骨转移的临

床价值[J].中华肿瘤杂志,2005(3):180-182.

[2] 蒋树斌,罗顺忠,胡疏,等.^{188}Re-HEDTMP 的合成及生物分布研究[J].核化学与放射化学,2002(4):249-252.

[3] Liepe K, Franke W G, Kropp J, et al. Comparison of rhenium-188, rhenium-186-HEDP and strontium-89 in palliation of painful bone metastases[J]. Nuklearmedizin, 2000, 39(6):146-151.

[4] 王文进,罗顺忠,何佳恒,等.^{188}Re-NEPTDD 的制备及生物分布研究[J].核技术,2005(4):305-308.

[5] 王文进,罗顺忠,何佳恒,等.^{188}Re-NEMMPTDD 的制备及生物分布研究[J].核化学与放射化学,2005(1):57-60.

[6] 孙晓光,修雁,吴元芳,等.瘤内注射^{188}Re 胶体与乙醇和乙酸治疗肝癌的实验研究[J].中华核医学杂志,2004(5):274-275.

[7] 李惠源,董墨,俎建华,等.^{188}Re 标记锡硫混悬液的制备及初步动物实验[J].核技术,1999(11):690-694.

[8] 于延豹,汪勇先,于俊峰,等.两种方法制备不同颗粒度^{188}Re-硫化铼混悬液的生物分布研究[J].中华核医学杂志,2005(5):306-308.

[9] Häfeli U O, Pauer G J, Unnithan J, et al. Fibrin glue system for adjuvant brachytherapy of brain tumors with 188Re and 186Re-labeled microspheres[J]. Eur J Pharm Biopharm, 2007, 65(3):282-288.

[10] De Decker M, Bacher K, Thierens H, et al. In vitro and in vivo evaluation of direct rhenium-188-labeled anti-CD52 monoclonal antibody alemtuzumab for radioimmunotherapy of B-cell chronic lymphocytic leukemia[J]. Nucl Med Biol, 2008, 35(5):599-604.

[11] 丁勇,田嘉禾,杨志,等.^{188}Re-CL58 多次小剂量 RIT 初探[J].同位素,2004(3):139-142.

[12] 丁勇,田嘉禾,杨武威,等.多次小剂量^{188}Re-CL58 放射免疫治疗的临床研究[J].同位素,2003(1):1-5.

[13] 陈维真,张勇,卢汉平,等.^{188}Re-7E11C5.3 抑制前列腺癌细胞增殖[J].中国病理生理杂志,2007(10):2051-2053.

[14] 邢春根,刘增礼,钱建新,等.^{188}Re-抗 CEA 单克隆抗体与白细胞介素 12 基因抗结肠癌协同效应[J].中华核医学杂志,2005(6):362-364.

[15] 王国慧,刘长征,梁昌盛,等.^{188}Re-BAC-5 对鼻咽癌细胞影响的实验研究[J].核技术,2003(5):375-379.

[16] 李贵平,黄凯,张辉.^{188}Re-Herceptin 放免导向治疗鼻咽癌裸鼠模型的实验研究[J].南方医科大学学报,2006(4):459-462.

[17] 曹金全,汪勇先,于俊峰,等.磁性纳米微粒的^{188}Re 标记[J].同位素,2004(2):84-89.

[18] 冯彦林,谭家驹,张春富,等.肿瘤靶向治疗用白蛋白磁性纳米粒子的^{188}铼(^{188}Re)标记(英文)[J].中国医学工程,2003(6):5-8.

[19] 李贵平,汪勇先,张春富,等.^{188}Re 标记免疫靶向磁性纳米微粒及其生物学分布[J].中华核医学杂志,2006(4):231-235.

[20] 章斌,吴翼伟,范我,等.用^{188}Re 直接标记 octreotide[J].中华核医学杂志,2003(1):55-56.

[21] 章斌.^{188}Re 直接标记 octreotide 的方法学[J].国外医学(放射医学核医学分册),2002(5):220-222.

[22] 宋进华,刘璐,王自正,等.^{188}Re 标记小剂量奥曲肽方法学及其在小鼠体内分布的研究[J].中华实验外科杂志,2005(4):416-418.

[23] 谢赣丰,李前伟,刘广元.^{188}Re-RGD-4CK 的制备及其示踪动力学研究[J].现代生物医学进展,2008(3):414-416.

[24] 唐林,于俊峰,郑明强,等. 铼[188Re]巯基化合物标记含 RGD 的环肽及其生物分布[J]. 核技术, 2006(6)：448 - 452.

[25] 唐林,于俊峰,夏姣云,等. 巯基铼[188Re]标记含 RGD 多肽[J]. 同位素,2006(1)：17 - 21.

[26] 张晓慧,徐海峰,程时武. 188Re-血管抑素的制备及其在小鼠体内分布[J]. 第四军医大学学报, 2005(12)：1140 - 1142.

[27] 陈跃,熊青峰,何菱,等. 188Re - DTPA - DG 的制备及其在荷瘤裸鼠体内的分布[J]. 同位素,2007 (1)：33 - 35.

[28] 程时武,侯英萍,张晓慧,等. 188Re - PDGFR - β mRNA AODN 的制备及其生物分布[J]. 中华核 医学杂志,2005(5)：308 - 310.

[29] Liu G, Dou S, He J, et al. Radiolabeling of MAG3 - morpholino oligomers with 188Re at high labeling efficiency and specific radioactivity for tumor pretargeting[J]. Appl Radiat Isot, 2006, 64(9)：971 - 978.

[30] Dadachova E, Bouzahzah B, Zuckier L S, et al. Rhenium - 188 as an alternative to Iodine - 131 for treatment of breast tumors expressing the sodium/iodide symporter (NIS)[J]. Nucl Med Biol, 2002, 29(1)：13 - 18.

[31] 程竞仪,章英剑,施伟,等. 188Re(V) - DMSA 药盒制备及其质量评估[J]. 中华核医学杂志,2006 (2)：118 - 119.

第 15 章

^{68}Ga、^{64}Cu 标记生长抑素受体显像剂

^{68}Ga 利用 ^{68}Ge-^{68}Ga 发生器制备,半衰期为 67.6 min,89% 分支的正电子衰变。由于其核素性质优良,血液清除快、靶向定位,病人受到的辐射相对较少等优势,而成为正电子药物研究的重要关注对象。近几年开始应用于临床研究,使得以诊断和治疗为目的的放射性标记多肽得到了进一步发展,特别是在 SSTR 显像方面。

^{64}Cu 的生产主要是通过原子反应堆中的 ^{64}Zn(n,p)^{64}Cu 反应和回旋加速器两种合成方法,而回旋加速器生产所得的 ^{64}Cu 比活度高、简便易行。^{64}Cu 半衰期(half-life)$t_{1/2}$ 为 12.7 h,通过电子俘获(41%),β^-(0.573 MeV,40%)和 β^+(0.656 MeV,19%)方式衰变。某些蛋白、抗体和纳米材料等生物分子需要较长体内循环时间到达体内靶组织及器官,而 ^{64}Cu 由于具有良好的核物理性质和生物半衰期,因而适合于靶向放射性核素显像和治疗。

15.1 ^{68}Ga 标记生长抑素受体显像剂

15.1.1 神经内分泌肿瘤显像

目前常用的 ^{68}Ga 标记 SSTA 主要有 DOTA-TOC,DOTA-NOC 和 DOTA-TATE。不同示踪剂对 SSTR 的亲和力不同,^{68}Ga-DOTA-NOC 对 SSTR2、SSTR3 和 SSTR5 有亲和力,^{68}Ga-DOTA-TOC 主要亲和 SSTR5(稍低于 NOC),^{68}Ga-DOTA-TATE 主要对 SSTR2 有较高的亲和力。

^{68}Ga-SSTA 对 NETs 及其转移灶的 PET/CT 诊断较传统的医学成像具有较高的敏感性和特异性。Hofmann 等对病理证实为 NETs 的患者行 ^{68}Ga-

本章作者:王成,博士,上海交通大学医学院附属仁济医院。

DOTA - TOC PET 与传统的生长抑素受体闪烁扫描(somatostatin receptor scintigraphy,SRS),对比发现[68]Ga - DOTA - TOC PET 的 T/NT 比值较高。这项研究结果随后得到了 Kowalski 等的研究证实,他们对两种技术进行比较发现[68]Ga 不仅可以检测到更多的病灶,而且在检测代谢减低的微小病灶方面具有一定的优势[1]。Gabriel 等将[68]Ga - DOTA - TOC PET/CT 显像与传统 SRS 及 CT 进行比较,发现前者的敏感性、特异性和准确性分别为 97%、92% 和 96%,明显高于 SRS 和 CT[2]。Naswa 等对 109 例 NETs 患者注射 132~222 MBq [68]Ga - DOTA - NOC 后进行 PET/CT 显像,并与传统检查结果进行比较,发现[68]Ga - DOTA - NOC 对原发肿瘤与转移灶的敏感性和特异性分别为 78.3%,92.5% 和 97.4%,100%,明显优于传统影像学检查[3]。Schmid - Tannwald 等对 18 例病理证实为胰腺神经内分泌肿瘤患者行[68]Ga - DOTA - TATE PET/CT 和 MRI 检查,发现[68]Ga - DOTA - TATE PET/CT 的敏感性高于 DWI MRI[4]。Alonso 等对病理证实为 NETs 转移,但传统影像检查未发现病灶的 29 例患者行[68]Ga - DOTA - TATE PET/CT 检查,其中 17 例有异常发现,此外还有 9 例患者发现了新的转移灶,[68]Ga - DOTA - TATE 对原发灶及原发灶不明确的转移灶的定位具有重要意义[5]。

在不同的显像剂对照方面,[68]Ga - SSTA 的 PET 显像也体现出明显的优势。[68]Ga - DOTA - TOC PET 和 [111]In - DTPA - OC SPECT 对 27 例 NETs 患者进行显像比较的结果显示,[68]Ga - DOTA - TOC PET 在检测肺和骨骼神经内分泌肿瘤方面优于[111]In - DTPA - OC SPECT[6]。[68]Ga - DOTA - TATE 和 [18]F - FDG PET/CT 进行比较发现肿瘤的放射性摄取与病理分级之间有密切的相关性,[68]Ga 对高分化的内分泌肿瘤显像效果较好,而[18]F - FDG PET/CT 对低分化肿瘤具有优势。对 13 例病理证实为 NETs(胃肠胰或肺)患者行[68]Ga - DOTA - NOC 和 [18]F - DOPA PET 检查,比较发现[68]Ga - DOTA - NOC 比[18]F - DOPA 检测出更多的病灶(71:54),尤其是在肝脏、肺及淋巴结水平方面[7]。

而不同的[68]Ga - SSTA 对 NETs 的 PET 检测也存在不同程度的差异。Poeppel 等对 40 例 NETs 患者同时行[68]Ga - DOTA - TATE 和 [68]Ga - DOTA - TOC PET/CT 显像,[68]Ga - DOTA - TATE 检测到 78 处病灶,[68]Ga - DOTA - TOC 检测到 79 处病灶,在检测 NETs 方面,两者都具有较好的准确性[8]。Kabasakal 等对 13 例不同等级的 NETs 患者行[68]Ga - DOTA - TATE 和 [68]Ga - DOTA - NOC PET/CT 检查,发现两种显像剂的诊断准确性都比较

高,病灶对于 ^{68}Ga - DOTA - TATE 的摄取稍高于 ^{68}Ga - DOTA - NOC[9]。Wild 研究小组对 18 例病理证实为胃肠胰神经内分泌肿瘤患者进行随机 ^{68}Ga - DOTA - TATE 和 ^{68}Ga - DOTA - NOC PET/CT 显像,发现对 SSTR2、3、5 有亲和力的 ^{68}Ga - DOTA - NOC 比仅对 SSTR2 有特异性结合的 ^{68}Ga - DOTA - TATE 检测到更多病灶[10]。

15.1.2　头颈部肿瘤显像

头颈部的嗜铬细胞瘤、副神经节瘤及甲状腺髓样癌等主要表达 SSTR3,之前通常应用传统成像方式 CT、MRI 或 MIBG 扫描来进行分期评估,随着 SSTA 的发展以及 PET 固有分辨率的提高,^{68}Ga SRS 具有良好的临床应用前景。

Naswa 等对 35 例嗜铬细胞瘤和副神经节瘤的患者行 ^{68}Ga - DOTA - NOC PET/CT 检查,其中 25 例患者同时行 ^{131}I - MIBG 扫描,^{68}Ga - DOTA - NOC 检测到 12 处新病灶,改变了 6 例患者的治疗,其对嗜铬细胞瘤和副神经节瘤检测的敏感性和特异性明显优于 ^{131}I - MIBG 扫描[11]。该研究结果随后得到了 Sharma 研究小组的证实,他们发现 ^{68}Ga - DOTA - NOC PET/CT 对嗜铬细胞瘤检测的准确性明显高于 ^{131}I - MIBG 扫描(91.1% ∶ 66: 6%,$p = 0.035$)[12]。此外,Sharma 等还对 26 例确诊或怀疑为头颈部副神经节瘤的患者行 ^{68}Ga - DOTA - NOC PET/CT 显像、^{131}I - MIBG 扫描和传统的头颈部 CT、MRI 检查,26 例患者的 ^{68}Ga - DOTA - NOC 检查结果均为阳性,检测到 78 处病灶,^{131}I - MIBG 检测到 30 处,CT、MRI 与 ^{131}I - MIBG 共检测到 53 处,明显低于 ^{68}Ga - DOTANOC 的结果[13]。

Naswa 等对 5 例颈动脉体化学受体瘤患者行传统成像、血管造影术及 ^{68}Ga - DOTA - NOC PET/CT 显像,PET/CT 发现了 3 处新病灶,改变了 3 例患者的治疗方案[14]。而 52 例甲状腺髓样癌(medullary thyroid carcinoma,MTC)患者行 ^{68}Ga - DOTA - NOC PET/CT 和 ^{18}F - FDG PET/CT 检查,两种成像方式不仅可以定位复发 MTC,而且存在互补关系[15]。

但是,对于某些肿瘤 ^{68}Ga - SSTA 的显像效果不如其他显像剂。Treglia 等对 18 例复发的 MTC 患者行 ^{18}F - DOPA,^{18}F - FDG 和 ^{68}Ga - SSTA 显像,诊断敏感性分别为 72.2%、33.3% 和 16.7%,对病灶的检出率分别为 85%、28% 和 20%。总体看来,^{18}F - DOPA 对检测复发 MTC 是三者中最优的[16]。此外,Kundu 等对 62 例血清甲状腺球蛋白连续升高而 ^{131}I - WBS(whole body scan)未见异常的分化型甲状腺癌患者行[68]Ga - DOTA - NOC 和[18]F - FDG PET/CT 检查,其中[68]Ga - DOTA - NOC 检测到 121/186 处(65%),[18]F - FDG 检测到 168/186 处(90.3%),两种显像方式均有显示的病灶有 103 处(55%)[17]。

15.2　[64]Cu 标记生长抑素受体显像剂

与传统共价键结合的放射性核素[11]C 和[18]F 不同,金属核素需要通过双功能螯合剂(bifunctional chelator,BFC)的配位结合进行标记,[64]Cu 亦然。BFC不仅能与放射性金属例如[64]Cu 螯合,还能与靶向性分子如生长抑素类似物以共价形式结合。BFC 在生长抑素受体显像剂的研究发展尤为重要,具有迅速螯合铜复合物并减少体内放射性铜复合物从 Cu(Ⅱ)还原至 Cu(Ⅰ)的特性,保持显像剂在体内外的稳定性。通过 BFC 作用螯合的生长抑素受体显像剂主要分为四氮杂大环类螯合剂、横桥大环螯合剂、六氮大双环笼型螯合剂,另外还有非螯合的纳米技术方法。

15.2.1　四氮杂大环类螯合的 SSTR 显像剂

DOTA、TETA 和 NOTA 螯合衍生物如图 15 - 1 所示,属于四氮杂大环类螯合剂,DOTA 和 TETA 在[64]Cu 标记生长抑素受体显像剂的应用最为广泛,均可与各种生长抑素受体类似物结合。大环螯合剂比无环螯合剂(DTPA和 EDTA)在体内的稳定性更佳,其中 DOTA 是在多种放射性核素中应用最广泛的螯合剂。与传统的[111]In - DTPA - TOC 比较,[64]Cu - DOTA - TATE 具有更优越的显像质量及更高的空间分辨率,检测出更多的肿瘤及转移病灶,减少了辐射剂量,提高了靶/非靶比[18]。

早期报道[64]Cu - TETA 结合生长抑素类似物研究中,[64]Cu - TETA - Y3 - TATE 和[64]Cu - TETA - TATE 与鼠 CA20948 胰腺癌细胞结合能力明显高于[64]Cu - TETA - Y3 - OC 和[64]Cu - TETA - OC;生物体内分布试验显示,注药 4 h 后[64]Cu - TETA - Y3 - TATE 在肿瘤的放射性滞留比其他 3 种类似物高 1.75～3.5 倍,提示[64]Cu - TETA - Y3 - TATE 最有潜力用于 PET 显像及靶向治疗。另外,在 CA20948 模型鼠肿瘤的放射性治疗研究中,单剂量[64]Cu - TETA - Y3 - TATE 的治疗效果优于[64]Cu - TETA - OC;而分次干预给药[64]Cu - TETA - Y3 - TATE 的治疗效果优于单剂量给药治疗,提示[64]Cu 标记

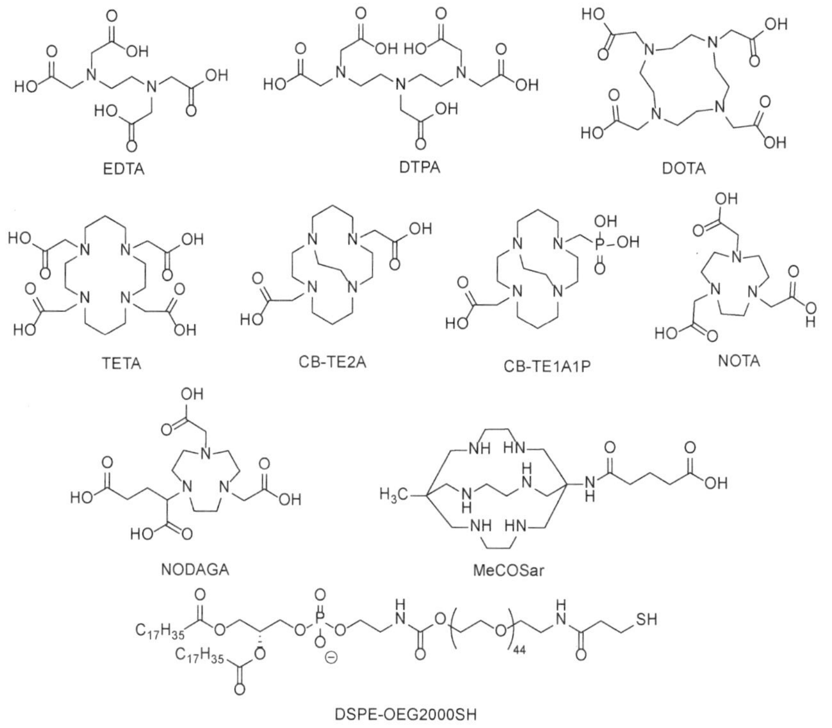

图 15-1 ^{64}Cu 标记多肽显像探针的螯合剂

生长抑素类似物尤其是^{64}Cu - TETA - Y3 - TATE 可用于放射性靶向治疗[19]。

Hanaoka 等人[20]发现由于 Cu-DOTA 复合物比 Cu-TETA 复合物的转络合作用强,因而在非靶器官有更高的放射性浓聚,但两种显像剂肿瘤摄取比值相似,而^{64}Cu - DOTA - TOC 在肿瘤的放射性摄取更高,提示^{64}Cu -DOTA - TOC 更具潜力取代^{64}Cu - TETA - OC。

p - SCN - Bn - NOTA、NODAGA 属于 NOTA 螯合衍生物。p - SCN - Bn - NOTA 衍生物可连接生长抑素类似物 Y3 - TATE ,而 NODAGA 可连接生长抑素类似物 Y3 - TATE 和生长抑素拮抗剂 LM3。Nedrow 等人[21]研究发现^{64}Cu - NODAGA - Y3 - TATE(NODAGA)与受体结合力高于^{64}Cu - NOTA - β - Ala - Y3 - TATE(NOTA - β - Ala)和^{64}Cu - NOTA - PEG8 - Y3 - TATE(NOTA - PEG8),PET/CT 显像实验显示示踪剂主要通过肾和膀胱排泄,注药 1 h 后肿瘤的放射性摄取高低依次为:NOTA - β - Ala、NODAGA、NOTA - PEG8,肿瘤/肌肉摄取比值高低依次为:NODAGA、NOTA - β - Ala、NOTA - PEG8,体内实验结论提示在 3 种 NOTA 螯合衍生物中 NODAGA 效果最佳。

^{64}Cu 标记的四氮杂大环类螯合剂研究及应用范围广泛,但在体内能与其他金属离子产生配位效应,易发生转络合作用,在体内稳定性较差。

15.2.2　横桥大环类螯合的 SSTR 显像剂

CB－TE2A 和 CB－TE1A1P 属于横桥大环类螯合剂,已运用于 ^{64}Cu 标记的生长抑素类似物 Y3－TATE 和生长抑素拮抗剂 SST2－ANT,LM3。横桥大环螯合剂 CB－TE2A 主要通过肝肾排泄,比四氮杂大环螯合剂 TETA、DOTA 在体内的动力特性更稳定,在肿瘤有更高的放射性摄取,非靶器官中血液及肾脏的放射性摄取更低。而在 ^{64}Cu 标记的 CB－TE2A 和 NODAGA 结合生长抑素拮抗剂的比较研究中,^{64}Cu－NODAGA－LM3 具有更好的肿瘤放射性摄取及肿瘤/非靶比(尤其是肿瘤/肾脏),显像效果优于 ^{64}Cu－CB－TE2A－LM3。

在 ^{64}Cu 标记的 CB－TE2A 结合的生长抑素受体拮抗剂和激动剂比较研究中,Wadas 等人[22]发现 CB－TE2A－SST2－ANT(SST2－ANT)虽比 CB－TE2A－Y3－TATE(Y3－TATE)细胞内在化水平低,且前者与 SSTR2 的结合能力不如后者,但 SST2－ANT 与 SSTR 的结合位点比 Y3－TATE 高 14 倍,在肿瘤的放射性摄取比 Y3－TATE 低,肝肾清除较慢,靶/非靶比高。Nguyen 等人[14]在比较 ^{64}Cu－CB－TE2A－SST2－ANT 拮抗剂和 ^{64}Cu－CB－TE2A－Y3－TATE、^{64}Cu－DOTA－Y3－TATE 两种激动剂的研究中,发现 CB－TE2A 螯合显像剂比 DOTA 螯合显像剂更具有效的内在化作用,SST2－ANT 拮抗剂的靶向细胞内在化作用最低;抑癌蛋白 p53 在 ^{64}Cu 标记的生长抑素激动剂交换进入肿瘤细胞核内起重要的作用,但对拮抗剂不起作用。

CB－TE1A1P 是新型的基于磷酸化横桥大环螯合剂。在 ^{64}Cu 标记 CB－TE1A1P 和 CB－TE2A 螯合物显像比较研究中,Guo 等人[23]发现 ^{64}Cu－CB－TE1A1P－Y3－TATE 比 ^{64}Cu－CB－TE2A－Y3－TATE 在肿瘤细胞膜上的结合位点更多,且前者能在更温和的条件进行标记反应得到高纯度及更高比活度;体内分布实验显示,前者在体内的血液清除较快,非靶器官的放射性浓聚更低,提高了靶/非靶比;PET 显像比后者在肿瘤的放射性摄取浓聚更高,但其合成产率低,仅达 7%。为了提高合成产率,Cai 等人[24]对 CB－TE1A1P 进行改良修饰,分别加入 DBCO 基团(dibenzocyclooctyne)、以人赖氨酸侧臂取代 CB－TE1A1P 中的羧酸酯侧臂并加入 PEG4 和 DBCO 基团,通过无铜催化的张力环促进的点击化学方法(strain-promoted alkyne azide cycloaddition,

SPACC)分别合成 CB－TE1A1P－DBCO－Y3－TATE 和 CB－TE1K1P－PEG4－DBCO－Y3－TATE,提高合成产率分别达 72％和 43％,然而在体内实验研究显示两者的靶/非靶比值低于 CB－TE1A1P－Y3－TATE 的。

15.2.3　六氮大双环笼型螯合的 SSTR 显像剂

MeCOSar 属于六氮大双环笼型(sarcophagine cages)螯合剂,sarcophagine cages 螯合剂能与多种不同配体结合,在体内与 Cu(Ⅱ)形成稳定络合物,从而提高肿瘤/非靶器官比,是较有前途的新型双功能螯合剂。MeCOSar 与肿瘤靶向的 Y3－TATE 结合,名为 SarTATE[24]。放射性核素^{64}Cu 标记 SarTATE 在室温条件下合成便捷,放化纯度高,体内外实验评价均显示^{64}Cu－SarTATE 对肿瘤细胞表达 SSTR2 有高度选择性,^{64}Cu－SarTATE 比^{64}Cu－DOTA－TATE 在非靶器官(肺、肝)的放射性摄取少,两者注药后 2 h 在 A427－7 模型鼠肿瘤中均有显著的摄取,而在更长的注药 24 h 后^{64}Cu－DOTA－TATE 在肿瘤中的摄取显著下降,而^{64}Cu－SarTATE 放射性摄取依然滞留,能在较长显像时间中提高靶/非靶比。

15.2.4　非螯合的纳米技术方法

除了以螯合剂结合^{64}Cu 标记生长抑素受体显像剂,还有把生长抑素类似物 TATE 以共价形式结合到 DSPE－OEG2000－SH 末端的脂质体的非螯合的纳米技术方法。Petersen 等人[25]在^{64}Cu 标记的脂质体结合 TATE、^{64}Cu 标记的脂质体(不连接 TATE)和 ^{64}Cu－DOTA－TATE 三种显像剂的比较研究中,发现^{64}Cu 标记的脂质体结合 TATE 在 NCI－H727 模型鼠中的肿瘤/肌肉比最高,且^{64}Cu 标记的脂质体结合 TATE 比对照组^{64}Cu 标记的脂质体在初期的血液清除快,提示通过非螯合的纳米技术^{64}Cu 标记的生长抑素受体示踪剂可作为一种新型的标记技术及放射性核素显像。

参考文献

[1] Kowalski J, Henze M, Schuhmacher J, et al. Evaluation of positron emission tomography imaging using ^{68}Ga－DOTA－D Phe(1)－Tyr(3)－Octreotide in comparison to ^{111}In－DTPAOC SPECT. First results in patients with neuroendocrine tumors[J]. Mol Imaging Biol, 2003, 5: 42－48.

[2] Gabriel M, Decristoforo C, Kendler D, et al. ^{68}Ga－DOTA－Tyr3－octreotide PET in neuroendocrine tumors: comparison with somatostatin receptor scintigraphy and CT[J]. J Nucl Med, 2007, 48: 508－518.

[3] Naswa N, Sharma P, Kumar A, et al. Gallium – 68 – DOTA – NOC PET/CT of patients with gastroenteropancreatic neuroendocrine tumors: a prospective single-center study[J]. AJR Am J Roentgenol, 2011, 197: 1221 – 1228.

[4] Schmid-Tannwald C, Schmid-Tannwald C M, Morelli J N, et al. Comparison of abdominal MRI with diffusion-weighted imaging to [68]Ga – DOTATATE PET/CT in detection of neuroendocrine tumors of the pancreas[J]. Eur J Nucl Med Mol Imaging, 2013, 40: 897 – 907.

[5] Alonso O, Rodríguez-Taroco M, Savio E, et al. [68]Ga – DOTATATE PET/CT in the evaluation of patients with neuroendocrine metastatic carcinoma of unknown origin[J]. Ann Nucl Med, 2014, 28: 638 – 645.

[6] Buchmann I, Henze M, Engelbrecht S, et al. Comparison of [68]Ga – DOTATOC PET and [111]In – DTPAOC (Octreoscan) SPECT in patients with neuroendocrine tumours[J]. Eur J Nucl Med Mol Imaging, 2007, 34: 1617 – 1626.

[7] Ambrosini V, Tomassetti P, Castellucci P, et al. Comparison between [68]Ga – DOTA – NOC and [18]F – DOPA PET for the detection of gastro-entero-pancreatic and lung neuro-endocrine tumours [J]. Eur J Nucl Med Mol Imaging, 2008, 35: 1431 – 1438.

[8] Poeppel T D, Binse I, Petersenn S, et al. [68]Ga – DOTATOC Versus [68]Ga – DOTATATE PET/CT in Functional Imaging of Neuroendocrine Tumors[J]. J Nucl Med, 2011, 52: 1864 – 1870.

[9] Kabasakal L, Demirci E, Ocak M, et al. Comparison of [68]Ga – DOTATATE and [68]Ga – DOTANOC PET/CT imaging in the same patient group with neuroendocrine tumours[J]. Eur J Nucl Med Mol Imaging, 2012, 39: 1271 – 1277.

[10] Wild D, Bomanji JB, Benkert P, et al. Comparison of [68]Ga – DOTANOC and [68]Ga – DOTATATE PET/CT within patients with gastroenteropancreatic neuroendocrine tumors[J]. J Nucl Med, 2013, 54: 364 – 372.

[11] Naswa N, Sharma P, Nazar A H, et al. Prospective evaluation of [68]Ga – DOTA – NOC PET – CT in phaeochromocytoma and paraganglioma: preliminary results from a single centre study[J]. Eur Radiol, 2012, 22: 710 – 719.

[12] Sharma P, Dhull V S, Arora S, et al. Diagnostic accuracy of [68]Ga – DOTANOC PET/CT imaging in pheochromocytoma[J]. Eur J Nucl Med Mol Imaging, 2014, 41: 494 – 504.

[13] Sharma P, Thakar A, Suman K C S, et al. [68]Ga – DOTANOC PET/CT for Baseline Evaluation of Patients with Head and Neck Paraganglioma[J]. J Nucl Med, 2013, 54: 841 – 847.

[14] Naswa N, Kumar A, Sharma P, et al. Imaging carotid body chemodectomas with [68]Ga –DOTA – NOC PET – CT[J]. The British Journal of Radiology, 2012, 85: 1140 – 1145.

[15] Naswa N, Sharma P, Suman Kc S, et al. Prospective evaluation of [68]Ga – DOTA – NOC PET – CT in patients with recurrent medullary thyroid carcinoma: comparison with [18]F – FDG PET – CT[J]. Nucl Med Commun, 2012, 33: 766 – 774.

[16] Treglia G, Castaldi P, Villani M F, et al. Comparison of [18]F – DOPA, [18]F – FDG and[68]Ga-somatostatin analogue PET/CT in patients with recurrent medullary thyroid carcinoma[J]. Eur J Nucl Med Mol Imaging, 2012, 39: 569 – 580.

[17] Kundu P, Lata S, Sharma P, et al. Prospective evaluation of [68]Ga – DOTANOC PET – CT in differentiated thyroid cancer patients with raised thyroglobulin and negative [131]I – whole body scan: comparison with [18]F – FDG PET – CT[J]. Eur J Nucl Med Mol Imaging, 2014, 41: 1354 – 1362.

[18] Pfeifer A, Knigge U, Mortensen J, et al. Clinical PET of neuroendocrine tumors using [64]Cu – DOTATATE: first-in-humans study [J]. Journal of nuclear medicine: official publication, Society of Nuclear Medicine, 2012, 53: 1207 – 1215.

[19] Lewis J S, Lewis M R, Cutler P D, et al. Radiotherapy and dosimetry of ^{64}Cu – TETA – Tyr3 – octreotate in a somatostatin receptor-positive, tumor-bearing rat model[J]. Clinical cancer research, 1999, 5: 3608 – 3616.

[20] Hanaoka H, Tominaga H, Yamada K, et al. Evaluation of ^{64}Cu – labeled DOTA – d – Phe1 – Tyr3 – octreotide (^{64}Cu – DOTA – TOC) for imaging somatostatin receptor-expressing tumors[J]. Annals of nuclear medicine, 2009, 23: 559 – 567.

[21] Nedrow J R, White A G, Modi J, et al. Positron emission tomographic imaging of copper 64 – and gallium 68 – labeled chelator conjugates of the somatostatin agonist tyr3 – octreotate[J]. Molecular imaging, 2014, DOI 10. 2310/7290. 2014. 00020.

[22] Wadas T J, Eiblmaier M, Zheleznyak A, et al. Preparation and Biological Evaluation of ^{64}Cu – CB – TE2A – sst2 – ANT, a Somatostatin Antagonist for PET Imaging of Somatostatin Receptor-Positive Tumors[J]. Journal of Nuclear Medicine, 2008, 49: 1819 – 1827.

[23] Guo Y, Ferdani R, Anderson C J. Preparation and biological evaluation of ^{64}Cu labeled Tyr3 – Octreotate using a phosphonic acid-based cross-bridged macrocyclic chelator[J]. Bioconjugate chemistry, 2012, 23: 1470 – 1477.

[24] Cai Z, Ouyang Q, Zeng D, et al. ^{64}Cu – labeled Somatostatin Analogs Conjugated with Cross-bridged Phosphonate-based Chelators via Strain-promoted Click Chemistry for PET Imaging: in silico through in vivo Studies[J]. Journal of medicinal chemistry, 2014, 57: 6019.

[25] Petersen A L, Binderup T, Jolck R I, et al. Positron emission tomography evaluation of somatostatin receptor targeted ^{64}Cu – TATE – liposomes in a human neuroendocrine carcinoma mouse model[J]. Journal of Controlled Release, 2012, 160: 254 – 263.

第 3 篇　临床应用篇

第 16 章

^{18}F – FDG PET/CT 在神经退行性疾病中的应用

16.1 概述

^{18}F –脱氧葡萄糖(^{18}F – fluorodeoxyglucose，^{18}F – FDG) PET/CT 最初被开发运用于脑代谢研究，近年来脑显像更是越来越受到科研及临床工作者的关注。2013 年起美国及欧盟分别投入大量资金及资源，用于脑相关研究项目旨在治疗阿尔茨海默病(Alzheimer's disease，AD)以及其他一些精神疾病，最终治疗帕金森病(Parkinson's disease，PD)、孤独症等疾病，帮助消除中风后出现的影响。而 PET 作为功能性分子显像的主要工具，将在上述项目中扮演重要的角色。由此可见，神经系统研究正在全世界范围内受到关注，特别是神经退行性疾病，更是各国研究的热点。^{18}F – FDG 作为最常用的 PET/CT 显像剂，被脑组织所摄取的数量反映脑组织功能状态，近年来用于神经退行性疾病的发病机理、早期诊断等研究。正常脑^{18}F – FDG 图像：脑皮质呈明显的放射性浓聚，以枕叶、颞上回皮质和尾状核头部、壳核放射性最高；小脑较低；左、右两侧半球基本对称。

神经退行性病(neurodegenerative disease)是一类慢性、进行性神经疾病。不同类型神经退行性疾病的病变部位和病因虽然各不相同，但大脑特定区域的迟发性神经细胞退行性病变、细胞丢失是它们的共同特征，因此统称为神经退行性疾病。主要包括帕金森病(Parkinson's disease，PD)、阿尔茨海默病(Alzheimer's disease，AD)、亨廷顿病(Huntington's disease，HD)、肌萎缩侧索硬化症(amyotrophic Lateral Sclerosis，ALS)、脊髓小脑共济失调(spinal

本章作者：左传涛，主任医师，复旦大学华山医院；张慧玮，主治医师，复旦大学华山医院。

cerebellar ataxias)等疾病。神经退行性疾病病因及发病机制复杂,迄今尚未完全阐明。近年来,随着分子生物学、神经生物学及行为科学等多学科知识研究手段的迅猛发展,神经退行性疾病相关研究有了许多新的发现。^{18}F - FDG PET/CT 在此类疾病的早期诊断、鉴别诊断及病情监控中也发挥了一定的作用。

16.2　帕金森病

帕金森病(Parkinson's disease,PD)是一种常发生于中老年人的中枢神经系统变性疾病,是常见的神经系统变性疾病之一,患病率随年龄的增长而增高。PD 的患病率仅次于 AD,主要发生于中年以上人群,65 岁以上人群患病率为 2%。患者典型的临床表现包括静止性震颤、运动迟缓、肌肉强直和姿势步态异常等运动症状。PD 通常呈慢性进展性,病程晚期可致残。PD 的主要病理改变是黑质致密部多巴胺(dopamine,DA)能神经元的变性、丢失。DA 递质通过黑质-纹状体束作用于基底节的壳核和尾状核细胞,对运动功能起着重要的调节作用。通常 DA 能神经元丢失达到 50%以上,纹状体 DA 递质减少 80%以上,临床才会出现运动症状,而症状明显时神经元丢失更严重。引起神经元变性的原因是 α-共核蛋白(α - synnuclein)的异常聚集,形成特征性的嗜酸性包涵体即路易小体(Lewy bodies),后者是病理学诊断 PD 的首要条件。

PD 作为最常见的帕金森综合征,其他帕金森综合征还包括多系统萎缩(multiple system atrophy,MSA)、进行性核上性麻痹(progressive supranuclear palsy,PSP)和皮质基底节变性(corticobasal degeneration,CBD)等,临床表现与 PD 多有类似,PD 约占帕金森综合征的 75%,临床根据症状、体格检查等早期鉴别诊断困难。另外,特发性震颤(essential tremor,ET)与早期 PD 在临床表现上也非常容易混淆,而两者的治疗与预后截然不同。^{18}F - FDG 脑代谢显像对上述疾病的鉴别诊断能力明显优于多巴胺 D2 受体显像。PD 和不典型帕金森综合征具有各不相同的脑代谢特点。

16.2.1　PDRP

在定性诊断的基础上,近几年为了进一步提高诊断的准确性,通过对^{18}F - FDG PET 脑显像进行多因素分析获得的疾病相关脑代谢模式具有更高的诊断准确性,可以通过计算模式表达值进行定量分析,在个体水平上实现对 PD

的诊断与鉴别诊断，以及病程进展与临床疗效的监测。PD 相关脑葡萄糖代谢网络模式（PDRP）是最早发现的 PD 相关脑葡萄糖代谢网络模式，特点是苍白球/壳核、丘脑、脑桥和小脑代谢相对增高，而运动前区、辅助运动区和后顶叶代谢相对减低。作为鉴别诊断，研究还发现了 MSA 相关脑代谢模式的特点是双侧壳核和小脑代谢减低；PSP 相关脑代谢模式的特点是双侧内侧前额叶、腹外侧前额叶、额叶眶区、尾状核、内侧丘脑和中脑代谢减低，如图 16－1 所示。Tang 等[6]在此基础上发展出了基于^{18}F－FDG PET 显像的自动化鉴别诊断程序，能够在个体水平上计算每个患者罹患三种疾病的可能性，从而做出最后诊断。研究显示，这种方法诊断 PD 的灵敏度、特异度、阳性预测值和阴性预测值分别是 84%、97%、98% 和 82%，而对于 MSA（灵敏度 85%、特异度 96%、阳性预测值 97% 和阴性预测值 83%）和 PSP（灵敏度 88%、特异度 94%、阳性预测值 91% 和阴性预测值 92%）的诊断同样出色。因此，基于脑代谢网络模式的鉴别诊断可以成为早期正确治疗和确定临床试验受试对象的有用工具，如图 16－2 所示。

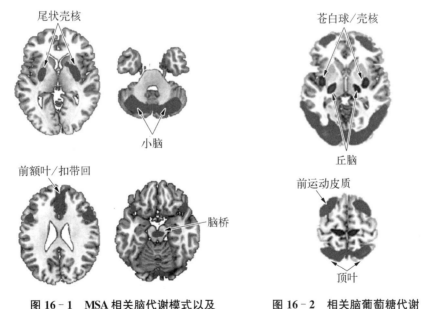

图 16－1　MSA 相关脑代谢模式以及 PSP 相关脑代谢模式　　图 16－2　相关脑葡萄糖代谢网络模式（PDRP）

16.2.2　PDTP

　　PDRP 表达值作为一个可定量的指标，在 PD 组显著高于对照组，且在一天至两个月的时间内都具有极好的可重复性。截至目前,PDRP 已在多个独立的患者群体中得到证实[1]。并且 PDRP 表达值与帕金森病综合评分量表(UPDRS)中的运动功能评分具有显著的线性相关性[2,3],而且是与患者的少动-强直症状的严重度有关,而与震颤无关。由于震颤是 PD 最重要的运动症状之一,是疾病早期最容易导致患者被诊断为 PD 且最容易造成误诊的临床症状,但是 PDRP 却无法客观反映 PD 患者震颤症状。因此发展出了 PD 震颤相关脑代谢网络模式(PDTP),其特点是:小脑/齿状核和初级运动皮层的代谢增高,尾状核/壳核的代谢相对轻度增高。PDTP 同样具有极好的可重复性;PDTP 表达值和震颤的临床评分具有显著的相关性,与少动-强直无关;而且PDTP 在以震颤为主要症状的 PD 患者中的表达高于以少动-强直为主要症状者,如图 16-3 所示。

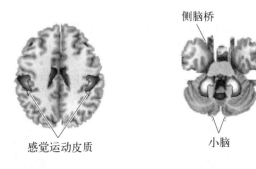

图 16-3 震颤相关脑代谢网络模式(PDTP)

16.2.3 PDCP

大约 70% 的 PD 患者会出现不同程度的认知功能损害。随着疾病的进展,帕金森病痴呆(Parkinson's disease dementia, PDD)的发生率约为 30%。近年来,PD 的认知功能障碍得到持续关注。尽管认知功能障碍不是导致 PD 患者死亡的直接原因,但是会间接导致死亡率的增加;同时,该症状具有进展性和致残性,会降低 PD 患者的生活自理能力和社会功能,极大地影响患者及家属的生活质量,并长期增加家庭护理投入和社会经济负担。PD 认知功能障碍患者会普遍出现脑葡萄糖代谢的异常变化,这与疾病相关神经元的变性和丢失、突触功能及数量的下降具有密切的联系。随着认知功能障碍的进展,PD 患者出现异常代谢的脑区逐渐增多,范围逐渐扩大。PD 非认知功能障碍患者的葡萄糖代谢减低区主要局限于枕叶;PD 合并轻度认知功能障碍

(Parkinson's disease with mild cognitive impairment，PD－MCI)的患者主要表现为大脑额叶、枕叶和顶枕颞叶交界处葡萄糖代谢减低[4]；而 PDD 患者大脑皮质葡萄糖代谢减低区域则不仅包括额叶和枕叶，还广泛累及顶叶和中央前后回；除了大脑皮质的代谢异常外，尾状核与下丘脑也可以观察到葡萄糖代谢减低[5]。另外额叶和顶叶葡萄糖代谢减低可能是 PD 认知功能障碍患者特异性的影像学表现，可能作为 PD 认知功能障碍的风险预测因子，有助于该疾病的早期诊断。这正与新近发现的 PD 认知相关脑葡萄糖代谢网络（PD－related cognitive pattern，PDCP）的表现一致，其特点是前辅助运动区、背外侧前额叶、楔前叶和后顶叶区域葡萄糖代谢减低，而小脑蚓部和齿状核代谢相对增高[6]。PDCP 在个体中具有良好的可重复性；PDCP 的表达值与患者的记忆和执行功能评分显著相关，而与其他认知功能及 UPDRS 运动功能评分无相关性。因此，对于 PDCP 的表达值进行定量监测可能为改善 PD 认知症状的新药疗效提供客观评价信息，如图 16－4 所示。

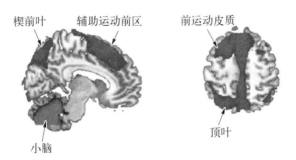

楔前叶　辅助运动前区　　前运动皮质

小脑　　　　　　　顶叶

图 16－4　PD 认知相关脑葡萄糖代谢网络（PDCP）[19]

　　上述模式 PDRP、PDCP、PDTP 的表达值不仅可以用于早期诊断与鉴别诊断，而且上述模式随 PD 的进展而变化，表明它们可用于 PD 临床严重度的监测。同时，三者各不相同的进展情况再次表明它们具有不同的病理生理基础。并且 PDRP 还可用于病情监控，在接受多巴胺能治疗、STN DBS 治疗、STN 毁损术和基因治疗的 PD 患者中，PDRP 表达值均较治疗前显著降低，并与患者临床运动症状的改善显著相关。STN DBS 和静脉输入左旋多巴、STN DBS 和 STN 毁损术对于 PDRP 表达的调节无显著性差异，提示有效的 PD 症状治疗可能具有共同的作用机制，而 PDRP 表达受到抑制是这些治疗效果的重要特征。PDRP 可以作为 PD 运动症状治疗方法的客观评价手段。

16.3 阿尔茨海默病

AD 是最常见的痴呆类型,约占全部痴呆的 70%,60 岁以上患病率为 4.8%。其他常见类型包括路易小体痴呆(dementia with Lewy body,DLB)、额颞叶痴呆(frontotemporal dementia,FTD)和血管性痴呆(vascular dementia,VD)等。轻度认知损害(mild cognitive impairment,MCI)是痴呆的前期临床表现,是进行痴呆早期诊断与干预的重要阶段。但痴呆不是 MCI 的唯一转归方向,研究发现约 30% 的 MCI 保持稳定,10% 回归正常,这说明 MCI 是一个异质性群体。

AD 的主要病理学改变包括:① 神经元丢失,起始于内嗅皮层,与认知功能评分相关;② 突触密度减低,起始于齿状回,与情景记忆评分相关;③ 细胞内神经纤维缠结(neurofibrillary tangles,NFTs),即异常聚集的磷酸化的 tau 蛋白,起始于内嗅皮层和鼻周皮层,逐步扩展至海马、颞叶乃至全皮层;④ 细胞外神经炎性斑块,即异常聚集的不溶性 β-淀粉样蛋白(Amyloid β,Aβ),起始于新皮层,逐步扩展至内嗅皮层、扣带回、皮层下神经核团及小脑。目前 AD 的主要核医学诊断方法都是基于上述病理基础,包括 ^{18}F-FDG PET 显像(反映了神经元的变性与丢失)和 Aβ PET 显像,两者已被列入 2011 年的 AD 诊断标准修订版。通常认为 PET 的异常表现还要早于量表评分[7]。

^{18}F-FDG PET 脑代谢显像对于显示新皮层的神经元功能损害更敏感,对 AD 的诊断尤其是鉴别诊断具有重要价值。AD 患者主要表现为新皮层代谢的全面减低,尤其在顶颞叶和后扣带回,^{18}F-FDG 摄取呈双侧对称性减低,而初级视觉皮层、感觉运动皮层、基底节和小脑受累较轻,诊断准确率可达 93%。这些代谢异常在痴呆发生前 1~2 年即可检测到,从而可用于 AD 的早期诊断。研究显示[8,9]MCI 患者表现为内嗅皮层、海马和颞叶外侧部代谢减低,其中内嗅皮层低代谢可以预测 MCI 的发生,而颞叶低代谢可以预测 AD 的发生。当患者由 MCI 发展为 AD,^{18}F-FDG 摄取逐步减低,并与认知功能损害程度和痴呆严重度密切相关,可以用于病程监测,如图 16-5、图 16-6 所示。

^{18}F-FDG 诊断 AD 的敏感性和特异性分别为 87.5% 和 83.3%,目前 FDG PET 在临床试验中主要作为研究对象筛选及疗效评价的生物标志物(biomarker)及客观评价标准。研究表明 FDG PET 能够将随访期间会转变为

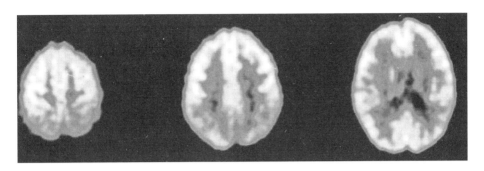

图 16-5 ^{18}**FDG PET 显示早期 AD 的双侧顶叶 FDG 摄取对称性减少**

AD 的 MCI 患者鉴别出来，诊断的灵敏度及特异度可高达 70%～80%。而且从长期随访的结果看，1～2 年的 AD 患者典型表现为顶颞部减低，大多是双侧对称性减低，随着疾病的进展，累及的面积逐步扩大，最后额叶皮质甚至整个皮质也可以出现低代谢的表现，相关皮质的进行性代谢异常与突触功能障碍关系密切，说明 AD 患者的临床症状的严重程度与葡萄糖代谢减低的程度密切相关[10]。但是既往发表的 FDG PET 相关研究样本量较小，并且没有标准的数据分析方法，只有少部分研究应用了严格的验证统计技术。今后的发展是在临床试验中，

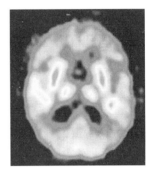

图 16-6 ^{18}**FDG PET 显示晚期 AD 的双侧额叶、双侧顶叶和双侧颞叶 FDG 摄取对称性减少**

应用标准化且有效的方法来筛选早期 AD 患者，FDG PET 将作为潜在定量分析结果的标志物[11]。随着近年来 AD 的治疗药物的发展，对早期的 AD 患者的干预治疗可以使患者的病程或转归得以改善，这使 FDG PET 对 AD 的早期诊断更具意义。

与 AD 不同，DLB 主要表现为枕叶，尤其是初级视觉皮层代谢减低，与 AD 的鉴别灵敏度达 90%，特异度达 80%[12]。FTD 患者早期即出现额叶和颞叶前部代谢减低，通常呈不对称性，而初级视觉皮层和感觉运动皮层受累较轻[13-17]。VD 主要表现为皮层、皮层下区域和小脑的弥漫性代谢减低，尤其是皮层下区域和感觉运动皮层代谢减低较 AD 明显[18]。

16.4 亨廷顿病

亨廷顿病（Huntington's disease，HD）是一种常染色体遗传性神经系统

变性疾病,主要表现为缓慢进行性加重的不自主运动、精神症状和认知功能损害,好发于 30～50 岁,多数有阳性家族史。本病是由于三核苷酸(CAG)的重复序列拷贝数异常增多所致,致病基因位于第 4 号染色体短臂上。

HD 主要病理变化位于纹状体和大脑皮层,神经元大量变性、丢失。^{18}F - FDG PET 显像主要表现为纹状体和大脑皮层,尤其是额叶的糖代谢减低,在病程早期即可发现[19, 20]。与 PD 类似,通过特殊后处理可以获得 HD 相关脑代谢模式,特征为尾状核、壳核和扣带回糖代谢减低,而内侧丘脑、小脑、运动皮层和枕叶代谢增高。对基因突变携带者的前瞻性研究显示,该模式在 HD 临床症状出现前即可检测到,其表达值增高,而随着病程进展其表达值减低,其中丘脑代谢活性减低与临床症状出现有关。

参考文献

[1] Wu P, Wang J, Peng S, et al. Metabolic brain network in the Chinese patients with Parkinson's disease based on ^{18}F - FDG PET imaging[J]. Parkinsonism Relat Disord, 2013, 19: 622 - 627.

[2] Asanuma K, Tang C, Ma Y, et al. Network modulation in the treatment of Parkinson's disease[J]. Brain: a Journal of Neurology, 2006, 129: 2667 - 2678.

[3] Lozza C, Baron J C, Eidelberg D, et al. Executive processes in Parkinson's disease: FDG - PET and network analysis[J]. Hum Brain Mapp, 2004, 22: 236 - 245.

[4] Hosokai Y, Nishio Y, Hirayama K, et al. Distinct patterns of regional cerebral glucose metabolism in Parkinson's disease with and without mild cognitive impairment[J]. Movement disorders: official journal of the Movement Disorder Society, 2009, 24: 854 - 862.

[5] Jokinen P, Scheinin N, Aalto S, et al. ^{11}C - PIB -, ^{18}F - FDG - PET and MRI imaging in patients with Parkinson's disease with and without dementia[J]. Parkinsonism Relat Disord, 2010, 16: 666 - 670.

[6] Niethammer M, Eidelberg D. Metabolic brain networks in translational neurology: concepts and applications[J]. Annals of Neurology, 2012, 72: 635 - 647.

[7] Herholz K. Perfusion SPECT and FDG - PET[J]. International Psychogeriatrics/IPA, 2011, 23 Suppl 2: S25 - 31.

[8] Morbelli S, Brugnolo A, Bossert I, et al. Visual versus semi-quantitative analysis of ^{18}F -FDG - PET in amnestic MCI: an european Alzheimer's disease consortium (EADC) project[J]. Journal of Alzheimer's Disease, 2014, 44(3): 815 - 826.

[9] van Der Gucht A, Verger A, Yagdigul Y, et al. Complementarity of visual and voxel-based FDG - PET analysis to detect MCI-like hypometabolic pattern in elderly patients with hypertension and isolated memory complaints[J]. Acta Radiol, 2014, 56(8): 980 - 989.

[10] Caroli A, Prestia A, Chen K, et al. Summary metrics to assess Alzheimer disease-related hypometabolic pattern with ^{18}F - FDG PET: head-to-head comparison[J]. Journal of Nuclear Medicine, 2012, 53: 592 - 600.

[11] Herholz K. Use of FDG PET as an imaging biomarker in clinical trials of Alzheimer's disease[J]. Biomarkers in Medicine, 2012, 6: 431 - 439.

[12] Al-Faham Z, Zein R K, Wong C Y. ^{18}F - FDG PET assessment of Lewy body dementia with

cerebellar diaschisis[J]. Journal of Nuclear Medicine Technology，2014，42：306 - 307.

[13]　Foster N L，Heidebrink J L，Clark C M，et al. FDG - PET improves accuracy in distinguishing frontotemporal dementia and Alzheimer's disease[J]. Brain，2007，130：2616 - 2635.

[14]　Perneczky R，Diehl-Schmid J，Drzezga A，et al. Brain reserve capacity in frontotemporal dementia：a voxel-based ^{18}F - FDG PET study[J]. Eur J Nucl Med Mol Imaging，2007，34：1082 - 1087.

[15]　Diehl-Schmid J，Grimmer T，Drzezga A，et al. Decline of cerebral glucose metabolism in frontotemporal dementia：a longitudinal ^{18}F - FDG - PET - study[J]. Neurobiology of Aging，2007，28：42 - 50.

[16]　Jeong Y，Cho S S，Park J M，et al. ^{18}F - FDG PET findings in frontotemporal dementia：an SPM analysis of 29 patients[J]. Journal of Nuclear Medicine，2005，46：233 - 239.

[17]　Foster N L. Validating FDG - PET as a biomarker for frontotemporal dementia [J]. Experimental Neurology，2003，184 Suppl 1：S2 - 8.

[18]　Mielke R，Pietrzyk U，Jacobs A，et al. HMPAO SPET and FDG PET in Alzheimer's disease and vascular dementia：comparison of perfusion and metabolic pattern[J]. European Journal of Nuclear Medicine，1994，21：1052 - 1060.

[19]　Hjermind L E，Law I，Jonch A，et al. Huntington's disease：effect of memantine on FDG - PET brain metabolism? [J]. The Journal of Neuropsychiatry and Clinical Neurosciences，2011，23：206 - 210.

[20]　Feigin A，Leenders K L，Moeller J R，et al. Metabolic network abnormalities in early Huntington's disease：an [^{18}F]FDG PET study[J]. Journal of Nuclear Medicine，2001，42：1591 - 1595.

第 17 章

^{18}F – FDG PET/CT 在非小细胞肺癌中的临床应用

17.1 概述

原发性肺癌是人类发病率和死亡率最高的恶性肿瘤之一。病理类型主要包括非小细胞肺癌(non-small cell lung cancer，NSCLC)和小细胞肺癌(small cell lung cancer，SCLC)，其中 NSCLC 约占 $80\%\sim85\%$。据资料统计，2008 年全世界有 160 万人被诊断为肺癌，是所有肿瘤的 13%，约 140 万人死亡，是所有肿瘤死亡的 18%。我国每年约有 40 万人死于肺癌。基于美国癌症联合会（American Joint Committee on Cancer，AJCC）和国际抗癌联盟（International Union Against Cancer，UICC)在 1997 年联合修订的 TNM 分期系统，首次诊断为 NSCLS 而进行分期的患者中，25%为 I 期，7%为 II 期，32%为 III 期，36%为 IV 期。而其中 I 期患者的 5 年生存率为 47%；II 期 26%；III 期 8.4%；IV 期仅为 0.61%。

17.2 诊断与分期

^{18}F – FDG PET 在非小细胞肺癌中的临床诊断价值已经毋庸置疑。Gambhir 等总结了 1993—2001 年间发表的 23 篇^{18}F – FDG PET 在肺癌诊断方面的研究资料，共计 1 255 例患者。^{18}F – FDG PET 诊断肺癌的灵敏度可达到 96%，特异度 73%，准确性 91%，阳性预测率和阴性预测率均达到 90%[1]。

本章作者：刘建军，主任医师，上海交通大学医学院附属仁济医院。

Gould 等包括 40 份研究 1 474 个肺占位荟萃分析的结果肯定了其价值。他们通过 SROC 曲线分析,PET 诊断非小细胞肺癌的敏感度和特异性的截止点均为 91.2%(95%可信区间为 89.1%~92.9%),[18]F - FDG PET 诊断肺部结节的灵敏度和特异性为 96.8% 和 77.8%[2]。Barger 等汇总报道双时相[18]F - FDG PET 在非孤立性结节的诊断效率。总计 10 篇文章,816 例患者,890 个肺结节。双时相[18]F - FDG PET 诊断非孤立性结节总的灵敏度 85%(95%可信区间为 82%~89%)、特异度 77%(95%可信区间为 72%~81%),阳性似然比 2.7(95%可信区间为 1.4~5.2),阴性似然比为 0.26(95%可信区间为 0.14~0.49),诊断比值比为 11(95%可信区间为 3.8~32.2)[3]。标准摄取值(SUV)是[18]F - FDG PET 图像中肿瘤组织(ROI)糖酵解水平的一个半定量分析参数。其定义肿瘤组织(ROI)中的[18]F - FDG 摄取活性与全部注入机体内[18]F - FDG 活性的比值。Bryant 等分析了 585 例术前进行[18]F - FDG PET/CT 显像的肺部孤立性结节患者,其中 496 例患者确诊为恶性结节,SUVmax 中位值为 8.5(范围 0~36),良性结节 89 例,SUVmax 中位值为 4.9(范围 0~28,$p<0.001$)。当 SUVmax 在 0~2.5 时,恶性结节发生率为 24%,当 SUVmax 在 2.6~4.0 时,恶性结节的发生率为 80%,当 SUVmax 大于 4.1 时,恶性结节的发生率为 96%[4]。Grgic 也分析了 140 例进行[18]F - FDG PET/CT 显像

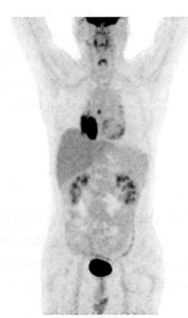

的肺部孤立性结节患者。结果发现,恶性结节的发生率为 57%。恶性结节的 FDG 摄取值明显要高于良性结节患者,分别为 SUV 9.7 ±5.5 和 2.6±2.5($p<0.01$)。当 SUV<2.0 时,90%多的结节为良性,其敏感度、特异度和阴性预测值分别为 96%,55% 和 92%。当 SUV 为 4.0 时,诊断恶性结节的敏感度、特异性和准确度 85%。目前一般认为,[18]F - FDG 标准摄取值等于 2.5 时可以很好地鉴别良性和恶性结节,如图 17 - 1 所示。

非小细胞肺癌的临床分期是临床治疗决策和预后评估的直接依据。

图 17 - 1　右肺下叶肺癌 SUVmax=18.8 Lardinois D 等对 50 例非小细胞肺癌患

者术前分别进行^{18}F - FDG PET/CT 显像,参照 TNM 分期比较了^{18}F - FDG PET/CT 在 NSCLS 临床分期的价值。发现^{18}F - FDG PET/CT 改变了 20/49 (24%)例患者的临床分期,^{18}F - FDG PET/CT 对 NSCLC 临床分期的准确性明显高于单独 CT、单独 PET[5]。Birim 等也通过荟萃分析系统比较了 PET 和 CT 在探测纵隔淋巴结转移中的价值。共收集 17 份研究,通过 SROC 曲线分析 PET 探测淋巴结转移的最大联合敏感性和特异性为 90%(95%可信区间为 86%~95%),准确性明显高于 CT 显像,研究也验证了^{18}F - FDG PET/CT 在 NSCLS 临床分期的优势。包括 570 例肺癌患者,^{18}F - FDG PET/CT 对分期的准确性为 88%;而 CT 的准确性仅为 67%;^{18}F - FDG PET/CT 和 CT 的风险比(OR)为 3.91,意味着^{18}F - FDG PET/CT 对临床分期的准确性是 CT 的 3.91 倍;两者 NNT 为 5,意味着使用 5 次^{18}F - FDG PET/CT 可以增加 1 次临床分期准确性[6]。基于^{18}F - FDG PET 在肺癌临床分期中的肯定价值,非小细胞肺癌临床实践指南(NCCN)已经将^{18}F - FDG PET/CT 显像作为肺癌临床分期检查非创伤性检查方法之一,认为^{18}F - FDG PET/CT 显像可以对非小细胞肺癌进行更准确的分期(包括Ⅰa 期病例)。国内卫生部颁发的肺癌治疗临床路径也将^{18}F - FDG PET/CT 检查列出肺癌术前评估的可选择项目之一。

17.3 预后评估

基于非小细胞肺癌在^{18}F - FDG PET/CT 显像中呈现的高摄取特征的普遍性,许多研究者对于 NSCLS 细胞高摄取^{18}F - FDG 的临床意义也极为关注,并认为非小细胞肺癌的高摄取特征既是鉴别肿块良恶性的一个影像标志物,也是一个预测非小细胞肺癌潜在转移能力、生存时间的预测标志物。

Wang 等系统分析了 10 篇研究共计 1 122 例Ⅰ期(T1 - 2N0)非小细胞肺癌患者,^{18}F - FDG PET/CT 显像预测隐匿性淋巴结转移的危险度。他们发现,在 T1 患者中,^{18}F - FDG PET/CT 预测纵隔淋巴结转移的阴性预测值是 0.94,T2 患者中是 0.89;总的阴性预测值(包括 T1 和 T2)是 0.93,所有淋巴结转移的阴性预测值是 0.87。原发灶高 SUV 值与隐匿性淋巴结转移发生的危险度具有明显相关性。Lee 分析了 160 例病理证实为 T1 期的非小细胞肺癌患者,^{18}F - FDG PET/CT 显像中 SUVmax 和 CT 诊断和预测局部淋巴结转移的关系。160 例患者中 9 例患者出现淋巴结转移,^{18}F - FDG PET/CT 诊断淋巴结分期的灵敏度、特异性和精确性分别为 11.1%、86.1%和 81.9%;而

CT 分别为 11.1%、96.7% 和 91.9%。实性成分<50% 的患者没有发现淋巴结转移。在实性成分>50% 的患者中,具有淋巴结转移的患者中 SUVmax、实性成分大小、比例及病灶位置与无淋巴结转移患者明显不同。多参数分析结果显示,原发灶较高的 SUV 值、较大的实性成分比例以及中央型位置均可以独立预测淋巴结转移。

Kim 等研究了 76 例临床Ⅰ、Ⅱ期非小细胞肺癌患者 SUV 值的预后价值。发现,SUVmax≤6.7 的中位总的生存率为 48.9 个月,明显长于者 SUVmax>6.7($p=0.000\ 1$);SUVmax≤5.9 的 DFS 是 31.7 个月($p=0.000\ 1$)。高 FDG 摄取可以很好地预测总生存率和无病生存率。Goodgame B 等报道,136 例行根治性手术切除的早期 NSCLC 患者,随访中位时间为 46 个月。术前 ^{18}F - FDG PET 显像的 SUVmax 大于 5.5(所有患者的中位值)的患者 5 年估计复发率为 53%,而小于或等于 5.5 的患者 5 年估计复发率为 14%;两组的 5 年生存率则分别为 53% 和 74%。高 SUVmax 具有独立的复发和死亡预测率(SUV=5.5)。

Tsutani 等研究了 176 例患者,其中鳞癌 132 例,腺癌 44 例。腺癌的 SUV 中位值为 2.60,鳞癌为 6.95($p<0.001$)。应用 ROC 曲线分析统计发现,当 SUV 为 3.7,可以较好地预测腺癌的复发,而对鳞癌的复发并没有价值。在鳞癌患者中,SUV≤6.95 的 2 年无病生存率为 70.2%,SUV>6.95 的患者为 59.3%($p=0.83$);在腺癌患者中,SUV≤3.7 的 2 年无病生存率为 93.5%,SUV>3.7 的患者为 52.4%($p<0.000\ 1$);进一步进行分组,临床Ⅰ期肺癌患者的 2 年无病生存率为 100% 和 57.2%($p<0.000\ 1$)[7]。作者认为,腺癌的 SUV 值是独立预测非小细胞肺癌的预后因子,而在鳞癌中并不能对其预测。Casali 分析了 119 例非小细胞肺癌的显像结果也显示,SUVmax 与病理类型、病理分级以及病理分期均存在明显的相关性($p<0.001$)。SUVmax 预测预后的优化截止值为 6.7($p=0.029$)。SUVmax≤6.7 的患者 2 年疾病特异性生存率(DSS)为 91%,SUVmax>6.7 的患者组为 55%($p<0.001$)。在临床分期为 Ⅰ$_B$ 期的患者中,SUVmax 仍具有较好的预测效率,SUVmax≤6.7,2 年 DSS 为 100%,SUVmax>6.7 为 51%($p=0.016$)。在腺癌患者中,SUVmax 预测预后的优化截止点为 5($p=0.027$),而非腺癌患者预后的优化截止点为 10.7($p=0.010$)。这些组化特异性的截止点分组与存活率有明显的相关性[8]。作者认为,在可手术切除的非小细胞肺癌患者中,SUVmax 是一个独立的预测因子,但在不同的组织病理类型中有一定差别;分期并不影响 SUVmax 在独立预后中的作用。

Chen 等应用全身总糖酵解 total lesion glycolysis(TLG)作为参数进行分析,认为 TLG 也具有预后价值。随访时间共 3.1 年。PFS 和 OS 的中位值分别是 10.8 个月和 2.8 年。具有高 TLG(＞655)患者的 1 年 PFS 是 0.0%,低 TLG(≤655)患者为 50.0%。1 年 OS 为 58.8% 和 84.1%。全身 TLG、全身 MTV、肺 TLG、肺 MTV、SUVmax、临床特征、T 分期、N 分期、临床分期和治疗方法均是 PFS 的预后因子($p<0.01$)。应用非参数 COX 模型统计发现,TLG 预测 PFS 的风险因子为 2.92(95% CI:1.62, 5.26;$p<0.01$)和手术处理的风险因子为 4.24(95% CI:2.54, 7.07;$p<0.01$)。Lee 等回顾性分析了 62 例进行¹⁸F－FDG PET/CT 显像的非小细胞肺癌患者,使用全身代谢体积(metabolic total volume,MTV)作为分析指标。发现非小细胞肺癌患者的 OS 和 PFS 分别为 11.1 个月和 18.9 个月。MTV 与 OS 和 PFS 明显呈负相关。以 MTV 中位值作为分界点,小于 MTV 中位值的非小细胞肺癌患者组的 2 年 PFS 为 60%,而大于 MTV 中位值的非小细胞肺癌患者组为 39.7%(中位 PFS 为 34.9 个月:11.9 个月,$p=0.12$),2 年 OS 分别为 79.7% 和 33.3%(中位 OS 41.9 个月:18.9 个月,$p=0.066$)。在控制已知的预测参数后,MTV 预测 PFS 的风险因子为 1.31($p=0.12$),预测 OS 的风险因子为 1.53($p=0.018$)[9]。能够依据¹⁸F－FDG PET 显像中 SUVmax 的高低鉴别出可能复发的患者,指导临床采取更积极的治疗措施如化疗或放疗;或鉴别不出现复发的患者,避免无谓的化疗毒性,目前尚存在争议。如最近 Agarwal 等的研究对 SUVmax 是否能够作为独立预测因子提出了不同意见。在总共 363 例早期(Ⅰ期、Ⅱ期)NSCLC 患者并行根治性手术治疗患者中,随访中位时间 981 天。所有患者中 SUVmax 中位值为 5.9;SUVmax 每增加一倍,患者死亡的危险性增加 1.28 倍。但在对患者进行病理分期分组后,SUVmax 对患者生存率的影响并不显著,提示术前 SUVmax 并不能作为一个独立的生存率预后因子[10]。因此,虽然现有大部分研究均表明,¹⁸F－FDG PET 显像中 SUVmax 的高低可以不同程度地预测患者的生存时间或复发率。但在临床实践指南中,目前仍建议对所有根治性切除患者均行辅助化疗以提高生存率。

17.4 疗效监测

在肿瘤治疗中,组织病理反应仍是目前评价治疗疗效的最有效指标。

^{18}F - FDG PET 可以通过代谢区分出具有活性的肿瘤残余组织,与组织病理反应具有良好的相关性。Choi 等对肿瘤残余中葡萄糖代谢率与组织病理反应的关系进行了探讨。30 个病灶中有 14 个获得完全治疗病理反应。最大葡萄糖代谢率在放化疗后 2 周从 0.333 ± 0.087 μmol/(min·g)(样本量 $n=16$)下降到 0.0957 ± 0.059 μmol/(min·g)。残余病灶中的 MRglc 与 pTCP 呈负的剂量反应关系。残余灶中 MRglc=0.076 和<0.040 μmol/(min·g),分别提示肿瘤 pTCP 50% 和 pTCP≥95%[11]。提示在肺癌放化疗中,残余病灶的 MRglc 可很好地反映肿瘤组织反应。

Robert 等对 SUV 变化与组织病理学反应的关系也进行探讨。56 例患者均在治疗前和治疗结束后进行 FDG PET 显像。SUVmax 的变化与切除肿块中无活性细胞的百分比存在密切线性关系,其相关性较 CT 测量的组织大小也要显著高($r_2=0.75$,$r_2=0.03$,$p<0.001$)。SUVmax 减少超过 80% 预测完全病理反应的敏感性、特异性和准确性分别为 90%、100% 和 96%。重要的是,FDG PET 最大 SUV 减少百分比的曲线下面积显著高于 CT 预测的完全病理反应的变化百分比($0.935:0.53$,$p<0.001$)[12]。Yamamoto 等研究也发现,26 例患者中 18 例有病理反应,8 例病理无反应。有反应组早期显像(注射后 1 h)与延迟显像(2 h 后)的 SUV 均明显要低于无反应组。有反应组早期显像和延迟显像之间的变化程度也明显高于无反应组[13]。

虽然各个研究定义反应的标准不一致,但 ^{18}F - FDG PET/CT 在放化疗后的代谢反应与生存期之间相关性比较明确。如 Kim 等报道,19 例Ⅲ和Ⅳ期 NSCLC 患者分别在诊断和化疗后接受 PET 检查,中位随访时间 24.8 个月。PET 提示有反应组中位生存时间 29.4 个月,无反应组 14.2 个月。ΔSUVmax 减少 17.85% 时,预测存活的灵敏性为 75%,特异性为 100%。ΔSUVmax 是最有效的预后因子[14]。Pottg 等应用最大 SUV 减少 45%~55% 作为阈值表示患者有更明显的代谢反应,其 16 个月生存率为 83%;减少更小者的生存率为 43%($p=0.03$)。除此之外,研究也发现原发病灶治疗后 SUV 值的高低也和生存期存在相关性[15]。Eschmann 等报道的一个包括 70 人接受新辅助放化疗的研究也显示,以最大 SUV 减少 80% 为阈值,CMR 患者生存期比 PMR 显著延长($p=0.0001$)。Hellwig 等报道,在 47 例切除的进展期非小细胞肺癌患者中,代谢反应也强烈地预测了生存期;治疗完成后 SUVmax<4 的患者生存期长达 56 个月,而 SUVmax≥4 的患者只有 19 个月($p<0.01$)[16]。

代谢反应提示 CMR 患者的生存期比 PMR 者更长,PMR 生存期比无反应者(SMD 或 PMD)更长。如 MacManus 等报道,73 人在治疗前及治疗完成后(中位间隔 70 天时)都行 PET 与诊断 CT 扫描。在包含了已知预后因素如 CT 反应、体力状态、体重减轻及分期等多元分析中,只有代谢反应与生存期显著相关($p<0.000\ 1$)。PET 代谢与 CT 形态学反应之间仅在 40% 人中一致,相比于 CT 中的完全反应(10 人),PET 更多人表现为 CMR(34 人)。此研究中 CMR 患者的生存期比 PMR 者更长,而后者生存期比无反应者(SMD 或 PMD)更长。这些结果表明SUVmax 的减少可能对于不表现 CMR 的患者能进一步分层[17]。Decoster 等的报道结果也证实这一点,在 31 例局部晚期(ⅢA 和ⅢB)患者的研究中,CMR 的中位总体生存期显著长于非 CMR 者(超过 49 个月：14.4 个月,$p=0.004$)[18]。因此,当应用^{18}F - FDG PET 显像在治疗完成后进行时,FDG 摄取的常常是肉眼可见的有活力的残余肿瘤组织。在这种情况下,应用^{18}F - FDG PET 鉴别"反应者"和"无反应者"通常是一种挑战。为了更加灵敏地探测到残余肿瘤组织的FDG 摄取,一般建议尽可能地在治疗完成后较长的一段时间内进行^{18}F - FDG PET 显像,从而增加对残余肿瘤组织的探测能力。由于延长评估时间可能延误病情,一般认为在治疗完成后 4～6 周内进行比较合适。

早期预测治疗反应可以避免无效的处理方案,避免不必要的毒性反应,并使患者尽早改变治疗方案[见图 17 - 2(a)、(b)]。基于^{18}F - FDG PET 在非小细胞肺癌患者疗效评估中的价值,一些研究者对^{18}F - FDG PET 在早期预测治疗反应中的价值进行了探讨,并取得了较为肯定的结果。如 Aguirre 等汇总了 1999—2006 年的 9 篇用^{18}F - FDG PET 评价 NSCLC 的新辅助化疗疗效的前瞻性研究,包括 497 个病人,^{18}F - FDG PET 的灵敏度、特异性、阳性预测值(PPV)、阴性预测值(NPV)的范围分别为 80%～100%,80%～100%,42.9%～100% 和 66.7%～100%,因异质性大而未行 meta 分析。N2 分期决定了能否进行可治愈的手术治疗。7 篇文献进行了新辅助化疗后 N2 再分期,meta 分析显示汇总的灵敏度为 63.8%(95% CI, 53.3%～73.5%),特异性 85.3%(95% CI, 80.4%～89.4%)[19]。

Vansteenkiste 等也报道,15 例行诱导性化疗的 N2 - NSCLC 患者分别在治疗前和第 3 周期化疗后行 PET 显像。9 例接受手术患者病理证实^{18}F - FDG PET 预测临床分期下降的准确性为 100%,而 CT 仅为 67%。原发灶最大 SUV 值下降大于 50% 的患者其生存率明显提高。结果提示应用^{18}F - FDG PET 可以筛选出需要积极进行局部治疗的患者[20]。de Geus-Oei 等应用

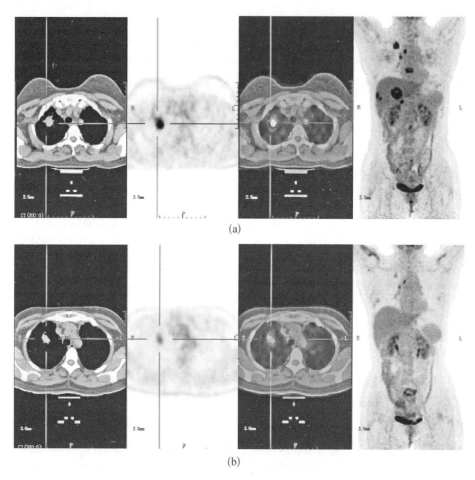

图 17-2 肺癌化疗前后对比

(a) 化疗前;(b) 化疗后

^{18}F-FDG PET 动态显像及绝对定量分析方法也报道类似结果。51 例患者分别在治疗前和治疗开始后第 5~8 周内进行动态 PET 显像,以葡萄糖代谢率 47% 及 SUV 减少 35% 为阈值,能获得总体生存率(分别为 $p=0.017$, $p=0.018$)和无病生存率(分别为 $p=0.002$, $p=0.009$)的重要预后分层。以 SUV 减少超过 50% 者为阈值,生存期超过 6 个月;而小于 50% 者多在六个月内死亡(de Geus-Oei, van der Heijden et al. 2007)。Dimitrakopoulou 等报道,14 例患者分别在治疗前后开始后 15~21 天内行动态 PET 显像。所有患者生存时间从 40~392 天,中位生存时间 193 天。全动力学参数有助于区别出存活时间的长短,从而区分出从姑息性化疗获益的患者[21]。

为进一步观察确定应用^{18}F - FDG PET 预测治疗疗效的时机。许多研究认为,有效治疗方案在化疗的第一个周期就可以见到^{18}F - FDG 摄取的减低。如 Weber 报道,57 例分期为ⅢB 和Ⅳ期非小细胞肺癌患者分别在化疗前后第1 周期化疗后进行显像。以 $\Delta SUV \geqslant 20\%$ 为代谢反应标准。代谢反应与基于RECIST 能达到的最好反应之间有密切联系($p < 0.000\ 1$),预测的敏感性和特异性分别可达到95%和74%。代谢反应组的无病生存期($p = 0.000\ 3$)与总体生存期($p = 0.000\ 5$)都显著长于无反应组(分别为 163 天和 54 天,252 天和151 天)。Lee 等报道,31 例ⅢB 和Ⅳ期患者在化疗前和第 1 周期化疗后接受PET 检查。发现早期 PET 预测疗效反应的阳性预测值 71.4%,阴性预测值100%[22]。提示第 1 周期化疗后 PET 可以较常规影像学标准更早地预测疾病进展,避免无效的治疗方案。Nahmias 等将 16 例患者根据存活时间小于 6 个月分为两组。所有患者在化疗开始后均接受 7 个时间点的 PET 检查,每周一次。发现在化疗开始后 1~3 周内 SUV 减少 0.5 可以区分出存活时间大于 6个月的患者,也即是对于化疗有反应的患者[23]。然而,对于^{18}F - FDG 摄取下降的程度至今仍未取得一致意见。基于^{18}F - FDG PET 显像在未治疗肿瘤中可重复性地研究,测定错误一般不可能导致 $\geqslant 20\%$ 的偏差。因此,有研究建议以 $\Delta SUV \geqslant 20\%$ 为代谢反应标准。

参考文献

[1] Gambhir S S, Czernin J, Schwimmer J, et al. A tabulated summary of the FDG PET literature[J]. J Nucl Med, 2001, 42(5 Suppl):1S - 93S.

[2] Gould M K, Maclean C C, Kuschner W G, et al. Accuracy of positron emission tomography for diagnosis of pulmonary nodules and mass lesions:a meta analysis[J]. JAMA, 2001, 285(7):914 - 924.

[3] Barger R L Jr, Nandalur K R. Diagnostic performance of dual-time 18F - FDG PET in the diagnosis of pulmonary nodules:a meta-analysis[J]. Acad Radiol, 2012, 19(2):153 - 158.

[4] Bryant A S, Cerfolio R J. The clinical stage of non-small cell lung cancer as assessed by means of fluorodeoxyglucose positron emission tomogaphic/computed tomographic scanning is less accurate in cigarette smokers[J]. JCS, 2006, 132(6):1363 - 1368.

[5] Lardinois D, Weder W, Hany T F, et al. Staging of non-small-cell lung cancer with integrated positron-emission tomography and computed tomography[J]. N Engl J Med, 2003, 348(25):2500 - 2507.

[6] Birim O, Kappetein A P, Stijnen T, et al. Meta-analysis of positron emission tomographic and computed tomographic imaging in detecting mediastinal lymph node metastases in nonsmall cell lung cancer[J]. Ann Thorac Surg, 2005, 79(1):375 - 382.

[7] Tsutani, Miyata, Misumi, et al. Difference in prognostic significance of maximum standardized uptake value on ^{18}F - fluoro - 2 - deoxyglucose positron emission tomography between

adenocarcinoma and squamous cell carcinoma of the lung[J]. Jpn J Clin oncol, 2011, 41(7): 890 - 896.

[8] Casali C, Cucca M, Rossi G, et al. The variation of prognostic significance of Maximum Standardized Uptake Value of [18]F - fluoro - 2 - deoxy-glucose positron emission tomography in different histological subtypes and pathological stages of surgically resected Non-Small Cell Lung Carcinoma[J]. Lung Cancer, 2010, 69(2): 187 - 193.

[9] Lee P, Bazan JG, Lavori PW, et al. Metabolic tumor volume is an independent prognostic factor in patients treated definitively for non small cell lung cancer[J]. Clin Lung Cancer, 2012, 13(1): 52 - 58.

[10] Agarwal M, Brahmanday G, Bajai S K, et al. Revisiting the prognostic value of preoperative [18]F - fluoro - 2 - deoxyglucose [[18]F - FDG] positron emission tomography (PET) in early-stage (I & II) non-small cell lung cancers (NSCLC)[J]. Eur J Nucl Med Mol Imaging, 2010, 37(4): 691 - 698.

[11] Choi N C, Fischman A J, Niemierko A, et al. Dose-response relationship between probability of pathologic tumor control and glucose metabolic rate measured with FDG PET after preoperative chemoradiotherapy in locally advanced non-small-cell lung cancer[J]. Int J Radiat Oncol Biol Phys, 2002, 54(4): 1024 - 1035.

[12] Roberts K B, Manus M P, Hicks R J, et al. PET imaging for suspected residual tumour or thoracic recurrence of non-small cell lung cancer after pneumonectomy[J]. Lung Cancer, 2005, 47(1): 49 - 57.

[13] Yamamoto Y, Nishiyama Y, et al. Correlation of FDG - PET findings with histopathology in the assessment of response to induction chemoradiotherapy in non-small cell lung cancer[J]. Eur J Nucl Med Mol Imaging, 2003, 33(2): 140 - 147.

[14] Kim Y S, Lee M K, Monden T, et al. Prognostic stratification using F - 18 FDG PET/CT in patients with advanced stage (stage III and IV) non-small cell lung cancer[J]. Neoplasma, 2010, 57(3): 241 - 246.

[15] Pottgen C, Levegrun S, Theegarten D, et al. Value of [18]F - fluoro - 2 - deoxy - D - glucose-positron emission tomography/computed tomography in non-small-cell lung cancer for prediction of pathologic response and times to relapse after neoadjuvant chemoradiotherapy[J]. Clin Cancer Res, 2006, 12(1): 97 - 106.

[16] Eschmann S M, Friedel G, Paulsen F, et al. [18]F - FDG PET for assessment of therapy response and preoperative re-evaluation after neoadjuvant radio-chemotherapy in stage III non-small cell lung cancer[J]. Eur J Nucl Med Mol Imaging, 2007, 34(4): 463 - 471.

[17] Macmanus M, D'Costa I, Everitt S, et al. Comparison of CT and positron emission tomography/CT coregistered images in planning radical radiotherapy in patients with non-small-cell lung cancer[J]. Australas Radiol, 2007, 51(4): 386 - 393.

[18] Decoster L, Schallier D, Everaert H, et al. Complete metabolic tumour response, assessed by 18 - fluorodeoxyglucose positron emission tomography ([18]F - FDG - PET), after induction chemotherapy predicts a favourable outcome in patients with locally advanced non-small cell lung cancer (NSCLC)[J]. Lung Cancer, 2008, 62(1): 55 - 61.

[19] Rebollo-Aguirre A C, Ramos-Font C, Villegas Portero R, et al. Is FDG - PET suitable for evaluating neoadjuvant therapy in non-small cell lung cancer? Evidence with systematic review of the literature[J]. J Surg Oncol, 2010, 101(6): 486 - 494.

[20] Vansteenkiste J F, Stroobants S G, De Leyn P R, et al. Potential use of FDG - PET scan after induction chemotherapy in surgically staged IIIa - N2 non-small-cell lung cancer: a prospective

pilot study[J]. The Leuven Lung Cancer Group. Ann Oncol, 1998, 9(11): 1193 - 1198.

[21] Dimitrakopoulou-Strauss A, Hoffmann M, Uppenkamp M, et al. Prediction of short-term survival in patients with advanced nonsmall cell lung cancer following chemotherapy based on 2 - deoxy - 2 -[F - 18]fluoro-D-glucose-positron emission tomography: a feasibility study[J]. Mol Imaging Biol, 2007, 9(5): 308 - 317.

[22] Lee D H, Kim S K, Lee H Y, et al. Early prediction of response to first-line therapy using integrated 18F - FDG PET/CT for patients with advanced/metastatic non-small cell lung cancer [J]. J Thorac Oncol, 2009, 4(7): 816 - 821.

[23] Nahmias C, Hanna W T, Wahl L M, et al. Time course of early response to chemotherapy in non-small cell lung cancer patients with ¹⁸F - FDG PET/CT[J]. J Nucl Med, 2007, 48(5): 744 - 751.

^{18}F－FDG PET 在弥漫大 B 细胞性
淋巴瘤中应用

18.1 概述

淋巴瘤是一组起源于淋巴结或其他淋巴组织的恶性肿瘤,可分为霍奇金病(Hodgkin's disease,HD)和非霍奇金淋巴瘤(non-Hodgkin's lymphoma,NHL)两大类。组弥漫大 B 细胞淋巴瘤(diffuse large B cell lymphoma,DLBCL)是 NHL 的一种,为成人淋巴瘤中最常见的类型,约占所有 NHL 的1/3。我国 2011 年一项由 24 个中心联合进行、共收集 10 002 例病例样本的分析报告指出,在中国 DLBCL 占所有 NHL 的 45.8%,占所有淋巴瘤的 40.1%。

作为一种侵袭性 NHL,DLBCL 的自然病程相对较短,在临床表现、组织形态及预后等方面具有很大异质性。以往 DLBCL 的治疗方案以化疗为主,患者在接受包含蒽环类药物的联合化疗后,约 1/3 患者生存期在 5 年以上。立妥昔单抗联合化学治疗方案环磷酰胺、阿霉素、长春新碱、强的松(R－CHOP)的出现进一步将 DLBCL 患者的长期生存率明显提高。60%～80%的患者在接受 R－CHOP 方案化疗第一疗程后可达到完全缓解(complete remission,CR),但仍有 1/3 的患者在得到完全缓解后复发。如能在化疗期间对患者的化疗反应做出客观评价,有利于个体化治疗方案的实施,早期判断病患预后,对于治疗策略的调整至关重要。

^{18}氟－2－脱氧－D－葡萄糖(^{18}F－FDG)－正电子发射型计算机断层(positron emmision tomography,PET)在恶性淋巴瘤的治疗前分期、重分期、疗效监测、疾

本章作者:陈虞梅,主治医师,上海交通大学医学院附属仁济医院。

病随访和预后判断方面有着广泛的应用。DLBCL 是典型的[18]F－FDG 高亲和性淋巴瘤,而[18]F－FDG 的摄取与肿瘤的代谢活性直接相关。在 2008 年的《ESMO 弥漫大 B 细胞淋巴瘤诊断、治疗和随访的临床推荐》及 2012 年的《NCCN 肿瘤学临床实践指南(非霍奇金淋巴瘤分册)》中,PET/CT 尚未被纳入病情随访的常规手段,检测手段主要是血常规、病理及全身 CT 扫描。但随着 PET 在临床的广泛应用及其较高的阳性预测率,2012 年欧洲肿瘤协会首次将 PET 作为随访工具写入 DLBCL 治疗指南中,2013 年我国将 PET 作为临床随访工具纳入 DLBCL 诊疗指南。早期的 PET 主要使用定性方法判定显像结果,常用方法为视觉评分等,对于淋巴瘤的随访监测具有一定价值(见图 18－1)。但在引入立妥昔单抗以来,过去的临床数据不再适用于现在的患者。

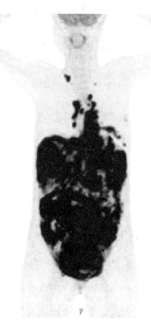

图 18－1 Buritt 淋巴瘤

18.2 [18]F－FDG PET/CT 判断标准的进展

[18]F－FDG PET/CT 显像不仅能检测出病灶代谢改变,提供其形态学信息及范围变化,而且能预测患者预后。其中最重要的是治疗后病灶"阳性"及"阴性"判定标准。

目前 PET 检查所采用的是视觉判断:

(1) 针对不同部位、不同大小的肿瘤,产生了相对应的评判方法 Deauville 法,其基于 FDG 摄取,1 分为无摄取,2 分为摄取小于纵隔,3 分介于纵隔与肝之间,4 分略大于肝,5 分为远大于肝或新疾病。这种方法一定程度上减低了因诊断医师主观判断带来的错误阳性值。

(2) 国际协调项目(International Harmonization Project,IHP)委员会在此基础上加以改进:根据病变大小判定纵隔血池代谢率并将之作为基础代谢率。在小于 2 cm 的肿块或淋巴结周围的背景代谢率被视作判断基础,检查结果被写为阴性或阳性。Cashen 等在治疗早期使用 IHP 评估高级别 DLBCL

病患,得到高的阴性预测值和低的阳性预测值。他们认为合适的评判标准尚未建立,IHP 并不适合用于做预后评估[1]。同样的,Moskowitz 等不支持标准 R‐CHOP 21 d 化疗后,在已有实验数据外使用 IHP 作为评判标准去判断 PET 结果为阴性或阳性[2]。

(3) 五分法(5‐point scale,5‐PS)。最初是在一个伦敦多中心研究里得出的概念,运用了半定量视觉分析方式。肿块的摄取率以肝脏摄取标准,得分达到 4 至 5 分被视作阳性。相比于 IHP 标准,它排除了基于肿块大小的干扰,提高了评判的准确率。但值得注意的是,Horning 等指出伦敦实验中 3 个核医学科医师结论一致的情况只有 71%。在第一届国际淋巴瘤中期 PET 工作会议上,5PS 被推荐为 DLBCL 病患中期 PET 视觉评价标准[3]。在 Kajary 等的一项研究中,他们对上述三种评判标准进行了比较。平均 54 个月的随访期内,66 例病患的病史得到了回顾性分析,最终结论为 5‐PS 法所得结果更为准确[4]。

Casanovas 等认为半定量分析技术要比 5 分法优越。计算 ΔSUVmax 时,需要在治疗前测定摄取浓度最高的病变,取其摄取值与治疗中期 PET 同个病变摄取值相减,再与治疗前的浓度相比,百分值即为 ΔSUVmax[5]。Lin 等以 65.7% 作为两周期治疗后评判预后的最佳 ΔSUVmax 值。Itti 等的试验中,ΔSUVmax 的运用被认为相比视觉分析降低了中期 PET 的假阳性率,并提高了预后准确度[6]。Yoshimi Ishii 以 ΔSUVmax=83% 为界,回顾 DLBCL 病人接受 R‐CHOP 治疗前后的 PET 图像,得出结论为中期 PET 对于预测疾病进展和存活性是有显著作用的[7]。从上可以看出,同时比较治疗前后的同一病灶的 SUVmax 值,既保证了报告的一致性,并可根据受试者工作特征曲线(receiver operation characteristic curve, ROC)选取最优值,还可根据治疗结束后的同部位 SUVmax 值进行随访。

本院收集 DLBCL 病例的发病情况、治疗前及治疗中代谢水平、治疗方案,及其后一段时间内的疾病转归情况,以判断 18F‐FDG PET 是否对于 DLBCL 的病患预后有较好的预测价值。试验所得到的 ΔSUVmax cut‐off 为 75%,根据此值求得预测患者预后的敏感度为 76.2%,特异度为 91.9%,NPV 为 93.2%。PPV 为 72.7%,正确指数为 68.1%($p<0.001$),如图 18‐2(a)、(b)所示。

随着 3D 技术在诊断方面不断成熟和发展,PET 在定量分析方面也有了新的突破。病灶糖酵解总量(total lesion glycolysis, TLG)作为 PET 的定量

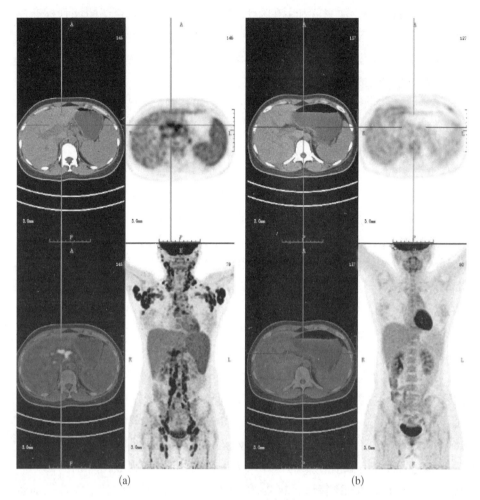

图 18-2 淋巴瘤

(a) 化疗前；(b) 化疗后

分析参数,已经在淋巴瘤和胸部肿瘤中被应用为独立的无进展生存(progression-free survival,PFS)及复发预测指标。它是 SUV 平均值(SUVmean)及肿瘤代谢容积(metabolic tumor volume,MTV)的乘积。MTV以一定的 SUV 值为界,在手动圈画感兴趣区间(region of interest,ROI)后于其中选取高于 SUV 阈值部分,以 x、y、z 三轴相乘累计计算肿瘤完整体积。TLG 作为肿瘤代谢与体积之乘积累计,兼顾了病灶的代谢与大小。在Esfahani 等的一项前瞻性研究中,20 位入组病人在化疗前,完成 2 周期及全部R-CHOP 化疗后分别接受 PET 检查。SUVmean、SUVmax、TLG 分别作为

PET 参数来评判 PFS,其中 TLG 最为可靠[8]。随着大量相关临床工作的展开,定量分析以其高预测精度为优势,未来 PET 参数的发展趋势必然是向定量分析方面发展。

18.3　18F - FDG PET/CT 评价化疗疗效及预后时间点的选择

近年来,有关应用中期 FDG PET/CT 评估弥漫大 B 细胞淋巴瘤预后的问题逐渐被众多医学工作者所热议,但相关结论仍存在争议性。部分研究者认为 DLBCL 患者通常在 2~4 周期标准化疗后行中期 PET/CT 检查,一方面可以在早期了解患者淋巴瘤病灶对化疗的反应性及敏感性,以尽早更换治疗策略或早期进行强化治疗,最终达到疾病缓解状态,另一方面也可早期评估患者预后。还有一些研究者则认为对于中期 PET/CT 的结果至今仍没有统一的判读标准,首先这就会因主观因素的存在,导致在判读其是否为阳性的过程中产生偏差(即假阳性和假阴性),也因此制约了中期 PET/CT 在评估 DLBCL 患者预后方面的意义,使得预测预后的结果不准确。

Deok - Hwan 等分析了 186 例新诊断的 DLBCL 患者的中期 PET/CT 与其 PFS 之间的关系,并研究相关参数以总结出基于中期 PET/CT 结果的预后评价模式,结果表明,5 - Ps 法(1~3 分为阴性,4~5 分为阳性)判定患者中期 PET/CT 阳性的复发率为 38.3%,而中期 PET/CT 阴性的患者复发率为 14.4%,两者间有显著性差异($p = 0.001$);ΔSUVmax 的最佳临界值为 91.8%,且 ΔSUVmax≥91.8% 的患者 2 年 PFS 率为 93.3%,ΔSUVmax<91.8% 的患者 2 年 PFS 率为 73.5%,两者间有显著性差异($p = 0.002$);ΔMTV2.5(以 SUVmax = 2.5 为界限的代谢肿瘤体积)的最佳临界值为 99.3%,且 ΔMTV2.5>99.3% 的患者 2 年 PFS 率为 84.2%,ΔMTV2.5<99.3% 的患者 2 年 PFS 率为 64.9%,两者间有显著性差异($p<0.005$)。因此,该项研究再一次证实了应用 5 - PS 法判读中期 PET/CT 结果阳性与否与 ΔSUVmax 对预测 DLBCL 患者预后方面的意义,同时结合基于中期 PET/CT 结果的 ΔMTV2.5,三者均对 DLBCL 患者预后有一定的预测价值,且将三者结合起来效果更佳,这是因为利用 5 - Ps 法判断中期 PET/CT 仍不可避免假阳性结果的产生,此时结合 ΔSUVmax 及 ΔMTV2.5 可大大减少这种情况的发生,更有利于准确预测 DLBCL 患者的预后[9]。

Chow 等对 76 例 DLBCL 患者的化疗中期 FDG PET/CT 检查结果进行

回顾性分析,显像结果阴性患者的 2 年 OS 率与 PFS 率明显高于阳性患者 (70.8%、60.0%对 36.4%、36.4%),差异有统计学意义(p 值分别为 0.000 1 和 0.000 8),表明化疗中期 PET/CT 结果是 OS 和 PFS 的预后独立危险因素[10]。

Pregno P 等回顾性分析了 88 例依据病理诊断的 DLBCL 患者,且均在诊断后(化疗前)以及进行 2～4 疗程标准 R－CHOP 方案化疗后进行了基线及中期 PET/CT 检查。研究者分析了基线与中期 PET/CT 之间的 ΔSUVmax 与患者预后之间的相关性,结果发生疾病进展的患者中位 ΔSUVmax 值为 80.3%,而没有发生疾病进展的中位 ΔSUVmax 为 84.1%,两者不具有统计学差异($p=0.113$)。另外,中期 PET/CT 结果阴性和阳性患者的 2 年 PFS 率分别为 85%、72%($p=0.047$),两者之间仅有微弱的统计学差异,再通过 Cox 回归分析得出,中期 PET/CT 结果与 DLBCL 患者 PFS 之间无相关性($p=0.691$)。最后,研究者认为中期 PET/CT 结果无法准确评估 DLBCL 患者的预后情况,阴性结果可以提示患者预后良好,而阳性结果不一定就代表患者预后不良,这主要是因为中期 PET/CT 容易出现假阳性的情况,比如感染、炎性反应等都会造成局部组织或器官 FDG 摄取增高,此外利妥昔单抗的应用造成炎性介质向肿瘤病灶集中,造成病灶部位 FDG 摄取增高,也会出现中期 PET/CT 假阳性,因而影响其对患者预后的评估意义[11]。

2013 年我们对 MEDLINGE 和 Scopus 数据库 13 项关于 FDG PET/CT 对接受利妥昔单抗治疗的 NHL 病患预后评价的相关性研究进行系统分析,研究共纳入 1 160 例 NHL 患者,结果显示,中期 PET 对 PFS 和 OS 的联合 HRs 分别为 4.4($p=0.11$)、3.99($p=0.46$),晚期 PET 对 PFS 和 OS 的联合 HRs 分别为 5.91($p=0.39$)、6.75($p=0.92$),表明中期和晚期 PET 显像对判断接受美罗华治疗的 NHL 患者预后均有价值。

18.4 ^{18}F FDG PET 对评价 R－CHOP 治疗下 DLBCL 预后的价值

18.4.1 IPI 对于评判 R－CHOP 治疗下 DLBCL 预后价值的比较

早在 20 年前的 CHOP 时代,IPI 已被用于 DLBCL 病人的风险评估治疗方案。IPI 包含:年龄、体能状况、血清 LDH、疾病分期以及结外侵犯位点数等 5 个独立预测因子。每项因子按照标准计 0 或 1 分,总分 5 分。0～1 分为低危,2 分为低中危,3 分为高中危,4 或 5 分为高危。2010 年,Ziepert 等回顾分析了包含 1 062 位病人的三个临床研究,均使用了利妥昔单抗治疗。他得出结论为 IPI 对于判断研究终点时的 PFS 和总生存率 OS 是有意义的[12]。

利妥昔单抗的应用降低了标准 IPI 的预后作用,尤其是高级别 DLBCL 患者。越来越多的学者提出,应在标准 IPI 的基础上,增加疾病相关指标以作为预后参考系数,可增加临床预测因素,或将 IPI 重分组,或着重分析老年病人选用老年分值(elderly IPI, E - IPI)。Huang 等对比了如下几个预测指标:IPI,R - IPI,确切淋巴细胞总数(absolute lymphocyte count, ALC)合并 R - IPI,及改良三因素(体能状况 performance status PS, Ann Arbor Ⅲ/Ⅳ 级,ALC)。274 例入组病例接受了上述评估,并得到 R - CHOP 治疗,最终根据 3 年 OS 和 PFS 证实,改良三因素预测效果最好,ALC/R - IPI 次之,IPI 最差。研究者建议应在现有 IPI 基础上加上更多临床指标(如 ALC 等)以提高预测准度。

2014 年,北美的一项大型多中心联合调查在已有的 5 项评分上提出了改良 IPI:NCCN - IPI,其对于年龄及 LDH 更加细分:年龄以 40、60 及 75 为界最高计 3 分,LDH 以 1 倍及 3 倍于正常值为界,最高计 2 分,改良后的 NCCN - IPI 最高可计 8 分。0~1 分为低危,2~3 分为低中危,4~5 分为中高危,6~8 分为高危。1 650 例病人于 10 年间在 NCCN 癌症中心得到评估,相比于 IPI,NCCN - IPI 能更好地预测低危组及高危组的预后。其后这项结果又在 BCCA 中心的 1 138 例病人中得到验证。随后,数位台湾的研究人员在 R - CHOP 治疗后的 100 例 DLBCL 患者身上证实了 NCCN - IPI 对于 IPI 的优越性。试验中,3 年 OS 均通过 NCCN - IPI 得到了更好的预测。且 IPI 无法区分的低危组别(低危及低中危组)及高危组别(高中危组及高危组),经 NCCN - IPI 可得到有意义的结果。NCCN - IPI 相对于传统 IPI 的优势在于,对于 DLBCL 更存在风险因素的年龄进行三层细分,且对于 LDH 提出了更具临床预判能力意义的分层分析法,而大样本量及多中心的临床试验也是其更具优势的地方。

18.4.2 PET 与 IPI 对于评判 R - CHOP 治疗下 DLBCL 预后价值的比较

PET 与 IPI 分别属于影像学与临床的预测指标,一个侧重于肿瘤代谢及大小,一个侧重于患者基础情况及疾病相关指标。比较两者预测价值,可以从价-效比方面为患者选择最优方式。为了验证 TLG 的预测价值,Kim 等于

2012 年为 140 个病人进行前瞻性研究。所有病人接受 B‑PET 后得到一线 R‑CHOP 治疗，平均随访期为 28.5 个月。SUVmax、TLG 分别被标注用于预测结果，TLG 被分为 TLG25、TLG50 及 TLG75 三个界限。其中 TLG50 作为独立风险因子，在预测 OS 及 PFS 上均优于其他指标，且 IPI 无法单独预测 PFS。作者认为，SUVmax 应结合肿瘤容积，即 TLG 方能更好预测接受过立妥昔单抗治疗的患者预后，这其中 TLG50 是最佳的预测指标。IPI 在立妥昔单抗时代不应作为单独预测指标[13]。Adams 等回顾了 73 例接受 R‑CHOP 治疗的 DLBCL 病人，SUVmax、MTV、TLG 分别在治疗前 PET 中被测得。平均随访期为 994 天，其中 24 例患者死亡。最终对于 OS，SUVmax 及 TLG 都无法得出有意义的结果，而 MTV 及 NCCN‑IPI 与之相反。在 Cox 综合风险模型中，只有 NCCN‑IPI 是独立的 PFS 及 OS 预测因子[14]。这两个实验选取了不同侧重的病例组，且前者选用的是传统 IPI，故无法简单地从这两个模型中判断两者的优劣。

18.4.3 PET 联合 IPI 对于评判 R‑CHOP 治疗下 DLBCL 预后价值

在利妥昔单抗时代，由于病灶代谢值的变化，独立的预测方法或许并不能较好地预测结果。在 2012 年首尔的一项独立研究中，57 例入组病人接受了 B‑PET 和 2 到 3 个 R‑CHOP 疗程后的 I‑PET，标准 IPI 在诊断时得到评分，平均随访期为 21 个月。在全部病人中，B‑PET 的 SUV 总和（SUVsum）对于 PFS 和 OS 有意义，而在 I‑PET 中，SUVmax 和 SUVsum 都有意义。对于中低级别的病人（IPI=1～3），SUVmax 和 SUVsum 有更大的统计学意义。TLG 总和（TLGsum）在总体病人水平上无预测价值，但是在低 IPI（<4）的病人中，对于预测 PFS 有价值。研究人员因而认定 PET 的预测功能在低 IPI 人群中更能体现。PET 的阴性准确率现已被认定价值高于阳性准确率。对于 PET 阴性结果的验证，Chow 等将中期 PET 和 IPI 结合起来，得到了更高的预后正确率。他们回顾了 76 例做过 I‑PET 检查的接受 R‑CHOP 治疗的 DLBCL 病人，平均随访期为 32.5 个月。I‑PET 在 3 到 4 个周期化疗后进行，以视觉评判为依据，经过 Kaplan‑Meier 分析后，阴性 PET 对于 OS 预测的能力有限。经过 Cox 回归分析，IPI 和中期阴性 PET 对 PFS 的预测有意义（准确度分别为 0.75 及 0.63）。若将两者合并预测，准确率会得到显著提升（$C=0.81$）。因而研究者指出，将中期 PET 与标准 IPI 结合，可有效提高两因素对于疗效的预测价值。同时研究者也承认研究规模有限，入组病人 IPI 分

数普遍偏高,存在选择偏倚。

将 PET 的定性与定量分析结合,并与 IPI 一起用于预测,是目前所知最为全面的方法。Nols 等联合中期 PET 及 IPI,并运用定性(视觉评估)及定量方法作为判断 PET 结果的参考。其中,定性分析采用 Deauville 评分,定量分析采用 ΔSUVmax,平均随访期为 28.8 个月。定性分析中,DS 在 1～3 分的患者预后明显好于高分者,而定量分析中,ΔSUVmax 以 66% 为界,亦能很好地区分良与不良预后($p < 0.001$)。当结合 IPI 时,低危组(IPI＝0～1)且 PET 检查阴性的病人预测无事件生存(event-free survival, EFS)、PFS 及 OS 的准确度都得到了提高。研究者认为中期 PET 对于预测疾病结果是独立且有意义的因素,而阴性预测值可被 IPI 加强[15]。

我们的研究最重要的发现是通过回顾性研究,将 PET 及 NCCN－IPI 两者结合,以更准确地预测患者预后。通过对两者的多因素生存分析的比较,发现两者均为独立预测指标,但 ΔSUVmax 统计学优势更明显。结合两者共同预测时,单独 PET 或 NCCN－IPI 的预测预后的准确率不及两者结合后的结果。将 ΔSUVmax cut-off 与 NCCN－IPI 评分相结合是一个良好的预后指标。其在保证了动态监控病患代谢水平的情况下,可以在治疗前及治疗初期就给予临床医师治疗策略的指导。究其原因,可能是因为 ΔSUVmax 为动态监测代谢值的指标,而 NCCN－IPI 是治疗前患者基础情况的体现,包含淋巴瘤结外浸润的风险分析。

联合运用 PET 与 IPI 共同作为预后指标,对于阴性准确率及级别较低的病人都有显著的有利之处。而在联合运用 R－CHOP 的病人群中,更可以用定量 PET 参数与细化 IPI(NCCN－IPI)的联合方式以提高预测准度,不仅可以降低 PET 的假阳性率,更可以从经济角度更便捷地为治疗策略提供个体化方案。

参考文献

[1] Cashen A F, Dehdashti F, Luo J, et al. ¹⁸F－FDG PET/CT for early response assessment in diffuse large B-cell lymphoma: poor predictive value of international harmonization project interpretation[J]. J Nucl Med, 2011, 52(3): 386－392.

[2] Moskowitz C. Diffuse large B-cell lymphoma: how can we cure more patients in 2012? [J]. Best Practice Res Clin Haematol, 2012, 25(1): 41－47.

[3] Horning S J, Juweid M E, Schoder H, et al. Interim positron emission tomography scans in diffuse large B-cell lymphoma: an independent expert nuclear medicine evaluation of the Eastern Cooperative Oncology Group E3404 study[J]. Blood, 2010, 115(4): 775－777.

［4］ Kajáry K L, Molnár Z, Gyorke T, et al. Comparison of the International Harmonization Project, London and Gallamini criteria in the interpretation of ^{18}F – FDG PET/CT examinations after first-line treatment in Hodgkin's lymphoma［J］. Nucl Med Commun, 2014, 35（2）: 169 – 175.

［5］ Casasnovas R O, Meignan M, Berriolo R A, et al. SUVmax reduction improves early prognosis value of interim positron emission tomography scans in diffuse large B-cell lymphoma［J］. Blood, 118(1): 37 – 43.

［6］ Lin C, Itti E, Haioun C, et al. Early ^{18}F – FDG PET for prediction of prognosis in patients with diffuse large B-cell lymphoma: SUV – based assessment versus visual analysis［J］. J Nucl Med, 2007, 48(10): 1626 – 1632.

［7］ Ishii Y, Tomita N, Tateishi U, et al. The rate of reduction in the maximum standardized uptake value from the initial to the post – R – CHOP therapy in positron emission tomography scan predicts disease progression in diffuse large B cell lymphoma patients［J］. Med Oncol, 2014, 31(3): 880.

［8］ Esfahani S A, Heidari P, Halpern E F, et al. Baseline total lesion glycolysis measured with ^{18}F – FDG PET/CT as a predictor of progression-free survival in diffuse large B-cell lymphoma: a pilot study［J］. Am J Nucl Med Mol Imaging, 2013, 3(3): 272 – 281.

［9］ Yang D H, Min J J, Jeong Y Y, et al. The combined evaluation of interim contrast-enhanced computerized tomography （CT） and FDG – PET/CT predicts the clinical outcomes and may impact on the therapeutic plans in patients with aggressive non-Hodgkin's lymphoma［J］. Ann Hemato, 2009, 88(5): 425 – 432.

［10］ Chow A, Phillips M, Siew T, et al. Prognostic nomogram for diffuse large B-cell lymphoma incorporating the International Prognostic Index with interim-positron emission tomography findings［J］. Intern Med J, 2013, 43(8): 932 – 939.

［11］ Pregno P, Chiappella A, Bello M, et al. Interim 18 – FDG – PET/CT failed to predict the outcome in diffuse large B-cell lymphoma patients treated at the diagnosis with rituximab – CHOP［J］. Blood, 2012, 119(9): 2066 – 2073.

［12］ Ziepert M, Hasenclever D, Kuhnt E, et al. Standard International prognostic index remains a valid predictor of outcome for patients with aggressive CD20＋ B-cell lymphoma in the rituximab era［J］. J Clin Oncol, 20, 28(14): 2373 – 2380.

［13］ Kim T M, Paeng J C, Chun I K, et al. Total lesion glycolysis in positron emission tomography is a better predictor of outcome than the International Prognostic Index for patients with diffuse large B cell lymphoma［J］. Cancer, 2012, 119(6): 1195 – 1202.

［14］ Adams H J, de Klerk J M, Fijnheer R, et al. Prognostic superiority of the National Comprehensive Cancer Network International Prognostic Index over pretreatment whole-body volumetric-metabolic FDG – PET/CT metrics in diffuse large B-cell lymphoma［J］. Eur J Haematol, 2015, 94(6): 532 – 539.

［15］ Nols N, Mounier N, Bouazza S, et al. Quantitative and qualitative analysis of metabolic response at interim positron emission tomography scan combined with International Prognostic Index is highly predictive of outcome in diffuse large B-cell lymphoma［J］. Leukemia & Lymphoma, 2014, 55(4): 773 – 780.

第 19 章

^{18}F – FDG PET/CT 在食管癌中的应用

19.1　概述

　　食管癌是最常见的恶性肿瘤之一。在发展中国家,食管癌发病率位居所有恶性肿瘤的第 4 位,其发病率有明显的地区差异和人种差异。中国是食管癌高发国家,发病人数约占世界食管癌发病总数的 70%,河南省林州市是全球食管癌最高发的地区之一,男性发病率为千分之 1.61,女性发病率为千分之 1.03,发病高峰年龄为 55～79 岁。中国也是食管癌死亡率最高的国家,占各部位癌死亡率的第 2 位,男女比例为 1.96∶1,其中男性为 27.54/10 万,女性为 14.05/10 万。在高发地区,发病率及死亡率男女间无明显差异,但低发地区男性明显高于女性。在过去的几十年里,食管癌的发病率正在逐年增加。

　　食管癌以中段最多见,下段次之,上段少见,其中鳞癌约占 90%,其次为腺癌,包括单纯腺癌、腺鳞癌、黏液表皮样癌、腺样囊性癌,少见类型有未分化癌和小细胞癌,恶性程度高,易出现早期转移。食管中上段多为鳞癌,而下段多为腺癌。由于食管癌早期无症状,75%的患者出现临床表现时即有淋巴结或远处转移。食管癌总的 5 年生存率为 10%～25%,受分期的影响较大,其中 0、Ⅰ、Ⅱ、Ⅲ、Ⅳ期疾病经积极治疗后的 5 年生存率分别为 78%、68%、60%、34%、16%。总体而言,腺癌切除后的长期预后优于鳞癌。Siewert 等对 1 059 例食管癌患者分析后发现,腺癌和鳞癌的 5 年生存率分别为 47%、37%。

　　食管癌的诊断主要通过上消化道内镜检查,同时必须有组织病理学确认。食管钡餐透视可观察蠕动情况、管壁的舒张度、黏膜的改变、充盈缺损和梗阻

本章作者:田蓉,主任医师,四川大学华西医院。

情况,低张双重造影更有利于显示病变,总体评价对显示早期病变不够灵敏。CT 扫描能够清楚显示食管壁的厚度和外形,以及食管与邻近纵隔器官的关系。正常情况下,食管壁厚度不超过 5 mm,如食管壁局限性或环形增厚形成肿块、管腔狭窄、变形或闭塞、食管周围脂肪间隙消失、与周围器官分界不清则表示食管病变存在。CT 扫描还能显示肿瘤外侵的程度及有无淋巴结和远处转移,可以帮助进行治疗前分期和治疗计划的制订,避免不必要的手术,对术后患者进行随访,了解有无复发转移,对放化疗进行疗效评估。MRI 具有较好的组织分辨率,能显示肿瘤大小、范围、有无淋巴结转移或远处转移,主要价值在于分期,帮助选择治疗方法,但与 CT 相比,优势不明显。超声内镜检查(endoscopic ultrasonography, EUS)是将内镜与超声技术相结合的检查方法,既可观察黏膜表面的变化,又能探测病变的深度、与周围组织脏器的关系及有局部无淋巴结转移,有助于食管癌的早期诊断、分期和治疗计划的制订,在 T、N 分期方面的价值高于食管 CT 检查,其准确性平均可达 84%,并且其是目前唯一可对食管壁分层的检查方法。缺点是检查范围较小,晚期病变狭窄部位不能通过,应用不够普遍。[18]F - FDG PET/CT 对食管癌原发灶的诊断性能取决于原发灶的大小及浸润深度,但作为一种全身检查方法,在发现食管癌患者远处转移方面具有独特的优势。[18]F - FDG PET/CT 融合显像更能发现 CT 不能发现的转移灶,减少不必要的手术。根据文献报道,[18]F - FDG PET/CT 可导致约 20%的患者分期提高。

19.2　诊断与鉴别诊断

食管癌的两个最重要的预后指标是肿瘤浸润的深度和淋巴结侵犯情况。食管壁绝大部分部位缺乏浆膜,仅通过疏松结缔组织外膜与邻近结构相接,缺乏阻止肿瘤向周围侵犯的解剖屏障,导致食管癌很容易累及颈胸部邻近的组织器官。对于那些肿瘤仍局限在食管壁的患者,其 5 年生存率近 40%;但如果肿瘤侵犯外膜,其 5 年生存率会降至 4%;对于那些处于局部进展期,但仍有可能切除的患者往往在手术之前接受新辅助化疗、放疗或放化疗,这样也可使 5 年生存率达 20%~30%。

绝大多数食管癌均高度摄取[18]F - FDG。[18]F - FDG PET/CT 对食管癌诊断的敏感性可达到 91%~100%,如图 19 - 1 所示。但由于空间分辨率和对比度分辨率限制,[18]F - FDG PET/CT 很难准确评价肿瘤侵犯的深度。此外,

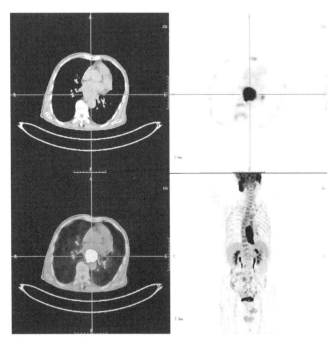

图 19 - 1　食道鳞状细胞癌

18 F - FDG PET/CT 检查也存在一定的假阴性,有研究者报道假阴性发生率达 20%,包括原位癌、T1 期肿瘤等浅表性食管癌和分化良好的腺癌等。如 Little 等分析 58 例浅表性食管癌时发现,PET 检出原发病灶的敏感性仅为 53%,并且其不能鉴别原位癌和 T1 期肿瘤[1]。另外,食管的生理性摄取、严重的胃食管反流炎和 Barretts 食管一般表现为与食管走形一致的线样影像,需要内镜检查进一步鉴别,以免漏诊一些早期或微小肿瘤。因此,目前尚不建议用18 F - FDG PET/CT 对食管癌原发灶进行诊断。

19.3　临床分期

食管淋巴引流丰富,其管壁有两组淋巴网,一个位于黏膜下层,一个位于肌间,两者互相沟通,淋巴液经穿出食管壁的输出淋巴管引流入局部淋巴结。食管上 2/3 的淋巴易向上方引流,远段食管淋巴易向下方引流,然而,所有淋巴管道之间是相互连通的,并且在气管分叉水平的淋巴液呈双向流动。从而导致食管任何部位的淋巴液都有可能流动至其他部位,转移至该部位的引流淋巴结内,因此,虽然食管远端的肿瘤更有可能转移至腹部,食管中上段的肿瘤也可通过淋巴渠道转移至腹腔或其他腹内淋巴结。此外,食管癌可通过黏膜淋巴丛转移至食管壁的其余部位,表现为食管壁内远离原发灶的又一病灶,此时较难与另一原发肿瘤相鉴别。

局部淋巴结指位于食管周围、肿瘤初级淋巴引流区域内并通常可以在食管切除术时和原发肿瘤一并切除的淋巴结。确定哪类淋巴结属于局部淋巴结取决于原发肿瘤的部位。约有 25％的食管癌患者可在无局部淋巴结转移的情况下出现远处淋巴结转移。PET 在发现食管癌局部淋巴结转移方面的能力有限。食管旁淋巴结在解剖上紧邻原发灶,由于 PET 的空间分辨率不足,很难将淋巴结的摄取与食管本身的摄取相鉴别。另外,淋巴结内的镜下转移也因不能摄取足够的 FDG 而被 PET 遗漏。如 Choi 等对 109 例食管癌患者的对比研究发现,EUS、PET、CT 在 N 分期方面的敏感性分别为 42％、49％、35％,特异性分别为 91％、87％、93％,准确性分别为 66％、68％、63％,3 种检查方法之间的诊断价值无统计学差异[2]。Meta 分析也发现,EUS、CT 和 PET 在诊断食管癌局部淋巴结转移方面的敏感性分别为 80％、50％、57％,特异性分别为 70％、83％、85％,诊断效能在此 3 种常用检查方法之间无统计学差异[3]。而对于判断浅表性食管癌有无淋巴结转移方面,^{18}F – FDG PET/CT 的效能更低。如 Little 等发现^{18}F – FDG PET/CT 在对 Tis 和 T1 期食管癌 N 分期的敏感性和 PPV 均为 0％[1]。因此,不建议此类病人用^{18}F – FDG PET/CT 进行分期。

近 20％～30％的食管癌患者在初诊时即存在远处转移。最常见的脏器转移部位依次为肝、肺、骨、肾上腺、肾脏和脑。远处转移的可能性随着 T 分期的增加而增加。食管癌患者发生远处转移时不适合手术切除,但在实际工作中,超过 30％的远处转移并不能被 CT 发现。PET 相对于 CT 的主要优势在于更容易发现远处转移。Meta 分析显示,PET 和 CT 发现远处转移的敏感性分别为 71％、52％,特异性分别为 93％、91％,PET 对远处转移的诊断效能优于CT[4]。美国肿瘤外科学会(American College of Surgeons Oncology Group,ACSOG)的一项研究(Z0060 trial)显示,在所有常规检查显示无远处转移的患者中,PET 可以发现 14.3％的患者的远处转移灶,改变多达 22％食管癌患者治疗方案[5]。

总体而言,EUS、CT 和 PET 在食管癌分期方面发挥着不同的作用。EUS是食管癌 T 分期的首选检查;对于 N 分期,EUS 敏感性最高,但 CT 和 PET特异性更高;对于评价远处转移,EUS 不能提供足够的 M 分期信息,而 PET

较 CT 有着更高的敏感性,PET/CT 对食管癌进行 M 分期具有较大临床价值[6-9]。故 EUS 和 PET/CT 在食管癌分期方面各具优势,不能相互替代。

19.4 疗效评估

术前诱导性化放疗是否也可以使那些患潜在可切除性疾病的病人受益目前尚存在争议。

诱导治疗后 PET 扫描所提供的有关原发肿瘤代谢改变的信息可能在此后的治疗方案选择上有参考价值。特别是,诱导化放疗后 PET 扫描可能会帮助识别一组不必行手术治疗的病人(见图 19 - 2)。Monjazeb 等回顾性分析了诱导化放疗后行 PET 扫描的 105 例 Ⅰ ~ ⅣA 期食管癌患者,其中 75% 为腺癌,50 例仅接受化放疗。在该项研究中,作者将那些化放疗后原发肿瘤 SUVmax≤3 的患者定义为完全缓解组,而 SUVmax≥3.1 的患者定义为未完全缓解组。结果显示,在那些未行手术治疗的患者中,完全缓解组的预后要优于未完全缓解组,其 2 年总生存率分别为 71%、11%,2 年局部控制率(rates of freedom from local failure)分别为 75%、28%。在那些化放疗后行手术治疗的

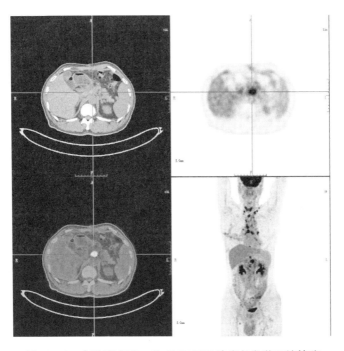

图 19 - 2 食道癌术后一月,PET 显示肿瘤多发淋巴结转移

病人中,与术后病检比较,完全缓解组和未完全缓解组分别有 53%、33%可达到病理学上的完全缓解,并且手术并未改善完全缓解组病人的预后[10]。此外,多因素分析还发现,在那些仅行化放疗的病人中,PET 扫描结果是最强的独立预后因素。但在 PET 成为一种标准检查方法来指导食管癌的治疗之前,上述研究结果尚待前瞻性研究的进一步确认[11]。NCCN 指南建议,诱导治疗后PET 检查应于治疗后至少 4 周执行,并且仅能被用来评价有无远处转移,如果发现新发病灶,建议活检,以避免假阳性结果。

多学科综合治疗改善了食管癌的预后,但其 5 年生存率也仅为 15%~50%,因此治疗后多数病人都会出现肿瘤的残留和复发。约 2/3 的病人会在原发灶切除后的 1 年内复发,而几乎所有的病人会在 2 年内复发。在复发性病变的所在部位方面,多数表现为远处复发,约 1/3~1/2 表现为术区(局部淋巴结或复发性肿块)复发[12-15]。研究发现,早期发现并积极治疗这些复发性疾病可能会改善预后,并且偶尔也有治愈的机会。在诊断局部和远处复发方面,PET 的敏感性、特异性和准确性分别为 94%、82%、87%,而传统影像学检查方法分别为 81%、82%、81%,在评价远处转移性病变方面,PET 和传统影像学检查方法的敏感性分别为 95%、79%。另一项研究显示,PET 在发现所有部位复发方面的敏感性、特异性和准确性分别为 93%、76%、87%,并且在发现局部和远处复发方面的效能更高。但在发现吻合口周围复发方面,PET 并无诊断优势,与常规影像学检查方法相比,PET 的敏感性、特异性和准确性分别为 100%、57%、74%,而常规影像学检查方法分别为 100%、93%、96%,假阳性的常见原因包括:食管-胃吻合口部位的摄取及近期(2 个月内)的吻合口扩张术。但常规影像学检查方法并不能可靠地鉴别术后改变/瘢痕和肿瘤复发,而 PET 在此方面则可提供有效的帮助,如果常规影像学检查方法发现一处病变,而该病变又表现为 FDG 摄取增高,应高度怀疑为复发[16-20]。

虽然 PET 在对复发性疾病诊断方面有着优异的表现,但目前尚缺乏用PET 对无复发症状的食管癌患者行常规随访的报道,更不确定用一项如此昂贵且存在一定假阳性及假阴性的检查方法能较其他常规随访方法获得更多有用信息,最重要的是,无法评价用 PET 来发现那些无症状的复发患者并使这些患者得到及时的治疗是否可以改善预后。

参考文献

[1] Little S G, Rice T W, Bybel B, et al. Is FDG - PET indicated for superficial esophageal

cancer? [J]. Eur J Cardiothorac Surg, 2007, 31(5): 791 – 796.

[2] Choi J, Kim S G, Kim J S, et al. Comparison of endoscopic ultrasonography (EUS), positron emission tomography (PET), and computed tomography (CT) in the preoperative locoregional staging of resectable esophageal cancer[J]. Surg Endosc, 2010,24(6): 1380 – 1386.

[3] Yoon Y C, Lee K S, Shim Y M, et al. Metastasis to regional lymph nodes in patients with esophageal squamous cell carcinoma: CT versus FDG PET for presurgical detection prospective study[J]. Radiology, 2003, 227(3): 764 – 770.

[4] Yoon Y C, Lee K S, Shim Y M, et al. Metastasis to regional lymph nodes in patients with esophageal squamous cellcarcinoma: CT versus FDG PET for presurgical detection prospective study[J]. Radiology, 2003, 227(3): 764 – 770.

[5] Meyers B F, Downey R J, Decker P A, et al. The utility of positron emission tomography in staging of potentially operable carcinoma of the thoracic esophagus: results of the American College of Surgeons Oncology Group Z0060 trial[J]. J Thorac Cardiovasc Surg, 2007, 133: 738 – 745.

[6] Cooper J S, Guo M D, Herskovic A, et al. Chemoradiotherapy of locally advanced esophageal cancer: long-term follow-up of a prospective randomized trial (RTOG 85 – 01)[J]. Radiation Therapy Oncology Group. JAMA, 1999, 281(17): 1623 – 1627.

[7] Krause B J, Herrmann K, Wieder H, et al. ^{18}F – FDG PET and ^{18}F – FDG PET/CT for Assessing Response to Therapy in Esophageal Cancer[J]. J Nucl Med, 2009, 50: 89S – 96S.

[8] Urschel J D, Vasan H. A meta-analysis of randomized controlled trials that compared neoadjuvant chemoradiation and surgery to surgery alone for resectable esophageal cancer[J]. Am J Surg, 2003, 185: 538 – 543.

[9] Fiorica F, Di Bona D, Schepis F, et al. Preoperative chemoradiotherapy for oesophageal cancer: a systematic review and meta-analysis[J]. Gut, 2004, 53: 925 – 930.

[10] Monjazeb A M, Riedlinger G, Aklilu M, et al. Outcomes of patients with esophageal cancer staged with [^{18}F] fluorodeoxyglucose positron emission tomography (FDG – PET): can postchemoradiotherapy FDG – PET predict the utility of resection? [J]. J Clin Oncol, 2010, 28(31): 4714 – 4721.

[11] Roedl J B, Colen R R, Holalkere N S, et al. Adenocarcinomas of the esophagus: response to chemoradiotherapy is associated with decrease of metabolic tumor volume as measured on PET – CT. Comparison to histopathologic and clinical response evaluation[J]. Radiother Oncol, 2008, 89(3): 278 – 286.

[12] Westerterp M, van Westreenen H L, Reitsma J B, et al. Esophageal cancer: CT, endoscopic US, and FDG PET for assessment of response to neoadjuvant therapy — systematic review[J]. Radiology, 2005, 236(3): 841 – 851.

[13] Cerfolio R J, Bryant A S, Ohja B, et al. The accuracy of endoscopic ultrasonography with fine-needle aspiration, integrated positron emission tomography with computed tomography, and computed tomography in restaging patients with esophageal cancer after neoadjuvant chemoradiotherapy[J]. J Thorac Cardiovasc Surg, 2005, 129(6): 1232 – 1241.

[14] Jones D R, Parker L A Jr, Detterbeck F C, et al. Inadequacy of computed tomography in assessing patients with esophageal carcinoma after induction chemoradiotherapy[J]. Cancer, 1999, 85(5): 1026 – 1032.

[15] Weber W A, Ott K, Becker K, et al. Prediction of response to preoperative chemotherapy in adenocarcinomas of the esophagogastric junction by metabolic imaging[J]. J Clin Oncol, 2001, 19(12): 3058 – 3065.

[16] Song S Y, Kim J H, Ryu J S, et al. FDG – PET in the prediction of pathologic response after neoadjuvant chemoradiotherapy in locally advanced, resectable esophageal cancer [J]. Int J Radiat Oncol Biol Phys, 2005, 63(4): 1053 – 1059.

[17] Patnana S V, Murthy S B, Xiao L, et al. Critical role of surgery in patients with gastroesophageal carcinoma with a poor prognosis after chemoradiation as defined by positron emission tomography[J]. Cancer, 2010, 116(19): 4487 – 4494.

[18] Vallböhmer D, Hölscher A H, Dietlein M, et al. ^{18}F – Fluorodeoxyglucose-positron emission tomography for the assessment of histopathologic response and prognosis after completion of neoadjuvant chemoradiation in esophageal cancer[J]. Ann Surg, 2009, 250(6): 888 – 894.

[19] Wieder H A, Brücher B L, Zimmermann F, et al. Time course of tumor metabolic activity during chemoradiotherapy of esophageal squamous cell carcinoma and response to treatment[J]. J Clin Oncol, 2004, 22(5): 900 – 908.

[20] Konski A A, Cheng J D, Goldberg M, et al. Correlation of molecular response as measured by ^{18}F – FDG positron emission tomography with outcome after chemoradiotherapy in patients with esophageal carcinoma[J]. Int J Radiat Oncol Biol Phys, 2007, 69(2): 358 – 363.

第 20 章

$^{18}F-FDG$ PET/CT 在结直肠癌中的应用

20.1 概述

结直肠癌(colorectal carcinoma,CRC)统称大肠癌,包括结肠癌和直肠癌两部分。我国结直肠癌的发病率在所有恶性肿瘤中排第 4 位,且呈逐年上升之势,最好发部位是直肠,约占 56%~70%,其中约 3/4 的发生在中下段,乙状结肠占 12%~14%;其次为盲肠和升结肠;再次为结肠肝区、降结肠、横结肠、结肠脾曲。在所有直肠癌患者中,约 10%~15%患者年龄小于 30 岁。世界范围内,CRC 的发病人数>一百万,约占所有新发肿瘤的 9%,在欧美等发达国家,CRC 的死亡率在所有肿瘤中居第二位。直结肠癌最常见的组织学类型为腺癌,约占 95%,少见的组织学类型为腺鳞癌和鳞癌。腺鳞癌和鳞癌分化程度多为中-低分化,主要见于直肠下段和肛管。结直肠腺癌的癌细胞主要是柱状细胞、黏液分泌细胞和未分化细胞,进一步分类主要为乳头状腺癌和管状腺癌,约占 75%~85%,其次为黏液腺癌、印戒细胞癌和未分化癌。直结肠癌的组织学特征是在一个肿瘤中可出现两种或两种以上的组织类型,且分化程度并非完全一致。

结直肠均为与外界相通的腔道,对结直肠全程检查进行观察的金标准是结肠镜检查。结肠镜会对患者造成不适,有出血、穿孔和麻醉意外的危险性,其中严重并发症的发生率在无活检患者为 0.8‰,而在活检或息肉切除术的患者为 7‰。钡剂灌肠和气钡双重造影是常用且行之有效的 X 射线检查方法,当结肠镜未能成功显示盲肠或病人不能耐受结肠镜检查时可以考虑使用钡剂

本章作者:田蓉,主任医师,四川大学华西医院;张晨鹏,博士,上海交通大学医学院附属仁济医院。

灌肠。气钡双重造影使肠道病变在气体和钡剂的双重衬托下显示得更为清晰,但研究显示这种检查方法对所有息肉的发现率为 39%,对直径大于 10 mm 息肉的发现率为 50%,并且研究显示气钡双重造影可漏诊 15%～22% 的结直肠癌。CT 对结直肠癌的诊断有一定的价值,主要应用于发现结直肠内较小而隐蔽的病灶,并对肿瘤进行分期,此外应用螺旋 CT 仿真结肠镜技术可观察肠腔内的情况,一旦怀疑有肿瘤,需下一步行结肠镜活检以确定诊断。

MRI 可从不同方位观察盆腔,对直肠癌的显示非常理想,并且使用小视野和直肠内线圈,可观察到肿瘤的局部侵犯情况及肠周淋巴结转移情况,此外 MRI 还是用来评价有无肝转移的常用检查方法。经直肠超声检查常被用来评价直肠癌的局部侵犯及肠周淋巴结转移情况,并且与 MRI 一样,超声也被用来评价有无肝转移。

^{18}F - FDG PET/CT 在 CRC 中的应用。目前建议应用于初始分期时发现肝脏或肝外转移灶、对被常规影像学检查发现但不能确定性质的病变定性、鉴别瘢痕和复发、对复发性疾病做术前分期以排除其余部位转移及评价术后 CEA 升高的原因。

20.2 结直肠癌肝转移的诊断

肝是结直肠癌血行转移最主要的靶器官,如图 20 - 1 所示。结直肠癌肝转移(colorectal liver metastasis,CLM)主要分为两类: 同时性肝转移(指结直肠癌确诊时发现的或结直肠癌原发灶根治性切除术后 6 个月内发生的肝转移)和异时性肝转移(结直肠癌根治术 6 个月后发生的肝转移)[1];文献报道,10%～25% 的结直肠癌在原发灶确诊时已存在肝转移,20%～25% 的结直肠癌原发灶根治术发生肝转移[2]。结直肠癌合并肝转移的预后较差,但对于不可切除和可切除的肝转移灶而言两者的预后仍有明显差异。文献报道,患者的术后 5 年总生存率可达 30%～40%,而不可切除者的 5 年总生存率几乎为 0[1]。影像学评估直接关系治疗决策主要表现在: ① 结直肠癌肝转移的治疗前诊断的价值: 根据肝脏解剖、病灶范围、转移灶的数目、大小和位置及对于肿瘤的分期选择治疗方案;② 结直肠癌肝转移的疗效评估的价值;③ 对肝转移癌患者的预后评估。

根据指南推荐,对已确诊结直肠癌的患者,应当进行是否存在肝转移的筛查[1]。根据文献报道,Maffione 等总结了 1993—2014 年间发表的 18 篇

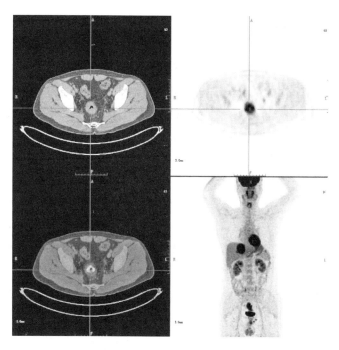

图 20-1　直肠管状腺癌伴盆腔多发淋巴结及肝脏多发转移

^{18}F-FDG PET 或 PET/CT 在结直肠癌肝转移诊断方面的研究资料,共计 1 059 例患者,汇总敏感度与特异度分别为 93％和 93％(以病人为研究对象)、60％和 79％(以病灶为研究对象);同时发现 PET 的敏感度比 MRI、CT 略低(以病人或病灶为研究对象,PET、MRI、CT 敏感度分别为 93％和 66％、100％和 89％、98％和 79％);但是 PET 的特异度比 MRI、CT 的特异度较高(分别为 86％、81％和 67％);总之 PET 大概可以影响 24％的病人的治疗策略[3]。此外,Revheim 和 Hassler 等人研究发现使用呼吸门控和延迟方式的 PET 与普通 PET 相比,可以进一步提高结直肠癌肝转移的敏感度和特异度[4,5]。Niekel 等对 39 项无前期治疗的前瞻性研究共计 3 391 例病人行 meta 分析后发现,CT、MRI 和 PET 在发现 CRC 肝转移方面的敏感性,如以每个病灶作为参照,分别为 74.4％、80.3％、81.4％,如以每个病人作为参照,分别为 83.6％、88.2％、94.1％;当以病人为参考时,CT 的敏感性低于 PET(p=0.025),特异性相当。而对于那些直径小于 10 mm 的病灶,MRI 的敏感性高于 CT,当直径≥10 mm 时,两者的敏感性相当。MRI 是评价无前期治疗的 CRC 肝转移的首选检查方法,PET 可用作二线方法。

随着技术的发展,当代 PET/CT 扫描仪多数都可行诊断剂量 CT 扫描和增强扫描。文献报道,PET-增强 CT 联合可以克服部分缺点,明显提高结直肠癌患者肝内小转移灶的诊断准确性[8],更加方便了肝转移灶切除术的术前计划制订。由于无须再做额外的 CT 检查,CE-PET/CT 也可望成为发现肝转移的一种一站式检查方法。如 Badiee 等对 39 例 CRC 患者所有 178 个肝内病灶研究发现,CE-PET/CT 和普通低剂量 PET/CT 发现所有肝转移病灶的敏感性分别为 83%、67%,而对所有肝脏病灶定性的准确性分别为 73%、57%。但与 MRI 比较,有学者发现 CE-PET/CT 的能力依然不够理想。Cantwell 等对比研究 33 例患者共 110 个病灶后发现,普通低剂量 PET/CT、CE-PET/CT 和 MRI 在发现肝内病灶方面的概率分别为 73.6%、90.9%、95.4%,MRI 和 CE-PET/CT 之间不存在统计学差异,但均高于普通低剂量 PET/CT($p < 0.001$)。在对所发现病灶定性的敏感性、特异性和准确度方面,普通低剂量 PET/CT 分别为 67%、60%、66%,CE-PET/CT 分别为 85%、100%、86%,MRI 分别为 98%、100%、98%。比较三种检查方法的受试者工作特征曲线(receiver operating characteristic, ROC)后发现,普通低剂量 PET/CT、CE-PET/CT、MRI 的 AUC 分别为 0.74、0.86、0.97,且均存在统计学差异。上述结果不难看出,在对 CRC 肝转移情况进行评价时,最好的检查方法依然是 MRI,如果行 PET/CT 检查,最好用 CE-PET/CT。

随着 PET/MRI 的临床应用,PET/MRI 在结直肠癌肝转移的治疗前诊断也受到关注。结直肠癌肝转移的 MRI 典型表现在 T1W 为低信号(极少为高信号),在 T2W 为高信号,且在 DWI 序列为高信号,如果同时使用静脉特异性造影剂 MRI 造影剂增强,可较 US、传统 CT 发现更多的病灶[7]。也有人报道使用全身弥散加权 MRI 显像(WB-DWI)与 PET 有同样的诊断效果,虽然病人还可以免受电离辐射,但显像时间较长,其价值还有待商榷[9]。Lee 等人研究了 PET/MRI 后发现其在结直肠癌肝转移的诊断价值较大,敏感度和特异度分别为 100% 和 91.2%,明显高于单独使用 MRI(95.7% 和 75%)[10]。

另外,结直肠癌患者初诊时,有 10%~15% 会被发现存在肺、腹膜转移等肝外转移。Lake 等人报道,PET 除了可以提供肝转移灶的信息外,还可以提供肝外多发转移灶等较多信息,避免了无效的肝转移灶切除术[11]。Wiering 等分析 32 篇文献 1843 例病人后发现,单独 PET 和 CT 发现肝外转移总的敏感性分别为 91.5%、60.9%,特异性分别为 95.4%、91.1%,由此不难发现,与 CT 比较,单独 PET 在发现肝外转移方面的性能优越。Selzner 等的研究也显示,PET/CT 和 CT 在发现肝外转移方面的敏感性分别为 89% 和 64%。由于受周围正常组织摄取水平和转移灶大小的影响，PET/CT 发现肝外转移病灶的能力与转移病灶所在的部位有关，由于 CT 的密度分辨率较高和肺内病灶与正常肺组织间的对比度良好等原因，PET/CT 在诊断肺转移方面的能力肯定出色，此外 PET/CT 在发现腹部非局部淋巴结方面的敏感性优于 CT，但其在发现腹膜转移方面的能力仍不可靠，并不能替代腹腔镜检查来诊断腹膜转移。

20.3 疗效评估

PET 对于肝转移术前和术后综合治疗疗效评估有重要作用。术前新辅助化疗可能带来患者的生存获益，在一定程度上扩大了根治性手术的适应证，使许多既往认为不能手术的患者得到根治性手术的机会，并获得更高的生存率，因此治疗后影像学评估也十分重要[13,14]。Seshadri 等人发现使用 PET 可以预测肝转移灶对化疗的完全反应，甚至提出也许化疗肿瘤全部抑制后可以不手术的新观点[15]。Burger 等人发现使用 SUVmax 的化疗前后下降百分比＞41％可以有效预测化疗有效[16]。Small 等人对经基于奥沙利铂或伊立替康的新辅助化疗及行根治性手术切除的结直肠癌肝转移患者在化疗前、化疗中及化疗后的随访过程中行 PET - CT，多因素综合分析结果显示 PET - CT 评价化疗反应程度可以用来预测行新辅助化疗的结直肠癌肝转移患者的预后，而传统的临床评分系统则不能[17]。Goshen 等报道，结直肠癌肝转移患者于手术治疗前先用贝伐单抗联合伊立替康进行新辅助治疗，在新辅助治疗之前以及经 4 个周期的治疗后（手术前）分别行 PET - CT 以评价肝转移的治疗反应，使用手术病理结果证实，结果证明 PET - CT 可成为预测新辅助治疗预测病理学反应的工具[18]。Zhang 等人对结直肠癌肝转移患者新辅助治疗后 PET 评价疗效进行荟萃分析，并使用手术病理结果证实，发现 PET - CT 可成为预测新辅助治疗预测病理学反应的工具，并且治疗中期使用 PET 评价敏感度和特异度较高[14]。

治愈转移性 CRC 最好的方法是完整切除，然而，由于转移灶的数目、部位及切除后仍需保留足够的肝功能等原因，并不是所有患者均适合手术切除。尽管对患者生存的积极影响尚待确定，局部消融治疗依然是一种可供选择的治疗方法。肝转移灶射频消融后会因为受到病灶边缘强化的妨碍，使形态学显像监测肿瘤局部复发变得困难，PET - CT 有助于评价射频消融治疗疗效和射频消融治疗后肝转移灶局部复发的早期诊断[19]。Langenhoff 等发现,通过鉴别治疗后改变和残留/复发,局部肿瘤消融治疗后早期(3 周内)行 PET 检查可为临床提供有关治疗效果的额外信息。如以病灶部位放射性分布稀疏为无肿瘤残留/复发诊断标准,其 NPV 可达 100%,PPV 为 4/5。在所有患者中,PET 发现肿瘤复发的时间早于 CT,分别为 3.8 个月和 8.5 个月。Joosten 等研究 43 例患者共 104 处病灶后发现,CT 并不能在局部消融治疗后发现治疗失败,但 3 周内 PET 扫描的 PPV 可达 88%,3 个月时 PET 扫描 NPV 达 100%。

此外 Travaini 等和 Veit 等研究发现,PET 较常规随访方法如 CT 和血 CEA 检查能够更早地发现肿瘤复发和残留,并且通过精确定位活性肿瘤组织所在区域,PET 可为重复的 RFA 提供早期信息。不可避免,RFA 治疗后的炎性反应可干扰图像的判读,Veit 等的小样本($n=11$)研究显示,4/6 的肿瘤残留病人在消融治疗后 2 天时表现为消融边缘的 FDG 浓聚。作者推测随访 PET 检查应该在 RFA 后 2 天内执行,此时组织再生尚未发生。也有学者建议在 RFA 后 2~24 小时内,也就是任何明显炎性改变发生之前,或 6~8 周后作为 PET 检查的最佳时间点。虽然炎性反应可能导致 FDG 在消融边缘的分布,但一般呈环状,而活性肿瘤组织摄取常较局限。

另外,一系列研究也对 PET-CT 在其他非手术方法治疗转移性 CRC 的应用进行了研究。如 Tochetto 等报道结直肠癌患者肝转移灶使用[90]Y 治疗后行 PET-CT 早于多排螺旋 CT 发现局部复发[20]。Parlak 等报道结直肠癌患者肝转移灶可以使用 PET/CT 评估患者放疗疗效,减少无效果的放疗损伤[21]。Kuehl 等研究发现,PET-CT 可评估结直肠癌肝转移患者肝转移灶选择性内放疗后放射性粒子的分布网,其准确度和灵敏度明显高于普通 CT[7]。

20.4 复发和随访

CRC 为不可治愈性疾病,治疗后难免需要评价疗效以确定有无肿瘤复发。肝脏是最常见的 CRC 转移部位,研究发现,CRC 根治性切除后 2 年内出现肝转移的概率约为 30%,5 年内出现肝转移的概率约为 50%。在所有 CRC 患者中,70% 最终都会出现肝转移。Hyder 等人研究发现,对于可切除的肝转移病灶实施了手术等的综合治疗,但仍有多达 60% 的患者术后复发,其中约有一半的复发病例仅局限在肝内,因此术后随访非常重要[25]。Bruinvels 等对 7 篇文献共 3 283 例患者进行 Meta 分析后发现,与不随访或很少随访的患者比较,严密随访(包括询问病史、体格检查、血液检查、放射学检查和内镜检查)患者被发现的无症状复发性疾病更多(45%∶8%),并且在复发疾病中,严密随访患者可切除性病变的发生率也高(35%∶21%)。

目前 CRC 术后常规随访一般包括血清 CEA 检查、结肠镜和影像学检查。血清 CEA 检查是监测无症状肿瘤复发的首选检查,其敏感性和特异性分别为 59%、84%,尽管简便易行且价格低廉,但 CEA 检查本身并不能提供任何有关复发部位的信息。PET 显像在鉴别术后局部复发和瘢痕形成上非常有效,并且可以提供全身性检查,进而可发现复发性病变之外的意外病灶(见图 20 - 2)。一些荟萃分析显示,PET 对术后发现远处转移或全身转移灶的敏感度、特异度分别是 91%、83%;对肝转移灶的敏感度、特异度分别是 97% 和 98%;对盆腔转移或局部复发的敏感度、特异度分别是 97%、98%。Hta 对近期发表的 5 篇研究共 276 例患者进行分析后发现,与组织病理学比较,PET/CT 在发现局部复发性疾病方面,总的敏感性为 91%、特异性为 91%。与单独 PET 比较,PET/CT 的准确性更高。如以病灶为参考标准,PET/CT 和单独 PET 在发现腹腔内肝外病灶的敏感性分别为 88%、81%,特异性分别为 94%、88%,

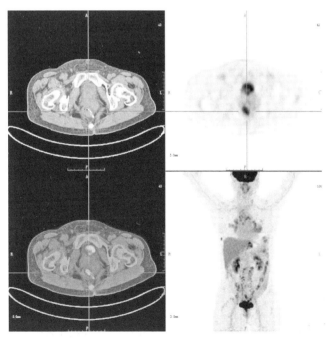

图 20 - 2　直肠癌 Dixon 术 2 年,吻合口肿瘤复发

发现腹腔外复发的敏感性分别为 100％、78％,特异性分别为 97％、86％,对盆腔复发分期的敏感性分别为 98％、88％,特异性分别为 97％、70％。

PET 在无症状患者常规随访中的应用报道较少。Sobhani 等将 130 例根治性切除术后的 CRC 患者随机分配入常规随访组(包括周期性的体格检查、超声、胸片和术后 9 个月及 15 个月两次腹部 CT)和 PET 组(常规随访＋术后 9 个月及 15 个月两次体部 PET)进行对照研究。除失访 5 例患者外,PET 组和常规随访组分别纳入 60 例和 65 例病人。在发现复发性病变方面,共有 44 例病人怀疑复发,其中 PET 组 23 例,常规随访组 21 例,最终被活检或手术证实 27 例患者为复发,其中 PET 组 15 例,常规随访组 12 例,分别占各组病人总数的 25％和 18.5％($p=0.19$)。PET 组的复发时间较常规随访组短,分别为 12.1±3.6 个月和 15.4±4.9 个月,并且研究发现共有 12 例病人适合在此根治性手术,其中 PET 组 10 例,常规随访组仅有 2 例,分别占怀疑复发病人的 43.5％和 9.5％($p<0.01$)。以上研究不难看出,用 PET 对 CRC 术后病人进行规律随访可更早发现复发,并且可影响到病人的治疗。而对于那些 CEA 持续性增高而常规诊断方法又无异常发现的无症状患者,PET 扫描可能会显示潜在的转移灶并且可能改变患者的治疗。如研究报道,PET 发现复发的敏感性、特异性和准确性分别为 79％～100％、50％～83％、74％～93％,PPV 和 NPV 分别为 89％～95％、85％～100％。

参考文献

[1] 许剑民,任黎. 结直肠癌肝转移诊断和综合治疗指南(V 2013)[J]. 中华胃肠外科杂志,2013, 16(8):780-788.

[2] 杨扬,汪国营. 结直肠癌肝转移的治疗策略[J]. 中华肝脏外科手术学电子杂志,2015,1:1-5.

[3] Maffione A M, Lopci E, Bluemel C, et al. Diagnostic accuracy and impact on management of 18F-FDG PET and PET/CT in colorectal liver metastasis: a meta-analysis and systematic review[J]. Eur J Nucl Med Mol Imaging, 2015, 42(1):152-163.

[4] Revheim M E, Haugvik S P, Johnsrud K, et al. Respiratory gated and prolonged acquisition 18F-FDG PET improve preoperative assessment of colorectal liver metastases[J]. Acta Radiol, 2015, 56(4):397-403.

[5] Hassler S, Hubele F, Constantinesco A, et al. Comparing respiratory gated with delayed scans in the detection of colorectal carcinoma hepatic and pulmonary metastases with 18F-FDG PET-CT[J]. Clin Nucl Med, 2014, 39(1):e7-e13.

[6] Albrecht M H, Wichmann J L, Muller C, et al. Assessment of colorectal liver metastases using MRI and CT: impact of observer experience on diagnostic performance and inter-observer reproducibility with histopathological correlation[J]. Eur J Radiol, 2014, 83(10):1752-1758.

[7] Kaufels N, Korn R, Wagner S, et al. Magnetic resonance imaging of liver metastases: experimental comparison of anionic and conventional superparamagnetic iron oxide particles with

a hepatobiliary contrast medium during dynamic and uptake phases[J]. Invest Radiol, 2008, 43(7): 496 - 503.

[8] 张占文,吕清湖,陈斐妮,等.18氟-脱氧葡萄糖正电子发射计算机断层成像联合同机增强CT对结直肠癌肝转移的诊断价值[J].中华胃肠外科杂志,2015,3: 238 - 242.

[9] Gong J, Cao W, Zhang Z, et al. Diagnostic efficacy of whole-body diffusion-weighted imaging in the detection of tumour recurrence and metastasis by comparison with ¹⁸F - 2 - fluoro - 2 - deoxy - D - glucose positron emission tomography or computed tomography in patients with gastrointestinal cancer[J]. Gastroenterol Rep, 2015, 3(2): 128 - 135.

[10] Lee S J, Seo H J, Kang K W, et al. Clinical performance of whole-body ¹⁸F - FDG PET/dixon - VIBE, T1 - weighted, and T2 - weighted MRI protocol in colorectal cancer[J]. Clin Nucl Med, 2015, 40(8): e392 - e398.

[11] Lake E S, Wadhwani S, Subar D, et al. The influence of FDG PET - CT on the detection of extrahepatic disease in patients being considered for resection of colorectal liver metastasis[J]. Ann R Coll Surg Engl, 2014, 96(3): 211 - 215.

[12] Kijima S, Sasaki T, Nagata K, et al. Preoperative evaluation of colorectal cancer using CT colonography, MRI, and PET/CT[J]. World J Gastroenterol, 2014, 20(45): 16964 - 16975.

[13] Engledow A H, Skipworth J R, Pakzad F, et al. The role of ¹⁸F - FDG PET/CT in the management of colorectal liver metastases[J]. HPB (Oxford), 2012, 14(1): 20 - 25.

[14] Zhang C, Tong J, Sun X, et al. ¹⁸F - FDG - PET evaluation of treatment response to neo-adjuvant therapy in patients with locally advanced rectal cancer: a meta-analysis[J]. Int J Cancer, 2012, 131(11): 2604 - 2611.

[15] Seshadri R A, Gupta S. Complete radiologic and metabolic response of colorectal liver metastasis after neoadjuvant chemotherapy: to resect or not? [J]. Indian J Surg Oncol, 2014, 5(3): 208 - 210.

[16] Burger I A, Schwarz E I, Samarin A, et al. Correlation between therapy response assessment using FDG PET/CT and histopathologic tumor regression grade in hepatic metastasis of colorectal carcinoma after neoadjuvant therapy[J]. Ann Nucl Med, 2013, 27(2): 177 - 183.

[17] Small R M, Lubezky N, Shmueli E, et al. Response to chemotherapy predicts survival following resection of hepatic colo-rectal metastases in patients treated with neoadjuvant therapy[J]. J Surg Oncol, 2009, 99(2): 93 - 98.

[18] Goshen E, Davidson T, Zwas S T, et al. PET/CT in the evaluation of response to treatment of liver metastases from colorectal cancer with bevacizumab and irinotecan[J]. Technol Cancer Res Treat, 2006, 5(1): 37 - 43.

[19] Lafuente S, Arguis P, Fuster D, et al. Assessment of radiofrequency ablation of lung metastasis from colorectal cancer using dual time-point PET/CT[J]. Clin Nucl Med, 2011, 36(7): 603 - 605.

[20] Tochetto S M, Tore H G, Chalian H, et al. Colorectal liver metastasis after 90Y radioembolization therapy: pilot study of change in MDCT attenuation as a surrogate marker for future FDG PET response[J]. AJR Am J Roentgenol, 2012, 198(5): 1093 - 1099.

[21] Parlak C, Topkan E, Sonmez S, et al. CT - versus coregistered FDG - PET/CT - based radiation therapy plans for conformal radiotherapy in colorectal liver metastases: a dosimetric comparison[J]. Jpn J Radiol, 2012, 30(8): 628 - 634.

[22] Adie S, Yip C, Chu F, et al. Resection of liver metastases from colorectal cancer: does preoperative chemotherapy affect the accuracy of PET in preoperative planning? [J]. ANZ J Surg, 2009, 79(5): 358 - 361.

［23］ Tam H H, Cook G J, Chau I, et al. The role of routine clinical pretreatment ^{18}F - FDG PET/ CT in predicting outcome of colorectal liver metastasis［J］. Clin Nucl Med, 2015, 40(5): e259 - e264.

［24］ Lee H S, Kim H O, Hong Y S, et al. Prognostic value of metabolic parameters in patients with synchronous colorectal cancer liver metastasis following curative-intent colorectal and hepatic surgery［J］. J Nucl Med, 2014, 55(4): 582 - 589.

［25］ Hyder O, Dodson R M, Mayo S C, et al. Post-treatment surveillance of patients with colorectal cancer with surgically treated liver metastases［J］. Surgery, 2013, 154(2): 256 - 265.

第 21 章

^{18}F － FDG PET/CT 在乳腺癌中的应用

21.1　概述

　　乳腺癌是女性最常见的恶性肿瘤。每年全球新发女性乳腺癌病例达 1 150 000 例,占全部女性恶性肿瘤发病的 23％;死亡 410 000 例,占所有女性恶性肿瘤死亡的 14％。中国每年女性乳腺癌新发病例 12.6 万,位居女性恶性肿瘤第一位;中国每年女性乳腺癌死亡 3.7 万,是仅次于肺癌的第二位癌症死亡原因。临床分期主要参照 2003 年 AJCC 发布的新 TNM 分类与分期方案。统计资料显示,Ⅰ期乳腺癌的 20 年生存率达 75％以上,Ⅲ期仅 8％。

　　乳腺肿物病理活检是诊断乳腺癌的直接证据。乳腺 X 射线摄影(钼靶)是筛查和诊断乳腺肿瘤最有效也是应用最广泛的影像技术。探测乳腺癌的敏感性可达 60％～90％,但由于 80％的钙化表现为良性改变,导致假阳性高,特异性低。超声成像经济、简便,鉴别囊、实性的诊断准确率达 98％～100％。但存在的最大局限性是微小钙化的检出率低,主要作为乳腺摄影术最重要的补充和排除性影像方法。乳腺 MRI 不受乳腺致密度的影响,目前应用越来越广泛。资料显示,乳腺 MRI 探测乳腺癌的灵敏度可达 95％～100％。

　　近年来正电子发射断层扫描(PET)在乳腺癌诊治中的作用越来越被重视。乳腺癌肿瘤组织的血管网不完整、细胞膜表面 GLUT 蛋白表达增加、胞内己糖激酶活性上调及磷酸酶活性下降等原因,导致乳腺肿瘤组织对 FDG 的摄取增高(见图 21-1)。目前普遍认为^{18}F - FDG PET/CT 并不适用于对乳腺

本章作者:刘建军,主任医师,上海交通大学医学院附属仁济医院。

癌患者进行初始分期。然而大量研究表明在高风险的患者中应用 PET/CT 检查有相当一部分人改变了疾病分期以及后续治疗策略。

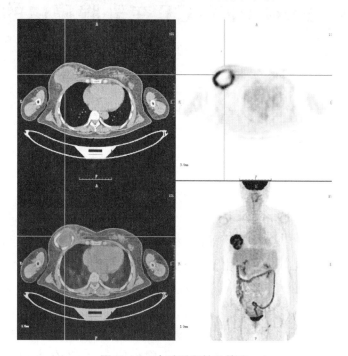

图 21-1　右乳浸润性导管癌

21.2　诊断与分期

由于 ^{18}F - FDG PET/CT 受分辨率限制,对小病灶的检出敏感性较低。^{18}F - FDG PET 显像检测亚厘米级的病灶灵敏度<50%。肿瘤级别和/或肿瘤的病理类型也可能影响 ^{18}F - FDG PET/CT 的探测灵敏度,如分级为 I 级和/或小叶原位癌,FDG 摄取程度较低。与传统影像学检查相比,PET/CT 在评价原发肿瘤大小及检测多灶性方面无明显优势。在一项样本量为 40 例女性患者的研究中,MR 准确评价了 77% 的乳腺癌 T 分期,而 PET/CT 只有 54%($p<0.001$)。当 PET 的分辨率提高如使用乳腺专用的 PET 时,这一劣势可能有所改善。在最近一项纳入 388 例女性患者的研究中[1],Berg 及其同伴研究了保乳术前进行增强 MR 检查及乳腺专用 PET 检查,其两者有着相似的灵敏度,但 MR 仍然对于病灶分级更灵敏,能更准确筛选出适合行全乳切除

术的患者。

对同样大小的肿瘤来说,浸润性导管癌对 FDG 的摄取程度大于浸润性小叶癌,而导管内原位癌的摄取通常较低。FDG 的摄取程度也与肿瘤的级别相关。通过免疫组化测得肿瘤增殖指数 ki67 也与 FDG 的摄取有一定程度上的关联,但是对于激素受体与 FDG 摄取程度的关系仍颇有争议,有些研究认为肿瘤激素受体状态与最大摄取值 SUVmax 无关[2]。而近年来除了一篇文章外[3],更大规模的研究显示雌激素受体阴性的患者其 SUV 值往往更大[4,5]。三阴性乳腺癌因其较高的侵袭性,较差的预后,以及缺少有效的靶向治疗如今得到了越来越多的关注和重视。Basu 等研究提示三阴性乳腺癌患者有着更高的 FDG 摄取[6]。P53 突变的乳腺癌患者常常预后较差,而 P53 状态与 FDG 摄取密切相关。另外,肿瘤原发灶的 SUV 与预后相关,Inoue 等对 81 例术前行 PET 检查的乳癌患者进行分析发现,高 SUV 组与低 SUV 组以 4.0 为界值,高 SUV 组($n=40$)较低 SUV 组表现出更差的预后($p=0.011$)(5 年生存率 75%:95.1%)[7]。

PET/CT 对腋窝淋巴结转移的诊断效能似乎并不优于超声或核磁共振。因此 PET/CT 无法替代前哨淋巴结活检。2004 年美国一项纳入了 360 例新诊断为浸润性乳腺癌的前瞻性多中心研究中,发现 PET(不含 CT),对腋窝淋巴结转移诊断的灵敏度及特异性分别为 61%(54%~67%)及 80%(79%~81%)。Veronesi 等对 236 例腋清术前临床未发现腋窝淋巴结转移的患者,在前哨淋巴活检前行¹⁸F-FDG-PET 检查,发现仅有 37% 前哨淋巴活检阳性的患者 PET 显示阳性。总体准确度及阳性预测值分别为 70% 及 88%[8]。最近一项纳入 19 篇文献比较 PET 检查及术后淋巴结病理结果($n=1\,729$,仅针对 PET 不含 CT)的 Meta 分析,得出灵敏度平均为 66%(50%~79%),特异度平均为 93%(89%~96%)。7 篇含 CT 的 PET/CT 进行 Meta 分析,灵敏度平均为 56%(44%~67%),特异度平均为 96%(90%~99%)[9]。但是,当排除炎症存在时,腋窝淋巴结摄取 FDG 则高度怀疑恶性可能,其阳性预测值在大多数研究中高于 80%[10]。术前行 PET/CT 检查还可以提示 Berg Ⅲ组或腋窝外的淋巴结累及(如锁骨上及内乳),对手术及进一步放疗有重要提示作用(见图 21-2)。在一项纳入 39 例患者的研究中,有 3 例患者行 PET/CT 检查发现了腋窝外的淋巴结转移,改变了手术清扫方式及后续的放疗视野勾画[11]。在另一项针对Ⅱ-Ⅲ期乳癌患者中,7 例患者 PET/CT 提示 B 超未发现的腋窝外淋巴结转移,从而改变了放疗方式(占总患者数的 12%)[12]。

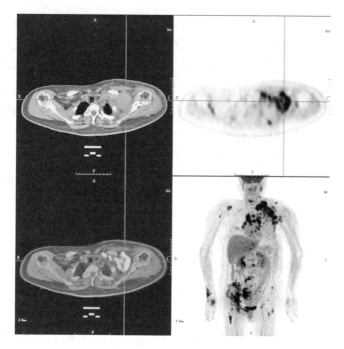

图 21‑2　乳癌全身多发淋巴结转移

　　炎性乳癌(T4d)往往发现时有较高的远处转移率,PET/CT 有助于发现隐匿的转移灶。Alberini 及其同伴发现,在 59 例炎性乳癌患者中,PET/CT 发现了 18 例远处转移(31%),其中其他传统检查仅发现了其中的 6 例转移灶。在临床上未怀疑远处转移的非炎性乳癌,但原发灶较大(>3 cm),分期为Ⅱ‑Ⅲ期的患者中,有相当一部分患者经过 PET/CT 检查发现了容易被其他检查遗漏的转移灶。PET/CT 不仅可以上调分期,有时也可以下调肿瘤分期[13,14]。对骨转移灶的检测而言,PET 比 CT 或骨扫描更加灵敏,但 PET 对成骨性转移灶的灵敏度不佳可能遗漏成骨性转移[15],因此一些临床指南建议即使做过 PET 检查的患者再行骨扫描排除 FDG 不摄取的成骨性转移。另一方面,成骨性转移不摄取 FDG,但其在 CT 上可以被发现,因此联合 CT 的PET/CT 可以弥补这一劣势。一项前瞻性研究显示:PET/CT 在检测骨转移方面比 MR DWI 更灵敏[16]。这一观点仍需更多研究证实。对局部进展性乳癌患者,PET/CT 可以发现远处淋巴结及脏器转移灶,但由于部分容积效应,PET 无法检测出较小的转移灶,仔细分析 CT 图像可以弥补 PET 遗漏的较小转移灶。另外 PET/CT 由于脑生理性的 FDG 摄取,对脑转移诊断灵敏度欠佳。2015 NCCN 指南建议炎性乳癌患者行 PET/CT 检查,但并不推荐ⅡB 及

ⅢA 患者常规行 PET／CT,仅推荐常规检查有争议时使用。

21.3　疗效监测

目前临床中常常使用 CT 对病灶大小的评估,以评价疗效及进行随访。但是往往需要较多疗程病灶的大小在影像学上才能有明显改变。另外一些特殊的病灶如骨转移、胸膜侵犯等情况下病灶对治疗效果的评价在常规影像学检查中较为困难。肿瘤组织的代谢率降低早于肿瘤体积的缩小,尤其是靶向治疗。全身 PET／CT 可以早期评价治疗效果,且可以评价全身病灶对治疗非一致性反应。欧洲肿瘤研究组织认为,通过数疗程治疗,SUV 较基线下降25％可以被认为部分缓解,而 SUV 上升至少 25％,或视觉上肿瘤摄取 FDG 代谢明显增加(20％的肿瘤最大径增长),以及新出现的 FDG 摄取可以认为疾病进展。但这一标准临床中未广泛使用。不单单是 PET,结合 CT 部分的新标准也需建立。总之,PET／CT 在化疗中的疗效监测方面颇具潜力,但其标准制订仍然需要更多的研究结果。

乳腺癌的新辅助治疗(NAC)可在术前降低肿瘤分期,使不可手术的患者变为可以手术,其作用在临床工作中越来越受到重视。虽然是否行 NAC 对肿瘤患者的整体生存获益尚未得到肯定的证实,但人们普遍认为 NAC 后手术证实病理完全缓解的患者与较好的 DFS 及 OS[17]。据统计,13％到 26％的患者可以通过 NAC 获得病理完全缓解。早期 NAC 疗效监测可以筛选通过 NAC 可能受益的患者,鉴别治疗可能无效的患者,从而减少不必要的化疗。NAC 疗效的评价应该选什么方法一直是大家争论的热点。有研究报道汇总了^{18}F－FDG PET 评价乳腺癌原发灶的新辅助化疗疗效的 16 篇文献,含 786 例患者,荟萃分析显示 PET 的汇总灵敏度为 84％,特异性为 66％,特异性的异质性较大。许多研究关注早期(经过 1～2 疗程)SUVmax 的变化来预测最终的 pCR,在这些研究中 CT 的结果并不影响疗效判断,因此在评价 NAC 疗效方面 PET／CT 并不优于单独的 PET。许多研究显示,SUV 降低的程度(ΔSUV)可以用于鉴别治疗无效的患者。但是不同的研究中采用了不同阈值,并未得到统一。

其次,何时行 PET 检查较好仍然颇有争议。一些研究团队认为在第二个疗程后行 PET 检查可以有效判定化疗疗效,并且不耽误对治疗方案进行早期修改以确保其后续疗效。但是如果可行,第一疗程后的评价可能较有意义。

再次治疗前的肿瘤 SUV 值必须足够高,以确保后续治疗后减低值显著[18,19]。这些要求限制了 PET 在低 SUV 肿瘤患者中的应用。应该注意,肿瘤在治疗前的低代谢可能预示着对化疗抵抗[19]。另外,乳癌患者可分为不同的亚组,其化疗效果、复发风险以及治疗决策都可能有所差别。因此,早期的 FDG 代谢监测化疗疗效需要分不同亚组分别测量。另外,在激素治疗第一疗程后 FDG 的摄取增加可能预示着激素治疗反应良好。这一现象被称作代谢反跳[20]。其中一种解释认为激素治疗最初的促进作用大于其拮抗作用。但是这一现象仅在少数患者中出现,需要更多研究分析这一现象的产生原因。

总之,^{18}F‐FDG PET/CT 在确诊或临床怀疑复发的乳癌患者中,相较单独 PET 检查比其他传统影像学检查方法更有优势。在局部进展型乳癌患者及炎性乳癌患者中,^{18}F‐FDG PET/CT 作用较大,可以检测腋窝外淋巴结转移及远处转移。对临床分期ⅡB 到ⅢA 的患者中,PET/CT 也能发挥一定优势。但是,PET 有限的空间分辨率(约 5~6 mm)并不足以发现早期腋窝淋巴结转移或其他微转移。PET 提供的代谢信息可以用于早期评价化疗疗效(新辅助化疗及转移后化疗)。

参考文献

[1] Berg W A, Madsen K S, Schilling K, et al. Breast cancer: comparative effectiveness of positron emission mammography and MR imaging in presurgical planning for the ipsilateral breast[J]. Radiology, 2011, 258(1): 59‐72.

[2] Avril N, Menzel M, Dose J, et al. Glucose metabolism of breast cancer assessed by ^{18}F‐FDG PET: histologic and immunohistochemical tissue analysis[J]. J Nucl Med, 2001, 42(1): 9‐16.

[3] Ueda S, Tsuda H, Asakawa H, et al. Clinicopathological and prognostic relevance of uptake level using ^{18}F‐fluorodeoxyglucose positron emission tomography/computed tomography fusion imaging (^{18}F‐FDG PET/CT) in primary breast cancer[J]. Jpn J Clin Oncol, 2008, 38(4): 250‐258.

[4] Nakajo M, Kajiya Y, Kaneko T, et al. FDG PET/CT and diffusion-weighted imaging for breast cancer: prognostic value of maximum standardized uptake values and apparent diffusion coefficient values of the primary lesion[J]. Eur J Nucl Med Mol Imaging, 2010, 37(11): 2011‐2020.

[5] Mavi A, Cermik T F, Urhan M, et al. The effects of estrogen, progesterone, and CerbB‐2 receptor states on ^{18}F‐FDG uptake of primary breast cancer lesions[J]. J Nucl Med, 2007, 48(8): 1266‐1272.

[6] Basu S, Chen W, Tchou J, et al. Comparison of triple-negative and estrogen receptor-positive/progesterone receptor-positive/HER2‐negative breast carcinoma using quantitative fluorine‐18 fluorodeoxyglucose/positron emission tomography imaging parameters: a potentially useful method for disease characterization[J]. Cancer, 2008, 112(5): 995‐1000.

[7] Inoue T, Yutani K, Taguchi T, et al. Preoperative evaluation of prognosis in breast cancer

patients by ^{18}F - 2 - Deoxy - 2 - fluoro - D - glucose-positron emission tomography[J]. J Cancer Res Clin Oncol, 2004, 130(5): 273 - 278.

[8] Veronesi U, De Cicco C, Galimberti V E, et al. A comparative study on the value of FDG - PET and sentinel node biopsy to identify occult axillary metastases[J]. Ann Oncol, 2007, 18(3): 473 - 478.

[9] Cooper K L, Harnan S, Meng Y, et al. Positron emission tomography (PET) for assessment of axillary lymph node status in early breast cancer: a systematic review and meta-analysis[J]. Eur J Surg Oncol, 2011, 37(3): 187 - 198.

[10] Heusner T A, Kuemmel S, Hahn S, et al. Diagnostic value of full-dose FDG PET/CT for axillary lymph node staging in breast cancer patients[J]. Eur J Nucl Med Mol Imaging, 2009, 36(10): 1543 - 1550.

[11] Groheux D, Moretti J L, Baillet G, et al. Effect of ^{18}F - FDG PET/CT imaging in patients with clinical stage II and III breast cancer[J]. Int J Radiat Oncol Biol Phys, 2008, 71(3): 695 - 704.

[12] Aukema T S, Straver M E, Peeters M J, et al. Detection of extra-axillary lymph node involvement with FDG PET/CT in patients with stage II - III breast cancer[J]. Eur J Cancer, 2010, 46(18): 3205 - 3210.

[13] Fuster D, Duch J, Paredes P, et al. Preoperative staging of large primary breast cancer with ^{18}F - fluorodeoxyglucose positron emission tomography/computed tomography compared with conventional imaging procedures[J]. J Clin Oncol, 2008, 26(29): 4746 - 4751.

[14] Segaert I, Mottaghy F, Ceyssens S, et al. Additional value of PET - CT in staging of clinical stage IIB and III breast cancer[J]. Breast J, 2010, 16(6): 617 - 624.

[15] Nakai T, Okuyama C, Kubota T, et al. Pitfalls of FDG - PET for the diagnosis of osteoblastic bone metastases in patients with breast cancer[J]. Eur J Nucl Med Mol Imaging, 2005, 32(11): 1253 - 1258.

[16] Heusner T A, Kuemmel S, Koeninger A, et al. Diagnostic value of diffusion-weighted magnetic resonance imaging (DWI) compared to FDG PET/CT for whole-body breast cancer staging[J]. Eur J Nucl Med Mol Imaging, 2010, 37(6): 1077 - 1086.

[17] Rastogi P, Anderson S J, Bear H D, et al. Preoperative chemotherapy: updates of National Surgical Adjuvant Breast and Bowel Project Protocols B - 18 and B - 27[J]. J Clin Oncol, 2008, 26(5): 778 - 785.

[18] McDermott G M, Welch A, Staff R T, et al. Monitoring primary breast cancer throughout chemotherapy using FDG - PET[J]. Breast Cancer Res Treat, 2007, 102(1): 75 - 84.

[19] Schwarz-Dose J, Untch M, Tiling R, et al. Monitoring primary systemic therapy of large and locally advanced breast cancer by using sequential positron emission tomography imaging with ^{18}F fluorodeoxyglucose[J]. J Clin Oncol, 2009, 27(4): 535 - 541.

[20] Quon A, Gambhir S S. FDG - PET and beyond: molecular breast cancer imaging[J]. J Clin Oncol, 2005, 23(8): 1664 - 1673.

第 22 章

18F–FDG PET/CT 在泌尿系统
肿瘤中的应用

22.1 膀胱癌

22.1.1 概述

膀胱癌是泌尿道肿瘤中最常见的类型,超过 90% 的膀胱癌为尿道上皮肿瘤(移行细胞),5% 为鳞癌,不足 2% 的患者为腺癌。接近 70% 的膀胱癌患者表现为浅表肿瘤,这往往会复发,还有 30% 为肌层浸润性疾病,这种往往会发生远端转移并伴有高危死亡风险。对于这些患者的优化治疗,依赖于精确的分期以及转移性疾病的检测。

当前的成像技术,包括超声扫描、CT 和 MRI 在内,均缺乏高度准确性。CT 扫描能够检测出肿瘤的总范围,包括了膀胱壁,它的检测准确性为 64%～92%。此外,它在检测淋巴结转移时的准确率为 70%～90%,还伴有高达 40% 的假阳性检出率。类似的情况也出现于 MRI 方法中,它在检测分期上也不具有优势,准确率为 60%～75%,当评估疾病进展中的盆腔淋巴结时,它的检测准确性与 CT 相似。这两种影像学检查都存在过度分期的倾向,因为它们的结果是基于解剖学改变,这与肿瘤的恶性度是不相关的。

膀胱移行细胞癌其瘤体糖代谢异常活跃,能高度摄取18F–FDG。但由于18F–FDG 主要由泌尿系统排泄,导致肾脏、输尿管、膀胱有较高的显像剂分布,从而影响对局部病灶的观察;为排除尿液对泌尿系统病灶的干扰,目前我们推荐呋塞米(速尿)介入延迟显像,这可使膀胱内 FDG 的活度下降 90% 以

本章作者:周翔,博士,上海交通大学医学院附属仁济医院。

上,SUVmax 达 3 以下[见图 22-1(a)、(b)]。当使用利尿介入试验排除了膀胱尿液的干扰,移行细胞膀胱癌会清晰显影,部分膀胱癌的 SUVmax 甚至可以高达 20 以上,膀胱癌的转移灶通常也具有相似的代谢特性。也正是由于这个特点,近年来 FDG-PET 在膀胱癌中的临床应用越来越广泛,^{18}F-FDC PET/CT 在膀胱癌肿瘤分期、治疗决策和复发判断方面具有显著的优势。

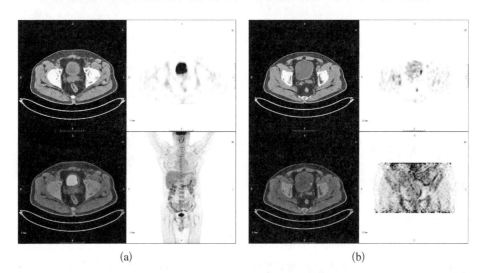

(a)   (b)

图 22-1 ^{18}F-FDG 膀胱影像

(a) 利尿前;(b) 利尿后

22.1.2 PET 在膀胱癌原发灶诊断中的价值

FDG-PET 通过利尿介入试验后,可以很灵敏地探查膀胱癌的原发灶。当利尿剂介入后,发现膀胱肿块自膀胱壁突入腔内呈 ^{18}F-FDG 高代谢,可提示膀胱癌,如病灶同时伴有相邻组织结构侵犯和淋巴结转移,则可进一步明确诊断,其敏感性与特异性均显著高于增强 CT。在 Anjos 等人的研究中,检测 11 例浸润性膀胱癌,报道称其检测膀胱壁病灶的敏感性与特异性均为 100%[1]。Harkirat 等人进行了更深入的研究,在膀胱切除术进行之前,对 22 例浸润性膀胱癌患者进行检测,检出原发性膀胱癌病灶的敏感性与特异性分别为 86.7% 和 100%[2]。

22.1.3 PET 在膀胱癌分期中的价值

PET/CT 检查可以探测到传统影像方法无法识别的远处脏器转移的微小

转移灶,也可以较早发现淋巴结转移,包括直径小于 1.0 cm 的淋巴结,通常表现为盆腔、腹主动脉周围、腹股沟淋巴结呈结节状放射性浓聚(见图 22-2),而这些小淋巴结在增强 CT 中常会被漏诊。一项关于 FDG-PET 应用于膀胱癌分期的循证医学分析研究,结果发现它的敏感性达 82%,而特异性也有 89%,诊断准确性为 0.92[3]。这项循证医学分析结果强调了 FDG-PET 能为膀胱癌的淋巴结提供精确诊断。

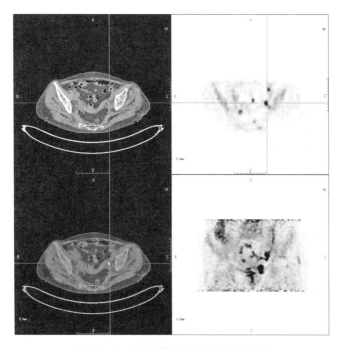

图 22-2　膀胱癌左侧髂内淋巴结转移

　　膀胱癌脏器转移的常见部位包括肝脏、肺、骨骼和肾上腺,这些部位都能通过 FDG-PET 来检测评估(见图 22-3)。最近一项回顾性研究评估了 42 位患有浸润性膀胱癌的患者,在他们进行膀胱切除术之前对其进行检测,结果发现有 7 位患者在常规的术前评估中为阴性,而 FDG-PET/CT 检测出转移性病灶[4]。正是如此,可能会在进行根治性膀胱切除术之前,应用 FDG-PET/CT 来决定治疗方法。Kosuda 等人的另外一项研究,有 12 位患者在组织学上证实了患有膀胱癌,随后对他们远处转移灶进行评估,结果表明远端转移定位于肺、骨骼以及远端淋巴结的辨别率为 100%(17/17)[5]。一组研究数据表明,与超声、CT 和 MRI 检查结果进行比较,18F-FDG PET/CT 检查可以发现更多的淋巴结转移灶和器官转移灶,因此改变了31%的患者的临床分期,其治疗策略也得到了改变[6]。对于肌层浸润膀胱癌准确地进行分期,从而采取适当的治疗手段对于改善患者的预后是至关重要的,FDG-PET拥有巨大的潜能来辅助临床医生制订更为恰当的治疗方案。

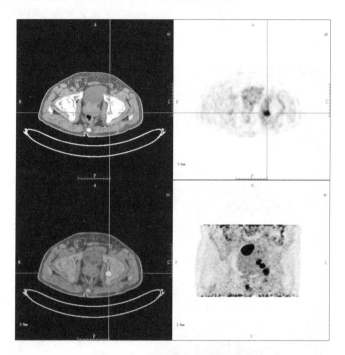

图22-3 膀胱癌左侧髂骨转移

22.1.4 PET在膀胱癌预后及复发诊断中的价值

PET/CT显像FDG代谢水平是此类患者生存的独立预后因素,Mertens的研究证实侵及肌层的膀胱癌患者,PET/CT表现病灶高代谢患者生存率要显著短于低代谢患者(14个月∶50个月)[7]。Kibel也对接受根治性膀胱切除术的T2-3N0M0膀胱癌患者进行了随访,发现术前PET/CT表现为盆腔淋巴结转移阳性的患者24个月复发率为100%,而阴性患者45%。24个月总体生存率分别为23%、58%[8]。

尿路上皮癌复发和转移后多数只能采取补救性或姑息性治疗,因此尽早判断复发尤为重要。与其他影像学检查相比,18F-FDG PET/CT检查能发现更多的局部复发和残留病灶(见图22-4)。一项评估18F-FDG PET/CT检查

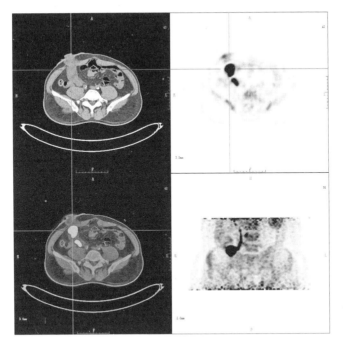

图 22‑4　全膀胱切除＋Bricker 回肠膀胱术后 1 年,肿瘤复发

残余膀胱癌病灶的试验中显示18F‑FDC PET/CT 对膀胱癌术后患者残余病灶诊断的敏感性、特异性、准确性分别为 91.7%、87.0%和 88.6%[8]。当然对于肿瘤复发诊断中,至少有两点需要注意: ① TURBT 会导致膀胱局部炎症反应,这会导致一些假阳性,因此建议 TURBT 术后 3 个月行 PET/CT;② 膀胱癌化疗可能会抑制残余和复发病灶摄取18F‑FDG 从而导致假阴性,因此建议18F‑FDG PET 检查应在治疗 2 个月后进行。

22.2　前列腺癌

22.2.1　概述

　　前列腺癌 98%为腺癌,常发生于前列腺的外周带,多数病人为多病灶。大多数前列腺癌生长缓慢,但有少数病例呈侵袭性改变。病理学上分为高分化、中分化及低分化腺癌,其中以高分化腺癌最多见。前列腺癌可向全身转移,其中以淋巴结转移和骨骼转移最为常见。根据血清 PSA、格里森评分及临床 TNM 分期,可将前列腺癌分为三种风险类别(即低风险、中度风险和高风险）。前列腺癌的治疗方案可根据这三种风险的准确分类来制订。

目前，传统的影像学检查包括经直肠超声检查、CT检查、磁共振影像检查（MRI）和超声检查，这些检查方法目前都用于检查器官疾病或转移性疾病，用于对患者疾病分期和预后的判断。

超声检查是最普遍使用的影像检查方法，也被用来指导前列腺癌活检，这种方法最主要的优势在于其可被广泛应用，并且费用相对较低，但通常认为该检查方法还不足以对前列腺癌的局部分期进行诊断。CT对前列腺癌的局部原发性肿瘤检查作用不大，其主要作用是对淋巴结分期进行诊断。早期研究表明，超声引导下对102个前列腺癌症部位穿刺活检，而CE-CT仅能检测到其中的58%[9]。MRI是一种能够极好显示软组织对比度的影像检查方法，在前列腺癌的检查中，T2加权MRI和MRS的结合使用能达到80%的准确率，而与经直肠超声引导下的活检方法相比，93%的患者可以通过DCE-MRI方法检查到前列腺癌[10]。MRI在局部分期方面也有极高的准确率，敏感性为62%～69%，特异性为80%[11]。特别是在对癌症疑似患者前列腺外扩散的区别诊断中，MRI是一个非常理想的辅助检查方式。

22.2.2　PET在前列腺癌诊断中的价值

FDG-PET在前列腺癌的诊断中并不具备显著的优势，部分前列腺癌病灶呈FDG的低摄取或无摄取，这可能与肿瘤的分化、乏氧情况、雄激素敏感性及表达有关。前列腺癌对^{18}F-FDG的摄取与肿瘤的分化关系最密切，分化较差的前列腺癌多呈现^{18}F-FDG高摄取，而分化较高的前列腺癌易出现假阴性。由于肿瘤FDG摄取与GLUT1表达密切相关，一些临床研究对前列腺癌细胞系中GLUT1的表达进行了检测，结果证实，与分化良好的激素敏感细胞系相比，分化差的前列腺癌细胞系中的GLUT1表达要更高。前列腺癌对^{18}F-FDG的摄取高低与前列腺癌病灶的乏氧状态和雄激素表达也有关，处于乏氧状态的前列腺癌和非雄激素依赖型前列腺癌常呈现^{18}F-FDG摄取增高。另外研究发现Gleason计分越高、肿瘤侵袭性越强和血清PSA水平越高的前列腺癌越易出现^{18}F-FDG高摄取。有报道表明，在分化不良原发性肿瘤（格里森评分＞7）和高PSA水平的患者，FDG-PET对前列腺癌的检查显示出更高的敏感性[12]。^{18}F-FDG PET/CT显像对前列腺癌的诊断灵敏度各家报道不一，其主要原因可能与前列腺癌的以上特性在各个报道的病例组成上存在明显差异有关。

需要注意的是良性前列腺增生和急性前列腺炎 FDG 的摄取也会增加,这会导致 FDG-PET 对前列腺癌诊断特异性的下降。另外前列腺癌中的 FDG 摄取可以被膀胱中尿液高18F-FDG 活性所掩盖。因此,通常不推荐使用 FDG-PET 方法来对前列腺癌的原发灶进行首诊。

22.2.3　PET 在前列腺癌分期和预后中的价值

肿瘤的分期是 PET/CT 的优势,对于 PSA 水平较低的前列腺癌患者,阳性的 FDG-PET 扫描结果包括脏器、骨骼或淋巴结转移,能为临床医生的进一步治疗决策提供有用的信息参考,增加他们治疗决策的信心,但是对阴性 FDG-PET 扫描结果的解读必须十分谨慎。18F-FDG PET/CT 有助于检测前列腺癌淋巴结转移灶,其原因是出现淋巴结转移的前列腺癌多数分化程度较低。Chang 等人选取 24 位患者,他们在盆腔淋巴结切除之前进行盆腔 CT 检测,结果呈阴性,随后对患者们进行了 FDG-PET 检测。其中有 67% 患者的淋巴结在病理上呈阳性,其中 75% 的患者检测 FDG-PET 结果呈阳性。FDG-PET 检测盆腔淋巴结转移的敏感性、特异性、准确性、阳性预测值和阴性预测值分别为 75%、100%、83.3%、100% 和 67.7%[13]。

关于 FDG-PET 进行预后评估,很多研究证实 SUVmax 较高的患者与 SUVmax 较低的患者相比预后往往不良。另外有研究表明,在前列腺癌进展期的患者,尤其是那些进行根治性前列腺切除术的患者中,FDG-PET 能够有效对疾病进行预后评估。但是在疾病的初始阶段,通过 FDG-PET 对前列腺癌进行分期中没有明确的作用。Liu 等对 24 例早期前列腺癌患者行18F-FDG 显像,仅有 1 例出现18F-FDG 显像阳性(灵敏度为 4.2%)[14],因此18F-FDG PET/CT 在早期前列腺癌的诊断中灵敏度相对较低,仅行18F-FDG PET/CT 难以满足临床准确诊断的需求,欧洲泌尿外科协会也指出了这一点。

22.2.4　PET 在前列腺癌复发诊断中的价值

当男性出现 PSA 水平升高,即提示有疾病复发时,可以应用18F-FDG-PET 检测疾病。复发性疾病检测的成像能够引导其进行适当的治疗。然而,在进行根治性前列腺切除术或放疗后,正确描述复发的情况会遇到很多困难,如出现创伤、炎症还有良性前列腺肥大都可能使 FDG-PET 检测结果难以解释。此外,原发性前列腺癌在进行抗雄激素治疗后,FDG 的摄取也可能会减少。另外在一项回顾性研究发现通过 PSA 升高诊断复发的患者中(最后这些病例通过活检证实),有 31% 的患者应用 FDG-PET 检测出有局部或系统性疾病[15]。

22.2.5 非 FDG-PET 示踪剂在前列腺癌中的应用

1) 胆碱-PET

胆碱是磷脂酰胆碱的一种基质,是细胞膜磷脂的一部分,并不依赖于细胞增殖。胆碱能够用[11]C 或[18]F 来标记并对其进行检测。[11]C-胆碱对于原发性肿瘤的评估有更高的敏感性与特异性,在前列腺癌中可能要优于 FDG,部分原因是它能够忽略尿道分泌物。[11]C-胆碱 PET 能够将 86.5% 患者的原发性前列腺癌在前列腺象限中进行定位,同时 81.8% 的患者对扩散的淋巴结进行定位[16]。尽管[11]C-胆碱的摄入在恶性与良性前列腺病变中有部分重叠,但是极少出现假阳性转移病灶。[11]C-胆碱 PET/CT 的潜在应用为检测根治性前列腺切除术后的局部复发,它的检测敏感性高达 73%,同时特异性高达 90%[17]。[11]C-胆碱 PET/CT 病变的检出率与 PSA 表达水平呈正相关,当 PSA 水平为 2.4 ng/mL 或 PSA 倍增时间为 3 个月,[11]C-胆碱 PET 检测病变的概率可能会增加[18]。相似的,[18]F-氟代胆碱对前列腺癌及转移灶的诊断也具有较高的价值,一项研究证实,对于 5 mm 大小的淋巴结[18]F-氟代胆碱-PET 具有高度敏感性、特异性、阳性预测值以及阴性预测值,分别为 66%、96%、82% 和 92%[19]。

2) 乙酸-PET

另一种用于检测前列腺癌的 PET 示踪剂为[18]F 或[11]C 标记的乙酸,它参与胞质脂质的合成。这种放射性标记的乙酸在前列腺癌细胞系中的存留时间与脂肪酸代谢相关,并能够增强 β 氧化通路,这种示踪剂具有最小尿活性,表明它非常适用于局限性前列腺疾病的评估。在检测原发性肿瘤的方法中,与 FDG-PET 相比,[11]C-乙酸 PET 表现有明显增加的敏感性。最近的一项研究表明,[11]C-乙酸 PET/CT 在肿瘤病灶中的摄入量与正常前列腺组织相比明显增高;然而,在肿瘤样病灶中的摄入量却与良性前列腺增生结节的摄入量相似。另外[11]C-乙酸 PET/CT 对前列腺癌病灶检出率与 PSA 水平密切相关,PSA 水平低于 3 ng/mL 的患者检出率为 4%,而当 PSA 水平高于 3 ng/mL 的患者阳性检出率为 59%[20]。总体而言,目前[18]F-氟乙酸在前列腺癌中的临床应用仍缺少足够的数据。

22.2.6　PET 在前列腺癌骨转移诊断中的价值

前列腺癌极易发生骨转移,且以成骨性骨质破坏为主。FDG - PET 诊断前列腺癌骨转移的敏感性要低于传统的 SPECT 的^{99m}Tc - MDP 骨显像技术。

近年来,^{18}F -氟化物已经被证实是一种具有更高敏感性的 PET 放射性药物,它能够用于检测骨转移,应用^{18}F -氟化物的优势在于,与传统骨组织闪烁扫描术相比,它具有更高的敏感性和空间分辨率。在一项回顾性研究中,对 44 例前列腺癌高危患者进行一组检测,比较 SPECT 骨扫描和^{18}F -氟化物 PET/CT 检测方法。结果所示,SPECT 扫描灵敏度与特异性为 92％和 82％,而^{18}F -氟化物 PET/CT 则分别为 100％和 100％[21]。因此^{18}F -氟化物 PET/CT 是目前检测前列腺癌骨转移最敏感的检测方法,将会广泛应用于前列腺癌的高危患者。

22.3　肾细胞癌

22.3.1　概述

肾细胞癌又称肾癌,多发于 40 岁以后,男性发病多于女性,是肾脏最常见的恶性肿瘤。根据病理最新分类修订结果,肾癌的主要类型有透明细胞癌、乳头状癌和嫌色细胞癌等。肾脏透明细胞癌占肾癌的 70％～80％,乳头状癌占 10％～15％,嫌色细胞癌占 5％。

CT 是诊断肾癌的主要影像方法,增强 CT 诊断肾癌的准确率可达 95％。CT 扫描肾癌表现为肾实质内软组织肿块,显示为均匀或不均匀的等密度、稍高密度或稍低密度影病灶,可有囊变及钙化。增强扫描肿瘤病灶强化程度差别较大,多数透明细胞癌动脉期有明显强化,甚至可超过肾皮质,病灶内强化常不均匀;静脉期或延迟期对比剂消退,病灶密度低于肾皮质。增强 CT 有助于更好地显示肾癌对肾包膜、肾周间隙、肾旁间隙及对邻近血管的侵犯,也有利于肾静脉及下腔静脉癌栓的显示。

22.3.2　^{18}F - FDG PET/CT 在肾癌中的临床应用

^{18}F - FDG PET/CT 对肾细胞癌的诊断存在较大的局限性,针对多个临床研究的荟萃分析显示,^{18}F - FDG PET 对肾细胞癌的诊断灵敏度、特异性分别为 62％(95％ CI 0. 49～0. 74)和 88％(95％ CI 0. 47～1. 00)[22]。^{18}F - FDG

PET/CT 对肾癌诊断灵敏度较低可能与以下因素有关：肾癌多为透明细胞癌，其中尤以Ⅰ、Ⅱ级居多，肿瘤组织本身表达 GLUT‑1 较低，这样导致肿瘤摄取葡萄糖的能力下降；一些分化较好的肾癌还具有糖异生的能力，瘤体中葡萄糖‑6‑磷酸酶活性高，从而将磷酸化的 FDG 重新生成游离的 FDG，排出肿瘤细胞；肾内尿液放射性对肿瘤检测的影响。肾细胞癌易出现血液转移，对于肾外转移灶的检测，^{18}F‑FDG PET/CT 的诊断效能较好，其灵敏度和特异性达 91%（95% CI 0.84～0.96）和 91%（95% CI 0.72～0.99）[22]。转移性肾癌多数恶性度较高，增殖能力快，同时由于分化较差糖异生能力下降从而易出现^{18}F‑FDG 高摄取，这是^{18}F‑FDG PET/CT 在检测转移灶方面效能较高的主要原因。对于肾癌复发和转移灶的检测，^{18}F‑FDG PET/CT 也有较好的应用价值。在预后评估方面^{18}F‑FDG PET/CT 显像也有重要的价值。Ferda 等研究发现，FDG 摄取最高的患者肿瘤分级均为Ⅳ，大多数死亡病例发生在 SUVmax＞10 的患者中，SUVmax 高的患者无进展生存期和总体生存期均明显减低[23]。因此对于肾癌而言，^{18}F‑FDG PET/CT 显像的临床价值主要在于转移灶的探查和预后判断，而对于肿瘤原发灶的诊断及明确病变累及范围，MRI 等显像则可以提供更有价值的信息。

参考文献

［1］ Anjos D A, Etchebehere E C, Ramos C D, et al. ^{18}F‑FDG‑PET/CT de‑layed images after diuretic for restaging invasive bladder cancer[J]. J Nucl Med, 2007, 48: 764‑770.

［2］ Harkirat S, Anand S, Jacob M, et al. Forced diuresis and dual phase F‑fluorodeoxyglucose‑PET/CT scan for restaging of urinary bladder cancers[J]. Indian J Radiol Imaging, 2010, 20: 13‑19.

［3］ Lu Y Y, Chen J H, Liang J A, et al. Clinical value of FDG‑PET or PET/CT in urinary bladder cancer: A systemic review and meta‑analysis[J]. Eur J Radiol, 2011, 81(9): 2411‑2416.

［4］ Patil V V, Wang Z J, Sollitto R A, et al. ^{18}F‑FDG‑PET/CT of transitional cell carcinoma[J]. Am J Roentgenol, 2009, 193: W497‑W504.

［5］ Kosuda S, Kison P V, Greenough R, et al. Preliminary assessment of fluorine‑18 fluorodeoxy glucose positron emission tomography in patients with bladder cancer[J]. Eur J Nucl Med, 1997, 24: 615‑620.

［6］ Yidirim‑Poyraz N, Ozdemir E, Uzun B, et al. Dual phase ^{18}F‑fluorodeoxyglucose positron emission tomography/computed tomography with forced dieresis in diagnostic imaging evaluation of bladder cancer[J]. Rev Esp Med Nucl Imagen Mol, 2013, 32(4): 214‑221.

［7］ Mir M C, Mir M C, Scott A M, et al. ^{18}F‑fluorodeoxyglucose positron emission tomography/computed tomography aids staging and predicts mortality in patients with muscle invasive bladder cancer[J]. Urology, 2014, 83(2): 393‑398.

［8］ Kibel A S, Dehdashti F, Katz M D, et al. Prospective study of ^{18}F‑fluorodeoxyglucose positron emission tomography/computed tomography for staging of muscle invasive bladder carcinoma[J]. J Clin Oncol, 2009, 27: 4314 - 4320.

[9] Yang Z, Cheng J, Pan L, et al. Is whole body fluorine - 18 fluorodeoxyglucose PET/CT plus additional pelvic images useful for detecting recurrent bladder cancer? [J]. Ann Nucl Med, 2012, 26: 571 - 577.

[10] Prando A, Wallace S. Helical CT of prostate cancer: Early clinical experience[J]. Am J Roentgenol, 2000, 175: 343 - 346.

[11] Villeirs G M, Oosterlinck W, Vanherreweqhe E, et al. A qualitative approach to combined magnetic resonance imaging and spectroscopy in the diagnosis of prostate cancer[J]. Eur J Radiol, 2010, 73: 352 - 356.

[12] Engelbrecht M R, Jager G J, Laheij R J, et al. Local staging of prostate cancer using magnetic resonance imaging: A meta-analysis[J]. Eur Ra-diol, 2002, 12: 2294 - 2302.

[13] Sung J, Espiritu J I, Seqall G M, et al. Fluorodeoxyglucose positron emission tomography studies in the diagnosis and staging of clinically advanced prostate cancer[J]. BJU Int, 2003, 92: 24 - 27.

[14] Chang C H, Wu H C, Tsai J J, et al. Detecting metastatic pelvic lymph nodes by ^{18}F - 2 - deoxyglucose positron emission tomography in pa-tients with prostate-specific antigen relapse after treatment for local-ized prostate cancer[J]. Urol Int, 2003, 70: 311 - 315.

[15] Liu lj, Zafar M B, Lai Y H, et al. Fluorodeoxyglucose positron emission tomography studies in diagnosis and staging of clinically organ confined prostate cancer[J]. Urology, 2001, 57(1): 108 - 111.

[16] Scher B, Seitz M, Albinger W, et al. Value of ^{11}C - choline PET and PET/CT in patients with suspected prostate cancer[J]. Eur J Nucl Med Mol Imaging, 2007, 34: 45 - 53.

[17] Giovacchini G, Picchio M, Briganti A, et al. ^{11}C choline positron emission tomography/ computerized tomography to restage prostate cancer cases with biochemical failure after radical prostatectomy and no disease evidence on conventional imaging [J]. J Urol, 2010, 184: 938 - 943.

[18] Castellucci P, Fuccio C, Nanni C, et al. Influence of trigger PSA and PSA kinetics on ^{11}C - choline PET/CT detection rate in patients with biochemical relapse after radical prostatectomy[J]. J Nucl Med, 2009, 50: 1394 - 1400.

[19] Bauman G, Belhocine T, Kovacs M, et al. ^{18}F - fluorocholine for prostate cancer imaging: a systematic review of the literature[J]. Prostate Cancer Prostatic Dis, 2012, 15: 45 - 55.

[20] Fricke E, Machtens S, Hofmann M, et al. Positron emission tomography with ^{11}C - acetate and ^{18}F - FDG in prostate cancer patients[J]. Eur J Nucl Med Mol Imaging, 2003, 30: 607 - 611.

[21] Even-Sapir E, Metser U, Mishani E, et al. The detection of bone me-tastases in patients with high-risk prostate cancer: ^{99m}Tc - MDP pla-nar bone scintigraphy, single- and multi-field-of-view SPECT, ^{18}F - fluoride PET, and ^{18}F - fluoride PET/CT[J]. J Nucl Med, 2006, 47: 287 - 297.

[22] Wang H Y, Ding H J, Chen J H, et al. Meta analysis of the diagnostic performance of ^{18}F - FDG - PET and PET/CT in renal cell carcinoma[J]. Cancer Imaging, 2012, 12: 464 - 474.

[23] Ferda J, Ferdova E, Hora M, et al. ^{18}F - FDG - PET/CT in potentially advanced renal cell carcinoma: a role in treatment decisions and prognosis estimation[J]. Anticancer Res, 2013, 33(6): 2655 - 2672.

第 23 章

^{18}F–多巴显像在神经系统的应用

23.1 概述

多巴胺受体系统是脑功能活动最重要的系统,而且还可能是运动性疾病治疗药物或精神神经中枢抑制药物的主要作用部位。基于多巴胺受体对腺苷酸环化酶活力的不同影响和受体识别特征以及用放射性受体结合分析方法将不同的配体与多巴胺受体结合表现不同特征,将其分为 D1、D2、D3、D4 和 D5 等多种受体亚型。又因 D1 与 D5 受体亚型结构同源性,统称为 D1 样受体,而 D2、D3、D4 统称为 D2 样受体。

23.2 多巴胺受体显像

目前临床上应用多巴胺 D2 受体 PET 或 SPECT 显像研究的疾病主要见于各种运动性疾病、精神分裂症、认知功能研究和药物作用及其疗效评价等。PD 是一种多巴胺受体性疾病,基本病因是黑质纹状体的变性脱落,同时纹状体的多巴胺受体发生变化,临床上用左旋多巴治疗 PD 取得了比较满意的效果。PD 一般依据震颤、强直和运动迟缓等典型症状以及对左旋多巴胺治疗有效即可做出诊断,但是部分临床症状不典型或无症状的 PD 患者(亚临床型)仍诊断困难,CT 和 MRI 对早期发现 PD 病变有一定限制,而 PET 则可能发现疾病在解剖结构发生改变之前早已出现的生理、生化、代谢和功能变化,从而达到早期诊断和及时治疗的目的。^{11}C 标记的 N–甲基螺旋哌啶酮(^{11}C – N –

本章作者:杨吉刚,主任医师,首都医科大学附属北京友谊医院。

methylspiperone,[11]C - NMSP)、[11]C-雷氯必利([11]C - raclopride)或[123]I标记的N-(1-乙基-2-四氢吡咯基)甲基-5-碘-2-甲氧基苯甲酰胺([123]I - IBZM)等多巴胺D2受体显像可见PD患者黑质和纹状体(特别是豆状核)D2受体数目轻度甚至明显减少,效力明显减低,HD病人基底节(特别是尾状核)多巴胺D2受体密度和活性明显减低,故利用此技术可以早期诊断PD(包括亚临床型),并可监测临床上用左旋多巴治疗PD病人的疗效,同时对神经精神药物的药理学研究和指导用药及研究影响多巴胺受体的生理性因素都有重要意义。

[11]C - raclopride是最常用的D2受体显像剂,与体内多巴胺竞争性结合纹状体D2受体,是可逆的。[11]C - raclopride D2受体显像示纹状体与大脑皮质(特异性/非特异性)摄取比值很高。正常人中该配体在基底节特异性摄取,而皮质和小脑摄取较少,静脉注射[11]C - raclopride后2~4 h特异性最高,服用抗精神病药物者特异性结合较低。有人对PD患者药物治疗期间连续进行受体显像发现,症状改善患者的纹状体正常。相比之下,[11]C - NMSP与体内多巴胺没有竞争,PET显像[11]C - NMSP结合几乎不可逆。因此,[11]C - raclopride显像受到体内多巴胺浓度的影响,而[11]C - NMSP则不会。PD患者的纹状体中[11]C - raclopride较[11]C - NMSP的结合率相对更高。这两种D2配基在纹状体不同区域的结合能力不同,壳核后部>壳核前部>尾状核[1]。

D2样受体显像能鉴别原发性PD(纹状体浓聚IBZM)和PD综合征(摄取减少),前者经多巴胺治疗效果明显,后者无效,这对PD和PD综合征的诊断和鉴别诊断以及制订合理化个体治疗方案具有重要临床意义。多巴胺D2受体显像是一种有望作为诊断和鉴别诊断椎体外系疾病的新技术和新方法,且可以用于监测疗效和判断预后。

23.3 多巴胺能神经递质显像

[18]F-多巴([18]F - Dopa)是多巴胺能神经递质显像剂,是左旋多巴的类似物,是多巴胺能神经元的神经递质,该显像剂能通过血脑屏障,入脑后分布在纹状体,经摄取、储存、释放以及与多巴胺受体进行特异性结合而发挥生理效应。

[18]F - Dopa最初用于评估帕金森病患者纹状体多巴胺系统的完整性。检查前禁食4~6 h,注射显像剂前1 h可嘱患者口服卡比多巴100~200 mg。卡比多巴是一种芳香族氨基酸脱羧酶抑制剂,通过抑制脑外组织[18]F - Dopa脱羧

转变为^{18}F-多巴胺,改善纹状体显像质量。^{18}F-Dopa 注射 1 h 后纹状体内药物浓度达到稳定水平,推荐静脉注射 185 MBq ^{18}F-Dopa,1 h 后进行图像采集。

^{18}F-Dopa 还可以用于诊断脑肿瘤,图像采集的最佳时间是注射显像剂后 10~30 min,因为肿瘤 SUVmax 出现的时间较纹状体早,这时显像可以避免受纹状体摄取峰值出现的影响。标准视觉分析对于诊断脑肿瘤敏感性高,但特异性低。为提高诊断的特异性,研究发现以肿瘤和纹状体的放射性计数比值(ratios between the tumor and striatum,T/S)>1.0 为诊断标准,诊断脑肿瘤的敏感性为 98%,特异性为 86%,阳性预测值为 95%,阴性预测值为 95%。高级别肿瘤的放射性摄取显著高于新诊断(非复发的)的低级别肿瘤。以 SUVmax 为 2.72 作为区别高级别或低级别肿瘤的标准,敏感性和特异性分别为 85% 和 89%[2]。

随着 PET/CT 的出现,^{18}F-Dopa 还被用于诊断神经内分泌肿瘤和胰腺细胞增生。另外,^{18}F-DopaPET 显像发现强迫症患者脑内某些区域的多巴胺代谢增加,这可能会对强迫症发病机制的研究有所帮助[3]。

23.4　多巴胺转运蛋白显像

多巴胺转运体(dopamine transporter,DAT)是位于多巴胺神经元突触前膜的转运蛋白,通过重新摄取多巴胺,调控多巴胺神经传递的强度和持续时间。DAT 的数量和功能的改变反映多巴胺神经元的变化。DAT 显像主要用于鉴别帕金森病和其他病因引起的帕金森综合征。英国一项研究对 743 名 PD 患者进行了超过 9 年的随访,结果显示^{123}I-FP-CIT 诊断 PD 的特异性为 98.7%,敏感性为 99.4%,阳性预测值为 98.7%,阴性预测值为 99.4%。

目前应用较多的 DAT 配体是碘标记的可卡因类似物^{123}I-FP-CIT。患者行^{123}I-FP-CIT SPECT 显像前无须禁食。若服用影响纹状体摄取显像剂的药物(如某些抗抑郁药和中枢神经系统激动剂),需停药 4 周后再检查。注射^{123}I-FP-CIT 前口服高氯酸钾或碘化钾溶液阻止甲状腺摄取游离的放射性碘。静脉缓慢注射^{123}I-FP-CIT 111~185 MBq(3~5 mCi),3~6 h 后采集图像。正常人双侧纹状体显影清晰,大小、形态和放射性分布均匀对称。PD 患者纹状体放射性分布通常左右不对称,在出现临床症状的对侧纹状体放射性摄取减低更显著,壳核较尾状核减低更明显,壳核背侧和后部的摄取减少较壳核的其他部位更明显。除^{123}I - FP - CIT 外,^{123}I - β - CIT、^{99m}Tc - TRODAT - 1、^{11}C - CFT 和^{18}F - FP - CIT 也是 DAT 显像剂。

23.5 Ⅱ型囊泡单胺转运体

Ⅱ型囊泡单胺转运体(vesicular monoamine transporter 2,VMAT2)是一种能将细胞质中的单胺类物质(多巴胺、5 -羟色胺、去甲肾上腺素和组胺)转运至突触囊泡中储存的突触末梢内囊泡的膜蛋白[4]。正常人壳核中的单胺在多巴胺、5 -羟色胺和去甲肾上腺素中所占的比例分别为 90%、9%和 1%。PD 患者黑质纹状体系统中与 VMAT2 结合的配体减少,临床上多用二羟基四苯喹嗪(DTBZ)作为示踪剂,PD 患者的壳核、尾状核(尤其后部)和黑质均可见放射性摄取减低。VMAT2 显像对于 PD 的早期诊断有较高的敏感性和特异性。正常对照的纹状体 VMAT2 示踪剂摄取率大约每年减少 0.5%,而早期 PD 患者的尾状核减少 44%,壳核减少约 70%,黑质减少约 50%。^{11}C - DTBZ 对临床鉴别 PD 患者和正常人以及原发性震颤患者的特异性>90%[5]。

参考文献

[1] Ishibashi K, Ishii K, Oda K, et al. Competition between ^{11}C - raclopride and endogenous dopamine in Parkinson's disease[J]. Nucl Med Commun, 2010, 31(2): 159 - 166.

[2] Chondrogiannis S, Marzola M C, Al-Nahhas A, et al. Normal biodistribution pattern and physiologic variants of ^{18}F - DOPA PET imaging[J]. Nucl Med Commun, 2013, 34(12): 1141 - 1149.

[3] Hsieh H J, Lue K H, Tsai H C, et al. L - 3, 4 - Dihydroxy - 6 -^{18}F - fluorophenylalanine positron emission tomography demonstrating dopaminergic system abnormality in the brains of obsessive-compulsive disorder patients[J]. Psychiatry Clin Neurosci, 2014, 68(4): 292 - 298.

[4] Hsiao I T, Weng Y H, Lin W Y, et al. Comparison of ^{99m}Tc - TRODAT - 1 SPECT and ^{18}F - AV - 133 PET imaging in healthy controls and Parkinson's disease patients[J]. Nucl Med Biol, 2014, 41(4): 322 - 329.

[5] Brooks D J, Frey K A, Marek K L, et al. Assessment of neuroimaging techniques as biomarkers of the progression of Parkinson's disease[J]. Exp Neurol, 2003, 184 Suppl 1: S68 - S79.

第 24 章

^{99m}Tc − MIBI 在甲状旁腺疾病中的诊断价值

24.1　概述

　　甲状旁腺来源于胚胎发育的第三、四对咽囊。正常成人甲状旁腺呈棕黄色、黄豆大小的扁椭球形腺体,一般位于甲状腺背外侧面真、假包膜间的疏松结缔组织内,即甲状腺鞘内,也可位于鞘外或埋入甲状腺组织中。甲状旁腺一般有 4 个,上下各一对,上对位于甲状腺侧叶后面上、中 1/3 交界处,下对多位于甲状腺侧叶后面中、下 1/3 交界处以下至下极的后外侧。每个甲状旁腺腺体的大小约为 6 mm×4 mm×2 mm,重量大约在 30~50 mg。甲状旁腺的位置和数目变异较大,位置变异大主要是因为下对甲状旁腺从第三咽囊起源后要经历比较长的路径和复杂的迁移过程,而多余的甲状旁腺起源于咽囊的背侧或腹侧的翼,异位于上至环状软骨下至纵隔的各个部位。尸检分析提示有三个甲状旁腺的比例大约是 3%,四个甲状旁腺的比例大约是 84%,而多于 4 个腺体的大约在 13%。约有 15%~20% 的甲状旁腺可发生异位,异位甲状旁腺可存在于胸腺、纵隔膜、甲状腺、颈动脉鞘、气管后、颈动脉分叉处,最常见为颈动脉鞘、气管食管沟或纵隔内,其中尤以纵隔内最多见。

　　甲状旁腺的血液供应主要来自甲状腺上、下动脉,少数来自包绕食管和气管的小血管。

　　甲状旁腺的实质主要由排列成索状或团状的腺细胞组成,其间有少量的结缔组织和丰富的毛细血管。甲状旁腺的细胞主要由主细胞构成,此外还有

本章作者:尹雅芙,主任医师,中国医科大学附属第一医院。

很少量的嗜酸性细胞和水样透明细胞等。主细胞富含糖原,分泌甲状旁腺激素(parathyroid hormone,PTH),根据 HE 染色胞质着色不同,主细胞可分为明细胞和暗细胞。嗜酸性细胞数量极少,散布在主细胞之间,胞质内富含嗜酸性颗粒,电镜下,嗜酸性颗粒就是密集的线粒体。水样透明细胞以丰富的透明胞浆和界限清楚的细胞膜为特征。有证据表明,嗜酸性细胞和水样透明细胞都是主细胞的形态学变异,这些变异反映了不同的生理活性。

甲状旁腺的主要生理作用是合成、储存和分泌甲状旁腺激素,通过 PTH 对肾脏、骨骼和肠道的作用来调节血清钙磷的浓度。PTH 是由甲状旁腺主细胞分泌的碱性单链多肽类激素,是由 84 个氨基酸残基组成的单链多肽分子,分子量 9 500,其 N 端前 34 个氨基酸残基集中了 PTH 主要的生物学活性。PTH 与降钙素(calcitonin,CT)和 VitD 一起构成了对血液中离子钙瞬间和慢性调节系统,并借助骨骼、肾脏和肠道实现这种调节,使血中的钙浓度维持在一个非常狭窄的范围内,保证了机体内环境的相对稳定。PTH 直接作用于骨和肾,促进骨钙入血,促进肾近曲小管重吸收钙,升高血钙,抑制近曲小管重吸收磷,降低血磷的水平。PTH 促进 $1-\alpha$ 羟化酶使 $25-(OH)D_3$ 转化为有活性的 $1,25-(OH)D_3$,间接起到加强肠道对钙、磷吸收的功能。PTH 不受垂体调控,与血钙离子浓度之间存在反馈关系,血钙离子浓度降低可刺激 PTH 释放;反之,则抑制 PTH 分泌。正常人血浆中 PTH_{84} 的浓度为 $10\sim65$ ng/L,在血液中的半衰期约为 20 min,主要在肝脏(70%)和肾脏(20%)内灭活。

24.2 甲状旁腺疾病的分类

甲状旁腺疾病主要包括甲状旁腺功能亢进症(hyperparathyroidism,简称甲旁亢)和甲状旁腺功能减退症(hypoparathyroidism,简称甲旁减)。甲旁亢分为原发性甲状旁腺功能亢进症(primary hyperparathyroidism,PHPT)、继发性甲状旁腺功能亢进症(secondary hyperparathyroidism,SHPT)、三发性甲状旁腺功能亢进症(tertiary hyperparathyroidism,THPT)及假性甲状旁腺功能亢进症(pseudohyperparathyroidism)。

原发性甲状旁腺功能亢进症是由于甲状旁腺本身的病变(肿瘤或增生)引起的 PTH 合成和分泌过多,导致钙、磷、骨代谢紊乱的一种全身性疾病,表现为骨吸收增加的骨骼病变、肾结石、高钙血症和低磷血症。PHPT 常见的病理改变有甲状旁腺腺瘤、甲状旁腺增生、甲状旁腺癌,其中以腺瘤最常见。

PHPT 的治疗以手术为主。

继发性甲状旁腺功能亢进症是由于甲状旁腺以外的各种原因引起的低血钙长期刺激甲状旁腺增生,分泌过多 PTH 而引发的一种临床综合征,常见的原因包括慢性肾功能不全、肠道吸收不良和维生素 D 缺乏等,其中以慢性肾功能不全最为多见。SHPT 的治疗包括内科治疗、局部介入治疗和手术治疗。手术治疗主要用于严重的、内科治疗无效的、难治性 SHPT。

三发性甲状旁腺功能亢进症是在长期继发性甲旁亢的基础上,由于甲状旁腺腺体受到低血钙强烈和持久的刺激,部分增生的甲状旁腺组织转变为腺瘤,自主地分泌过多的 PTH,即使在原发因素去除后,甲状旁腺功能仍不能恢复正常。常见于严重肾功能不全、肾脏移植术后等情况。THPT 的临床表现包括原发病的表现和甲旁亢的表现,一旦确诊为 THPT 应考虑手术治疗。

假性甲状旁腺功能亢进症又称异源性 PTH 综合征或异位 PTH 增多症,指非甲状旁腺(肝、肺、肾和卵巢等)发生的恶性肿瘤分泌 PTH 或者类似于 PTH 的多肽物质、前列腺素或破骨性细胞因子等,产生与原发性甲状旁腺功能亢进症相似的高钙血症、低磷血症等表现。三发性甲旁亢和假性甲旁亢少见。

24.3 99mTc-MIBI 甲状旁腺显像原理及方法

24.3.1 99mTc-MIBI 甲状旁腺显像原理

99mTc-MIBI 是亲脂性的具有阳离子特征的放射性药物,主要发射 140 keV 的 γ 射线,物理半衰期为 6.02 h。99mTc-MIBI 进入甲状旁腺的机制主要是主动运输与被动扩散,而功能亢进细胞加大的膜电位可促进以上过程。其在体内的分布和局部的血流灌注成正比,一旦进入细胞,主要位于线粒体内。甲状旁腺腺瘤及增生的甲状旁腺组织和其他肿瘤细胞内含有嗜酸细胞,富含大量的线粒体,能够摄取 99mTc-MIBI 并长时间滞留,其在线粒体内的浓度是细胞外浓度的 1 000 倍。正常甲状腺组织和功能亢进的甲状旁腺组织都摄取 99mTc-MIBI,但对 99mTc-MIBI 的洗脱速度不同。在注射 99mTc-MIBI 后,早期相显像时正常的甲状腺组织和功能亢进的甲状旁腺组织同时显影。延迟相显像时,由于正常甲状腺组织对 99mTc-MIBI 的洗脱较快,所以放射性摄取明显降低,而功能亢进的甲状旁腺组织由于洗脱延迟仍有一定的放射性摄取,故而显像明显,易于诊断。

此外,^{99m}Tc-高锝酸盐只被正常甲状腺组织摄取而甲状旁腺组织不摄取,因此将^{99m}Tc-MIBI显像与^{99m}Tc-高锝酸盐显像进行减影处理,可获得清晰的功能亢进的甲状旁腺组织影像。

24.3.2 ^{99m}Tc-MIBI甲状旁腺显像方法

1) 双时相平面显像

患者经静脉注射^{99m}Tc-MIBI 370~740 MBq(10~20 mCi)后,分别于15 min和2 h采集早期和延迟图像。两次图像采集方式一样,患者均取仰卧位,固定头部,肩下可垫一小枕头,让颈部伸展。采用低能高分辨或低能通用平行孔准直器,能峰140 keV,窗宽20%,矩阵128×128或256×256,放大2~4倍,采集300 s。采集范围为颈-上胸部,前位采集。

2) SPECT断层显像

患者体位同前,静脉注射^{99m}Tc-MIBI 740 MBq(20 mCi),采集开始时间同前(早期相和延迟相)。SPECT断层采集,采用低能高分辨或低能通用平行孔准直器,能峰140 keV,窗宽20%,矩阵64×64或128×128,放大2倍,探头绕颈部旋转360°,采集64帧,每帧采集15~20 s。

SPECT断层显像较平面显像具有更高的灵敏性,假阴性低,定位更准确,尤其对甲状腺后的小腺瘤,探测能力比平面显像好。

3) SPECT/CT图像融合显像

SPECT/CT是将SPECT和CT进行同机采集和图像融合,避免了因异机采集的体位变动而导致的功能图像和解剖图像的错位融合。扫描范围从颌下腺部位至上纵隔,SPECT与CT平扫范围一致。SPECT采集方式同上述断层显像。CT扫描层厚3~5 mm,横断面螺旋扫描,软组织窗,窗宽300~400 Hu,窗位30~40 Hu。

SPECT/CT融合显像既可以对功能亢进的甲状旁腺进行更精准的功能和解剖定位,CT又可对SPECT图像进行衰减校正,提高图像质量。SPECT/CT融合显像真正做到了解剖图像和功能图像的融合,对功能亢进的甲状旁腺的诊断有高度的灵敏性、特异性和准确性,又能对病灶进行准确定位,可帮助外科医生缩小探查范围,缩短手术时间,更容易找到异位甲状旁腺,提高手术成功率。

SPECT/CT融合显像提高了SPECT定位、定性的准确性,对甲状旁腺功能亢进症病灶定位诊断具有更高的价值,尤其在发现及定位异位甲状旁腺组织具有更强的优势。近期的一项 Meta 分析显示，^{99m}Tc - MIBI SPECT/CT 双时相显像对甲状旁腺腺瘤定位诊断的敏感性为 86%，高于 SPECT 显像和平面显像(74% 和 70%)[1]。

4) ^{99m}Tc - MIBI/^{99m}TcO$_4^-$ 双核素减影法

静脉注射 ^{99m}Tc - MIBI 370～740 MBq(10～20 mCi)，15～30 min 后患者取仰卧位，头部固定，颈部伸展，视野包括颈部及上纵隔。应用配备有低能高分辨或低能通用平行孔准直器的 γ 照相机或 SPECT 进行前位像显像。随后在患者保持体位不变条件下，静脉注射 ^{99m}TcO$_4^-$ 185 MBq(5 mCi)，15 min 后再次行包括颈部及上纵隔部位的显像。应用计算机图像处理软件将 ^{99m}Tc - MIBI 图像减去 ^{99m}TcO$_4^-$ 图像，即为甲状旁腺减影图像。

24.4　^{99m}Tc - MIBI 甲状旁腺显像图像分析

24.4.1　正常影像

正常甲状旁腺较小，在 ^{99m}Tc - MIBI 显像中不显影。在双时相显像早期相及延迟相仅见甲状腺显影，早期相放射性浓聚较多，延迟相仅见较淡的放射性分布，甲状腺外区域无异常放射性增高或浓聚影。

双核素减影法显像在减影处理后的图像上甲状腺区无局限性放射性浓聚影或仅有较淡的大致均匀的甲状腺影像，甲状腺外区域无异常放射性增高或浓聚影。

24.4.2　异常影像

功能亢进的甲状旁腺组织(腺瘤或增生等)在 ^{99m}Tc - MIBI 显像中表现为单个或多个放射性浓聚影，多为圆形、椭圆形、管形或不规则形。位置多在甲状腺内，亦可在纵隔等甲状腺之外区域。甲状旁腺增生多表现为一个以上的放射性浓聚影，腺瘤则多为单个放射性浓聚影。位于甲状腺内的放射性浓聚影应注意与甲状腺原发病变如腺瘤或甲状腺癌相鉴别。诊断异位甲状旁腺时，纵隔区等部位出现的局限性放射性浓聚影应注意与肺部恶性肿瘤及其转移灶相鉴别。

双时相显像早期相示甲状腺显影，甲状腺区域可见单个或多个异常放射性浓聚影；延迟相甲状腺影像基本消退，甲状腺区域仍可见单个或多个异常放射性浓聚影，是典型的功能亢进的甲状旁腺组织显影的图像。早期相及延迟相示甲状腺区域始终未见放射性浓聚影,甲状腺以外的颈部区域或纵隔区始终可见单个或多个异常放射性浓聚影,是典型的功能亢进的异位甲状旁腺组织显影的图像。

双核素减影法显像在减影处理后的图像上可见甲状腺区域单个或多个异常放射性浓聚影;或甲状腺外的颈部区域或纵隔区可见单个或多个异常放射性浓聚影。

24.5 临床应用

^{99m}Tc - MIBI 甲状旁腺显像主要用于甲状旁腺功能亢进症的定性和定位诊断;异位甲状旁腺的诊断;各种原因导致 PTH 升高的鉴别诊断。^{99m}Tc - MIBI 甲状旁腺显像不适宜甲状旁腺功能减退症的诊断。

24.5.1 原发性甲状旁腺功能亢进症

原发性甲状旁腺功能亢进症是由于一个或多个甲状旁腺腺体异常引起的 PTH 的合成与分泌过多,而导致的一系列病变,引起钙磷代谢紊乱,累及骨骼、肾脏、消化系统、神经系统等多个器官和系统。2005 年美国指南指出,PHPT 病因中以甲状旁腺腺瘤最为常见(约占 80%~85%),其次为甲状旁腺增生(约占 10%~15%),少数为甲状旁腺癌(低于 1%)[2]。近期国内文献报道甲状旁腺腺瘤约占 78%~92%,单发腺瘤约占 80%,多发生位于甲状腺下极的甲状旁腺,多发腺瘤约 1%~5%[3]。增生的甲状旁腺一般 4 个腺体都增生肥大,也有以 1 个增生为主,组织学上为主细胞或水样透明细胞增生,伴有间质脂肪、细胞内基质量的增多,与正常甲状旁腺组织移行,常保存小叶结构,但尚没有公认的腺瘤和增生形态的标准。甲状旁腺癌少见,国内文献报道占 3%~6%,一般瘤体较腺瘤大,生长较慢,颈部检查常可扪及,切除后可再生长,细胞核大深染,有核分裂,有包膜和血管浸润、局部淋巴结和远处转移,转移多以肺部最常见,其次为肝脏和骨骼。甲状旁腺癌可分为功能性和非功能性。伴有功能亢进的甲状旁腺癌占原发性甲旁亢的 1%~2%以下,非功能性甲状旁腺癌血清钙和 PTH 正常。3%~10%的病例系多发性内分泌腺瘤病[3]。

24.5.1.1 PHPT 的临床表现

PHPT 最常见于成人,发病高峰为 30~50 岁,女性多于男性。起病缓慢,临床表现各异。国内文献报道大多数 PHPT 患者均有明显的临床表现,而在西方国家,无症状性甲旁亢占多数。PHPT 的临床表现主要包括高钙血症、骨骼病变及泌尿系统病变等三组症状,通常分为骨型、肾型、混合型三类,骨型主要表现为脱钙、骨质疏松、不明原因骨折、棕色瘤等;肾型主要表现为泌尿系统结石;混合型为两者均具备。但 PHPT 临床表现缺乏特异性。国内文献报道骨型 PHPT 占 52%～61%,肾型占 2%～12%,混合型占 28%～36%[4]。

1) 高钙血症

血钙水平增高影响多个系统,症状的出现和轻重程度与血钙水平升高速度及患者的忍耐性有关。中枢神经系统的表现包括记忆力减退、情绪不稳定、淡漠、性格改变、反应迟钝、嗜睡等,有时由于症状无特异性,患者可被误诊为神经症。神经肌肉系统可出现倦怠,四肢无力,以近端肌肉为著,可出现肌萎缩,常伴有肌电图异常。当血清钙超过 3 mmol/L 时,容易出现明显精神症状如幻觉、躁狂,甚至昏迷。消化系统可表现为食欲减退、腹胀、消化不良、便秘、恶心、呕吐;约 10%～24% 患者可发生消化性溃疡;约 5%～10% 的患者可伴有急性或慢性胰腺炎发作,临床上慢性胰腺炎为甲旁亢的一个重要诊断线索,一般胰腺炎是血钙降低,如患者血钙正常或增高,应考虑是否有甲旁亢的存在。软组织钙化影响肌腱、软骨等处,可引起非特异性关节痛。皮肤钙盐沉积可引起皮肤瘙痒。

2) 骨骼系统

患者早期可出现骨痛,主要发生于腰背部、髋部、肋骨与四肢,局部有压痛。后期主要表现为纤维囊性骨炎,可出现骨骼畸形与病理性骨折,身材变矮,行走困难,甚至卧床不起。部分患者可出现骨囊肿,表现为局部骨质隆起。

3) 泌尿系统

长期高血钙可影响肾小管的浓缩功能,出现多尿、夜尿、口渴等症状,还可出现肾结石和肾实质钙化,反复发作的肾绞痛与血尿。尿路结石可诱发尿路感染或引起尿路梗阻,或进一步发展成慢性肾盂肾炎,影响肾功能。肾钙质沉着症可导致肾功能逐渐减退,最后引起肾功能不全。

4) 其他

多项研究提示在 PHPT 患者中糖代谢异常、胰岛素抵抗及肥胖的发生率增高,亦为心血管疾病,尤其是缺血性心脏病的危险因素。

5) 高钙危象

严重病例可出现重度高钙血症,伴明显脱水,威胁生命,应紧急处理。

24.5.1.2　PHPT 的辅助检查

1）血清 PTH 测定

测定血清 PTH 可以直接了解甲状旁腺的功能。全分子 PTH 1~84 测定是 PHPT 的主要诊断依据。血清 PTH 水平增高结合血清钙值一起分析有利于鉴别原发性和继发性甲旁亢。PTH 升高幅度可达正常值 5~30 倍[5]。

2）其他血清学检测

血清钙反复多次超过 2.75 mmol/L 或血清游离钙超过 1.28 mmol/L 应视为疑似病例。如同时伴有维生素 D 缺乏，肾功能不全或低白蛋白血症，血清总钙可不高，但血清游离钙水平总是增高。血清磷一般降低，但在肾功能不全时血清磷可不低。血清碱性磷酸酶常增高，在骨骼病变比较显著的患者尤为明显。血氯常升高，可出现代谢性酸中毒。

3）尿液检测

尿钙常增加，但由于 PTH 降低血钙的清除率，当血清钙低于 2.87 mmol/L 时，尿钙增加可不明显。尿磷常增高，由于饮食等因素的影响，诊断意义不如尿钙增多。尿羟脯氨酸常增高，与血清碱性磷酸酶增高一样，均提示骨骼明显受累。

4）X 射线检查

X 射线表现与病变的严重程度相关。典型表现为普遍性骨质疏松，弥漫性脱钙；头颅相显示毛玻璃样或颗粒状，少见局限性透亮区；指（趾）有骨膜下吸收，皮质外缘呈花边样改变；牙周膜下牙槽骨硬板消失；纤维性囊性骨炎在骨的局部形成大小不等的透亮区，长骨骨干多见。腹部平片示肾或输尿管结石、肾钙化。

5）骨密度测定

原发性甲旁亢是继发性骨质疏松的重要原因之一。PTH 持续性大量分泌对皮质骨有强的促进骨吸收的作用，如桡骨远端 1/3 处；当 PTH 间歇性轻度分泌增多时，对以小梁骨为主的部分还有一定的促进合成作用，如腰椎和髋部。因此在原发性甲旁亢患者中桡骨远端 1/3 部位的骨密度降低较腰椎和髋部更明显。部分原发性甲旁亢患者可仅有骨密度的减低。

6）颈部超声检查

超声检查价格低廉、操作简单、无创伤、可重复检查。甲状旁腺腺瘤超声检查常表现为低回声，质地均匀，形态规则，与邻近的甲状腺组织腺体样回声有明显区别。超声可很好显示增大的位于甲状腺下极和上极的甲状旁腺。但是超声检查也存在不足之处：超声检查准确性依赖操作者的经验和仪器性能；对于甲状腺多发结节尤其是外凸结节和位于背侧的结节可能影响准确率；

很难发现异位甲状旁腺,对于异位于甲状腺内的、气管食管沟内的、食管后方、纵隔内或其他部位的甲状旁腺,颈部彩超诊断的敏感性较低。

7) 放射性核素检查

目前,甲状旁腺核素显像已成为甲状旁腺腺瘤和增生诊断及定位的主要显像方法之一。有研究报道,^{99m}Tc - MIBI 双时相显像对 PHPT 患者诊断的敏感性为 85%～95%,而且减影法漏诊率低于双时相法,双时相显影方法中有 20% 的阴性患者经减影法可发现病灶[6]。随着定量及定性方法的不断改进,甲状旁腺核素显像不仅仅应用于术前的诊断,而且可以辅助临床医生在内科和外科治疗间做出选择[7]。影响甲状旁腺核素显像诊断准确性的主要因素包括病灶局部的血流灌注、病灶的大小、腺体细胞的功能活性等。此外,放射性核素骨显像对 PHPT 具有以下临床意义:判断有无骨骼受累;累及骨骼的程度和部位;有助于判断病变严重程度及病程长短,为临床提供可靠信息。PHPT 患者骨骼受累放射性核素骨显像可表现为全身骨骼显影增强,部分患者呈超级骨显像改变,或局部骨放射性摄取增强,特点是颅骨弥漫性放射性浓聚和下颌骨放射性浓聚。通过全身骨显像能够诊断和定位棕色瘤(纤维囊性骨炎),图像表现为全身骨可见单发或多发的异常放射性增高区。

8) CT

CT 检查分辨率高、灵敏度高,能够清晰地显示甲状旁腺腺瘤或增生,及其与毗邻组织的解剖关系,定位准确度高。薄层 CT 可以显示微小病变,具有重要诊断价值。对位于胸骨后、食管后、纵隔的甲状旁腺组织的 CT 定位的准确性要强于彩超。

9) MRI

MRI 对软组织分辨率高,与 CT 比较更适宜对颈根部和纵隔内甲状旁腺腺瘤的检查。甲状旁腺腺瘤在 MRI 长 TR、长 TE 序列中表现为高信号,在短 TR、短 TE 序列中表现为等信号[8]。MRI 对甲状旁腺腺瘤诊断的敏感性可达 90%,但对甲状旁腺增生的敏感性只有 50%～60%[9]。对伴发甲状腺腺瘤或异位在甲状腺内的甲旁亢的诊断敏感性很低[9]。此外,MRI 检查费用较高,诊断价值不及甲状旁腺核素显像,故不作为常规检查。

24.5.1.3　PHPT 的诊断

原发性甲旁亢的定性诊断:本病诊断主要依据临床表现和血钙、血磷和 PTH 浓度的测定。如患者有反复发作的泌尿系结石、骨痛、骨骼 X 射线摄片有骨膜下皮质吸收、囊肿样变化、多发性骨折或畸形等;实验室检查有高钙血症、低磷血症、血清碱性磷酸酶增高、尿钙增高,诊断基本上可以确定。明确诊断尚需作血清 PTH 测定,并结合血清钙测定,特别是早期、无症状患者,血清 PTH 增高的同时伴有高钙血症是重要的诊断依据。必要时可行甲状旁腺功能测试,如肾小管重吸收磷率、糖皮质激素抑制试验等。

PHPT 的定位诊断:手术切除是 PHPT 治疗的重要手段,但由于甲状旁腺病变组织体积较小,术前触诊很少能触及病变腺体,部分患者尚存在异位甲状旁腺腺瘤,因此准确的术前定位诊断是手术成功的关键之一。目前的定位诊断包括颈部超声检查、放射性核素检查如^{99m}Tc - MIBI 显像、颈部及纵隔 CT 扫描、MRI 等影像学检查。其中以放射性核素^{99m}Tc - MIBI 显像临床应用价值最大。

24.5.1.4 PHPT 的治疗

目前最有效的治疗方法是手术切除亢进的组织或腺瘤,由于甲状旁腺腺体的体积小,位置深不易触及,特别是对多发性腺瘤、腺癌、异位甲状旁腺以及曾经有过手术史造成解剖结构改变的患者,易导致手术失败,明确的定位诊断可减少手术探查的范围,缩短手术时间,提高手术的成功率。术前明确诊断和精确定位,是手术成功的关键。传统的外科手术为双侧颈部的探查,然而根据最新的进展报道,甲状旁腺微创手术已被应用于临床,而^{99m}Tc - MIBI 显像在甲状旁腺微创手术的术前定位有着至关重要的作用[10]。

24.5.1.5 ^{99m}Tc - MIBI 甲状旁腺显像

PHPT ^{99m}Tc - MIBI 甲状旁腺显像特征性影像表现:双时相显像示早期相功能亢进的甲状旁腺组织与甲状腺同时显影;延迟相,甲状腺放射性分布明显减淡,功能亢进的甲状旁腺组织放射性分布增浓,可表现为甲状腺区域一个或多个放射性浓聚影,如图 24 - 1、图 24 - 2 所示。患者因"腰疼 1 个月,加重 20 天"入院。术前 PTH 109.23 pmol/L,血钙 3.14 mmol/L,血磷0.75 mmol/L。术前^{99m}Tc - MIBI 甲状旁腺双时相显像示:15 min 显像示甲状腺显影,左叶下极下方见放射性异常浓聚影;2 h 显像示甲状腺影像明显减淡,左叶下极下方放射性异常浓聚影未见明显减淡。结论:甲状腺左叶下极下方放射性异常浓聚影,甲状旁腺高功病变改变可能性大。择期行"甲状旁腺腺瘤切除术",术后病理"甲状旁腺腺瘤,细胞增生活跃"。术后 3 天 PTH 7.08 pmol/L,血钙 2.33 mmol/L,血磷 0.52 mmol/L。

优点:^{99m}Tc - MIBI 双时相甲状旁腺显像是目前最常用的甲状旁腺显像方法,因其良好的特异性及敏感性、较好的临床适应性,在临床已广泛应用于该疾病的诊断和术前定位。此外还可以利用便携式 γ 探测仪做术中定位功能

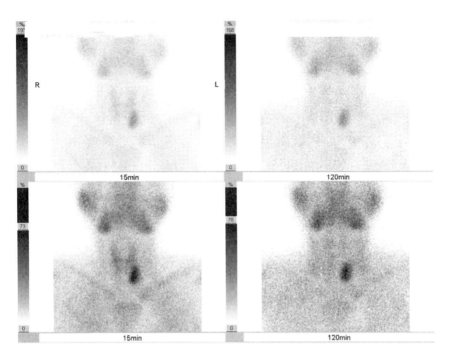

图 24‒1　患者 PHPT 99mTc‒MIBI 甲状旁腺显像

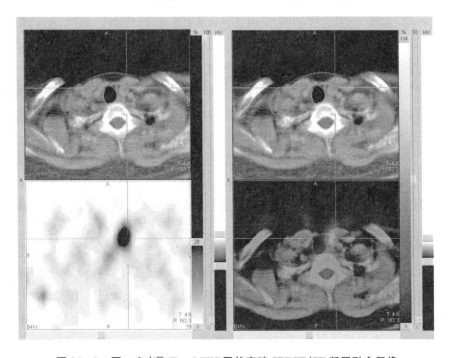

图 24‒2　同一患者99mTc‒MIBI 甲状旁腺 SPECT/CT 断层融合显像

亢进的甲状旁腺,从而提高甲状旁腺手术切除的准确率。^{99m}Tc - MIBI 显像对甲旁亢诊断的敏感性在 90% 以上,特异性在 80% 以上,准确性在 90% 以上,并能准确定位病变甲状旁腺组织的位置及数量[11]。

缺点:这项技术虽然简单容易操作,但当甲状旁腺病灶较小、位置较深、病变清除^{99m}Tc - MIBI 快于或等于甲状腺时,可出现假阴性结果。由于甲状腺结节也可能摄取^{99m}Tc - MIBI,因此不能很好地区分甲状腺结节和甲状旁腺结节。^{99m}Tc - MIBI 能够定位诊断 90% 的腺瘤,包括异位腺体,而在多腺性疾病中并不准确[12]。但是^{99m}Tc - MIBI 显像技术仍是甲状旁腺疾病手术术前定位的首选方法。

24.5.2 继发性甲状旁腺功能亢进症

继发性甲状旁腺功能亢进症的原因包括肾功能不全、骨质软化症和小肠吸收不良等。慢性肾功能不全晚期容易导致继发性甲旁亢,低钙、高磷血症及肾脏生成 1,25 -羟维生素 D3 障碍使 PTH 的合成分泌增加,在继发性甲旁亢的发生中起至关重要的作用。PTH 能够抑制骨细胞并使大单核细胞转化为破骨细胞而促进骨吸收,骨密度降低,导致慢性骨病。PTH 的分泌主要受血钙浓度的调节,甲状旁腺主细胞对低血钙敏感,血钙浓度轻微下降时,血 PTH 会迅速增加,长时间的低血钙可引起甲状旁腺增生,功能亢进。升高的 PTH 加重钙、磷和骨代谢紊乱,可引起多系统病变,与原有的慢性肾脏病互为因果构成恶性循环,严重影响患者的生活质量和生存时间,是导致患者死亡的独立危险因素。其治疗主要为内科药物或外科手术治疗。

^{99m}Tc - MIBI 甲状旁腺显像在继发性甲旁亢的诊断中非常重要,甲状腺显像已被广泛应用于 SHPT 的定性诊断和术前定位诊断(见图 24 - 3),以及利用便携式 γ 探测仪做术中定位甲状旁腺,从而提高甲状旁腺手术切除的准确率。

图 24 - 3 所示患者因"肾衰透析 13 年,全身骨痛 2 年"入院。术前 PTH 297.35 pmol/L,血钙 2.63 mmol/L,血磷 2.52 mmol/L。术前^{99m}Tc - MIBI 甲状旁腺双时相显像示:15 min 显像示甲状腺显影,甲状腺双叶上极及左叶下极下方见放射性异常浓聚影;2 h 显像示甲状腺双叶上极及左叶下极下方放射性异常浓聚影未见明显减淡,余部甲状腺影像明显减淡。结论:甲状腺双叶上极及左叶下极下方放射性异常浓聚影,甲状旁腺高功病变改变可能性大。

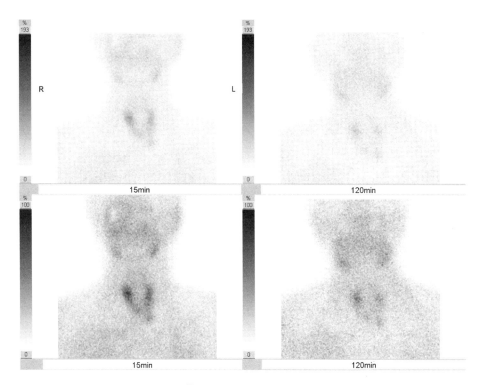

图 24 - 3 99mTc - MIBI 继发性甲状旁腺显像

行"甲状旁腺全切术",术中病理提示：4 枚甲状旁腺均符合甲状旁腺腺瘤。术后服用罗盖全及钙尔奇；术后复查 PTH 2.7 pmol/L,血钙 2.19 mmol/L,血磷 1.13 mmol/L。

24.5.3 异位甲状旁腺

由于胚胎发育异常引起甲状旁腺腺体异位,异位甲状旁腺可能出现在胸骨后、气管后方、颈动脉鞘内,甚至出现在胸腺或甲状腺内,因而给临床诊断和治疗带来诸多困难,也是甲状旁腺功能亢进症手术失败的主要原因之一。异位甲状旁腺的发生率约为 15%～20%。

99mTc - MIBI 甲状旁腺显像包括双时相法、双核素减影法以及 SPECT 断层显像、SPECT/CT 融合显像。正常甲状旁腺在 99mTc - MIBI 显像中不显影,只有功能亢进的甲状旁腺组织才会显影,因此 99mTc - MIBI 甲状旁腺显像具有较高的敏感性。有报道显示 99mTc - MIBI 双时相显像对原发及异位甲旁亢显像的敏感性为 82%～100%。而且 99mTc - MIBI 甲状旁腺显像的扫描视野包括颈部和上纵隔,因此对异位甲状旁腺病灶的定位诊断有明显的优势。SPECT断层显像的应用又提高了诊断的灵敏度,尤其是病灶较小时,平面显像不易发现,并可鉴别平面显像时甲状腺内的放射性浓聚影是位于甲状腺内还是甲状腺后面。SPECT/CT融合显像实现了解剖图像和功能图像的融合,既可以通过SPECT诊断和定位异位高功能病变,通过CT又可准确定位异位腺体的解剖位置和毗邻关系,为外科手术提供准确信息,是最有效的探测异位甲状旁腺的方法,可以帮助外科医生缩小探查范围,缩短手术时间,提高手术的成功率。

异位甲状旁腺的^{99m}Tc-MIBI显像典型影像:双时相显像或双核素减影显像可见甲状腺外的颈部或纵隔内可见单个或多个放射性浓聚影,如图24-4、图24-5所示。

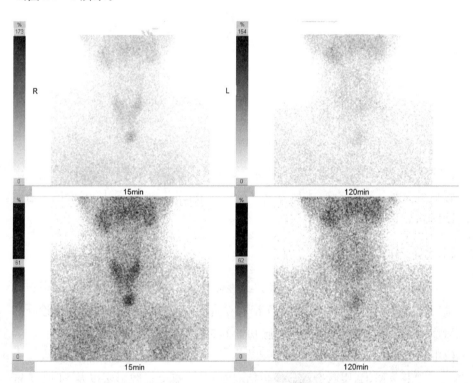

图24-4　患者^{99m}Tc-MIBI显像

^{99m}Tc-MIBI显像阳性提示甲状旁腺功能亢进,但不能区分甲状旁腺是增生、腺瘤或者腺癌。原发性甲旁亢是甲状旁腺本身的病变所致的甲状旁腺功能亢进,多见于甲状旁腺腺瘤,并以单个病变多见,血钙浓度增

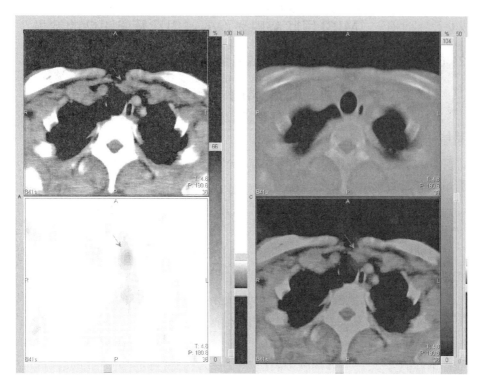

图 24 - 5　同一患者99mTc - MIBI 甲状旁腺 SPECT/CT 断层融合显像

高；而 SHPT 的初始病因为其他原因导致血钙浓度降低，刺激甲状旁腺增生或腺瘤形成，从而导致功能亢进，多表现为甲状旁腺增生，以多个病变多见。

图 24 - 4 和图 24 - 5 所示的患者因"发现血钙升高 1.5 个月"入院。术前 PTH 24.10 pmol/L，血钙 3.14 mmol/L，血磷 0.74 mmol/L。术前99mTc - MIBI 甲状旁腺双时相显像示：15 min 显像示甲状腺显影，甲状腺下方（断层显像定位于 T3 水平气管左前方）见放射性分布异常增浓影，2 h 显像示甲状腺影像明显减淡，甲状腺下方仍见显像剂分布增浓影。结论：甲状腺下方（T3 水平气管左前方）放射性异常浓聚影，甲状旁腺高功病变改变可能性大。择期行"甲状旁腺腺瘤切除术"，术中探查发现肿物位于甲状腺左叶下极下方约 1.5 cm 处，胸腺韧带内，实性质软，长径约 1 cm。术后病理示：甲状旁腺腺瘤伴周围淋巴结内淋巴组织增生。术后服用罗盖全及钙尔奇，术后复查 PTH 3.2 pmol/L，血钙 1.95 mmol/L，血磷 1.40 mmol/L。

24.6 ^{99m}Tc-MIBI 甲状旁腺显像的假阳性及假阴性的结果

24.6.1 引起^{99m}Tc-MIBI甲状旁腺显像假阴性的原因

（1）甲状旁腺腺瘤或增生的腺体体积较小时，容易出现假阴性。

（2）存在异位甲状旁腺，但位置超出常规 SPECT 采集视野，扫描范围不足导致假阴性。

（3）甲状旁腺腺瘤同时伴有甲状腺功能亢进，甲状腺^{99m}TcO$_4^-$摄取增强，影响双核素减影法的减影结果。

（4）甲状旁腺腺瘤病灶伴有囊性变、出血、坏死、纤维化等病理改变，对^{99m}Tc-MIBI摄取减少导致假阴性。

（5）部分甲状旁腺腺瘤对^{99m}Tc-MIBI 清除率并不比正常甲状腺慢，双时相显像可造成假阴性，故当双时相法阴性而临床高度怀疑时，应当行减影法。

（6）高表达糖蛋白-P 或多种耐药性相关蛋白 MRP 的甲状旁腺腺瘤对^{99m}Tc-MIBI 的浓聚明显减少，引起假阴性改变。

（7）对继发性甲旁亢，病变摄取^{99m}Tc-MIBI 的量可能主要取决于病变嗜酸性细胞的多少，嗜酸性细胞少的病变，因线粒体少，^{99m}Tc-MIBI 的摄取少且清除快，^{99m}Tc-MIBI 显像呈假阴性改变。

（8）显像剂、仪器及采集条件等不正确或注射药物剂量过多，延迟时间过短等操作不当导致假阴性。

由于以上原因影响结果判断[13,14]，因此对于临床高度怀疑甲旁亢而^{99m}Tc-MIBI显像阴性的患者，应当注意排除可能的干扰因素后再排除甲状旁腺功能亢进的诊断。

24.6.2 引起^{99m}Tc-MIBI甲状旁腺显像假阳性的原因

（1）甲状腺腺瘤：甲状腺高功能腺瘤对^{99m}Tc-MIBI 的摄取明显高于正常甲状腺组织，进行甲状旁腺显像时，甲状腺高功能腺瘤可表现为异常放射性增高或浓聚影，导致假阳性。

（2）甲状腺癌、甲状腺炎（慢性淋巴细胞性甲状腺炎）和甲状腺淋巴瘤、甲状腺转移癌：^{99m}Tc-MIBI 也是亲肿瘤显像剂和炎症显像剂，甲状腺恶性肿瘤对^{99m}Tc-MIBI 高摄取，甲状腺炎也可以高摄取^{99m}Tc-MIBI，进行甲状旁腺显像时均可能表现为放射性增高影，导致假阳性。

（3）颈部和上胸部恶性肿瘤：^{99m}Tc - MIBI 是亲肿瘤显像剂，某些颈部和上胸部的恶性肿瘤可出现高摄取，引起假阳性改变。

甲状腺结节在双时相平面显像可出现摄取 ^{99m}Tc - MIBI 的假阳性图像，而 ^{99m}Tc - MIBI/^{99m}TcO$_4^-$ 双核素减影法显像后，有助于排除这种假阳性结果。

^{99m}Tc - MIBI 甲状腺显像诊断甲旁亢时要注意结合病史和其他影像学检查排除可能的假阳性、假阴性结果。

24.7　甲旁亢影像检查方法比较

超声、CT、MRI 和放射性核素甲状旁腺显像都是临床诊断甲状旁腺功能亢进的检查方法，尤其对于术前患者的定位诊断很有价值。超声显像的优点是简便、费用低及无辐射。超声可对甲状旁腺的深度、形态特征、微钙化及病变内血管形成等情况进行判定。彩超在探测甲状旁腺瘤的诊断特异性大约在 70%～80%，在探查单个较大的甲状旁腺结节时，这种比例变动的范围可能会更大，大约在 30%～90% 范围内。

CT 和 MRI 在甲旁亢的定位诊断方面并不优于 B 超，且价格较高，临床并不常用。CT 对位于胸骨后、食管后、纵隔的甲状旁腺结节的定位方面要强于彩超，但是对发生于下颈部（肩水平或者在甲状腺旁或者在甲状腺里）的异位甲状旁腺的定位就要差一些。MRI 对软组织分辨率高，与 CT 比较更适宜对颈根部和纵隔内甲状旁腺腺瘤的检查。但 MRI 检查费用较高，且随着临床核医学的发展，MRI 已不作为甲旁亢的常规检查。^{99m}Tc - MIBI 甲状腺显像可以同时对甲旁亢进行定性、定位诊断，其价值明显优于其他检查，成为必要的术前检查手段。甲状旁腺核素显像已成为甲状旁腺腺瘤、甲状旁腺增生诊断及术前定位的主要显像方法之一，在临床应用中有着重要的价值。

24.8　临床应用进展

过去认为原发性甲状旁腺功能亢进症在中国人群中发病率低，属于少见病，但近期流行病调查显示本病并不少见，随着血钙筛查的普及，无症状或轻症 PHPT 比例逐渐增加，而 PHPT 是心血管疾病发病率和病死率增高的危险因素。甲状旁腺功能亢进症患者由于甲状旁腺代谢活跃，可能摄取 ^{18}F - FDG 会较正常人明显增多，但其价值仍具有争议。^{18}F - FDG 诊断原发性甲旁亢的灵敏度从 13%～94% 不等，早期研究认为定位诊断甲状旁腺病灶 FDG 较 ^{99m}Tc - MIBI 灵敏度更好，分别为 86% 和 43%。

由于甲状旁腺腺瘤或增生的甲状旁腺的蛋白合成速度与正常甲状旁腺有差别，有研究采用 ^{11}C - 蛋氨酸进行甲状旁腺显像，报道的敏感性从 54%～95% 不等。Chun I K 等[15] 的研究显示 ^{11}C - 蛋氨酸 PET/CT 显像对 PHPT（甲状旁腺腺瘤和甲状旁腺增生）的诊断敏感性为 91.7%，高于 ^{99m}Tc - MIBI 显像。Traub-Weidinger 等[16] 对 15 例 ^{99m}Tc - MIBI 显像阴性且之前做过颈部手术的 PHPT 患者进行 ^{11}C - 蛋氨酸 PET/CT 显像，成功发现 6 例呈阳性显像结果。在临床疑诊甲旁亢的患者 MIBI 检查阴性时或术后持续存在甲旁亢或复发时可考虑采用 ^{11}C - 蛋氨酸显像辅助诊断。

近年有文献报道 ^{18}F - 胆碱 PET/CT 显像是甲状旁腺腺瘤定位诊断非常有前途的显像方法[17]，与传统的 ^{99m}Tc - MIBI 甲状旁腺显像进行对比，^{18}F - 胆碱 PET/CT 对 PHPT 的诊断敏感性和特异性可达 92% 和 100%，高于传统的 ^{99m}Tc - MIBI 显像（64% 和 100%），尤其对多发病灶或增生的诊断更具优势[18]。

近期对 ^{99m}Tc - MIBI 甲状旁腺显像又有了新的进展。有文献报道 ^{99m}Tc - MIBI SPECT/CT 早期相显像单独定位甲状旁腺腺瘤的准确性可达 76%，敏感性和特异性分别可达 84.4% 和 89.4%，与双时相 SPECT/CT 的诊断（准确性 78%，敏感性 84.8%，特异性 89.6%）无统计学差异[19]，此报道还有待进一步研究证实。有研究提示利用便携式 γ 探测仪术中探测甲状旁腺腺瘤时，低剂量（1 mCi）^{99m}Tc - MIBI 可以获得和高剂量（15 mCi）^{99m}Tc - MIBI 一样的探测效果，同时避免了高剂量放射性的缺点[20]。

参考文献

[1] 李环,李红磊,张凌,等. SPECT - CT ^{99m}Tc - MIBI 显像在纵隔内异位甲状旁腺诊治中的应用价值[J]. 中国血液净化,2012,Ⅱ(7)：367 - 359.

[2] AACE/AAES Task Force on Primary Hyperparathyroidism. The American Association of Clinical Endocrinologists and the American Association of Endocrine Surgeons position statement on the diagnosis and management of primary hyperparathyroidism[J]. Endocr Pract, 2005, 11(1)：49 - 54.

[3] 宁光,王卫庆,王佑民,等. 内分泌学高级教程[M]. 北京：人民军医出版社,2014,145 - 151.

[4] Givi B, Shah J P. Parathyroid carcinoma[J]. Clin Oncol (R Coll Radiol), 2010, 22(6)：498 - 507.

[5] 陈曦,蔡伟耀,杨卫平,等. 原发性甲状旁腺功能亢进症的诊断和治疗[J]. 中华普通外科杂志,2003,18(4)：225 - 226.

［6］ Sippel R S, Bianco J, Wilson M, et al. Canthallium-pertechnetate subtraction scanning play a role in the preoperative imaging for minimally invasive parathyroidectomy? ［J］. Clin Nucl Med, 2004, 29(1): 21 - 26.

［7］ Im H J, Lee I K, Paeng J C, et al. Functional evaluation of parathyroid adenoma using ^{99m}Tc - MIBI parathyroid SPECT/CT: correlation with functional markers and disease severity[J]. Nucl Med Commun, 2014, 35(6): 649 - 654.

［8］ Lee V S, Spritzer C E, Coleman R E, et al. The complementary roles of fast spin-echo MR imaging and double-phase ^{99m}Tc-sestamibi scintigraphy for localization of hyperfunctioning parathyroid glands[J]. AJR, 1996, 167: 1555 - 1562.

［9］ Lee V S, Spritzer C E. MR imaging of abnormal parathyroid glands[J]. AJR, 1998, 170: 1097 - 1103.

［10］ Ikeda Y, Takayama J, Takami H. Minimally invasive radioguided parathyroidectomy for hyperparathyroidism[J]. Ann Nucl Med, 2010, 24(4): 233 - 240.

［11］ 刘轶敏,陈黎波,李炎,等. ^{99m}Tc - MIBI 和^{99m}TcO$^-$ 显像定位诊断甲状旁腺功能亢进[J]. 中国医学影像技术,2006,22(8): 1243 - 1246.

［12］ O'Doherty M J, Kettle A G. Parathyroid imaging: preoperative localization [J]. Nucl Med Commun, 2003, 24(2): 125 - 131.

［13］ 毛荣虎,刘保平,韩星敏,等. ^{99m}Tc - MIBI 显像甲状旁腺素在原发性甲状旁腺功能亢进中的应用[J]. 医药论坛杂志,2007,28(5): 6 - 8.

［14］ Moralidis E. Radionuclide parathyroid imaging: a concise, updated review[J]. Hell J Nucl Med, 2013, 16(2): 125 - 133.

［15］ Chun I K, Cheon G J, Paeng J C, et al. Detection and Characterization of Parathyroid Adenoma/Hyperplasia for Preoperative Localization: Comparison Between ^{11}C - Methionine PET/CT and ^{99m}Tc - Sestamibi Scintigraphy [J]. Nucl Med Mol Imaging, 2013, 47 (3): 166 - 172.

［16］ Traub-Weidinger T L, Mayerhoefer M E, Koperek O, et al. ^{11}C - methionine PET/CT imaging of ^{99m}Tc - MIBI - SPECT/CT - negative patients with primary hyperparathyroidism and previous neck surgery[J]. J Clin Endocrinol Metab, 2014, 99(11): 4199 - 4205.

［17］ Orevi M, Freedman N, Mishani E, et al. Localization of parathyroid adenoma by ^{11}C - choline PET/CT: preliminary results[J]. Clin Nucl Med, 2014, 39(12): 1033 - 1038.

［18］ Lezaic L, Rep S, Sever M J, et al. ^{18}F - Fluorocholine PET/CT for localization of hyperfunctioning parathyroid tissue in primary hyperparathyroidism: a pilot study[J]. Eur J Nucl Med Mol Imaging, 2014, 41(11): 2083 - 2089.

［19］ Mandal R L, Muthukrishnan A, Ferris R L, et al. Accuracy of early-phase versus dual-phase single-photon emission computed tomography/computed tomography (SPECT/CT) in the localization of Parathyroid disease[J]. Laryngoscope, 2015, 125(6): 1496 - 1501.

［20］ Gencoglu E A, Aras M, Moray G, et al. The effectiveness of low-dose versus high-dose ^{99m}Tc - MIBI protocols for radioguided surgery in patients with primary hyperparathyroidism[J]. Nucl Med Commun, 2014, 35(4): 398 - 404.

第 25 章
$^{99m}Tc-MIBI$ 在冠心病中的临床应用

25.1 概述

冠状动脉粥样硬化性心脏病（coronary atherosclerotic heart disease，CHD），简称冠心病，是严重威胁现代人类生命健康的头号杀手，在全球范围内具有较高的发病率和死亡率，它也是中国居民死因构成比中上升最快的疾病。CHD 是冠状动脉（简称冠脉）发生严重粥样硬化或痉挛，使冠脉狭窄或阻塞，以及血栓形成造成管腔闭塞，导致心肌缺血、缺氧或梗死的一类心脏病，也称缺血性心脏病（ischemic heart disease）。因此，从冠心病的定义中不难看出，若要全面认识冠心病内涵和做出科学决策及治疗，不仅考虑冠脉解剖病变，即狭窄（stenosis），还要重视病变冠脉的病理生理机制所导致的结果，即冠脉的血流动力学功能（hemodynamic function）。由于冠状动脉狭窄而导致了心肌缺血、缺氧，这是冠心病发生、发展历程中具有重大意义的转折点。

目前临床上应用最为普及，并且能无创性、直观地反映心肌血流灌注的检查手段就是单光子发射体层摄影（single photon emission computed tomography，SPECT）和心肌血流灌注显像（myocardial perfusion imaging，MPI），这是国际公认的无创性冠心病诊断、危险度分层和预后评价手段，可以从心肌有无缺血、心肌血流储备、心肌缺血和/或梗死范围和程度来早期诊断冠心病心肌缺血和反映其危险度，亦可准确地评价各种手段治疗 CHD 的疗效。包括 MPI 在内的核医学成像技术在心血管疾病领域中已经成为一门独立的分支学科——核心脏病学（Nuclear Cardiology）。目前 SPECT 心肌血流

本章作者：李剑明，主任医师，泰达国际心血管病医院。

灌注显像应用最多的显像剂为^{99m}Tc-MIBI(^{99m}锝-甲氧基乙腈)。

25.2 SPECT MPI 方法学

25.2.1 显像基本原理

^{99m}Tc-MIBI 经静脉注射后随冠脉血流进入心肌细胞,其进入心肌细胞的"量"与局部的"心肌血流量"成正比,而且经首次血液循环基本达到最大摄取,显像剂进入心肌细胞后迅速"固定"下来,之后随时间推迟、在一定时间范围内基本无"再分布"。显像剂在心肌内的分布与三方面基本因素有关:首先是局部心肌血流量,其次是心肌细胞功能状态,第三是当时的机体状态,而机体状态能明显影响心肌血流量。显像所呈现的显像剂分布其实就代表了心肌血流量和心肌细胞的功能状态。虽然一般是在注射显像剂后一段时间才进行采集成像的,但显像获得的图像所展现的显像剂的分布依然是代表"注射时刻"的心肌血流状态和心肌细胞功能情况(如前所述),之所以要延迟一段时间(常规 30~60 min)才显像的目的是要等"靶器官"(心脏)外的脏器,如肝脏、肺脏内的显像剂被一定程度上所清除而提高"靶"与"非靶"器官的比值,避免靶器官周围显像剂的干扰以便获得高质量图像而所采取的手段,但心肌内的显像剂(^{99m}Tc-MIBI)分布在注射后"迅速固定"下来而随时间推移基本保持不变,成像所呈现的心肌内显像剂分布就是代表"注射时刻"心肌血流量与心肌细胞功能状况。

25.2.2 运动负荷显像

当冠状动脉狭窄程度在 80%~90% 以下时,由于冠状动脉自身调节仍然可以维持正常的静息血流以保证心肌供氧的需求,此时病变血管供血区域的静息心肌血流与其他正常区域心肌血流无明显差别,因此显像剂在心肌内的分布也无明显差别,此时静息心肌灌注显像结果往往是正常的。

但实际上狭窄的冠状动脉血流储备功能已经受损,当运动状态下或扩血管药物作用下,正常冠状动脉通过充分扩张、增加血流供应(最大可达静息时的 4~5 倍),以保证相应区域心肌供氧需求,而狭窄的冠状动脉扩张程度有限或不扩张,不能满足相应的心肌供氧需求,从而产生相对血流灌注不足造成心肌缺血、缺氧,所以此时注射心肌显像剂就可发现狭窄冠状动脉供血心肌内的显像剂分布与正常心肌相比而言减少,从而诊断心肌缺血,借此明确心肌缺血的范围及程度;而心肌梗死无论在负荷还是静息显像均表现为同一心肌部位无显像剂摄取,如图 25-1 所示。

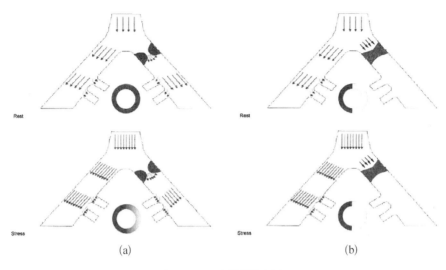

图 25-1　心肌显像示意

(a)心肌缺血静息/负荷;(b)心肌梗死静息/负荷

25.2.3　药物负荷显像

　　常用药物是血管扩张性药物,如腺苷、三磷酸腺苷(ATP)、潘生丁。此类药物负荷试验的原理是冠状动脉"窃血现象"。即当冠状动脉的某个分支发生狭窄时,其远端的阻力血管已最大程度扩张(自身调节)以保证正常心肌血流量,若此时予以扩血管药物,这种负荷会使正常冠脉阻力血管扩张,增加心肌血流;而有病变的狭窄远端心肌的血流不能再增加(阻力血管原已最大扩张了),相反会减小(原因是该病变血管血流灌注压因为正常冠脉阻力血管扩张而导致其下降),这样不仅正常灌注区域与异常灌注区域的心肌血流量的差别会进一步加大,异常灌注区域也会因药物负荷导致其灌注压下降而加重了心肌缺血、缺氧。因而从表现上看,病变血管狭窄远端的心肌血流好像被正常心肌区域所"窃取",称为"窃血现象",此现象已在理论上和动物实验中已得到证实[1]。

25.3　MPI 的临床应用

25.3.1　诊断效能(diagnostic performance)

　　以 CAG 为"金标准",运动负荷 SPECT MPI 诊断冠心病的灵敏度、特异性平均在 80％以上，而药物负荷 SPECT MPI 诊断灵敏度和特异性与运动负荷显像相类似，无明显差别，好于运动心电图。国际上一些权威指南也将某些情况下的 MPI 检查推荐为诊断和鉴别诊断 CHD 的较佳检查方法，如表 25－1 所示。

表 25－1　权威指南收录的推荐 MPI 检查证据[2]

适 应 证	来 源	级 别	证 据
冠心病中度可能	ACC/AHA/ASNC	I	B
静息 ECG 异常			
临界病变血流动力学意义			
ECG 运动试验(Duke)中等评分			
PCI 或 CABG 术后评价	ESC/ACC/AHA	I	B

如果是以诊断冠心病心肌缺血为目的，心肌灌注显像最适宜的人群是检查前患者冠心病为中度可能者，该可能性人群能从心肌灌注显像获得最大收益，此时心肌灌注显像能明确回答有无心肌缺血以及危险度情况。

如果患者冠心病高度可能或已确诊为冠心病，此时心肌灌注显像的主要目的是明确心肌缺血部位、范围程度，借此对患者冠心病危险度进行分级，以指导治疗方案、协助选择最佳的治疗手段，此时诊断并不是主要目的。

如果患者冠心病可能性低或较低，此时该组人群不能从心肌灌注显像中获得最大收益，从统计学角度来看，此组人群心肌灌注显像阴性率较高；其中若临床高度怀疑冠心病者，则可行心肌灌注显像加以确认或排除。

对于心肌梗死患者，心肌灌注显像则可以直观地反映梗死部位、范围、程度，评价其预后；急性心肌梗死无严重并发症者，病情稳定出院前后可行负荷/静息心肌灌注显像，确定有无伴有心肌缺血，评价其预后。

25.3.2　危险度分层(risk stratification)和治疗决策(therapy decision)

目前，在 CHD 现代诊断手段中，CAG 虽然是诊断冠脉狭窄的"金标准"(gold standard)，但并不是诊断病变血管是否导致心肌缺血的"金标准"。虽然 CAG 兼具诊断和后续介入治疗的能力，但仍然是不完美的，并且该项检查适应证相对严格，操作过程有创和有一定的与操作过程相关的危险性，国内外相关指南均不推荐 CAG 作为 CHD 诊断和危险度分层的"初筛"(primary screen)手段。另外，CHD 主要治疗手段包括药物治疗(medical therapy)和血管重建(revascularization)两大方面,什么情况下采用何种治疗手段,从而使患者从治疗中获得最大收益、降低心脏主要不良事件(MACE,包括心性死亡、非致死性心梗、再血管化治疗)发生率是 CHD 处理的关键问题。现代规范化的 CHD 诊断处理已从传统的"诊断—治疗"模式转变为"诊断—危险度分层—治疗"的模式,对可疑或确诊 CHD 患者进行危险度分层是现代 CHD 科学诊疗过程中的关键与核心。

负荷 MPI 是对 CHD 危险度分层的有力工具,它对 CHD 危险度分层情况如表 25－2 所示。

表 25－2 负荷 MPI 对 CHD 的危险度分层

危险度极低(年心脏事件发生率<1%)
　负荷心肌灌注显像正常;负荷诱导或者固定的灌注缺损面积很小

危险度中等(1%≤年心脏事件发生率<3%)
　负荷诱导或者固定的灌注缺损面积中等
　负荷诱导的灌注缺损面积中等,且 LVEF<35%

危险度高(3%≤年心脏事件发生率)
　心肌缺血面积大于中等
　固定缺损面积大于中等,且 LVEF<35%
　心肌缺血面积中等,但同时患有糖尿病或 LVEF<35%

负荷显像阴性具有较佳的阴性预测值,预示患者年心脏事件(heart events)发生率低于 1%,而且在 CHD 不同发病率人群中,负荷 MPI 阴性均预测其年心脏事件发生率均较低,反之亦然(见图 25－2);随着 MPI 异常程度增加,心脏事件(心肌梗死和心性死亡)发生率明显升高(见图 25－3);而 MPI 预测心脏事件发生率实质上是对患者进行了危险度分层,从而对科学选择治疗提供了决策指导(见图 24－4)。最近的研究亦表明心肌的缺血负荷(ischemic burden)是预测再血管化或药物治疗获益的确切指标(见图 25－5)。

我国著名心血管病专家胡大一教授指出"轻度、局限性心肌缺血是药物治疗的指征,PCI 治疗并不能降低心脏事件;反而 PCI 会破坏原有斑块的稳定性,加速狭窄进程、急性亚急性或迟发性血栓形成危险性大大增加;长期的抗血小板治疗增加出血危险性。"

复旦大学附属中山医院葛均波教授提出"功能学检查寻找心肌缺血的证据是稳定型冠心病患者治疗决策选择的依据,稳定型冠心病患者心肌缺血程度的判断非常重要:心肌缺血范围较大、程度较重,应积极考虑进行血运重建

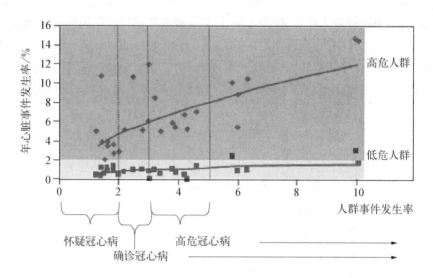

图 25‑2 MPI 在 CHD 不同发病率人群心脏事件的预测价值

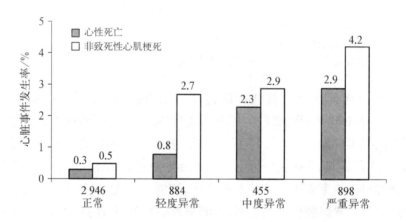

图 25‑3 MPI 异常程度与心脏事件发生率的关系

随着心肌缺血程度增加,心脏事件(心性死亡和非致死性心肌梗死)发生率明显增加。

治疗"。

2009 年版卫生部医政司《慢性稳定性心绞痛介入治疗临床路径》明确指出"冠状动脉造影适应证之一为经无创方法评价为高危患者,而不论心绞痛严重程度",以及"无创检查提示较大面积心肌缺血"是经皮冠状动脉介入治疗(percutaneous coronary intervention,PCI)指征。

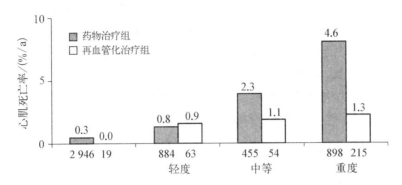

图 25‑4 药物或再血管化治疗降低心性死亡与心肌缺血程度的关系

随着心肌缺血程度增加,再血管化治疗降低心性死亡率明显优于药物治疗。

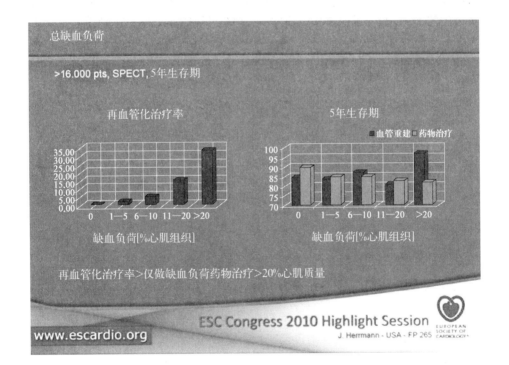

图 25‑5 2010 ESC 大会资料

缺血负荷(ischemic burden)＞20％时,再血管化治疗优于药物治疗。

2009 年中华医学会心血管病学会发布的《经皮冠状动脉介入治疗指南》中明确提出"有较大范围心肌缺血的客观证据"是经皮冠状动脉介入治疗(PCI)的 IA 类指征,此类患者会从 PCI 中获益较大。

狭窄程度也并不是决定是否 PCI 的唯一依据,如果冠脉病变引起了严重心肌缺血,那么争论狭窄程度为 65％或 70％或 75％是没有实际意义的,有明确的严重心肌缺血证据是进行再血管化治疗的可靠证据。因此,SPECT MPI 出现"中重度、多节段大范围的心肌缺血是再血管化治疗的较佳指征,再血管化治疗能有效改善此类患者预后,降低心脏事件,改善生活质量,明显优于药物治疗",这方面有大量循证医学证据,毋庸置疑。

25.3.3　再血管化治疗后评价

1) PCI 术后评价

对于已经接受血管重建术的病人,MPI 较运动 ECG 能够更好地发现其新的病变。因为对于这些病人已经具有基态 ECG ST 和/或 T 波等的改变,使得负荷后的 ECG 表现难于辨析。SPECT MPI 可以敏感地发现血管重建术后再狭窄所导致的心肌缺血,而且其缺血的程度和范围可以作为再次血管重建治疗的适应证评价指标。PCI 治疗后再狭窄所导致无症状心肌缺血的发生率很高。2009 年 ACC/AHA 指南中,将 MPI 列为 PCI 术后病人(包括有症状或者无症状)评价疗效的首选方法。

PCI 术后检查的主要目的是监测是否有心肌缺血存在。相关研究显示,普通支架植入术后,发生再狭窄的概率为 25％～39％,即使是使用药物支架其发生再狭窄的概率也可达 3％～8％。在支架植入术后 4～6 个月行心肌灌注显像是非常有价值的危险度评估手段;可逆性心肌缺血提示发生心脏事件的概率增加。

2) CABG 术后评价

CABG 是治疗严重冠心病的有效手段,其疗效与桥血管的完整性(通畅性)和非桥血管供血区是否也有缺血存在密切相关。CABG 术后病人进行 MPI 检查的目的在于评价桥血管的供血功能,发现是否存在其他的缺血区域,以及推测是否发生了桥血管的再狭窄。

负荷试验是发现桥血管再狭窄或者原有血管狭窄的有效检测方法。ACC/AHA(美国心脏病学会/美国心脏学会)指南中,对于 CABG 术后病人的评价,强烈推荐使用负荷心肌灌注显像,而不是运动平板试验。因为前者不仅可以发现心肌缺血的部位,更为重要的是还可以评价其严重程度。

在冠状动脉搭桥后 1 年,即使病人没有症状而 MPI 发现可逆性灌注缺损,同样也提示心肌缺血存在。多因素分析结果显示运动负荷 MPI 心肌缺血灶的范围是影响预后的唯一因素。

25.4　心肌梗死评价和胸痛鉴别

25.4.1　心肌梗死评价

急性心肌梗死后的心肌损伤、坏死是一个逐步发展的过程,在急性冠状动脉闭塞时,心内膜下的心肌细胞最早受损,随着血管阻塞时间延长,细胞死亡所波及的范围逐渐由心内膜下向心外膜扩展。所以急性心肌梗死早期诊断和治疗对其预后至关重要,早期溶栓或介入进行再灌注治疗,就有可能将透壁性心梗转化为心内膜下心梗,从而挽救了心外膜下的"濒危"心肌。

动物实验表明,冠状动脉闭塞 40 min 后再灌注,60%~70%的濒危心肌可被挽救,闭塞时间>3 h 再灌注,仅能挽救 10%~20%的心肌,而缺血时间在6 h 以上再灌注则效果更差。人体情况有时可能略有不同,如果在慢性冠状动脉疾病基础上发展而来的心肌梗死,梗死部位的侧支循环有可能充分形成,因此,有时急性心肌梗死后 6~8 h 或更长时间,也有可能用再灌注的方法挽救一部分心肌。

心肌梗死的范围越大,心肌丧失的量越多,发生心功能受损的程度就越重,病死率也随之增加。一般认为,左室心肌丧失 30%以上,将出现心功能不全,丧失 40%以上,将发生心源性休克。此外,梗死范围与严重心律失常的发生率也密切相关,大面积心肌梗死,即使渡过急性期,但远期预后亦差。因此,应用无创、直观的方法评价急性心肌梗死范围是十分重要和必要的,心肌灌注显像能很好满足临床此项需求。

急性心肌梗死后存活患者中 70%~80%无并发症,可在出院前行负荷/静息心肌灌注显像,以观察其是否伴有心肌缺血,了解原梗死部位、范围及其程度,可评价其预后;无可逆性心肌缺血者为低危组,有可逆性心肌缺血者为高危组;急性心肌梗死后伴有并发症者,如心力衰竭Ⅲ级或Ⅳ级,不稳定性心绞痛或有复杂心律失常者构成高危组,可仅做静息心肌灌注显像评价其心肌血流受损情况。

25.4.2　急性胸痛的鉴别

根据患者典型胸痛症状,心电图的系列演变过程以及心肌酶学检测结果,急性心肌梗死的临床诊断一般不难,一旦确诊为 ST 段抬高型急性心肌梗死,将立即进入 PCI 治疗路径。

对于急性胸痛患者,心肌灌注显像适用于以下情况:胸痛症状不典型者,特别是部分老年人无痛性心梗;心电图改变不典型者;心肌酶学检查结果不明确者;已确诊且病情稳定者,评价心肌梗死部位、范围、程度;评价心肌梗死者溶栓或介入治疗效果;急性心肌梗死者出院前评价其预后情况。

心肌灌注显像具有较高的阴性预测值,若静息心肌灌注显像结果完全正常,可基本排除急性心肌梗死;若显像结果不明确、可疑者,待患者病情稳定后,可行负荷显像加以明确;若患者原有心肌梗死病史,心肌灌注显像不能鉴别新发梗死灶和陈旧性梗死灶。

25.5 比较影像学

25.5.1 CAG

CAG 是诊断冠心病的"金标准",至今它的地位无可否认和动摇,但冠状动脉造影也决不能代替其他检查,也不等于"冠心病"的全部诊断内容。冠状动脉造影有一定的适应证和禁忌证,并具有一定的与操作相关并发症的发生率,虽然近些年冠状动脉造影从技术方法上有很大的改进和提高,但显然目前还仍然不能作为一项日常的常规检查。冠状动脉造影阴性或狭窄小于 50%,是否就排除了冠心病心肌缺血? 回答是否定的。同样,冠状动脉造影对于狭窄血管的病理生理学意义评价作用有一定的限制;受限于分辨率,冠状动脉小血管、微血管以及冠状动脉内皮细胞功能障碍引起的心肌缺血,冠状动脉造影难以显示。

25.5.2 ECG 和超声心动图

ECG 和超声心动图,两者均是冠心病诊断最常见、最方便的无创检查方法,临床医师对此也最熟悉。特别是运动 ECG 检查,至今仍是冠心病临床诊断的重要手段。但应该认识到 ECG 对冠心病心肌缺血的诊断是有一些限制的。ECG 对心肌缺血诊断的灵敏度和特异性还不是很理想(仅 50%~70%),其定位诊断难以精确,难以准确评判心肌缺血程度。超声心动图可以准确观察心腔大小、室壁厚度、室壁运动及其功能测定,对先心病、瓣膜病变和心肌病变等诊断价值较大,静息超声心动图对冠心病诊断的灵敏度和特异性均相对较差。

25.5.3 CT 冠状动脉造影与 MPI

25.5.3.1 CTCA 的优势与不足

CT 冠状动脉造影(CT coronary angiography,CTCA)是近几年随着多排螺旋 CT 发展起来的一项无创性心脏影像诊断手段,特别是 64 层以上螺旋 CT 的出现,使得 CTCA 发展迅速,在临床上使用日益广泛。对于 CTCA 而言,其优势在于无创性显示冠状动脉形态、血管起源、狭窄的部位和程度、斑块性质和数量。与冠状动脉造影相对比,CTCA 对冠状动脉狭窄的诊断的灵敏度、特异性和阴性预测值均在 90% 以上。广泛的冠状动脉硬化对 CTCA 管腔狭窄程度判断影响较大甚至不能观察,频发早搏和心率较快(>65 bpm)对成像质量影响较大,肾功能受损者则禁忌检查,相对高的辐射剂量也是限制其应用的重要因素,虽然前瞻性门控扫描技术大大降低了 CTCA 的辐射剂量,但目前还不能作为常规采集方式。

CTCA 是冠状动脉血管的解剖影像,可以敏感地发现冠状动脉血管壁的变化及其所导致的管腔狭窄程度。其优势在于能够准确排除管腔直径大于 1 mm 的冠状动脉狭窄,其阴性预测值可达 99%。其不足之处在于无法评价狭窄的冠状动脉血管是否已经导致了血流动力学改变;以及无法发现直径小于 1 mm 的冠状动脉血管有无狭窄,即微小血管病变所导致的冠心病。由此可知,CTCA 并不能提供诊断冠心病心肌缺血的直接证据,其对心肌缺血的阳性预测值仅为较低。

25.5.3.2 MPI 的优势与不足

MPI 是临床诊断冠心病心肌缺血的一项重要的、无创性检查技术,灵敏度和特异性均在 85%~90% 以上。该技术能回答冠心病心肌缺血以下几个问题:有无心肌缺血及类型;心肌缺血的部位、程度和累及范围;冠心病患者的危险度分级情况;通过进一步硝酸酯类介入显像,检测有无存活心肌及其数量。负荷心肌灌注显像阴性,一般可排除心肌缺血,无论是冠状动脉大血管、小血管、微血管病变或内皮细胞造成的心肌缺血。所以,心肌灌注显像在反映心肌血流灌注、心肌细胞功能方面具有独特价值,它对冠心病危险度分层和预后判断方面的价值具有大量循证医学证据,通过运用心电图门控采集技术,还同时可以获得左室射血分数、舒张末期容量和收缩末期容量、左心室运动同步性等功能参数。值得注意的是,心肌灌注显像是一种功能成像技术,虽然它在反映心肌血流灌注的同时能显示左室壁厚度、形态等解剖形态学指标,但这不是它的优势；一般情况下，心肌灌注显像时仅左室各壁（前壁、心尖、间隔、侧壁）显示，其余房室壁并不显示，仅肺动脉高压、右心负荷增加使右室壁肥厚时，此时可见右室壁轻度显示。MPI 的不足在于它不能显示冠脉血管情况，对单纯左主干病变、三支均衡型冠状动脉病变存在一定程度的低估。

25.5.3.3 CTCA 与 MPI 的区别与联系

因为冠心病是冠状动脉性心脏病的简称，是指冠状动脉结构和/或功能异常，引起冠状动脉的狭窄、痉挛和/或闭塞，造成心肌缺血和/或梗死的临床综合征。冠心病是在冠状动脉疾病（coronary artery disease，CAD）的基础上发展而来，所谓的冠状动脉疾病亦称为动脉粥样硬化性心脏病（atherosclerotic heart disease），是由冠状动脉血管壁粥样斑块形成，但未必会导致心肌缺血。由此可知，所有 CHD 同时就是 CAD，一旦出现心肌缺血和/或梗死的证据，CAD 变成 CHD。CAD 是否已经发展成为 CHD，负荷心肌灌注显像阳性结果可以准确显示，由此可知，只有功能性影像学检查方法——心肌灌注显像能够才能提供冠心病诊断的直接证据。综合以上分析可知，心肌灌注显像的优势是发现冠状动脉狭窄到足够程度并已经导致血流动力学改变者，是临床采取治疗措施的起始点，且心肌灌注显像所表现出的缺血程度对于临床采取治疗措施具有指导意义；而 CTCA 的优势在于早期发现灌注动脉血管内斑块及其所导致的狭窄，但早期发现的冠状动脉血管病变是否已经导致了血流动力学的改变并不得而知，是否有必要采取临床干预措施或者该如何采取，目前尚无定论。CTCA 与核素心肌灌注显像间的相互关系，如表 25-3 所示。

表 25-3　CTCA 与心肌灌注显像间的关系

	CTCA 动脉管腔狭窄	心肌灌注显像 心肌缺血	临　床　意　义
各	＋	＋	冠脉斑块导致了血流动力学的改变，可进行导管治疗
种	＋	－	冠脉硬化不一定就有心肌缺血，临床以预防为主
表	－	＋	X 综合征
现	－	－	排除 CAD

随着技术的发展，同机或异机 CTCA 与 MPI 图像融合能互相弥补，提供冠脉解剖与心肌血流、心肌细胞功能等综合信息，进一步丰富诊断信息量，为全面了解病情、准确评估冠心病状态提供了一种新的诊断模式。

总之，冠心病各种诊断技术是从不同角度、不同侧面，或是解剖，或是功能,或是血流,或是代谢等,反映冠心病时的各种变化和改变,它们之间不是相互排斥的关系,而是相互弥补、相互促进的过程。临床医师只有深刻认识各种诊断技术的优势和不足,在疾病诊疗过程中加以灵活运用,才能全面、准确诊断疾病,认识疾病过程中器官、组织和细胞,乃至分子代谢水平上的变化规律,正确诊断和认识疾病所处的病理生理状态,以指导治疗方案、选择最佳的治疗手段,使患者获得最大的收益。

参考文献

［1］ 潘中允.实用核医学［M］.北京：人民卫生出版社,2012.

［2］ 黄钢,石洪成.心脏核医学［M］.上海：上海科技出版社,2011.

第 26 章

^{99m}Tc – MIBI 在心肌梗死中的临床应用

26.1 心肌梗死的通用定义

心肌梗死(myocardial infarction，MI)的病理学定义为长时的心肌缺血导致的心肌细胞死亡，表现为细胞凝固性和/或收缩带的坏死，常从胀亡(oncosis)演变而来，少部分源于凋亡。根据梗死面积分为：显微镜下或局灶性坏死；小面积梗死(＜左心室面积的 10％)；中面积梗死(左心室面积的 10％～30％)；大面积梗死(＞左心室面积的 30％)。心肌梗死的定义不包括 CABG 时机械损伤导致的心肌细胞的坏死，也不包括多个非缺血原因导致的心肌细胞坏死，例如肾衰、心衰、电转复、心内电生理消融、败血症、心脏毒素或者渗透性疾病等。

世卫组织、美国及欧洲心脏学会曾分别于 2000 年、2007 年和 2012 年提出心肌梗死的定义[1]。2000 年第一版"心肌梗死新定义"发布，强调了心肌缺血情况下任何的心肌坏死均应定义为心肌梗死。2007 年第二版"心肌梗死通用定义"进一步明确了这一基本概念并强调了心肌梗死可由不同临床情况所致。此定义得到 ESC/ACCF/AHA/WHF 的一致认可，并被 WHO 正式采纳。第三版"心肌梗死通用定义"是在第二版的基础上修订而成，重点在心肌梗死诊断的细节问题上进行了更新，指出如何将更为敏感的心肌坏死标记物检测方法与更为精确的影像学检测手段有机结合起来区分心肌梗死与心肌细胞损伤，同时，为未来的临床研究提供了更为准确的诊断标准和手段。根据病理、临床和预后差异与不同的治疗策略将心肌梗死分为 5 种临

本章作者：谢文晖，主任医师，上海市胸科医院。

床类型。

Ⅰ型：自发性心肌梗死。由冠状动脉粥样硬化性斑块破裂、溃疡、裂隙、侵蚀或夹层导致冠脉内血栓形成，从而使心肌血流减少或远端血小板栓塞，继而发生心肌坏死。

Ⅱ型：继发于氧供需失衡的缺血性的心肌梗死。由冠脉病变以外的其他临床情况造成心肌氧供需失衡，从而引起心肌损伤、坏死，如冠脉内皮功能障碍（无实质性冠心病）、冠脉痉挛、冠脉栓塞或血管炎、心动过速或过缓性心律失常、严重的贫血、呼吸衰竭、低血压、合并或不合并左心室肥厚的高血压、感染性休克、肥厚性心肌病。Ⅰ型和Ⅱ型心肌梗死的区别在于：Ⅰ型心梗患者的冠脉内膜是不稳定的，血栓形成是心梗发生的主要原因，需要进行溶栓、抗栓和抗血小板等积极治疗；Ⅱ型心梗则没有血栓形成，扩张冠状动脉和改善心肌供氧是治疗的主要措施。

Ⅲ型：未及检测生物标志物即导致死亡的心肌梗死。心脏性死亡发生前有心肌缺血症状或怀疑为新发生的心电图缺血改变或新出现的左束支传导阻滞，但死亡发生前未能留取血样，心脏生物标记物尚未升高或极少数情况下未采集心脏生物标记物。

Ⅳa型：经皮冠状动脉介入治疗（PCI）所致的心肌梗死。包括球囊扩张和支架植入过程：PCI术并发的心肌梗死定义为 cTn 基线值正常（≤URL 第 99 百分位值）的患者于术后 48 h 内 cTn 水平升高超过 URL 第 99 百分位值的 5 倍，或基线值已经升高者 cTn 水平再升高 20% 以上，且 cTn 水平保持平稳或下降。此外，尚需存在下列情况之一：心肌缺血症状；新的缺血性心电图改变或新的左束支传导阻滞；造影证实大冠脉或边支闭塞、持续性慢血流、无血流或冠脉栓塞；无创性影像学检查证实有新的存活心肌丢失或新出现的局部室壁运动异常。

Ⅳb型：支架内血栓形成的心肌梗死。由冠脉造影或尸检证实的支架内血栓形成并发心肌梗死，可伴有心脏生物标记物水平的升高和（或）下降，至少一个检测值超过 URL 第 99 百分位。

Ⅴ型：冠状动脉旁路移植术（CABG）相关性心肌梗死。CABG 并发的心肌梗死定义为 cTn 基线值正常（≤URL 第 99 百分位值）的患者于 CABG 术后 48 h 内 cTn 水平升高超过 URL 第 99 百分位值的 10 倍，此外，需存在下列情况之一：新出现的病理性 Q 波或左束支传导阻滞；造影证实新发生的桥血管或自身冠脉闭塞；无创性影像学检查证实有新的存活心肌丢失或新出现的局部室壁运动异常。

26.2　诊断和评价心肌梗死

急性心肌梗死的基本诊断标准为：检测到心脏生物标记物（主要为心脏肌钙蛋白 cTn）水平升高和（或）下降，至少有一个检测值超过 99％的参考值上限（URL），且至少具备下列条件之一：缺血性症状；新出现或怀疑为新出现的心电图明显 ST－T 改变或新出现的左束支传导阻滞（LBBB）；心电图出现病理性 Q 波；影像学检查证实有新的存活心肌的丢失或新出现的局部室壁运动异常；造影或尸检证实冠脉内血栓形成。而陈旧性心肌梗死的诊断符合以下一条标准即可：无论有没有缺血症状，发现新的病理性 Q 波；有影像学上活力心肌丧失区的证据，该处变薄、不能收缩且无非缺血性原因；有已愈合或愈合中心肌梗死的病理发现。

心肌梗死诊断的常用无创性影像学技术包括超声心动图、核素心肌灌注显影、核素心室显像以及磁共振成像等，而正电子发射断层显像（PET）和 X 射线计算机断层显像（CT）较少应用。无创影像学技术在明确或可疑的心肌梗死的诊断中起着重要作用，主要参数包括心肌灌注、心肌细胞存活性、心肌厚度、增厚率及心肌运动情况。各种技术存在相当多的重叠，且每种技术或多或少都能评估心肌活力、灌注和功能。只有放射核素技术因为所用的示踪剂固有的特性，可直接评估心肌存活。其他技术仅能进行间接评价，如超声心动图多巴酚丁胺负荷试验评价心肌收缩反应，磁共振成像评价心肌纤维化程度。

血清肌钙蛋白水平的改变对诊断心肌梗死具有绝对重要的价值，但影像学检查在心肌梗死的诊断上发挥着越来越重要的作用。在缺乏临床表现或心电图表现不明确时，通过辅助检查尤其是影像学检查来帮助心肌梗死的诊断是十分重要的。影像学检查在急性心肌梗死诊断中的应用价值主要在于当有心脏生物标记物升高的证据时能够明确检测到存活心肌的丢失和/或心室壁运动异常；而由于某些原因，生物标记物未能检测或已恢复正常的情况下，如能证实心肌存活性有新的丢失且能排除非缺血性因素，如心肌炎、严重的肺栓塞、肾衰、消融、除颤等，亦可做出心肌梗死诊断。换言之，以上非缺血性情况也可能导致局部存活心肌的丧失或功能异常，因此影像学检查对急性心肌梗死的阳性预测价值是不高的，除非能排除这些非缺血因素。而正常的心肌功能和心肌存活性对于排除急性心肌梗死具有很高的阴性预测值[4]。

王荣福等[5]回顾性分析、评价 500 例⁹⁹ᵐTc－MIBI 心肌灌注显像的有效性及安全性,发现其诊断心肌缺血和心肌梗死的灵敏度为 65.1%,特异性为 81.3%,准确性为 73.2%,阳性预测值为 77.5%,阴性预测值为 70.1%。分析假阴性的原因如下:① 左冠状动脉前降支(LAD)、右冠状动脉(RCA)及左冠状动脉回旋支(LCX)在临界病变或接近临界病变(50%~70%)中的比例分别为 37.1%、21.5% 及 33.8%,这类病变或远端小分支狭窄,可能没有造成明显的冠状动脉血流动力学改变,因而 ^{99m}Tc - MIBI 心肌灌注显像表现为正常;② 冠状动脉分支较粗大,侧支循环形成使狭窄冠状动脉的供血区域灌注得到改善;③ 三支病变均衡时,也可以造成 ^{99m}Tc - MIBI 心肌灌注显像的假阴性[6];④ 由于心肌断层显像的空间分辨率所限,右室几乎不显影,而 RCA 主要供应右室心肌,所以 RCA 单支病变的患者心肌断层显像可能表现为正常;⑤ 冠状动脉急性闭塞后冠状动脉痉挛解除或血栓溶解,使心肌血流恢复,梗死区内冬眠或顿抑心肌逐步变为正常心肌,使梗死范围减小,^{99m}Tc - MIBI 心肌灌注显像表现为正常。假阳性的可能原因有:① 文献[7]报道约有 5% 的心肌梗死患者冠状动脉正常,无血栓或狭窄(可能是心肌梗死后发生血栓自溶,或心肌梗死为长时间严重的冠状动脉痉挛所致)。^{99m}Tc - MIBI 只能被存活心肌细胞所摄取,因此即使在心肌梗死后冠状动脉已经再通,只要有成片的坏死心肌存在,心肌断层显像就可呈不可逆性缺损。② 微血管功能障碍或血管舒张储备异常,冠状动脉造影(CAG)可表现为正常,而心肌断层显像能直接反映出微血管病变所致的心肌缺血。③ 冠状动脉存在肌桥时也可导致显像假阳性。

但根据 2012 年的心肌梗死通用定义,只要能发现心肌存活性有新的丢失且能排除非缺血性因素,不管有无心肌血清标志物的变化,心肌梗死(急性或陈旧性)诊断就能成立,因此对于某些病因引起的 Ⅱ 型心梗,如严重的冠状动脉痉挛、快速心律失常伴临界以下的冠状动脉狭窄导致的严重心肌氧供失衡引起心肌细胞损伤、坏死,^{99m}Tc - MIBI 心肌灌注显像发现的不可逆性缺损以前认为是假阳性表现,而目前则应重新考虑,也因此对于冠状动脉造影正常的心肌梗死,^{99m}Tc - MIBI 心肌灌注显像更具诊断价值。如图 26 - 1 所示,为一典型病例。

患者男,21 岁,因反复胸闷 10 年,心悸近 1 个月入院。患者 10 年前于幼时曾有发热 1 次近 2 周史,后即胸闷不适,赴外院曾诊断为心肌炎(具不详)。1 个月前患者无明显诱因下突发心悸胸闷不适,自觉心跳快,略有胸痛,无黑矇、晕厥不适,赴外院就诊,心电图示:室速,持续约数小时,予电击复律 1 次,

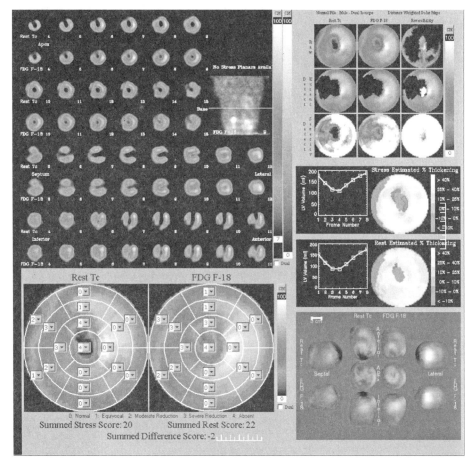

图 26-1　心肌梗死典型病例图像

转为窦性心律,但不久连续发作 4 次,予可达龙治疗,后维持窦性心律。静息时心电图示:V 1～V 5 呈 QS 型伴 ST 段抬高;行冠脉 CT 检查示:LAD、RCA 多发冠状动脉瘤样扩张;中山医院心超检查示:左室多壁段变薄及收缩活动异常,心尖部室壁瘤改变。诊断为川崎病可能。冠状动脉造影(CAG)显示 LM 瘤样扩张,LAD 近段瘤样扩张,扩张后次全闭塞,LCX(-),RCA 近段瘤样扩张,右优势型。左室造影提示心尖部室壁瘤形成。^{18}F-FDG/^{99m}Tc-MIBI 双核素心肌断层显像(DISA):^{99m}Tc-MIBI 静息心肌血流灌注图像示心尖、前间壁区放射性分布缺损,下间壁放射性稀疏,余放射性分布基本均匀;静息门控心肌电影示:左室心尖心肌呈矛盾运动,LVEF=43%。^{18}F-FDG 心肌代谢图像示心尖血流灌注/代谢图像匹配,心肌、前间壁灌注缺损区未见

^{18}F-FDG代谢;下间壁放射性稀疏区亦未见^{18}F-FDG代谢增高。提示心尖区心肌梗死伴室壁瘤形成(心肌无活力),前间壁心肌梗死(心肌无活力),下间壁心肌缺血(心肌有活力)。经讨论后决定外科手术治疗。

26.3 判断梗死相关动脉

血管重建术前准确判断心肌梗死相关冠状动脉(infarction related artery, IRA)是提高手术疗效的关键,目前认为冠状动脉造影是判断心肌梗死相关动脉的金标准。由于冠脉血管与左室心肌有相对固定的供血区域分布,当发现某一心肌节段有缺血梗死改变,即提示相应供血冠脉存在狭窄性病变,因此对于不能耐受冠脉造影或多支冠脉病变者,^{99m}Tc-MIBI心肌灌注显像对于判断心肌梗死的IRA有一定价值。研究发现[8]静息^{99m}Tc-MIBI心肌灌注显像前壁、心尖部、间壁和广泛前壁稀疏缺损对于判断IRA-LAD的灵敏度较高,分别是89%、86%、80%和89%;特异性以间壁最高,达80%;侧壁和后侧壁判断IRA-LCX的灵敏度和特异性分别是75%、67%和85%、83%;下后壁病变判断IRA-RCA的灵敏度和特异性分别是71%、91%。

但由于冠状动脉血管走行分布存在变异或有侧支循环建立,按标准的冠状动脉血管及分支走行分布与心肌血流灌注区域相匹配的只约占50%~60%,因此^{99m}Tc-MIBI心肌灌注显像、冠状动脉CT成像单独应用无法准确判断冠脉与供血心肌匹配关系的变异,但两者的融合显像则可显示。SPECT/CT融合成像为准确检出IRA提供解剖与功能学的影像学资料,进一步提高血管重建术的有效性[9]。

26.4 在心肌梗死后检测梗死区存活心肌的临床意义

因心肌缺血发生的速度和持续时间的不同,造成的心肌损害结果有三种:一种即心肌坏死。二是冬眠心肌,指在慢性持续性心肌缺血时,心肌细胞通过代偿性调节,降低其氧耗量及代谢功能,使心肌细胞保持其存活状态,但会部分或全部地丧失此部分心肌的收缩功能。当血运重建后,其功能可部分或全部恢复正常。三是顿抑心肌,指短时间缺血后,心肌细胞尚未发生坏死,但结构和代谢已发生改变,尤其是收缩功能的障碍在血运重建再灌注后数天或数周才恢复。发生缺血的时间越长,心功能恢复所需时间也越长。

及时评估心肌梗死后心肌坏死区是否有后两种有活力心肌的存在,即是否有存活心肌,对临床治疗决策的制订具有重大意义。因为随着冠心病介入技术的广泛应用,人们逐渐认识到大部分心肌梗死患者的功能异常心肌多是坏死心肌和存活心肌并存,因为存活心肌的存在使得心功能的异常变成可逆的,有效及时的血运重建术如PCI(经皮冠状动脉支架置入术)、CABG(冠状动脉旁路移植术)可以改善或恢复以存活心肌为主的室壁节段的功能,从而改善整体心功能;而已坏死的心肌细胞室壁对于改善心脏功能毫无作用,而选择心脏干细胞治疗或心脏移植则可使病人受益更多。另外对于心肌梗死确诊后的危险分层也有重要作用,存活心肌可预测治疗后左室总体和局部心功能的改善程度,可预测临床症状/运动能力的改善情况,可提供强有力的长期预后的指标。

目前,临床上估测心肌存活主要依靠几种方法:局部收缩储备、局部血流灌注、细胞膜完整性及心肌代谢的存在。^{99m}Tc-MIBI心肌灌注显像反映了局部血流灌注和心肌细胞摄取^{99m}Tc-MIBI的情况,后者依赖于心肌细胞膜的完整和线粒体的功能,与局部冠状动脉血流量呈正比,受代谢抑制的影响较少,只要细胞膜的完整性未被破坏,即便有缺血、缺氧等情况存在,心肌细胞仍能少量摄取^{99m}Tc-MIBI[10]。Arend F[11]等研究表明:对于血流灌注已经恢复的顿抑心肌,^{99m}Tc-MIBI心肌灌注显像能可靠反映心肌活性;对于冬眠心肌,静息/负荷^{99m}Tc-MIBI心肌灌注显像会低估心肌活力。硝酸甘油介入^{99m}Tc-MIBI心肌灌注显像法判断存活心肌的准确性较好,硝酸甘油能明显扩张狭窄的冠状动脉,改善严重缺血区心肌的血液供应,因此,硝酸甘油介入显像能判断严重缺血区的存活心肌。诊断标准为局部心肌放射性计数增加50%～60%,下壁可以略少。张青等[12]报道硝酸甘油介入^{99m}Tc-MIBI心肌灌注显像检测存活心肌的阳性预测值、阴性预测值和预测准确性分别为84.81%、88.71%和86.52%。心肌梗死患者行硝酸甘油介入^{99m}Tc-MIBI心肌灌注显像,原缺损及(或)稀疏区填充越显著,存活心肌检出越多,则预示PTCA疗效越肯定,是PTCA的主要适应证。反之,如果经硝酸甘油介入后原缺损及(或)稀疏区无填充,则显示梗死区无存活心肌而为瘢痕组织,预示PTCA治疗无效,应采用内科保守治疗。

李凤岐等[13]报道了心肌梗死患者自体骨髓间质干细(MSC)移植术后,应用^{99m}Tc-MIBI静息门控心肌灌注显像随访和评价疗效有一定的临床价值。不仅能评价干细胞移植术前后心肌血运及梗死面积的变化,而且可较准确地反映病变区心肌细胞的再生及心功能恢复情况,但该法所获得心肌细胞再生的证据是间接的。王梦洪等[14]采用超声心动图检查及^{99m}Tc-MIBI 静息心肌灌注显像检查对自体骨髓间充质干细胞移植治疗心肌梗死疗效进行评价,探讨自体骨髓间充质干细胞移植治疗的最佳时机及其可能的治疗机制,同时观察细胞移植后有无不良的心血管事件发生。认为在急性心肌梗死后前 3 周内为进行自体骨髓间充质干细胞移植的最佳时机,其机制可能与心肌细胞诱导生成及新生微血管形成,^{99m}Tc-MIBI 静息心肌灌注显像显示在移植 6 个月后心肌灌注缺损指数明显下降,这提示自体骨髓间充质干细胞移植术后能显著改善梗死区微血管循环,以使^{99m}Tc-MIBI 能够到达存活的心肌细胞中。

^{18}F-FDG PET 心肌显像被认为是判断心肌存活的"金标准"。^{18}F-FDG/^{99m}Tc-MIBI 双核素心肌断层显像(DISA)可同时获得心肌血流灌注及代谢图像,与 PET 心肌代谢显像相比,在心肌活力评价方面具有较高的一致性。不仅能很好地检测存活心肌,还可较好地评估心肌梗死治疗后的改善情况,图 26-2 所示为一临床病例:

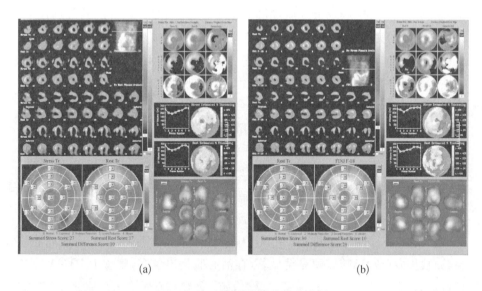

(a)   (b)

图 26-2 心肌血流灌注临床病例

患者男,66 岁,胸闷气促一年,加重一月。2009 年因"急性前壁心肌梗死"于华山医院行冠脉造影:LM(一)、LAD 远段局部瘤样扩张、LCX(一)、RCA(一),未放支架。本次入院检查 ECG:房早、室早、ST-T 段动态变化。心超:左房室增大伴左室壁节段性运动异常,二尖瓣反流(中度)。DISA 显像如图 26 - 2(a)所示：左心室腔增大，^{99m}Tc - MIBI 心肌血流灌注图像示心尖、侧壁、下壁心肌放射性分布明显稀疏。静息心功能减低，LVEF＝29％。^{18}F - FDG 心肌代谢图像示心尖、侧壁、下壁心肌血流灌注/代谢图像匹配，余未见明显异常。提示心尖、侧壁、下壁心肌梗死(小部分心肌有活力)，左室心腔增大，静息心功能减低(LVEF＝29％)。体外震波治疗 1 个疗程(9 次)后 3 个月胸闷气急明显好转，复查 DISA 如图(b)所示：左心室形态正常，^{99m}Tc - MIBI 心肌血流灌注图像示心尖、下壁和侧壁心肌放射性分布稀疏；静息心功能减低，LVEF＝21％。^{18}F - FDG 心肌代谢图像示：心尖区、左室下壁和侧壁心肌灌注稀疏区见 ^{18}F - FDG 代谢增高，心肌血流灌注/代谢图像不匹配，余未见明显异常。结果提示心尖、侧壁、下壁心肌梗死(心肌有活力)，心肌血流灌注较治疗前略好转，^{18}F - FDG 代谢较治疗前明显好转。

聂颖等[15]用回顾性对比研究的方法分析了 62 例急性心肌梗死患者，以 ^{99m}Tc - MIBI SPECT 静息显像及 ^{18}F - FDG SPECT 心肌代谢显像的检查结果分为梗死区有存活心肌组和无存活心肌组，介入治疗后随访 12 个月，应用超声心动图评价 2 组患者的心脏功能，结果急性心肌梗死后梗死区有存活心肌的患者心脏整体收缩功能及左室重构显著优于无存活心肌的患者，但心肌存活性对左心室舒张功能无明显影响。黄中柯等[16]的研究认为 DISA 显像检测存活心肌的重要临床价值之一为可以帮助临床医师选择合适的治疗方案：血运重建术前应先行 DISA 显像，如显像示心肌梗死区有存活心肌时才可进行手术，若无存活心肌时可考虑进行干细胞移植。其二为 DISA 显像可较好地判断治疗后心肌梗死区心肌存活的程度和范围，为患者疗效观察和预后判断提供客观依据。他们发现心肌梗死区有存活心肌的病例，经血运重建术和(或)干细胞移植治疗后，心肌血流灌注和代谢均有不同程度改善，血运重建术＋干细胞移植组治疗后改善程度明显优于其他两组；而心梗区无存活心肌的病例，经血运重建术后心肌血流灌注和代谢均无明显改善，但进行干细胞移植后血流灌注和代谢均有不同程度改善，血运重建术＋干细胞移植组优于单纯干细胞移植组。但李家俊等[17]认为利用 DISA 显像检测急性心肌梗死患者存活心肌，其预测心功能改善和判断预后的价值有一定的局限性，还需要大规模的前瞻性研究：对于无存活心肌的患者，药物治疗后心脏事件发生率和死亡率明显高于再血管化治疗。可能原因为首先心肌梗死急性期葡萄糖代谢紊乱，坏死心肌也能摄取 FDG，因此急性心梗患者通过葡萄糖代谢检测存活心肌，其准确性可能受到一定的影响。而既往的报道研究对象多为陈旧性心梗患者。其次顿抑心肌在心肌灌注及代谢显像中均可能表现为正常或接近正常，经过再血管化治疗后，顿抑心肌功能可以完全恢复。因此心肌无存活组中，顿抑心肌功能的改善可能是再血管化治疗患者的预后优于药物治疗的原因之一。

姜睿等[18]探讨了存活心肌对冠状动脉旁路移植手术远期心脏不良事件的预测作用，提出除了左室局部和/或整体心功能的改善程度可作为血运重建术后的预后指标外，DISA 显像中左心室存活心肌总评分对远期心源性死亡、再入院、复合终点事件有良好的区分性，评分分值越高，远期发生心脏不良事件的概率越大；以 3 支血管支配区域为观察点行 COX 多元分析表明，左心室前壁和心尖部（前降支支配区）、侧壁（回旋支支配区域）的存活心肌情况是影响远期预后的重要的独立相关因素。对于前壁部分心梗的患者，注重前壁即前降支再血管化的同时，也应该重视侧壁的再血管化，这对于远期预后有重要意义。心尖对维持左心室的几何构型和生物力学有着重要意义，心尖部存活心肌少的病人远期心脏事件发生概率高。

参考文献

[1] ESC/ACC/HAH/WHF. Third Universal Definition of Myocardial Infarction[J]. European Heart Journal, 2012, 33: 2551-2567.

[2] 黄钢, 石洪成. 心脏核医学[M]. 上海: 上海科学技术出版社, 2011: 76-87.

[3] Ernande L, Cachin F, Chabrot P, et al. Rest and low-dose dobutamine ^{99m}Tc-mibi gated-SPECT for early prediction of left ventricular remodeling after a first reperfused myocardial infarction[J]. J Nucl Cardiol, 2009, 16(4): 597-604.

[4] 王贵松. 2012 ESC/ACCF/AHA/WHF 心肌梗死通用定义第三版解读[J/OL]. 中国医学前沿杂志(电子版), 2013, 5(2): 51-54.

[5] 王荣福, 邱艳丽, 王立勤, 等. ^{99m}Tc-MIBI 心肌灌注显像诊断效能与安全性评价的回顾性研究[J]. 中华核医学与分子影像学杂志, 2012, 32(6): 413-417.

[6] 田月琴, 何作祥, 方纬, 等. 冠状动脉造影狭窄而核素心肌灌注显像阴性患者分析[J]. 中华核医学杂志, 2007, 27: 23-24.

[7] 曾展生, 李忠红, 衣为民, 等. 冠状动脉造影大致正常的急性心肌梗死患者临床分析[J]. 第一军医大学学报, 2004, 24: 834-835.

[8] 川玲, 朱家瑞, 赵文锐, 等. 静息心肌灌注显像判断梗塞相关动脉的作用[J]. 中华核医学杂志, 2002, 22(2): 95-96.

[9] 黄钢, 石洪成. 心脏核医学[M]. 上海: 上海科学技术出版社, 201: 252-309.

[10] Nunzia R, Stelvio S, Angela C, et al. Prognostic value of combined perfusion and function by stress technetium-99m sestamibi gated SPECT myocardial perfusion imaging in patients with suspected or known coronary artery disease[J]. Cardiology, 2005, 95(11): 1351-1354.

[11] Arend F, Abdou E, Elena B, et al. Prognostic stratification using dobutamine stress ^{99m}Tc-tetrofosmin myocardial perfusion SPECT in elderly patients unable to perform exercise

testing[J]. J Nucl Med，2005，46(1)：12 - 18.

[12]　张青，王梦洪，杨晓青，等.硝酸甘油介入[99m]Tc - MIBI SPECT 心肌显像对 PTCA 决策的影响[J].中华核医学杂志，2003，23：23 - 24.

[13]　李凤岐，李现军，王健，等.[99m]Tc - MIBI 静息门控心肌灌注显像在心肌梗死干细胞移植治疗中的价值[J].中华核医学杂志，2009，29(4)：227 - 229.

[14]　王梦洪，付勇南，郑泽琪，等.自体骨髓间充质干细胞移植治疗心肌梗死的时机选择[J].临床心血管病杂志，2009，25(4)：263 - 265.

[15]　聂颖，冯新恒，张卫芳，等.心肌存活性对急性心肌梗死后左室重构和左心功能的影响[J].临床心血管病杂志，2008，24(3)：189 - 191.

[16]　黄中柯，楼岑，史国华，等.[99m]Tc - MIBI 和[18]F - FDG 双核素同步显像在心肌梗死诊疗中的价值[J].浙江大学学报(医学版)，2010，39(5)：530 - 633.

[17]　李家俊，方纬，田月琴，等.[18]F - FDG/[99m]Tc - MIBI 双核素心肌断层显像检测急性心肌梗死患者存活心肌[J].中华核医学杂志，2011，31(1)：34 - 38.

[18]　姜睿，胡盛寿，田月琴，等.冠状动脉 3 支供血区域心肌存活状态与冠状动脉旁路移植术后远期心脏事件的关系[J].临床心血管病杂志，2009，25(4)：306 - 309.

第 27 章

$^{99m}Tc-SC$ 在前哨淋巴结检测中的应用

27.1 概述

前哨淋巴结(sentinel lymph node，SLN)是原发肿瘤引流区域淋巴结中的特殊淋巴结,是指原发肿瘤引流区域淋巴结发生转移必经的第一级淋巴结。肿瘤首先转移到 SLN,再从 SLN 转移到别的淋巴结。如 SLN 无转移,理论上原发肿瘤区域中其他淋巴结不会发生肿瘤的转移。Krynyekyi 等人的研究证实肿瘤细胞跳过 SLN 转移到远处淋巴结的可能性不超过 0.1%[1]。实行前哨淋巴结活检(sentinel lymph node biopsy，SLNB)以准确分析 SLN 的状态对保证分期准确,判断是否需要进行区域淋巴结清扫,决定是否进行术后辅助治疗和预测患者的预后等具有极其重要的意义。肿瘤术前进行 SLN 显像可以获得"淋巴显像图",显示所有可能发生淋巴结转移的淋巴引流途径,找出异常的淋巴引流途径以及为活检提供准确的 SLN 位置和数目。对常规活检阴性而 SLN 显像检查阳性的病例,可进一步做分子生物学或免疫组化检查,以便发现微小的转移灶并做出准确的临床分期,从而确定相应的治疗方案,减少不必要的手术,提高病人存活率。近年来,SLN 显像技术已在乳腺癌、肺癌、头颈肿瘤、胃肠肿瘤、妇科肿瘤及阴茎癌等肿瘤中得到迅速应用,取得了极大成功。

当前临床常用的前哨淋巴结探测方法主要有两种：蓝色染料法和核素探测法。蓝色染色法方法简单,不需要特殊设备和准备,可操作性强,但存在着

本章作者：赵春雷,主任医师,杭州市第一人民医院集团杭州市肿瘤医院;於刚,主治医师,杭州市第一人民医院集团杭州市肿瘤医院。

较高失败率和假阴性率。主要的原因是活性蓝色染料不能显示全部的前哨淋巴结;同时蓝色染料通过淋巴管较快,在前哨淋巴结中停留时间短,次级淋巴结很快也会显像,增加了确认前哨淋巴结的难度。核素探测法是将放射性胶体(直径大于 5 nm)或大分子物质(分子质量大于 37 000)经皮下或组织间隙注射后,借助淋巴管壁的通透性和内皮细胞的胞饮作用进入毛细淋巴管,引流至淋巴结,一部分在窦状隙内被摄取或吞噬,一部分继续向前引流。从淋巴显像图上可以观察到显像剂在淋巴结内及淋巴管的分布、形态、大小、功能状态及淋巴液流通情况。当淋巴结病变或淋巴管不通畅时,就会阻止显像剂的引流,出现淋巴链中断、淋巴结显像剂摄取减少或缺损等。与染料法前哨淋巴结示踪相比,核素示踪可使 SLN 的引流体外可视化,从而获得准确术前定位,结合术中 γ 探测器,使前哨淋巴结的活检更为方便,同时胶体显像剂在淋巴系统的移行速度要比活性蓝染料慢得多,因而可以更好地避免次级淋巴结的干扰。目前临床常用的淋巴系统放射性显像剂有三类:第一类是放射性胶体物质,如 ^{99m}Tc -硫胶体(sulfur colloidal, SC), ^{99m}Tc -硫化锑胶体(antimony trisulfide colloid, ASC)等;第二类是蛋白质类,如 ^{99m}Tc -人血清白蛋白(human serum albumin, HAS)、^{131}I - McAb;第三类为高分子聚合物,如 ^{99m}Tc -右旋糖酐(dextran, DX)等。这些放射性胶体的主要差别在于其颗粒直径的不同,影响了其在淋巴系统内弥散的速度。颗粒太小,扩散过快,且可能从淋巴管中溢出;颗粒太大可致迁移缓慢,不利于在淋巴结中迅速浓聚。目前认为理想的胶体颗粒直径应为 100~200 nm,既能稳定保存,又能成功示踪淋巴系统。^{99m}Tc 标记的微胶体白蛋白和锑硫化物胶体主要在欧洲和澳大利亚分别使用,^{99m}Tc 标记的锡胶体和亚锡植酸盐则多见于日本的相关报道,而 ^{99m}Tc - SC 在美国广泛应用于乳腺癌和黑色素瘤的 SLN 识别。

^{99m}Tc - SC 是 FDA 批准使用的淋巴显像剂,由硫代硫酸钠($Na_2S_2O_3$)与过锝酸钠($Na^{99m}TcO_4$)在高温环境下(沸水)、酸性溶液中,经乙二胺四乙酸二钠($C_{10}H_{14}N_2 Na_2O_8 \cdot 2H_2O$)络合、明胶保护而形成的胶体颗粒。^{99m}Tc - SC 经过滤后的平均直径为 5~50 nm,未过滤的平均直径 100~600 nm(粒子直径范围 5~5 000 nm)。对比研究显示,应用过滤后的硫胶体检查前哨淋巴结的检出成功率为 73%,结合染料法成功率为 95%;而应用未过滤硫胶体进行检查的成功率为 88%,结合染料法为 92%。因此,单独应用未过滤硫胶体的成功率优于过滤硫胶体,放射性胶体粒子大小的差别可能是导致检出 SLN 成功率差别的原因。虽然如此,不少学者仍愿意使用过滤后硫胶体。

27.2　在乳腺癌中的应用

自 20 世纪 90 年代 Krag 和 Giuliano 等人[2,3]引入乳腺癌 SLNB 以来,检测 SLN 已开始应用于乳腺癌保存腋窝淋巴结的手术中。与采用腋窝淋巴结清扫(axillary lymph nodes dissection,ALND)相比,通过 SLNB 替代 ALND 可准确地探查乳腺癌淋巴转移情况,可以避免对淋巴结阴性的患者行腋窝根治手术,降低了患侧肢体淋巴水肿的风险。

在乳腺癌前哨淋巴结显像中,显像剂的注射部位包括肿瘤周围乳腺实质内、活检残腔周围实质、乳晕区、皮内和皮下注射等。理论上通过在肿瘤周围乳腺实质内注射示踪剂,其淋巴流向能够反映肿瘤细胞转移所到达的淋巴结,才能准确地检出内乳、腋窝和胸肌间等前哨淋巴结。然而这种注射方法较难掌握,显像剂容易注射入活检后残腔,影响其弥散,导致检测结果不准确。研究表明将放射性药物注射在肿瘤周围而染料注射在乳晕附近进行前哨淋巴结活检,前哨淋巴结蓝染并出现放射性浓聚的符合率为 94%～100%,因此也可以选择将乳晕作为注射部位。注射显像剂后进行乳房按摩可促使显像剂快速进入乳房间质及淋巴管有助于检出前哨淋巴结。

总体来说,对乳腺癌患者行^{99m}Tc - Sc 前哨淋巴结显像其 SLN 的检出率在 95% 以上,假阴性率低于 5%。患者年龄、原发肿瘤位置以及是否曾接受切除活检都将影响 SLN 的检出。由于^{99m}Tc - Sc 属胶体类显像剂,其显像效果取决于淋巴结巨噬细胞的吞噬功能是否完整。随着年龄增大,患者淋巴管功能退化、吸收转运功能减弱;同时淋巴结内的淋巴组织被脂肪组织所替代,淋巴结内网状内皮细胞的吞噬功能和机械屏障减弱,导致放射性胶体的滞留从而影响 SLN 的检出。对于外上象限肿瘤,由于注射部位同 SLN 的距离太近,可能会由于屏蔽效应导致 γ 探头探测失败;同时示踪剂容易扩散到多个淋巴结,因此 SLN 检出率降低,假阴性率相对升高。

除此之外,SLN 的检出还与所采用的示踪剂及外科医师的熟练程度有关。前哨淋巴结的显影依赖于示踪颗粒从注射部位通过淋巴管的运输。当放射性颗粒到达前哨淋巴结后,在巨噬细胞的吞噬作用下被吸收并滞留于前哨淋巴结。而显像剂颗粒的大小、数量和放射性药物的剂量为影响其显像质量优劣的 3 个决定因素。以^{99m}Tc - SC 为示踪剂时,为提高前哨淋巴结检出率、降低假阴性率,显像剂应按如下条件制备:颗粒大小为 50～200 nm,总量 0.5～

2 mL,放射性活度 74～111 MBq,放化纯高(＞95％)。这样既可避免二级淋巴结的较快显影,又可以降低前哨淋巴结漏检的比例。另外改进注射部位及注射方法,如分别在肿瘤表面皮下和乳晕周围皮下注射,采用瘤周 3 点注射法代替经典的 4 点注射法,辅以术前在 B 超定位下对可疑有转移的淋巴结进行细针穿刺细胞学检查、术中触摸探查腋下有无质地硬、不规则的淋巴结等也能提高检出成功率,减少假阴性的发生。

SLN 定位活检对腋窝淋巴结的阳性预测值接近 100％,假阴性率在 4％左右,可见 SLN 检测为乳腺癌患者提供可靠的评价预后的指标,对临床上患者是否存在局部淋巴结转移的治疗方案的选择具有重要意义。

27.3 在黑色素瘤中的应用

前哨淋巴结活检技术应用在黑色素瘤的最早报道见于 1977 年。目前,国际多中心临床研究 MSLT‑1 使 SLNB 取代以前的治疗性淋巴结清扫,成为Ⅰ、Ⅱ期皮肤恶性黑色素瘤的标准诊治方法。其重要的临床价值在于能使患者避免不必要的区域淋巴结清扫,并进行准确的临床分期,为后续辅助治疗提供充分依据。

恶性黑色素瘤的 SLN 定位以核素显像结合术中探测为主,其灵敏度及检出率较高,优于超声、增强 CT 等其他临床评估区域淋巴结转移的方法。目前,欧美国家已将区域淋巴结中的 SLNB 技术列入皮肤恶性黑色素瘤的诊治常规,但该技术在国内应用还不多,相关报道亦少。有研究表明采用[99m]Tc‑SC 作为示踪剂,经 SPECT/CT 显像能快速发现 SLN,可有效协助进行体表定位。SLN 总检出率为 90％以上,其中对于四肢病灶的检出率可达 96％。此外,通过全身延迟显像还能够发现存在超出常规淋巴引流区域淋巴结的病例。对于病灶位于躯干部,尤其是腰背部这类淋巴侧支引流较多、方向不确定的病例,全身显像有利于指导 γ 探测仪快速定位,提高 SLNB 的准确率。国外已有多项研究显示[4-6],黑色素瘤原发灶约 3.7％位于上肢,7.8％位于躯干部,位于下肢者可达 9％;这些区间淋巴结微转移发生率达 14％～20％,对恶性黑色素瘤的分期及预后均有重要意义。另外,SLN 的阳性率与垂直厚度分级(breslow 分级)、侵袭深度分级(clark 分级)均呈正相关,较好地反映了黑色素瘤的组织学特点与 SLN 受累的关系,对决定患者是否进行 SLNB 检查具有重要意义,可避免不必要的手术损伤,也使恶性黑色素瘤的分期更为可靠。

27.4 在宫颈癌中的应用

宫颈癌是女性主要的恶性肿瘤之一,发病率居女性生殖系统恶性肿瘤首位。虽然按照国际妇产科联盟(FIGO)诊断标准,宫颈癌的分期不用考虑淋巴结的影响因素,然而有无淋巴结转移直接影响患者 5 年生存率。因此,正确评估淋巴结状况,避免过度治疗或治疗不力,减少因盆腔淋巴结清扫所致并发症的同时避免漏诊,提高患者生存率及生活质量成为当前宫颈癌研究的主要目标。然而对患者盆腔所有淋巴结进行评估是一件十分繁杂的事情,前哨淋巴结(SLN)能反映整个盆腔淋巴结的转移状况,通过宫颈癌 SLN 显像能术前确定 SLN,确定宫颈癌Ⅰa、Ⅰb 期患者是否应行盆腔手术,并指导手术路径,减少不必要的淋巴结清扫。Silva 以 ^{99m}Tc‐SC 为显影剂,对 56 例Ⅰb_1 期宫颈癌患者进行 SLN 状况研究。结果发现,56 例患者中 4 例既未显影亦未发现热点,其余 52 例共成功识别 SLN120 枚,识别率为 92.9%[7]。Lin 等[8]用同样方法对 30 例早期浸润型宫颈癌患者进行 SLN 检测,所有患者均成功识别 SLN,检出率为 100%,达到最佳识别状态。影响 SLN 识别率的因素只要有两个:肿瘤的分期及原发肿瘤的直径。研究表明早期宫颈癌 SLN 检出率高于中晚期宫颈癌,其 SLN 识别率分别为 91.2% 和 78.5%;原发肿瘤直径小者其 SLN 的检出率均较直径大者高,肿瘤直径在 2 cm 以下者的 SLN 检出率在 95% 左右,而直径 2 cm 以上者 SLN 检出率最低只有 58%。因此,目前 SLN 的研究主要集中在早期宫颈癌,其对中晚期宫颈癌有无意义尚需进一步证实。

27.5 在胃肠道肿瘤中的应用

与乳癌、黑色素瘤相比,胃肠道肿瘤的淋巴结转移有其特殊性。多通道、相吻合的淋巴回流路径使胃肠道肿瘤的淋巴转移呈多向性和不确定性,不存在特定部位肿瘤转移至特定部位淋巴结的规律。临床研究也表明胃肠道肿瘤首先转移的淋巴结仅 60% 出现在邻近病灶周围,发现跳跃性转移的概率在 10%～15%,逆向转移有 3%～5%。同时,在将淋巴显像技术用于胃肠道肿瘤研究时也发现存在多个前哨淋巴结(SN)甚至有的 SN 出现在 N2 或 N3 的部位,这使得人们对前哨淋巴结显像用于胃肠道肿瘤的治疗一直存有异议。自 1997 年 SLNB 技术被首次报道用于结直肠癌以来[9],一系列临床试验结果表明复杂的淋巴引流系统和淋巴结转移的多向性及"跳跃性"并不构成胃肠道肿瘤前哨淋巴显像检测的障碍。对于出现在 N2 或 N3 的前哨淋巴结可能是由于癌细胞经迷行淋巴转移至远处的淋巴结。胃肠道肿瘤的淋巴结不能完全等同于其解剖学方面的站、组淋巴结,只要是首先转移的淋巴结就可视为前哨淋巴结(SLN),当 SLN 在中间组或中央组时,其发挥的功能相当于肠旁组[10]。因此,对于淋巴结显像技术(sentinel lymph node mapping,SLNM)用于胃肠道肿瘤的可行性更应该以实际的 SN 显影结果为依据。

前哨淋巴显像用于肠胃道肿瘤治疗的意义主要体现在两个方面:一方面是指导手术清扫淋巴结,另一方面是提高肿瘤分期的准确性。对于早期肿瘤无淋巴结转移的患者采用标准根治术,将会增加患者不必要的手术创伤与并发症,影响其术后的生活质量。自 20 世纪 80 年代开始由于各种辅助检查手段的进步使早期的胃肠道肿瘤的诊断率明显提高,这样早期胃肠道肿瘤缩小手术得以发展。进行缩小手术范围的前提是保证根治预后所采用的适应证以及术前术中诊断的准确性。然而进行缩小手术范围的前提是保证根治预后,所采用的适应证及术前、术中诊断的准确性。研究表明淋巴显像对于寻找最早的转移淋巴结以及跳跃性转移的淋巴结具有较高的准确性[11]。因此,淋巴显像在术中寻找 SN、判断肿瘤基本情况及决定是否缩小手术范围以及对进展期肿瘤的术中清扫具有重要的意义。淋巴结转移是影响胃肠道肿瘤预后的最主要因素之一,也是决定肿瘤分期最主要参考指标。为了获得更准确、更早期的淋巴结微转移信息,将淋巴显像技术与淋巴结廓清技术、淋巴结连续切片技术、免疫组化技术及 RT-PCR 技术相结合能够增加对淋巴结微转移的诊断能力,从而提高肿瘤分期的准确性。

虽然前哨淋巴显像在指导胃肠道肿瘤的淋巴结清扫、提高临床病理分期的准确性等方面发挥着积极作用,但是也发现 SN 存在假阴性的问题。除了肿瘤的生长和播散致淋巴管道瘤性阻塞,使其他一些淋巴管重新形成以代偿淋巴液流出不畅而出现假阴性的 SN 以外,还与示踪剂的选择、注射途径和方法、获取 SN 的时间等技术方面因素有关。因此,在淋巴显像过程中应选择合适的示踪剂、优化的注射途径和注射方法以及获取最佳 SN 的时间。

27.6 在非小细胞肺癌中的应用

标准的肺门及纵隔淋巴结清扫是外科治疗非小细胞肺癌(NSCLC)标准术

的重要组成部分,纵隔淋巴结转移与否是影响 NSCLC 术后预后的重要因素之一,因此正确地判断淋巴结状况是指导术后综合治疗的重要依据。目前常规 CT 扫描对纵隔淋巴结转移诊断的假阴性率达 18%[12],其主要原因在于 CT 检查是根据淋巴结肿大程度来判断纵隔淋巴结是否发生转移。对于因反应性增生、阻塞性肺炎等原因导致肿大的淋巴结,以及一些发生微转移但体积正常的淋巴结是无法通过 CT 来准确判断的。因此如何对转移淋巴结准确定位是需要解决的问题。研究表明通过采用前哨淋巴结显像技术,术中对纵隔淋巴结行选择性清扫可以评估远处淋巴结状态,提高发现和清除隐匿转移淋巴结的能力,使肿瘤分期更加准确。同时将淋巴结的放射计数值具体量化,确定阈值标准,能够更便捷、直观、准确地提示纵隔转移淋巴结,避免和减少不必要的系统淋巴结清扫,更好地指导术后辅助治疗[13,14]。

27.7　在头颈部肿瘤中的应用

头颈部恶性肿瘤常发生淋巴结转移,因此对于临床 N0 期(cN0)头颈部恶性肿瘤患者手术时是否行淋巴清扫尤为重要。术前有效评估头颈部恶性肿瘤有无淋巴结转移已经成为影响疗效的关键问题。B 超、CT、磁共振成像(MRI)对于颈部淋巴结的定位作用较大,但无法有效判断淋巴结的转移状态,有 20%～30% 的 cN0 期头颈部肿瘤患者存在颈部淋巴结隐匿性转移[15-17]。与前述检查手段相比,通过前哨淋巴结活检(SLNB)能够有效地判断淋巴结的转移状态。

SLNB 核素法是将放射性胶体注入肿瘤周围的黏膜下,随着淋巴管引流至第一站淋巴结,并在淋巴结中蓄积形成"热点"而得到检测。检测 SLN 可在术前、术中进行。研究表明,对头颈部癌症患者进行术前淋巴显像,检出 SLN 阳性率为 95%[18,19]。国内学者采用^{99m}Tc - SC,对 36 例 cN0 喉癌患者和 8 例 cN0 下咽癌患者手术前进行 SLN 显像,同时术中用 γ 探测器探测放射性"热点"进行 SLN 定位。结果 36 例喉癌患者 SLN 检出率为 92%(33/36)。声门上型 SLN 检出率为 95%(18/19),Ⅲ 区 SLN 检出率为 60%(21/35),Ⅱ 区 SLN 检出率为 40%(14/35)。声门型 SLN 检出率为 87%(13/15),Ⅲ 区 SLN 检出率为 88%(14/16),Ⅱ 区 SLN 检出率为 13%(2/16),8 例下咽癌患者 SLN 检出 5 例[20]。

在手术过程中,可根据前哨淋巴结显像所显示的淋巴结分布进行快速准确的病理诊断如术中快速冷冻切片来判断是否存在转移,进而决定是否行区域淋巴结清扫。这为头颈外科医师进行颈部淋巴结清扫提供了有力的临床证据,并可避免术后面部水肿和皮肤感觉障碍等并发症的发生,真正达到手术微创目的,并可指导头颈部肿瘤准确分期、合理治疗及预后评估,从而提高头颈部肿瘤患者的生存率及生存质量。目前头颈部肿瘤中比较适合 SLNB 的有口腔癌、口咽癌、甲状腺癌、下咽癌、喉癌、头颈部恶性黑色素瘤等。

虽然 SLN 应用前景广阔,头颈部肿瘤 SLN 的检测仍有许多问题急需解决,如头颈肿瘤易发生跳跃式转移及双侧转移、假阴性率偏高、SLN 的检出率、敏感性有待进一步提高等。

27.8 发展与展望

以 $^{99m}Tc - SC$ 为示踪剂的 SLN 操作过程简单,具有良好的临床应用前景,但仍存在漏诊的以及假阴性的淋巴结。为进一步提高前哨淋巴结的检出率、降低假阴性率,SLNB 显像过程中应结合采用多方法以及多种影像手段联合检测。例如在乳腺癌、结直肠癌、宫颈癌前哨淋巴结检测中应用 $^{99m}Tc - SC$ 联合亚甲蓝、美蓝为示踪剂具有较高的 SLN 检出率、准确率和阴性预测值,且假阴性率较低,同时能够降低深部 SLN 的漏检率,较真实地反映淋巴结的状态;乳腺癌 $^{99m}Tc - SC$ 前哨淋巴结检测联合超声具有较高的检出率和指向性,能较早发现乳腺癌前哨淋巴结及非前哨淋巴结的转移。

本着"根治、提高生活质量"的原则,肿瘤手术治疗不断向功能保留和微创发展。在肿瘤治疗过程中应根据淋巴转移的有无开展个体化治疗。在前哨淋巴显像过程中,新型示踪剂的发展、多示踪剂的联合以及多影像方法的联合将会为肿瘤外科医师进行淋巴结清扫术提供有力的临床证据,避免术后并发症的发生,从而真正达到手术微创目的,并指导肿瘤准确分期、合理治疗及预后评估,提高肿瘤患者的生存率及生存质量。

参考文献

[1] Krynyekyi B R, Miner M, Ragonese J M. Technical aspects of performing lyrnphoscintigraphy: optimization of methods used to obtain images[J]. Clin Nucl Med, 2000, 25(12): 978 - 985.

[2] Krag D N, Weaver D L, Alex J C, et al. Surgical resection and radio localization of the sentinel lymph node in breast cancer using a gamma probe[J]. Surg Oncol, 1993, 2: 335 - 234.

[3] Giuliano A E, Kirgan D M, Guenther J M, et al. Lymphatic mapping and sentinel

lymphadenectomy for breast cancer[J]. Ann Surg, 1994, 220(3): 391 - 401.

[4] Uren R F, Howma-Giles R, Thompson J F. Patterns of lymphatic drainage from the skin in patients with melanoma[J]. Nucl Med, 2003, 44: 570 - 582.

[5] Menes T S, Schachter J, Steinmetz A P, et al. Lymphatic drainage to the popliteal basin in distal lower extremity malignant melanoma[J]. Arch Surg, 2004, 139: 1002 - 1006.

[6] Lyo V, Jaigirdar A A, Thummala S, et al. Intransit intramammary sentinel lymph nodes from malignant melanoma of the trunk[J]. Ann Surg, 2012, 255(1): 122 - 127.

[7] Silva L B, Silva-Filho A L, Traiman P, et al. Sentinel node detection in cervical cancer with ^{99m}Tc - phytate[J]. Gynecol Oncol, 2005, 97: 588 - 595.

[8] Lin Y S, Tzeng C C, Huang K F, et al. Sentinel node detection with radiocolloid lymphatic mapping in early invasive cervical cancer[J]. Int J Gynecol Cancer, 2005, 15(2): 273 - 277.

[9] Saha S, Ganatra B K, Gauthier J, et al. Localization of sentinel lymph node in colon cancer. A feasibility study [C]. SSO 50th Annual Cancer Symposium, 1997, 80: 54.

[10] Kitagawa Y, Fujii H, Mukai M, et al. The role of the sentinel lymph node in gastrointestinalcancer[J]. Surg Clin North America, 2000, 80(6): 1799 - 1809.

[11] Wood T, Saha S, Morton D L, et al. Validation of lymphatic mapping in colorectal cancer: In vivo ex vivo and laparoscopic techniques[J]. Ann Surg Oncol, 2001, 8 (2): 150.

[12] Suzuki K, Nagai K, Yoshida J, et al. Clinical predictors of N2 disease in the setting of a negative computed to mographic scan in patients with lung cancer[J]. J Thorac Cardiovasc Surg, 1999, 117: 593.

[13] Liptay M J, Masters G A, Winchester D J, et al. Intraoperative radioisotope sentinel lymph node mapping in non-small cell lung cancer[J]. Ann Thorac Surg, 2000, 70: 384.

[14] 侯维平,曲家骐,王坤宇,等. ^{99m}锝术中标记前哨淋巴结在非小细胞肺癌中的临床研究[J]. 沈阳部队医药,2006,19(1): 17.

[15] Zhang B, Xu Z G, Tang P Z. Selective lateral neck dissection for laryngeal cancer in the clinically negative neck[J]. Surg Oncol, 2006, 93(6): 464 - 467.

[16] Clark J R, Naranjo N, Franklin J H, et al. Established prognostic variables in N0 oral carcinoma[J]. Otolaryngol Head Neck Surg, 2006, 135(5): 748 - 753.

[17] Dias F L, Lima R A, Kligerman J, et al. Relevance of skip metastases for squamous cell carcinoma of the oral tongue and the floor of the mouth[J]. Otolaryngol Head Neck Surg, 2006, 134(3): 460 - 465.

[18] Nieuwenhuis E J, Pijpers R, Gastelijns J A. Lymphoscintigraphic details of sentinel lymph node detection in 82 patients with squamouscell carcinoma of the oral cavity and oropharynx[J]. Nucl Med Commun, 2003, 24(6): 651 - 656.

[19] Zitsch R P, Todd D W, Renner G J, et al. Intraoperative radiolymphoscintigraphy for detection of occult nodal metastasis in patients with head and neek squamous cell carcinoma [J]. Otolaryngology Head Neck Surg, 2000, 122(5): 662 - 666.

[20] 程艳,王斌全,温树信. 临床 N0 喉癌和下咽癌患者前哨淋巴结的分布[J]. 中国药物与临床, 2009,9(5): 361 - 363.

第 28 章

^{99m}Tc－MDP 在转移性骨肿瘤中的应用

28.1 概述

骨显像是将趋骨性的放射性核素或其标记化合物引入体内,通过核素显像仪器从体外显像,获得骨骼形态、血供和代谢状态,以及病变部位与范围的情况。放射性核素骨显像在诊断骨骼和关节疾病方面是核医学的优势项目之一,许多骨骼系统疾病可通过骨显像做出诊断或疗效观察,因而骨显像近来已成为骨骼疾病的常用检测项目之一。

骨显像的特点:① 其不仅能显示骨骼的形态学改变,而且能反映各局部骨骼的血供和代谢变化。这也是核素显像与其他影像学方法最突出的区别之一。由于血流、代谢和功能改变是疾病的早期表现,出现在形态结构发生改变之前,因而骨显像对探测骨骼病理改变的灵敏度非常高,一般可早于 X 射线3~6 个月发现病灶;② 一次显像检查可以显示全身骨骼的病理改变,而其他影像学方法一次只能对某一部位或区域进行检查,因而更为经济实用,可有效地防止漏诊或误诊。但骨显像也有其局限性,主要在于它的非特异性,凡任何能引起骨代谢异常的因素,都可以引起显影剂的异常聚集。另外,骨显像对于显示骨组织结构性变化不如 X 射线检查精细、准确。目前临床上常用的显像剂为^{99m}Tc 标记的磷酸盐和膦酸盐两大类。前者有一无机的 P—O—P 键,以焦磷酸盐(pyrophosphate, PYP)为代表,在软组织中清除较慢,这可能是因为其与血中的蛋白有较高水平的结合,影响了骨骼的摄取,同时,P—O—P 键化合物在血液和软组织以及骨骼的表面易被磷酸酶水解,故本底高而显影稍差;膦酸盐显像剂含一有机的 P—C—P 键;在体内较为稳定,其中以亚甲基二膦

本章作者:程兵,主任医师,郑州大学第一附属医院。

酸(methylene diphosphonic acid, MDP)和亚甲基羟基二膦酸(hydroxymethylene diphosphonic acid, HMDP)最为常用。MDP 和 HMDP 从血中清除快,静注后 2~3 h,50%~60% 的显像剂结合在骨骼中,剩余部分经肾脏清除,因而成为目前较理想的显像剂。

28.2 $^{99m}Tc-MDP$ SPECT

28.2.1 早期诊断骨转移癌

骨显像在寻找恶性肿瘤骨转移方面具有独特而重要的诊断价值。骨转移灶的分布以椎体、肋骨、骨盆、股骨等为多见。骨显像图像表现多样:① 全身骨骼见多发不对称的异常放射性浓聚区,大小不一,形态各异,以中轴骨多见,表现为椎体上异常放射性浓聚,常累及椎弓根;② 孤立性病灶,在随诊中出现病灶数目增多、病变范围扩大的现象;③ 放射性浓聚的部位在 CT 或 MRI 等影像学诊断为骨转移;④ 全身骨骼放射性分布呈弥漫性浓聚,软组织影淡,双肾不显影。在排除手术史、外伤史及严重骨质疏松、甲状旁腺功能亢进等代谢性疾病后,满足以上任何一条均可考虑为肿瘤骨转移。

骨显像较 X 射线检查能更早发现骨转移癌,一般认为骨显像至少能比 X 射线检查提前 3~6 个月发现转移病灶。骨显像阳性者约有 30% X 射线摄片为正常。一些恶性程度高的肿瘤,骨质的转换迅速,血供丰富,除了病骨放射性增高外,甚至软组织充血部位附近的骨骼亦可表现为放射性浓聚。恶性肿瘤患者约有 13% 并发骨转移。成人多见于前列腺癌、乳腺癌、肺癌发生骨转移,儿童多见于神经母细胞瘤发生骨转移。骨转移癌的影像学特征常表现为多发、无规则的放射性"热区",如图 28-1 所示。从好发部位看,乳腺癌、前列腺癌多转移至脊柱、肋骨、骨盆等躯干骨;肺癌多由肺静脉进入体循环向全身扩散,躯干骨和肢体骨都可能发生转移,肢体骨发生转移的概率比其他肿瘤为高。因肺癌患者常并发肥大性骨关节病,可见四肢骨和骨骺端皮质呈对称性放射性增加。神经母细胞瘤多见于 4 岁以下儿童,受累部位常发生在长骨的骨骺端,如肱骨近端、股骨近端、股骨远端,病变摄取放射性浓聚区域较大,而且边缘不清,多呈对称性。

单发"热区"为转移灶的概率较低,仅为 6%~8%,但对有肿瘤病史的患者应慎重对待,要进行定期随访。如果骨显像在中轴骨发现单发"热区",骨 X 射线片在相同部位未见异常,早期骨转移可能性较大,建议 2~3 个月后复查。

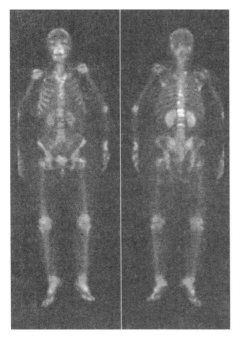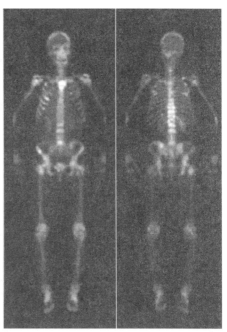

图 28-1　乳癌术后全身多发骨转移

如果"热区"范围逐渐扩大或出现新病灶,则高度提示为骨转移。另外,也有少数患者的骨转移病灶为溶骨性改变,出现放射性"冷区"。在同一显像图中可见到一部分病灶高度浓聚显像剂,表现为"热区",而另一部分则为"冷区",这可能是不同的病损成骨与溶骨交替之故。弥漫性骨转移可表现为超级骨显像。

对恶性肿瘤患者常规、定期做全身骨显像可早期发现骨转移灶,这对恶性肿瘤的临床分型、治疗方案的选择和转移瘤的定位等均具有重要价值。同时,定期复查骨显像有助于评价转移癌的治疗效果。若治疗后随访未见骨显像有明显变化,则预后较好,如病灶扩大或增多,则预后不佳。少数病人在化疗或放疗后可出现"闪烁"现象,可结合临床和定期骨显像来评价治疗效果。

骨显像在良性和恶性的原发性骨肿瘤的诊断、确定病变范围和治疗后随访等方面具有重要价值。原发性骨肿瘤患者骨显像多表现为骨骼病灶放射性分布异常浓聚,如有溶骨性改变,则呈现放射性"冷区"。骨显像的特征主要取决于血液供应,肿瘤侵犯的范围和反应骨的形成。不同性质的骨肿瘤、骨显像也有不同的表现。恶性骨肿瘤,血管极为丰富,生长迅速,摄取骨显像剂比良性肿瘤高。骨显像可明确提示原发性骨肿瘤的浸润范围,其大小往往比 X 射线显示的异常区域大。骨显像对病灶周围较轻的病损也易于显示,更能反映肿瘤浸润的实际范围,对确定手术范围、放射治疗视野、针吸活检部位及评价治疗效果具有重要的临床意义,优于 X 射线检查,特别是对 X 射线片判断较困难的部位如骨盆、胸骨等处的肿瘤,但特异性较 X 射线差。

28.2.2　恶性骨肿瘤

（1）成骨肉瘤：病变多见于股骨下端和胫骨上端,腓骨、髋骨等处也有发生。病变骨形态有明显改变,趋向软组织浸润和组织坏死,典型骨显像病灶高度放射性浓聚,如图 28 - 2 所示。多数放射性分布不均匀,"热区"中有"冷区",骨轮廓变形,静态显像范围大于血池显像。该瘤原发灶某处出现异常放射性浓聚区,约占成骨肉瘤显像中的 94%,多数在同一侧,如足部病变,可见同一侧膝部有异常浓聚区;原发灶在膝部,可见同一侧的髋部有异常浓聚区,此种现象可能是原发灶引起同一侧骨骼血流增加和骨塑形变,或患侧淋巴性水肿所致。

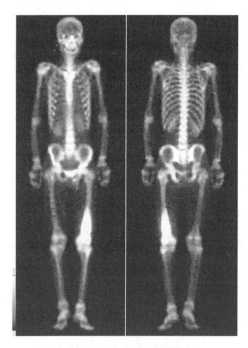

图 28 - 2　左股骨成骨肉瘤

（2）Ewing 肉瘤：其来源于骨髓结缔组织,并有沿骨髓浸润倾向,恶性程度高,多见于青少年,病变部位多在髋骨,其次为肋骨、脊柱、股骨等。图像特征是高度浓聚放射性核素,多数呈均匀分布,边缘不甚清晰。该瘤最常见的转移部位是肺和骨骼,约 20% 的患者在骨显像诊断时即有转移。

（3）软骨肉瘤：软骨肉瘤的恶性程度低于成骨肉瘤,病变发生在骨的皮质。图像表现病变部摄取显像剂较正常骨骼略增加,边缘很清晰。

（4）骨膜外骨肉瘤：又称近皮质的肉瘤,来源于骨膜或骨外的结缔组织,多发生于股骨远端,其次为肱骨、尺骨、桡骨和胫骨等,图像显示骨干外放射性异常浓聚区,大多靠近骨骺端。

28.2.3　良性骨肿瘤

(1)骨样骨瘤:是一种良性成骨细胞的病变,常见于儿童和青少年,50%发生于股骨和胫骨,其他部位骨组织都可能受累及。典型的临床症状为剧烈的骨痛,夜间加重,服阿司匹林后缓解。骨显像对骨样骨瘤的灵敏度很高,表现为病变区放射性异常浓聚,边界清晰。而常规 X 射线检查常常为阴性,尤其是脊柱、骨盆和股骨颈的病变,X 射线检查不易发现。骨显像正常,基本上可以排除骨样骨瘤的诊断。

(2)纤维性骨结构不良:是一种原因不明的骨疾患,病变部位缺乏成熟的骨组织,有时为软骨或充有液体的囊肿。可侵犯各部位骨骼,但以股骨和胫骨为好发部位,可单发也可多发,多局限于一侧肢体,骨折和畸形是本病发展的结果。疾病处于活跃期时,骨显像表现为病变部放射性异常浓聚。

(3)骨软骨瘤:是骨生长方向的异常,异常骨向偏离最近骨骺的方向生长,故有称为骨疣者。多见于年轻人,生长年龄结束后,病变停止发展。如无外伤史,骨显像见骨骺临近处有一放射性增高区,应高度怀疑骨软骨瘤。有些骨软骨瘤会恶变为软骨肉瘤,少数会恶变为成骨肉瘤,应加注意。

(4)非骨化性纤维瘤:是一种溶骨性病变,好发生在长骨的干骺端,多见于儿童。病变增大会出现疼痛和病理性骨折,骨显像常表现为病变部位放射性浓聚区内有放射性稀疏区,如发生骨折则为一放射性异常浓聚区。

(5)骨囊肿:骨显像图示病变部位呈放射性稀疏区。

28.2.4　良性、恶性疾病的鉴别

骨显像具有很高的灵敏度,但它不能反映骨肿瘤的组织学形态,病变部位的放射性聚集为非特异性的,骨显像异常只能反映成骨活性和血供状态的改变,因此,不能做病变性质的诊断。

为了鉴别异常骨显像的良恶性病变性质,可参考以下几点:结合病史(特别是有否恶性肿瘤病史)及其他检查;病变部位摄取放射性药物的量;病变数量;病变的部位及形态。

恶性病变浓聚放射性药物的程度一般高于良性病变,但少数良性病变也能呈现出放射性药物的浓聚。病变处放射性高度浓聚且多发者恶性概率高。单个发病灶为恶性的概率低,仅为 6%～8%,需结合病史及部位进行具体分

析，乳腺癌患者如出现单个胸骨病灶有 80% 为转移癌；乳腺癌复发时，约 20%
出现单发病灶，多数在脊柱，少见于四肢。前列腺癌的转移灶多数在骨盆骨。
前列腺全切除患者如有 PSA 水平上升并伴有明显症状者应及早复查骨显像。
肺癌可转移至躯干骨和四肢骨，显像缺乏规律性，因肺癌患者常并发肥大性骨
关节病，故需注意四肢骨干和干骺端皮质对称性放射性增加的表现。另外从
病变显像的形态也有助于鉴别，如肋骨上局灶性病变，尤其是在连续数根肋骨
的相同部位放射性浓聚，很可能为肋骨骨折；如果肋骨上的病变呈条状放射性
浓聚，伴有骨质破坏，很可能为恶性肿瘤。

28.3 SPECT/CT 成像

28.3.1 原理

SPECT/CT 是将 CT 扫描仪和 SPECT 显像仪同时安装在同一个机壳里
的多模态影像设备的装置，一次 SPECT/CT 检查，能同时获得 SPECT 的功
能代谢信息图像和 CT 的解剖诊断信息图像，其中的 CT 扫描已不仅仅只用
于 SPECT 图像的衰减校正和解剖定位，而是同时具有常规诊断 CT 的效能。
与单纯 SPECT 或 CT 显像相比，SPECT/CT 在诊断疾病及评价预后等方面
更具有临床应用意义。

骨骼局部 SPECT/CT 断层显像是利用注射^{99m}Tc-MDP 740~1 110 MBq
(20~30 mCi)4 h 后，针对骨平面显像结果，对可疑病症部位采用SPECT/CT
沿人体纵轴旋转连续采集不同方向的信息，再由计算机重建成横断层、矢状面
及冠状面的 SPECT 及 CT 断层影像，并且将两种断层图像进行融合，从而有
效地排除了病变与正常组织放射性重叠的干扰，增强了显像的对比度，较真实
地显示病变骨骼内放射性分布的情况以及病变处骨骼形态及骨质改变情况，
能准确地显示病变的部位与范围，灵敏度、特异性均高于静态^{99m}Tc-MDP 骨
显像。

28.3.2 临床应用及评价

单纯骨扫描依据的是骨局部血流量的变化及骨盐代谢等，而肿瘤骨转移
及很多良性病灶均有以上改变，因此骨扫描特异性很难让人满意，常不能分辨
异常摄取灶的良恶性。SPECT/CT 断层显像可改善平面图像的组织对比度、
提高显像空间分辨率。对于结构复杂的骨骼，如椎骨、颅骨、盆腔骨骼，可准确

定位病变。对平面骨显像可疑但难以明确的异常改变,可通过断层显像进一步明确,提高诊断的准确性。同机 CT 有助于鉴别骨异常摄取灶是否存在溶骨、成骨性或混合型病变,同时也可以较好地分辨出病变部位及附近的解剖结构,如图 28 - 3、图 28 - 4 所示的两典型病例。

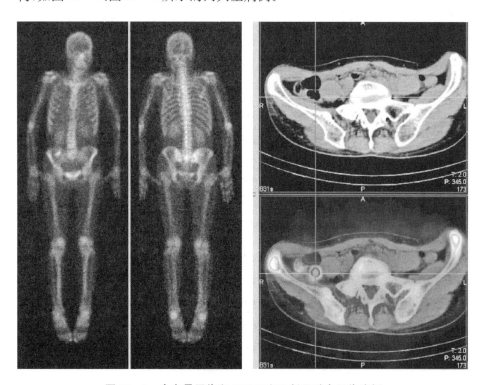

图 28 - 3　全身骨显像和 SPECT/CT 断层融合显像病例

患者男,58 岁,食管鳞癌术后 1 年余,全身骨显像示:右侧盆腔异常放射性分布浓聚灶。SPECT/CT 断层融合显像示:放射性分布浓聚灶位于右下腹回盲部,考虑肠道 MDP 摄取,非骨骼病变。

另一病例为:患者男,5 岁,确诊神经母细胞瘤 2 月余,未行放化疗,全身骨显像示:左侧第 12 肋可见放射性分布浓聚灶。断层融合显像示:左侧肾上腺区域神经母细胞瘤异常摄取 MDP,左侧第 12 肋骨结构及放射性分布未见异常。

肿瘤骨转移常发生于脊柱,SPECT/CT 检查若发现放射性浓聚出现于椎体、椎弓根时则恶性可能相对较大,而横突等部位良性病变的可能性相对较大。肋骨骨折、隐匿性骨损伤均可导致肋骨聚集显像剂,SPECT/CT 中的 CT

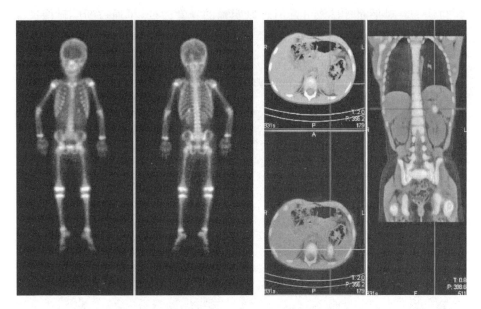

图 28-4　全身骨显像和断层融合显像病例

可实现肋骨解剖结构的观察,CT 可显示肋骨骨折线、骨皮质连续性及骨质破坏等结构,借此可提高肋骨转移疾病的诊断能力。骨盆部位结构较为复杂,前列腺癌等肿瘤疾病常常发生肿瘤骨盆转移,但是对于常规平面显像来说,很难分辨出骶髂关节部位的放射性浓聚是因为髂骨的骨质破坏还是骶椎的退行性变,髋关节部位放射性浓聚也无法明确是髋臼窝还是股骨头的异常病变,另外膀胱内放射性尿液浓聚会影响对耻骨与骶椎病变的判断。SPECT/CT 显像则很好地解决了上述问题,在 CT 的帮助下,SPECT/CT 可使骨盆病变部位的性质更加明确,提高骶髂关节及髋关节或骨盆其他部位的显像质量,更可将膀胱内的放射性与骨内的放射性浓聚分开。

有研究比较骨平面显像与 SPECT/CT 骨显像对肺癌骨转移诊断结果,表明全身骨平面显像的正确诊断率为 44.5%,骨转移诊断的符合率为 64.4%,而 SPECT/CT 骨断层显像分别为 89.7% 和 93.3%。SPECT/CT 骨断层显像的正确诊断率显著高于全身骨平面显像。

第 29 章

$^{99m}Tc - IDA$ 在小儿肝胆疾病中的应用

29.1 新生儿肝胆疾病

29.1.1 胆道闭锁

29.1.1.1 发病

胆道闭锁占新生儿长期阻塞性黄疸的半数病例,其发病率为 $1/(8\,000 \sim 14\,000)$ 个存活出生婴儿,但地区和种族有较大差异。以亚洲报道的病例为多,东方民族的发病率比西方高 $4 \sim 5$ 倍,男女之比为 $1 : 2$。先天性胆道闭锁是一种肝内外胆管阻塞,可导致淤胆性肝硬化,最终发生肝功能衰竭,是小儿外科领域中最重要的消化外科疾病之一,也是小儿肝移植中最常见的适应证。目前认为胆道闭锁可能是一种与婴儿肝炎病理过程相似的获得性疾病。出生后所见的胆道闭锁是炎症过程的终末阶段和结局,炎症破坏致使胆管纤维瘢痕化并且闭塞。引起炎症的病因以病毒感染为主,如乙肝病毒、巨细胞病毒等,也可能是风疹病毒、甲型肝炎病毒或疱疹病毒。

29.1.1.2 临床表现

胆道闭锁的婴儿多为足月产,出生时大多数并无异常,粪便色泽正常,黄疸一般在生后 $2 \sim 3$ 周逐渐显露,部分病例的黄疸出现于生后最初几天,易误诊为生理性黄疸。粪便由棕黄、淡黄米色,逐步变成陶土样灰白色,但在病程较晚期时偶可略现淡黄色。尿色较深将尿布染成黄色。黄疸出现后,通常不消退且日益加深,皮肤变成金黄色甚至褐色,可因瘙痒而有抓痕,有时可出现脂瘤性纤维瘤,但不常见。个别病例可发生杵状指或伴有发绀。肝脏肿大,质

本章作者:傅宏亮,主任医师,上海交通大学医学院附属新华医院。

地坚硬。脾脏在早期很少扪及,如在最初几周内扪及肿大的脾脏,可能是肝内原因随着疾病的发展而产生门静脉高压症。

29.1.1.3 检查

(1) 血清胆红素的动态观察:每周测定血清胆红素,如胆红素量曲线随病程趋向下降,则可能是肝炎;若持续上升,提示为胆道闭锁,但重型肝炎并伴有肝外胆道阻塞时,亦可表现为持续上升,此时则鉴别困难。

(2) 腹部超声检查:如未见胆囊或见有小胆囊(1.5 cm 以下)则疑为胆道闭锁;如发现有正常胆囊存在,则支持肝炎,如能看出肝内胆管的分布形态,则更能帮助诊断。

(3) 脂蛋白- X(Lp - X)定量测定:脂蛋白- X 是一种低密度脂蛋白,在胆道梗阻时升高。据研究,所有胆道闭锁病例均显升高,且在日龄很小时已呈阳性。新生儿肝炎病例早期呈阴性,但随日龄增长也可转为阳性。若出生已超过 4 周而 Lp - X 阴性,可除外胆道闭锁,如>5 000 mg/L,则胆道闭锁可能性大。

(4) 胆汁酸定量测定:胆道闭锁时血清总胆汁酸为 107~294 μmol/L,一般认为达 100 μmol/L 都属郁胆。同年龄无黄疸,对照组仅为 5~33 μmol/L,平均为 18 μmol/L,故有诊断价值。尿内胆汁酸亦为早期筛选手段,胆道闭锁时尿总胆汁酸平均为 19.93±7.53 μmol/L,而对照组为 1.60±0.16 μmol/L,较正常儿大 10 倍。

(5) 胆道造影检查:ERCP 已应用于早期鉴别诊断,造影发现下列情况常提示胆道闭锁:仅胰管显影;有时可发现胰胆管合流异常,胰管与胆管均能显影,但肝内胆管不显影,提示肝内型闭锁。

(6) 肝脏穿刺病理:病理检查发现胆道闭锁患儿的肝脏组织呈炎症性变化,肝门及胆管周围有炎症细胞浸润,肝小叶发生微小脓灶或局限性坏死,胆管闭塞处肉芽组织形成。通过对肝外胆道闭锁和新生肝炎的对比病理研究,发现两者肝组织病变相似,仅程度不同。肝外胆道闭锁以胆管胆栓和炎症病变表现为主,而婴儿肝炎肝细胞坏死表现更突出。

29.1.2 婴儿肝炎综合征

29.1.2.1 发病

婴儿肝炎综合征(neonatal hepatitis syndrome)是指 1 岁以内婴儿(包括新生儿)由不同病因引起,主要以黄疸、肝功能损害、肝或脾大的一组症状,多见于 6 个月以内,尤其 3 个月内最为多见。婴儿肝炎综合征通常由病毒感染所引起,这些病毒包括乙型肝炎病毒、巨细胞病毒、单纯疱疹病毒、柯萨奇病毒和风疹病毒等,亦可由 ECHO 病毒、EB 病毒、弓形虫、李司忒氏菌或各种细菌所致。这些病原体可通过胎盘感染胎儿,亦可在产程中或产后感染。胆汁淤积或肝内、外胆道闭锁是引起婴儿肝炎综合征的另一原因,少数病例可能与先天性代谢缺陷有关,如肝豆状核变性、半乳糖血症、果糖不耐受性、α1 抗胰蛋白酶缺乏症等。

29.1.2.2　临床表现

婴儿肝炎综合征通常可分为肝炎型和淤胆型。

(1) 肝炎型胃肠道症状一般较为明显,可有纳差、恶心、呕吐、腹胀、腹泻,大便色泽正常或较黄。黄疸轻至中度,肝脏轻度到中度肿大,质地一般偏硬或中等硬度。随病情好转黄疸逐渐消退,肝脏回缩。少数患儿表现为急性重症或亚急性重症肝炎,黄疸进行性加重,有明显的精神神经症状和出血倾向,以及多系统功能衰竭,预后恶劣。

(2) 淤胆型黄疸较深,持续较久,大便浅黄或呈白陶土色。肝脏进行性肿大,质地中度到重度坚硬。由于胆汁淤积,十二指肠胆汁量减少或缺乏,常伴发脂肪泻、脂溶性维生素吸收障碍、生长停滞及出血。若病情进一步恶化,导致胆汁性肝硬化。

29.1.2.3　检查

(1) 肝功能检查:血中结合胆红素和非结合胆红素值均升高,常以结合胆红素升高为主;血清丙氨酸转氨酶(ALT)升高程度不一,与肝细胞损害程度有关,当病情恢复时逐渐降至正常;γ-谷氨酰转肽酶(γ-GT)、5′-核苷酸酶(5′-NT)、碱性磷酸酶(AKP)和血清胆汁酸等检查,在伴有胆汁淤积时明显升高;凝血酶原时间能早期反映肝脏功能,当肝细胞损害时凝血酶原时间显著延长。

(2) 血清胆红素值动态变化:肝炎者随病程、病情可有波动,而胆道闭锁者呈逐渐升高,以直接胆红素升高显著。

(3) 病原学检测:病毒感染标记物检查,如血抗 HAV-IgM 检查有无甲型肝炎病毒感染;血清 HBsAg、HBV-DNA 检查有无乙型肝炎病毒感染;血清抗 CMV-IgM 和血清抗 EBV-IgM 检查有无巨细胞病毒和 EB 病毒感染。在新生儿因为产生 IgM 抗体的能力较弱,因而会有假阴性存在。此外进行尿液 CMV 培养,能提高诊断率。细菌培养、血培养和中段尿培养以发现有无败血症和泌尿系感染。血抗弓形虫抗体检查以发现弓形虫感染。

(4) 代谢病筛查:如测尿液中的还原物质和空腹血糖、半乳糖值以发现半乳糖血症、果糖不耐症或糖原累积病。测血清 α1－AT 值以发现 α1－AT 缺乏症等。

(5) 腹部超声：用超声技术动态观察胆囊大小，正常婴儿胆囊随哺乳而变化，即在哺乳前较小，哺乳中增大，哺乳后变小；婴儿肝炎综合征患儿也可有此动态变化，而胆道闭锁患儿则没有这种表现。

(6) 肝穿刺活组织检查：婴儿肝炎综合征患儿肝小叶结构紊乱，肝细胞呈点状或片状坏死，巨多核细胞多见，胆小管增生少，胆汁淤积较轻。

29.1.3 小儿先天性胆管扩张症

29.1.3.1 发病

小儿先天性胆管扩张症为临床上最常见的一种先天性胆道畸形。其病变主要是指胆总管的一部分呈囊状或梭状扩张，有时可伴有肝内胆管扩张的先天性畸形。女性发病高于男性，约占总发病率的 60%～80%。本症又称为胆总管囊肿、先天性胆总管囊肿、先天性胆总管扩张症、原发性胆总管扩张等。近年，随着对本症研究的深入，发现除了胆总管的囊性扩张之外，约有半数的患者仅表现为胆总管的梭形或圆柱形扩张，而非巨大的囊肿。另外除了肝外胆总管的扩张外，约 1/4 的病例同时合并有肝内胆管的扩张。

其发病原因可能有以下因素：① 胆道胚胎发育畸形；② 胆总管末端梗阻；③ 胆总管远端神经、肌肉发育不良；④ 遗传性因素；⑤ 胰胆管合流异常致病学说；⑥ 多种因素合并致病学说等。

29.1.3.2 临床分型

1959 年 Alonso－Lej 分 3 型，Ⅰ型：胆总管囊性扩张型，即胆总管全段呈囊样扩张，囊肿一般直径达 6～18 cm，可容纳胆汁 300～500 mL；Ⅱ型：胆总管憩室型，较少见，仅占 2%～3%，它是在胆总管的侧壁上的囊样扩张，囊肿以窄基或短蒂与胆总管侧壁相连，胆总管其余部分正常或轻度扩张；Ⅲ型：胆总管囊肿脱垂型，更少见，占 1.4%，表现为胆总管末端扩张并疝入十二指肠内。至 1975 年 Todani 又增加 2 型，即Ⅳ型：即多发性的肝内或肝外的胆管扩张；Ⅴ型：肝内胆管扩张。

29.1.3.3 临床表现

主要为腹痛、黄疸和腹部包块。腹痛多局限于上腹、右上腹或脐周，疼痛性质以绞痛为多，也可表现为持续性或间歇性的钝痛、胀痛或牵拉痛。黄疸以间歇性为其特点，持续时间不一，重度黄疸可伴有全身瘙痒。腹部包括多出现于右上腹或腹部右侧,囊样光滑。

29.1.3.4　检查

(1) 实验室检测多能发现肝功能异常,血清胆红素升高,以直接胆红素升高为主,部分患者可出现血、尿淀粉酶升高,易被误诊为单纯的急性胰腺炎,而其实大多数为胰液反流所致,而非真正的胰腺炎。

(2) 超声检查通常可在肝下方发现边界清晰的低回声区,可帮助判断胆管扩张的程度和范围,以及是否合并结石。

(3) 逆行性胰胆管造影(ERCP)可以了解肝内胆管囊性扩张的部位,可为手术选择提供指导。可了解有无胰胆管的合流异常及胰胆管远端的病理变化,明确诊断,了解远近端胆管的狭窄程度、采取胆汁,进行细菌学检查。

(4) 胆道显像方法。

a. 显像前准备:禁食 2～4 h。当由于某些原因(如肠外营养)禁食超过 24 h,胆囊可能出现不摄取显像剂的现象,所以对这一部分患儿,应先用 Sinclide 治疗。Sinclide 是一种人工合成的八肽胆囊收缩素,可以静脉给药,0.02 $\mu g/kg$,30～60 min 内滴注完毕,15～30 min 后行胆道显像。对于怀疑胆道闭锁的黄疸患儿,应先用苯巴比妥(鲁米纳)治疗 3～5 d,以加强胆汁的排泄,给药剂量为 5 mg/(kg·d),每天分两次口服。

b. 给药剂量:患儿的给药剂量与成人有所不同,根据美国核医学会的显像指南,推荐剂量为 1.8 MBq/kg(0.05 mCi/kg),最低剂量为 0.5 mCi,而当考虑到某些患儿需要进行 24 h 延迟显像时,最低剂量可给予 1.0 mCi。

c. 显像方法:药物注射后行动态采集 60 min,必要时延迟显像、多体位显像。推荐采用配备低能通用型或低能高分辨率准直器的大视野 SPECT。如果可能的话,尽可能采用 60 min 动态采集,1 分钟/帧,矩阵 128×128,前位采集。一般情况下,当胆囊出现显影后,可以终止采集。当怀疑有胆总管阻塞时,需要等到小肠内出现放射性影才能终止采集。当 60 min 内胆囊或肠道未出现显影时,可行延迟显像,直至 24 h。而当需要对解剖结构更好地显示时,可以根据需要加做其他体位,比如侧位或者斜位。在国内,当无条件进行 60 min 动态采集,可以行多时段的静态采集。

d. 肝胆生理参数:在图像处理时,可将原始的 1 分钟/帧的影像数据,重新叠加成 4～6 分钟/帧的影像。可通过反卷积分法测定肝脏摄取分数来帮助区分肝细胞性和胆道疾病。通过非线性最小二乘拟合计算胆汁半排时间来进行肝胆功能的定量分析并研判其严重程度。通过计算胆囊收缩素作用下的胆囊排胆分数、排胆率和胆总管反流指数来定量判断胆总管中胆汁流动的阻塞程度。通过形态学和生理参数的结合应用能够诊断各种肝胆疾病,尤其是早期诊断。定量的功能参数指标不仅可以提供诊断标准,同时也可以帮助监测疗效。在胆囊收缩素帮助下的胆道动态研究可以帮助区分梗阻性和非梗阻性的胆总管扩张。

29.1.3.5 图像的判断

(1)肝脏影像:胆道显像可以显示肝脏的大小,更重要的是,通过显示早期肝脏对显像剂的摄取程度,可以大致判断肝脏的功能,当肝细胞性疾病致肝损严重时,可致使肝脏从血中清除显像剂的能力减退、过程延缓,且肝脏对显像剂的摄取程度明显下降。当然,肝脏对显像剂的摄取还受到血清中胆红素浓度高低的影响,尤其是直接胆红素浓度,其浓度高可以使肝脏对显像剂的摄取下降。

(2)肠道显影:肠道显影与否通常是黄疸鉴别诊断的关键性指标,肠道如果显影,通常可以排除胆道闭锁和肝外完全性梗阻,但是肠道不显影,则不能确诊是胆道闭锁或肝外完全性梗阻,因为胆道闭锁或肝外完全性阻塞致使肝细胞损害时,肝脏显像剂的摄取和排泌均下降,肠道内的放射性极微量而导致不显影。

(3)胆管扩张:胆管扩张可见于多种肝胆疾病,肝外完全或部分梗阻性黄疸;非梗阻性胆管扩张性疾病,如 Caroli's 病、胆总管囊肿、东方胆管性肝炎、先天性肝纤维性变等。在显像中,可出现显像剂在胆管扩张段内的逐渐聚集,这种显像剂的浓聚可以是肝外的(如胆总管囊肿),也可以是肝内的(如 Caroli's 病);扩张段内浓聚的显像剂能否排出以及多久排出,则反映了扩张段远端胆道的狭窄程度。

(4)胆囊显影:无肝胆疾病者在适当准备条件下,胆囊通常显影。在梗阻的情况下,胆囊显影与否与梗阻的部位有关。肝外完全梗阻性黄疸由于胆总管内高压阻止显像剂从肝细胞排泌至胆小管,胆囊很少显影。当肝功能损害严重、血清胆红素增高时,胆囊也可不显影。肝细胞疾病时,胆囊不显影的比例较高。在黄疸的鉴别上,胆囊显影通常提示胆囊管通畅,梗阻部位在胆总管水平,但是胆囊不显影则无多大意义。

29.2 胆道显像在小儿肝胆疾病中的临床应用

29.2.1 胆道闭锁和新生儿肝炎综合征的诊断与鉴别诊断

两者的鉴别比较困难,生后肝功能可以反映胆汁淤积和肝细胞感染,适当的检查能排除其他原因引起的新生儿梗阻性黄疸(如特殊感染,α-抗胰蛋白酶缺乏症,半乳糖血症,囊性纤维化)。直接胆红素、总胆红素、AST、ALT,碱性磷酸酶和血清胆汁酸水平常通常不能明确区分胆道闭锁和伴有严重胆汁淤积的新生儿肝炎,超声检查时若未发现明显的胆囊和肝外胆道多提示存在胆道闭锁。^{99m}Tc - IDA 胆道显像可通过肝外胆道内有否胆汁流动来对两者进行鉴别。对疑难病例,经皮肝活检是最准确的诊断检测方法。以下列举两个典型病例。

病例 1. 患儿,男,2 个月。

主诉:生后 12 天皮肤黄染至今。

现病史:患儿系 G1P1,孕 37+1 周剖宫产,出生体重 3 200 克,生后无窒息抢救史,混合喂养。生后 12 d 出现皮肤、黏膜、巩膜黄染,生后 1 d 内解墨绿色胎便,2～3 d 后解尽,大便转成淡黄色,每日解大便 2～4 次,糊状,后大便颜色转淡,小便颜色变深,病程中无发热,无腹痛,无腹胀,无气促等,胃纳可。

查体:神清,反应可,无发热,全身皮肤、黏膜、巩膜黄染,未见瘀血、瘀斑,腹平软,未见胃肠型,无压痛,无反跳痛,无肌卫,肝肋下 2 cm,质地软,脾无肿大,移动性浊音(一),肠鸣音无亢进。

辅检:

(1) 肝功能:ALT 98 U/L,AST 187 U/L,DB 124.8 μmol/L,TB 149.9 μmol/L。

(2) B 超:空腹胆囊充盈欠佳,脾肿大,肝轻度肿大,胆总管未见局灶性扩张。

(3) 肝胆显像:早期肝脏显像剂摄取欠佳,形态增大,肝脏持续显影至24 h;显像全程未见胆囊及肝外胆管显影,肠道始终未见显影。结论:胆道闭锁或严重肝内胆汁淤积,如图 29 - 1 所示。

(4) 手术探查证实为胆道闭锁。

病例 2. 患儿,男,22 天。

主诉:皮肤黄染 19 天,腹泻一天。

现病史:患儿系 G3P2(G1 因胚胎畸形流产,G2 10 岁,体健),胎龄 39+4周,顺产,否认窒息抢救史。Apgar 评分不详,胎膜早破 20 h,脐带绕颈一周,胎盘无殊。出生体重 4 100 g。出生 24 h 内排大小便,生后半个月内大便色黄。生后以母乳喂养为主,奶粉每天一顿。出生后 3 d 出现皮肤黄染,无咳嗽,无鼻塞,无吐泻,无烦躁不安,无双眼凝视惊厥发作等,至今患儿黄疸仍未消

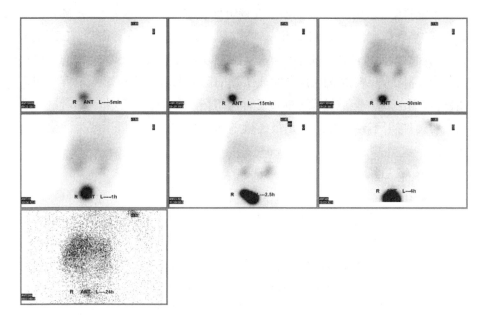

图 29-1 肝胆显像示胆道闭锁

退。入院前 6 d 因黄疸持续不退在外院治疗,查血总胆红素 287.5 μmol/L,直接胆红素 205.9 mol/L,谷丙转氨酶 76 IU/L,谷草转氨酶 148 IU/L。TORCH 阴性、HIV 抗体阴性、梅毒抗体阴性,予阿莫西林钠、舒巴坦钠抗感染、还原型谷胱甘肽保肝、维生素 K1 预防出血等治疗,出院后发现患儿大便为灰白色、黄白色,昨晚患儿大便次数增多,至入院时解 5~6 次蛋花汤样便。发病以来,患儿精神反应可,哭声响,吃奶好,小便无明显异常。

查体:神清,反应可,呼吸平稳。皮肤呈暗黄色,无瘀点瘀斑。前囟平软。唇无绀,略苍,双肺呼吸音粗,未闻及明显干湿啰音。心律齐,心音有力,未及病理性杂音。腹软,肠鸣音可及。四肢肌张力可,四肢活动可。

辅检:

(1) 肝功能:总胆红素 125.9 μmol/L,直接胆红素 106.5 μmol/L,谷丙转氨酶 184 U/L,谷草转氨酶 222 U/L,碱性磷酸酶 308 U/L,γ-谷氨酰转肽酶 129.0 U/L,总蛋白 48.9 g/L,球蛋白 15.6 g/L,白蛋白 33.3 g/L,白球比例 2.13。

(2) 病毒检测:CMV-IgG 93.90 U/mL,CMV-IgM 5.00 U/mL。

(3) 超声:肝左叶长 31 mm,厚 29 mm,右叶斜径 57 mm;肝脏形态稍饱满,表面光滑,肝内回声稍致密,血管显示清晰;肝内未见明显异常回声;门静脉内径约 4 mm。非空腹,胆囊显示不清;胆总管内径 1.4 mm,胆总管显示部分未见明显异常回声,肠腔充气明显。

（4）肝胆动态显像：15 min 肝脏显影尚清晰,形态规则。40 min 时可见胆囊显影,60 min 胆囊显影明显,2 h 可见显像剂进入肠道,4 h 肠道内显像剂分布增多。结论：胆道排泄稍延缓,可排除胆道闭锁。

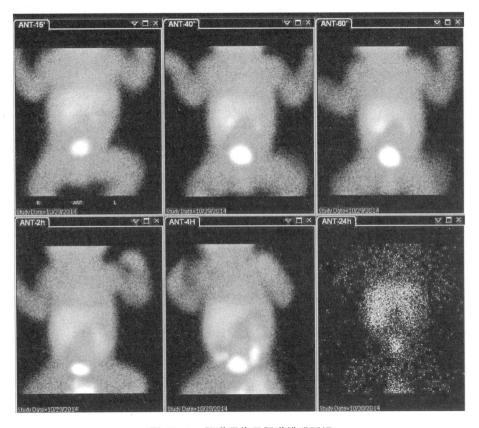

图 29 - 2 胆道显像示胆道排泄延迟

29.2.2 小儿先天性胆管扩张症的诊断与鉴别诊断

胆管扩张,可以是梗阻性的,也可以是非梗阻性的,后者多见于 Caroli's 病、胆总管囊肿等小儿先天性胆管扩张症。这些患儿通常可伴有黄疸,通过肝胆显像,根据胆管扩张与否,可以与胆道闭锁或婴儿肝炎综合征进行鉴别,而小儿先天性胆管扩张症可有多种临床分型,通过肝胆显像,对临床分型有一定的帮助。

病例 3. 男,3 岁。

主诉:4 天内呕血 5 次,伴便血 2 次。

现病史:患儿 4 天前夜突发呕血,呈喷射状,为暗红至咖啡色,量约 200 mL,伴血块,共呕吐 3 次,间隔 2~3 h。至当地医院就诊,查血常规 Hb 70 g/L,予禁食、制酸、止血、保护胃黏膜、输血、抗感染、雾化等治疗。入院后暗红色血便一次,伴血块,量约 100 mL,OB(+)。进一步完善辅助检查,腹部增强 CT 提示:脾脏增大,门脉高压,肝内胆管多发囊性扩张,考虑 Caroli 病可能大。

查体:全腹平软,未见胃肠型,无压痛,无反跳痛,无肌卫,未及包块。肝肋下 3 cm,脾肋下 4 cm。移动性浊音(一),肠鸣音无亢进。

辅检:

(1) 血常规:WBC 7.4×10^9/L,N 62%,Hb 70 g/L,PLT 146×10^9/L。

(2) 粪 OB:(+)。

(3) 腹部 B 超:肝脏情况,考虑多囊肝,胆囊壁增厚毛糙,建议进一步检查。

(4) 腹部增强 CT:脾脏增大,门脉高压,肝内胆管多发囊性扩张,考虑 Caroli 病可能大。

(5) 肝胆显像:肝脏明显肿大,早期肝脏显像剂摄取下降,分布不均。肝内显像剂不均匀滞留,肝影消退不一致,2 h 于肝右叶下缘可见一卵圆形放射性浓聚影,后逐渐消退。胆囊未见显影,肠道显影延迟。结论:肝内胆管扩张,考虑 Caroli 病,如图 29-3 所示。

Caroli 病:Caroli 病属于先天性胆管扩张症的一种,表现为肝内胆管扩张而胆总管不扩张。本患儿 CT 提示肝内胆管多发囊性扩张,肝胆显像也符合该病表现。

该患儿有胆管扩张、呕血等表现,需与下列疾病相鉴别。

(1) 先天性胆总管囊肿亦可有胆总管囊性扩张伴或不伴有肝内胆管扩张。病人通常表现为腹痛、黄疸、腹部肿块,伴全身症状如发热呕吐等。可有梗阻性黄疸表现,通过 B 超和生化检查可鉴别。

(2) α1-抗胰蛋白酶缺乏症:患儿缺乏 α1-抗胰蛋白酶,属于先天性代谢疾病,通常染色体遗传。患儿可表现为胆汁淤积性黄疸,以后可表现为门脉高压症,出现呕血、便血,食管胃底静脉曲张表现。

(3) 病毒性肝炎:病毒性肝炎患儿失代偿期可出现门脉高压症,出现腹

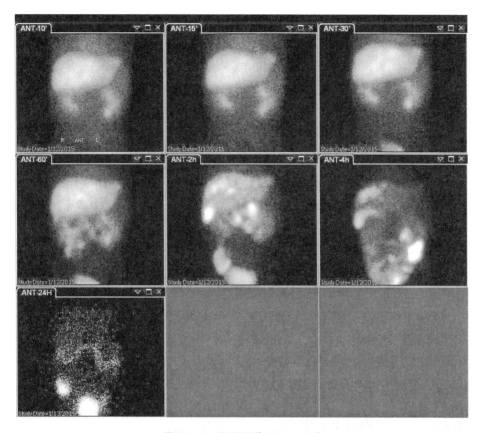

图 29 - 3 肝胆显像示 Caroli 病

水、呕血、吐血、腹壁静脉曲张等表现。该患儿无肝炎病毒感染病史,暂不考虑。

病例 4. 女,2 个月。

主诉:生后皮肤巩膜黄染至今。

现病史:患儿其母孕期无定期产前检查,于出生后起,无明显诱因下出现皮肤巩膜黄染,大便色偏白,尿色深黄。患儿无发热,无呕吐,无腹泻,无腹胀,无便秘,胃纳可,精神可。当时未予以重视。此后患儿皮肤巩膜黄染无明显缓解。于入院前 5 天于江西省儿童医院就诊,查 B 超提示胆总管囊肿,予以抗感染、保肝、退黄等治疗后,患儿皮肤巩膜黄染稍好转,排便色转黄。为进一步治疗于我院就诊,查 B 超提示胆总管囊肿(内液体混浊),左右肝管扩张。故拟"胆总管囊肿"收治入院。

查体:

（1）胆道显像：肝脏增大，早期显像剂摄取好，分布均；30 min 可见胆囊显影，75 min 影像显示胆总管呈囊样扩张并伴有显像剂浓聚，远端未见显像剂分布，肠道未见显像剂分布。结论：肝内胆管排泄通畅，肝外胆道系统梗阻，考虑胆总管囊肿，如图 29 - 4 所示。

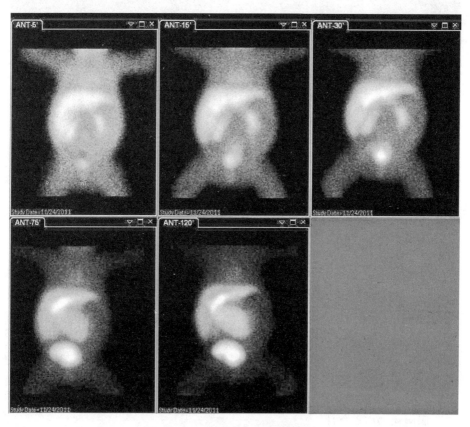

图 29 - 4　胆道显像示胆总管囊肿

（2）MRCP：腹部巨大囊性占位，胆总管囊肿伴部分左肝内胆管扩张首先考虑。少量腹水。

（3）腹部 B 超：胆总管囊肿（内液体混浊），左右肝管扩张，肝、胰、脾、双肾未见明显占位，门静脉主干、矢状部、右支及肝右静脉未见明显异常，脾门处脾静脉未见明显异常。

第 30 章
^{131}I 治疗在 Graves' 病中的应用

30.1 概述

甲状腺毒症(thyrotoxicosis)是指体内甲状腺激素对组织的作用出现异常增高,继而引起神经、循环、消化等系统兴奋性过高以及新陈代谢亢进等表现的临床综合征。Graves' 病是甲状腺毒症最常见的病因。常发生在 30～60 岁的妇女,也可发生在成年男性和儿童以及各种年龄的妇女。Graves' 病不是一种单纯的甲状腺疾病,而是一组特异器官的自身免疫性疾病,包括甲亢、弥漫性甲状腺肿大、浸润性突眼(突眼)、局部黏液性水肿(皮肤病变)、甲状腺杵状指。大多数 Graves' 病患者有甲状腺毒症和弥漫性甲状腺肿,许多患者还有突眼,而局部黏液性水肿特别是甲状腺杵状指则比较少见。Graves' 病作为一种自身免疫性疾病,发病机制仍不太清楚,和免疫、遗传、环境等多种因素有关[1]。

Graves' 病的治疗有三种方法,抗甲状腺药物治疗、手术治疗和放射碘治疗。抗甲状腺药物治疗疗效肯定、安全,但疗程长、复发率高;外科治疗复发率较低,但可导致一些并发症和留下手术瘢痕;同位素^{131}I 治疗甲亢已有 60 多年,国内外大量临床应用证明^{131}I 治疗 Graves' 病具有简便安全、疗效确切、复发率低、并发症少和费用较低等优点。许多专家认为,治疗 Graves' 病可首选同位素^{131}I 治疗[2]。

本章作者:贾志云,主任医师,四川大学华西医院。

30.2　治疗原理

碘是合成甲状腺激素的主要物质之一。甲状腺细胞通过钠/碘共转运子（Na^+/I^- symporter，NIS）克服电化学梯度从血循环中摄取并浓聚[131]I。甲状腺功能亢进症患者甲状腺 NIS 过度表达，对[131]I 的摄取明显高于正常甲状腺组织。[131]I 在甲状腺组织内的有效半衰期约为 3.5~4.5 d，[131]I 衰变发射的 β 射线在组织内平均射程为 1.0 mm，所以 β 粒子携带的能量几乎全部释放在甲状腺组织内，对甲状腺周围的组织和器官影响较小。由于 β 射线在组织内有一定射程，将产生"交叉火力"（cross fire）作用，使甲状腺中心的组织接受来自四周的辐射，而表面的组织则只接受来自甲状腺腺体内的辐射。甲状腺周围组织不摄取[131]I，不会对甲状腺表面的组织形成辐射。因此，甲状腺中心部位接受的辐射剂量大于腺体表面，如给予适当剂量的[131]I，利用放射性"切除"部分甲状腺组织的同时保留一定量的甲状腺组织，使甲状腺功能恢复正常，以达到治疗目的。

口服[131]I 后 2~4 周，甲状腺组织出现水肿、变性、上皮肿胀并伴有空泡形成和滤泡破坏等改变，腺体中心部分的损害更加明显；2~3 个月有淋巴细胞浸润、滤泡上皮脱落、纤维组织增生等改变。[131]I 治疗甲亢疗效约 2 周后出现，可持续 2~3 个月，甚至更长时间，所以一般应在 3~6 个月后才能对疗效作出评价。

30.3　适应证和禁忌证

国内外大量临床实践已证明，除妊娠和哺乳期妇女外，[131]I 对所有年龄的病人（包括育龄期妇女和儿童）都是安全的治疗方法。育龄期妇女及青少年使用[131]I 治疗甲亢是安全的，但妇女在治疗后半年内不能怀孕。对碘造影剂过敏的患者通常不会对[131]I 产生过敏反应。重度活动性眼病不适宜[131]I 治疗。根据中华医学会最新编著的《临床诊疗指南——核医学分册》的相关阐述，以符合以下情况的作为治疗对象：

（1）年龄>20 岁，弥漫性甲状腺肿，病情轻度或中度。

（2）长期、正规抗甲状腺药物治疗无效，或效果不佳，或初步缓解后又复发者，或对甲状腺药物过敏者，或内科治疗引起白细胞或血小板减少者。

（3）手术治疗后复发者。因第 1 次手术后,正常甲状腺及相邻器官组织的结构可能已被破坏,再做第 2 次手术,发生手术并发症的风险较高。

（4）患者不愿接受手术治疗或有手术禁忌证如心脏病、严重呼吸系统疾病、糖尿病及肝功能异常等。

（5）甲亢合并突眼者。

（6）甲亢伴急性或慢性肝炎、肝硬化或肺结核者。因抗甲状腺药物可能会进一步加重肝脏损害。甲亢所致机体代谢障碍是导致肝功能障碍的原因之一,所以及时控制甲亢才能防止肝功能进一步恶化和促进肝功能恢复,相比之下,¹³¹I 治疗应是最佳选择。

（7）若年龄＜20 岁,一般不首选¹³¹I 治疗。但对抗甲状腺药物过敏,或使用抗甲状腺药物疗效差或毒副作用明显,或用抗甲状腺药物治疗后复发,或甲状腺肿大较明显的青少年及儿童患者,可采用¹³¹I 治疗。

30.4　治疗剂量和方案

尽管¹³¹I 治疗甲亢已有 70 多年历史,积累了丰富的经验,但对于如何确定¹³¹I 剂量的计算方法和最合适剂量方面,各个国家和地区之间仍存在较大争议[3]。根据 2011 年美国甲状腺协会和临床内分泌医师协会关于"甲状腺功能亢进症和其他原因所致甲状腺毒症的治疗指南"中,提到¹³¹I 治疗的目的是使病人成为甲减来控制甲亢,认为¹³¹I 治疗甲亢出现甲状腺功能正常或甲低,都是达到治愈甲亢的目的。在欧洲射线防护法规比较严格,¹³¹I 治疗开展较晚,非常小心,使用小剂量,尽量减少甲减的发生。我国开展¹³¹I 治疗比较多见,在治疗甲亢上尽量避免发生甲减,力求达到甲状腺功能正常,不发生或少发生甲减,将甲减作为¹³¹I 治疗甲亢的副反应,甚至有人认为是并发症。从这些国家和地区以及我国多年来¹³¹I 治疗 GD 等甲状腺疾病报告,发现治疗剂量和方案基本上可以分为固定剂量法和计算剂量法两大类别[4,5]。

30.4.1　固定剂量法

固定剂量有一定的范围,一般在 185～555 MBq(5～15 mCi)之间[6,7]。美国甲状腺协会(ATA)指南提到¹³¹I 是治疗 GD 很有效的方法,指南中关于¹³¹I治疗 GD 的固定剂量法,其最大的优点是简便、一次治愈率高、复发率低。但缺点是早发甲低率偏高,不得不承受 T4 替代治疗。早期研究用185 MBq 的

^{131}I治疗 GD 病人,治愈率可达 72.4%,但 5 年后 27.3% 的病人发生甲减。尤其是 40 岁以下的年轻人或育龄妇女,不仅长期甲状腺功能异常,而且对妊娠和哺乳也有一定的影响。

30.4.2 计算剂量法

计算 ^{131}I 的治疗剂量方法有很多,ATA 指南关于 GD 的治疗提到的计算剂量法是以三种变量为基础,即以甲状腺吸碘率、甲状腺大小和甲状腺积聚的放射性强度为根据。甲状腺吸碘率为 24 h 的吸碘率;甲状腺大小以扣诊和超声检查确定;甲状腺积聚的放射性以 $\mu Ci/g$ 表示,要求介于 50～200 $\mu Ci/g$ 之间。当甲状腺积聚的放射强度达到 >150 $\mu Ci/g$ 方能使病人处于甲减状态。计算剂量法有各种不同的公式,比较有代表性的可归纳为以下三种[8-10]。

第一种,按每克甲状腺组织实际吸收的放射活度(MBq 或/μCi)计算治疗剂量,该方法是目前常用的:

$$^{131}\text{I 治疗量 MBq 或 } \mu\text{Ci} = \frac{\left[\begin{array}{c}\text{计划甲状腺实际摄取}^{131}\text{I 活度}\\ (\text{MBq 或 } \mu\text{Ci}) \times \text{甲状腺重量(g)} \times 100\end{array}\right]}{\text{甲状腺}^{131}\text{I 最高摄取率(\%)}}$$

计划每克甲状腺实际摄取 ^{131}I 的活度是根据甲状腺大小和病情,一般剂量在 80～120 μCi(2.96～4.44 MBq)之间。此公式是假设有效半衰期(T_{eff})在 5 d 左右,若 T_{eff} 与此有较大差异,可将上式结果乘以 $5/T_{\text{eff}}$,调整其投予的 ^{131}I 活度,保证治疗效果。

第二种,按甲状腺吸收剂量计算治疗剂量:

$$^{131}\text{I 治疗量(kBq)} = \frac{\left[\begin{array}{c}\text{计划甲状腺吸收剂量(G)} \times^{131}\text{I}T_{\text{p}}(\text{d}) \times\\ \text{甲状腺重(g)} \times 3\,700\end{array}\right]}{1.2 \times^{131}\text{I}T_{\text{eff}}(\text{d}) \times \text{甲状腺}^{131}\text{I 最高摄取率(\%)}}$$

式中:计划甲状腺组织的吸收剂量一般为 60～150 Gy(6 000～15 000 rad),平均为 70 G(7 000 rad):常数 1.2 为 37 kBq 的 ^{131}I 给予甲状腺的辐射吸收剂量(Gy),T_{p} 为物理半衰期。

第三种,根据甲状腺组织 ^{131}I 晚期摄取值来计算治疗剂量。上述两种方法均需要实际测定甲状腺 ^{131}I 最高摄取率和 T_{eff}。事实上在临床实践中很难准确测得,亦比较麻烦。Bockisch 等以复杂精细的动力学方法所确定的治疗剂量为标准,据此进行简化,建立了只根据甲状腺 96 h 或 192 h 的 ^{131}I 摄取值和甲状腺重量来计算治疗剂量的简便方法,获得了满意效果。

若采用 96 h 的甲状腺131I 摄取值,其计算治疗剂量的公式为

$$131I 治疗量(MBq) = \frac{2.46 \times 计划甲状腺吸收剂量(Gy) \times 甲状腺重(g)}{96 h 甲状腺131I 摄取率(\%)}$$

若采用 192 h 甲状腺131I 摄取值,其计算治疗剂量的公式为

$$131I 治疗量(MBq) = \frac{1.62 \times 计划甲状腺吸收剂量(Gy) \times 甲状腺重(g)}{192 小时甲状腺131I 摄取率(\%)}$$

采用 96 h 或 192 h 的摄取值所计算的治疗剂量与准确可靠的动力学方法所确定治疗剂量的相关系数分别为 0.97 和 0.99。两者相关性好主要是因为晚期摄取值不但与最大摄取率成比例,而且也反映了 T_{eff} 的影响。此法免去了具体测定最大摄取率和 T_{eff} 的繁杂手续,是一个比较准确简便的方法。式中计划甲状腺吸收剂量按第一种给药方法的原则掌握。

30.4.3　计算剂量方法的选择

前面介绍了三种治疗剂量计算的方法,第一种方法稍复杂一些,但将 T_{eff} 纳入公式进行计算,较第二种方法按 T_{eff} 长短酌情增减更精密。而且,不少学者指出,131I 治疗方案不应以给予放射性活度的经验量为标准,而应根据给予甲状腺的吸收剂量(rad)。因为甲亢病人的甲状腺功能对131I 治疗的共同反应,始终与所给予的平均总甲状腺吸收剂量有关[11]。动物实验亦证明,残存的甲状腺细胞是吸收剂量的函数,而与所给予的放射性活度无关。因此,一些学者主张用第一种计算法。但是,另一些学者认为,由于甲状腺重量估计误差大,甲状腺组织对131I 吸收不均匀,治疗量的吸131I 率和有效半衰期往往与示踪量检查时不一样,以至所计算的吸收剂量(rad)与甲状腺实际接受的可能不一致。因此,倾向于放弃比较复杂的计算公式,而代之以比较简单的按每克甲状腺实际吸收多少微居里的计算法。第三种方法不需要实际测定甲状腺131I 摄取率和 T_{eff},较前两者简便了许多,是方法学的重要改进,但目前临床应用报告资料尚少,尚待累积更多的经验[12]。

131I 活度的调整应考虑下列因素:

(1) 应考虑增加剂量的因素:甲状腺较大和质地较硬者;年老、病程较长、长期抗甲状腺药物治疗效果不好者;有效半衰期较短者。

(2) 应考虑减少剂量的因素:病程短、年龄轻、甲状腺较小的患者;未进行

任何治疗或术后复发的患者；前一次治疗后疗效明显，但未痊愈者；有效半衰期较长者。

30.5　给药方法

30.5.1　给药方法

^{131}I应空腹口服，服^{131}I后2h方可进食，以免影响吸收，^{131}I治疗剂量可一次全量给予或间隔5～7d分两次服完。两种给药方法比较，一次全量给予疗程短，疗效好，所需^{131}I总量小，但个别病人治疗反应可能较大；相反，分次给药法达到有效治疗的阈浓度较慢，使甲状腺对^{131}I的敏感性降低，且第一次^{131}I可能对甲状腺产生击晕效应，影响第二次^{131}I的摄取，故疗程长，疗效差，要达到与一次给药相同的疗效，其给药总量可能比一次全量大0.5～1倍，但治疗反应可能较小。目前，除临床症状特别严重或有较严重的加杂症，以及一次剂量大于15 mCi(555 MBq)者外，应尽量采用一次口服法[1]。

30.5.2　重复治疗

第一次^{131}I治疗后，若未痊愈，可以进行第二次甚至多次治疗。一般重复治疗应间隔半年，如果病人仅是轻度甲亢症状，则宜等待更长的时间，其间可用小剂量抗甲状腺药物治疗观察。少数病人经第一次^{131}I治疗后若甲状腺肿大和甲亢症状仍很明显，再次治疗的间隔时间可以缩短至3个月。在进行第二次^{131}I治疗时，若第一次治疗无好转，或好转后又复发，则治疗剂量应较第一次适当增加；若有好转但未痊愈，则应根据当时的情况按第一次剂量的计算方法确定剂量。两次以上的治疗其剂量的确定原则上与第二次治疗相同，有少数患者需要3～4次治疗才能缓解。

30.5.3　综合治疗

^{131}I治疗甲亢是以^{131}I治疗为主的综合治疗，应根据病人的具体情况采用相应的辅助手段，以取得更好的疗效，并降低^{131}I治疗后并发症的发生。病情严重的甲亢患者，应先用抗甲状腺药物控制病情后再行^{131}I治疗，也可在服用^{131}I后2～3天给予抗甲状腺药物治疗，直到^{131}I治疗发生明显疗效为止。在^{131}I治疗GD前应用ATD，可以耗尽甲状腺储存的激素，避免服用^{131}I后大量的甲状腺激素涌出，加剧甲亢的危险性。其次，ATD能缓解TSH的受抑

制,并抑制 TRAb 的产生降低血中 TRAb 的浓度,减轻或消除甲亢的临床表现。另外,¹³¹I 目前并非最理想的药物,为了减少或避免¹³¹I 治疗的反应和提高疗效,以¹³¹I 治疗为中心,与其他药物或方法联合应用,互相取长补短,非常重要。

ATD 作为¹³¹I 治疗前和治疗后的辅助用药,在许多临床情况下是十分必要的。目前,常用的 ATD 有丙基硫氧嘧啶(PTU)和他巴唑(即赛治或甲巯咪唑)。甲亢平是一种前体药物,在体内转化为药理活性物质他巴唑而发挥药效,已少用。但是,关于 ATD 与¹³¹I 综合应用以选择什么药物为好的问题,近年来已引起学者们的广泛关注。当前的主流意见是首选他巴唑(赛治)[13]。

另外,¹³¹I 治疗前后,都可给予 β 受体阻止剂控制心率过快、肌肉震颤等症状和体征;在¹³¹I 治疗前就有明显突眼的患者,应同时给予糖皮质激素类药物以防止突眼加重,¹³¹I 治疗后应每月复查 1 次,当患者血中甲状腺激素降到正常水平,就可给予甲状腺素片或 L-T4,防止亚临床甲低或临床甲减的发生。

30.6　甲亢并发症

30.6.1　Graves' 眼病

Graves' 眼病是一种属于器官自身免疫病,器官自身免疫病常常会合并其他器官自身免疫病,50%～70% 的 Graves' 病合并突眼,其病理学特征是球后肌肉有显著的淋巴细胞浸润,水肿及黏多糖沉积。发病机制尚未完全阐明。一般认为,突眼和弥漫性甲亢虽然在临床和病因上有紧密关系,但却是两种不同的疾病。吸烟是 Graves' 眼病恶化或发展的重要危险因素,会加重 Graves' 眼病的发展。因此,应劝告 Graves' 眼病病人戒烟,越早戒烟越好。

¹³¹I 治疗前不伴有突眼的甲亢患者,治疗后发生突眼的概率很小;¹³¹I 治疗前伴有严重突眼的甲亢患者,治疗后突眼加重的可能性较大[14]。手术、抗甲状腺药物和¹³¹I 治疗甲亢后,原有突眼恶化的概率为 5%～7%,与治疗方式无关。¹³¹I 治疗甲亢后,约 40% 患者突眼得以改善,约 25% 患者突眼加重[15]。

临床治疗突眼最多的是皮质激素,如强的松等,有一定疗效,使用方便,价格便宜。但其作用慢、病程长、副作用多[16]。其他免疫抑制剂,如环色素 A、环磷酰胺等有一定疗效,但副作用大。其他方法,如对严重突眼放疗,换血疗法甚至手术疗法等,疗效尚不能十分肯定。

"云克"治疗甲亢伴浸润性突眼,具有免疫抑制治疗(如激素和甲氨蝶呤等)的作用,能减轻或改善患者因软组织炎症导致的疼痛、充血、水肿等眼部症状。另外,中医在辨证治疗甲亢方面副作用少,疗效值得肯定。

30.6.2 甲亢性肌病

甲亢伴发肌肉病变称为甲亢性肌病。甲亢性肌病有急性发病,有慢性发病,病情上有轻重之不同,有时肌病可以为甲亢的重要表现或首发症状。临床上依据其发病特点和病变涉及的部位不同分为急性甲亢性肌病、慢性甲亢性肌病、甲亢性周期麻痹、甲亢性眼肌麻痹和甲亢伴重症性肌无力等五种,其发病机制尚不清楚。已知甲亢患者肌力减退与大量甲状腺激素直接抑制磷酸肌酸激酶,使肌细胞内的磷酸肌酸及 ATP 等能量物质减少有关,也有人认为与低血钾有关,或认为甲状腺激素分泌增加可诱发周期性麻痹[1]。

1) 急性甲亢性肌病

发病迅速,病势凶险急剧,常在数周内发展到严重状态,出现吞咽困难、发音障碍、复视及表情淡漠,可由严重性肌无力迅速发生松弛型瘫痪;并可致呼吸肌麻痹,危及患者生命,也可同时合并甲状腺危象,临床罕见。

2) 慢性甲亢性肌病

慢性甲亢性肌病可占毒性弥漫性甲状腺肿的 80%。本病多发于中年男性,女性少见,病情发展缓慢。主要表现为逐渐加重的肌肉无力,甚至肌肉萎缩,但是没有肌肉瘫痪和感觉障碍。受影响的肌肉主要在肩膀和大腿,接近躯干的部位,分布对称,而且肩膀的肌肉(肩胛肌)受影响的程度重于大腿的肌肉(骨盆肌),肢体外侧(伸肌)重于内侧(屈肌),手部大小鱼际肌、臀肌亦较为明显,甚可影响全身肌肉。所以病人常有提物、梳头、举胳膊、从高处取物、上楼梯等动作困难以及蹲下以后不扶周围的东西自己不能站起来等症状,并可见肌纤维颤动。

3) 甲亢性周期性麻痹

周期性麻痹在甲亢中的发病率往往突然出现双下肢无力而跌倒,数分钟后恢复,常反复发作,甲亢性周期性麻痹为罕见疾病,据华西医院统计为 2.3%(7/303)。发病前一般没有特别不舒服的感觉。瘫痪大多发生在双下肢,较少见于上肢。每次发作时麻痹程度不完全相同,轻的表现四肢无力,重的肢体不能活动,表现为上肢、下肢、躯干软瘫发作,并伴随肌电兴奋性和反射消失,但此时肢体的感觉多是好的,严重时所有骨骼肌,包括呼吸肌均陷入麻痹,但表情肌、咀嚼肌、吞咽肌及动眼肌受侵犯较轻,平滑肌不受影响,心功能很少受累。患者经氯化钾或补达秀治疗可缓解。发作时血钾降低,但尿钾不升高,因此血钾低不是由于钾的丢失,而是钾从血浆进入肌肉引起。甲亢经^{131}I 治愈后,周期性麻痹一般均不再发作。

4)甲亢性眼肌麻痹

主要临床表现为眼外肌麻痹所致的眼球活动受限、复视、斜视、视物不清等,常与突眼并存,检查时有眶水肿、结膜充血。因突眼角膜暴露可引起角膜干燥、炎症、溃疡和继发感染,严重者可有视神经萎缩、失明。

5)甲亢伴重症肌无力

临床上根据病变涉及的不同部位分为:单纯眼肌型、延髓肌型、单纯脊髓肌型和全身型 4 种,多见于女性。重症肌无力较少见,一般认为治疗甲亢对重症肌无力帮助不大,但亦有报告经^{131}I 治疗后有明显好转。

30.6.3 甲亢合并心脏病

甲状腺功能亢进性心脏病是指在甲状腺功能亢进时,甲状腺素对心脏的直接或间接作用所致的心脏扩大、心房纤颤、心肌梗死、心力衰竭、病态窦房结综合征和心肌病等一系列心血管症状和体征的一种内分泌代谢紊乱性心脏病。对病人生命和健康的影响仅次于甲亢危象,是甲亢病人死亡的重要原因之一。

多数甲亢性心脏病在甲亢经^{131}I 治愈后心脏病变亦逐渐恢复,不仅心律失常消失、心力衰竭不再发生,且增大的心脏可恢复正常。甲亢合并其他心脏病,如风湿性心脏病,动脉硬化性心脏病等,一般甲亢治愈后,心脏症状可以减轻,但不能完全恢复。少数患者由于治疗过晚,病情迁延,致使心脏病变不可逆转而遗留永久性心脏增大、心律失常或房室传导阻滞等,此类患者甲亢虽已控制但预后仍差。个别患者及年龄较大者可因病情严重或治疗不当而死于心力衰竭或心律失常,甚至发生猝死[17]。

30.6.4 其他并发症

(1)甲亢合并肝脏损害:甲亢患者受甲状腺激素直接损害、药物影响、免疫功能紊乱、肝脏血流动力学改变等多种影响,常可能出现甲亢性肝损害。不论是甲亢引起代谢障碍所致的肝功能异常,还是甲亢合并其他肝脏疾病(如慢性肝炎、肝硬化等),在甲亢痊愈后,肝功能均能有所恢复,尤其是前者更为明显,但若有严重肝脏损害时,考虑^{131}I 治疗应特别慎重。

(2)甲亢合并糖尿病:^{131}I 在治疗甲亢的同时,部分病人的糖尿病可获得改善,因为甲状腺激素有使血糖增高的作用,甲亢缓解能改善糖尿病的碳水化合物代谢。

(3) 甲亢性精神病:用[131]I治疗后精神病可以痊愈。

30.7 治疗并发症

30.7.1 甲状腺功能低下

服用[131]I后1年内发生的甲状腺功能低下称为早发甲减,部分早发甲减只是暂时的,暂时性甲低一般发生在[131]I治疗后最初的6个月内,当甲低出现或持续至[131]I治疗后6个月以上,那么就很可能发展为永久性甲低,应该进行甲状腺激素替代治疗。部分则延续为永久性甲减。

早发甲减发生的原因有多种解释,主要认为是个体对[131]I的敏感性高所致。主要包括:① 患者对[131]I治疗敏感性高,导致破坏过多甲状腺组织而发生永久性甲减。在部分患者部分细胞受到一定辐射量的损伤而处于"顿抑"状态,这部分细胞并未坏死,只是暂时失去功能,导致患者短时间的甲状腺功能减退,当这些细胞从顿抑状态中恢复过来时,甲减即消除。② [131]I治疗前的甲亢状态使垂体分泌TSH的功能长期受抑制而反应迟钝,治疗后一段时间内循环中的甲状腺激素始终处于低水平,而垂体尚未能及时反应,导致暂时性甲减,此时血中FT4、FT3和TSH均处于低水平。数月后垂体-甲状腺轴恢复正常功能,甲减消除。

服用[131]I后1年后发生的甲减称为晚发甲减(永久性甲减)。晚发甲低与甲状腺滤泡细胞转换速度和甲状腺的增殖能力有关。如果在[131]I治疗后仍保留着能进行有丝分裂的细胞群,那么当细胞分裂达极限时,将出现晚发甲低。递增率的高低将受细胞分裂速度的支配,而不是所给予的[131]I剂量。另外晚发甲减与自体免疫过程也有很大关系。[131]I治疗甲亢后发生甲低的机制还未完全阐明,可能与患者对射线的个体敏感性差异和自身免疫功能紊乱有关,目前没有有效的预防措施。使用小剂量[131]I治疗,仅能降低早发甲低的发生率,而且是以降低一次性治愈率为代价,并不能阻止晚发甲低每年以2‰~3‰的比例增加。因晚发甲低与[131]I剂量无关。因此,有学者认为应使用较大剂量的[131]I治疗甲亢以提高一次性治愈率,尽管这可能使早发甲低的发生率增加,甲低通过补充甲状腺激素可获得理想的控制,使患者维持高质量的生活,这对患者可能是最简单有效和经济实用的方法[2]。

总之,由于Graves'病的自然病史,部分病人可转化为甲低,而[131]I治疗后出现部分甲低是客观存在的。早发甲低、晚发甲低和亚临床甲低,临床上应早期诊断,避免发展成为严重的黏液性水肿,并及时给予甲状腺激素制剂治疗,部分患者的甲状腺功能可能恢复,部分患者需长期甚至终身甲状腺激素替代治疗。因此,我们131I 治疗的目标是在保证较高治愈率的同时,尽量使早发甲低降低到可以接受的水平。甲低的存在并不影响将131I 作为甲亢的一种安全有效的首选治疗方法。

30.7.2　白细胞减少

131I 治疗甲亢没有发现白细胞方面本质性的任何改变,没有发现规律性的减少,即使有少数人发生白细胞减少,大都也是暂时性的,以后一般均能恢复正常,个别患者必要时可给予升白细胞的药物[18]。

30.7.3　致癌问题

131I 用于诊断和治疗甲状腺疾病已有几十年历史,对于其危害已进行较广泛深入的临床研究,观察的病例数足够多,目前认为131I 治疗甲亢不会增加发生甲状腺癌的危险性。Dobyns 等则认为,131I 治疗甲亢后,甲状腺癌发病率低[19]。原因恰恰是因为电离辐射足以使甲状腺细胞失去对 TSH 的反应能力,从而减少了甲状腺增生的可能性。也未发现白血病和其他癌肿发病率的升高。

30.7.4　对生殖系统的影响

临床主要担心131I 治疗对女性生育能力的影响及遗传改变。但经过半个世纪的观察、随访,结果证明,接受131I 治疗的患者生育能力,后代发育均不受影响。据联合国资料估算,一个接受 370 MBq 131I 治疗的女性甲亢患者,卵巢吸收剂量为 0.014 Gy(1.4 rad),远不足以引起生育能力的改变。Robertson 等辐射学研究表明,育龄妇女接受一次131I 治疗,卵巢吸收剂量大约是 0.02Gy,与 X 射线钡透或静脉肾盂造影相似[20]。总之,没有证据表明131I 治疗对女性生殖能力和后代遗传有什么不利的影响。建议131I 治疗后女性患者半年内不要怀孕,男性患者半年内也应采取避孕措施,直到甲状腺功能基本正常或趋向于稳定后方可怀孕。

参考文献

[1]　谭天秩.临床核医学(第三版)[M].北京:人民卫生出版社,2013,963-1012.

［2］ 中华医学会核医学分会. ^{131}I 治疗格雷夫斯甲亢指南（2013 版）［J］. 中华核医学与分子影像杂志. 2013,33(2)：83 - 95.

［3］ Tominaga T, Yokoyama N, Nagataki S, et al. International differences in approaches to ^{131}I therapy for Graves' disease：case selection and restrictions recommended to patients in Japan, Korea, and China［J］. Thyroid, 1997, 7(2)：217 - 220.

［4］ Traino A C, Xhafa B. Accuracy of two simple methods for estimation of thyroidal ^{131}I kinetics for dosimetry-based treatment of Graves' disease［J］. Med Phys, 2009, 36(4)：1212 - 1218.

［5］ Peters H, Fischer C, Bogner U, et al. Radioiodine therapy of Graves' hyperthyroidism：standard vs. calculated iodine - 131 activity. Results from a prospective, randomized, multicentre study［J］. Eur J Clin Invest, 1995, 25(3)：186 - 193.

［6］ Moura-Neto A, Mosci C, Santos A O, et al. Predictive factors of failure in a fixed 15 mCi ^{131}I - iodide therapy for Graves' disease［J］. Clin Nucl Med, 2012, 37(6)：550 - 554.

［7］ Esfahani A F, Kakhki V R, Fallahi B, et al. Comparative evaluation of two fixed doses of 185 and 370 MBq ^{131}I, for the treatment of Graves' disease resistant to antithyroid drugs［J］. Hell J Nucl Med, 2005, 8(3)：158 - 161.

［8］ Hautzel H, Pisar E, Yazdan-Doust N, et al. Qualitative and quantitative impact of protective glucocorticoid therapy on the effective ^{131}I half-life in radioiodine therapy for Graves disease［J］. J Nucl Med, 2010, 51(12)：1917 - 1922.

［9］ Charkes N D. Retreatment of Graves' disease with radioiodine ^{131}I［J］. J Nucl Med, 1999, 40(1)：215 - 216.

［10］ Schiavo M, Bagnara M C, Calamia I, et al. A study of the efficacy of radioiodine therapy with individualized dosimetry in Graves' disease：need to retarget the radiation committed dose to the thyroid［J］. J Endocrinol Invest, 2011, 34(3)：201 - 205.

［11］ Leslie W D, Ward L, Salamon E A, et al. A randomized comparison of radioiodine doses in Graves' hyperthyroidism［J］. J Clin Endocrinol Metab, 2003, 88(3)：978 - 983.

［12］ Traino A C, Di Martino F, Grosso M, et al. A predictive mathematical model for the calculation of the final mass of Graves' disease thyroids treated with ^{131}I［J］. Phys Med Biol, 2005, 50(9)：2181 - 2191.

［13］ Cepkova J, Gabalec F, Svilias I, et al. The occurrence of agranulocytosis due to antithyroid drugs in a cohort of patients with Graves disease treated with radioactive iodine ^{131}I during 14 years［J］. Vnitr Lek, 2014, 60(10)：832 - 836.

［14］ El-Kaissi S, Bowden J, Henry MJ, et al. Association between radioiodine therapy for Graves' hyperthyroidism and thyroid-associated ophthalmopathy［J］. Int Ophthalmol, 2010, 30(4)：397 - 405.

［15］ Baldys-Waligorska A, Stefanska A, Golkowski F, et al. Evaluation of radioiodine ^{131}I treatment in Graves' disease patients with mild orbitopathy［J］. Przegl Lek, 2009, 66(4)：166 - 169.

［16］ Dederichs B, Dietlein M, Jenniches-Kloth B, et al. Radioiodine therapy of Graves' hyperthyroidism in patients without pre-existing ophthalmopathy：can glucocorticoids prevent the development of new ophthalmopathy? ［J］. Exp Clin Endocrinol Diabetes, 2006, 114(7)：366 - 370.

［17］ Niepomniszcze H, Pitoia F, Goodall C, et al. Development of Graves' hyperthyroidism after radioiodine treatment for a toxic nodule：is the hyperthyroidism always triggered by ^{131}I therapy? ［J］. Thyroid, 2001, 11(10)：991.

［18］ Limanova Z. The occurrence of agranulocytosis due to antithyroid drugs in a cohort of patients with Graves disease treated with radioactive iodine ^{131}I during 14 years［J］. Vnitr Lek, 2014,

60(10)：815-816.

[19] Dobyns B M，Robison L R，3rd. Deoxyribonucleic acid content associated with nuclear changes in 131I - irradiated human thyroids[J]. J Clin Endocrinol Metab，1968，28(6)：875-885.

[20] Robertson J S，Gorman C A. Gonadal radiation dose and its genetic significance in radioiodine therapy of hyperthyroidism[J]. J Nucl Med，1976,17(9)：826-835.

第 31 章

^{131}I 治疗分化型甲状腺癌及其转移灶

31.1 概述

31.1.1 甲状腺癌的流行病学

甲状腺癌是内分泌系统最为常见的恶性肿瘤,绝大部分为分化型甲状腺癌(differentiated thyroid cancer,DTC)[1]。DTC 的发病率呈逐年上升趋势,近 30 年来,DTC 的发病率增加了 2～3 倍左右,女性发病率高于男性,男女发病率约为 1:3 左右。美国 DTC 的发病率由 1973 年的 3.6/10 万上升到 2002 年的 8.7/10 万,增加了 2.4 倍,其中以乳头状甲状腺癌的发病率增加为主,而其余类型的 DTC 发病率并未显著增加[2]。DTC 的死亡率并未由于其发病率的增加而增加,仍保持在 0.5/10 万左右的低水平[3]。美国统计发现,人一生中被诊断为甲状腺癌的风险为 1% 左右。

31.1.2 分化型甲状腺癌的病理类型

传统上,甲状腺癌基于形态和临床特征主要分为乳头状、滤泡状、髓样癌和未分化癌四种病理类型,甲状腺癌的病理学一般分为乳头状甲状腺癌、滤泡状甲状腺癌、髓样癌和未分化甲状腺癌四种类型[1]。WHO 对甲状腺癌于 2004 年新分类中,乳头状癌的组织病理学变型中保留了滤泡型、乳头状微小癌、弥漫硬化型、嗜酸细胞型、高细胞和柱状细胞型,删除了包膜内型,增加了大滤泡型、实体型、筛状型、乳头状癌伴筋膜炎样间质、乳头状癌伴灶性岛状成分、乳头状癌伴鳞化或黏液表皮样癌、乳头状癌伴梭形细胞和巨细胞癌、乳头

本章作者:罗全勇,主任医师,上海市第六人民医院。

髓样癌联合型等亚型。其中弥漫硬化型、高细胞、柱状细胞和岛状细胞癌认为
是具有高侵袭性的分化程度较差的乳头状癌亚型。

滤泡癌是浸润性滤泡肿瘤,缺乏乳头状癌的核特征,这些肿瘤的诊断和分
类是甲状腺癌病理最有争议的问题之一。肿瘤自身既无组织结构的非典型性
也无细胞学的非典型性,即可靠的恶性标准,恶性的诊断标准主要依据侵犯包
膜和血管(包膜内和包膜外血管)[4]。WHO 对甲状腺癌于 2004 年新分类中,
滤泡癌组织学类型和亚型全部保留,经典的滤泡癌分为微小浸润型和广泛浸
润型。

31.1.3 分化型甲状腺癌的 TNM 分期

甲状腺癌的分期方法有多种,如 TNM、AMES、AGES、MACIS、EORTC、
NTCTCS 等。最常用的是美国 AJCC 的 TNM 分期法[5,6]。DTC 的 TNM 分
期与年龄密切相关,年龄＜45 岁者,只有Ⅰ期和Ⅱ期;年龄≥45 岁者,可有
Ⅰ期、Ⅱ期、Ⅲ期和Ⅳ期。Ⅳ期又可分为ⅣA 期至ⅣC 期,如表 31-1 所示。

表 31-1 DTC 的 TNM 分期

DTC 的最新 TNM 分期		
	年龄＜45 岁	年龄≥ 45 岁
Ⅰ期	全部 T,全部 N,M0	T1,N0,M0
Ⅱ期	全部 T,全部 N,M1	T2,N0,M0
Ⅲ期		T3,N0,M0
		T1,N1a,M0
		T2,N1a,M0
		T3,N1a,M0
ⅣA 期		T4a,N0,M0
		T4a,N1a,M0
		T1,N1b,M0
		T2,N1b,M0
		T3,N1b,N0
		T4a,N1b,M0
ⅣB 期		T4b,全部 N,M0
ⅣC 期		全部 T,全部 N,M1

表 31-2 TNM 的界定

	TNM 的界定
T1	肿瘤直径≤2.0 cm
T2	肿瘤直径在 2～4 cm 之间
T3	肿瘤直径>4 cm 但局限于甲状腺内或仅轻微侵犯至甲状腺外
T4a	不管肿瘤大小,肿瘤侵犯至皮下软组织、喉、气管、食管和喉返神经
T4b	不论肿瘤大小,肿瘤侵犯至椎前筋膜或包裹颈动脉或纵隔血管
TX	肿瘤大小不明,但没有侵犯至甲状腺外
N0	无淋巴结转移
N1a	转移至颈部Ⅵ淋巴结(气管前、气管旁和喉前淋巴结)
N1b	转移至单侧,双侧,对侧颈部淋巴结,或上纵隔淋巴结
NX	淋巴结转移无法评估
M0	无远处转移
M1	有远处转移
MX	远处转移无法评估

31.1.4 分化型甲状腺癌的危险性分级

DTC 按复发的危险程度可以分为低危患者、中危患者、高危患者,如表 31-3 所示。

表 31-3 DTC 的分级

低危 (同时具备以下条件)	中危 (具备以下任意一项)	高危 (具备以下任意一项)
1. 无局部或远处转移 2. 所有肉眼可见的肿瘤均已被切除 3. 肿瘤未侵犯周围组织或器官 4. 没有高侵袭性的病理表现(如高细胞、岛状细胞癌、柱状细胞癌,Hurthle 细胞癌、滤泡状甲状腺癌等) 5. 无血管侵袭 6. 无甲状腺床以外的¹³¹I摄取灶	1. 镜下发现肿瘤侵犯甲状腺周围软组织 2. 颈部淋巴结转移或甲状腺清除后,甲状腺以外出现¹³¹I摄取病灶 3. 有侵袭性的病理表现(如高细胞、岛状细胞癌、柱状细胞癌,Hurthle 细胞癌、滤泡状甲状腺癌等) 4. 肿瘤侵入血管	1. 肉眼可见肿瘤侵入甲状腺周围组织 2. 肿瘤切除不完整、有明显残留病灶 3. 伴远处转移

31.2 ^{131}I 治疗的基本原理

碘是合成甲状腺激素的原料之一,甲状腺组织具有摄取碘、合成和分泌甲状腺激素的功能。碘通过表达于甲状腺滤泡细胞膜上的钠/碘同向转运体(sodium/iodide symporter, NIS)摄取而进入甲状腺滤泡细胞内,其在甲状腺内的有效半衰期约为 3～5 d 左右。^{131}I 与稳定性碘一样,能被甲状腺滤泡细胞选择性摄取。当口服 ^{131}I 后,术后残留的甲状腺组织通过滤泡细胞上表达的NIS 摄取 ^{131}I。一次口服治疗剂量而吸收的 ^{131}I 对甲状腺的持续照射作用时间可达 30～50 d 左右。^{131}I 在衰变过程中释放 β 射线,具有较强的电离辐射能力,其在生物组织中的平均射程约为 0.8 mm,进入甲状腺后其能量几乎全部被甲状腺组织吸收,致使甲状腺滤泡细胞变性和坏死,以此达到彻底摧毁残留甲状腺的目的[7,8]。

DTC 由于病理分化相对良好,大部分 DTC 及其转移病灶同样具有摄取碘的功能,并受 TSH 的调节,属于功能性甲状腺组织。虽然其摄碘能力不如正常甲状腺组织强,但在去除正常甲状腺组织后,以及高水平的 TSH 刺激下,甲状腺癌转移灶仍能摄取足够的 ^{131}I,借助 ^{131}I 发射的 β 射线的持续照射,以此达到有效地破坏转移病灶的治疗目的[7]。

^{131}I 治疗是绝大部分 DTC 患者手术后的首选治疗方法,能有效降低 DTC术后的复发与转移。^{131}I 治疗为内照射治疗,其显著的优势在于:^{131}I 被残留甲状腺或转移病灶选择性摄取后,将对病灶产生持续不间断的照射,直到 ^{131}I 经衰变而逐步完全消失为止,^{131}I 治疗后,病灶一般会受到至少 4～6 周,甚至更长时间的 ^{131}I 持续照射,因此病灶受到的吸收剂量非常大。此外,由于 ^{131}I 一般只被 DTC 转移灶摄取,具有很好的靶向性,因此,^{131}I 对正常组织的照射十分轻微。^{131}I 治疗 DTC 及其转移灶的以上优势,是体外放射治疗无法比拟的[9,10]。

31.3 ^{131}I 治疗的适应证与禁忌证

31.3.1 适应证

DTC 术后需清除残留甲状腺组织者;DTC 术后伴癌组织残留和局部浸润者;DTC 伴颈部淋巴结转移术后;DTC 伴肺、骨骼等远处转移者。

31.3.2 禁忌证

严重肝肾功能低下或伴有其他系统严重疾病者;血白细胞低下者;转移灶不摄取^{131}I者;多次^{131}I治疗后无效者。

目前主张根据DTC的危险性程度决定术后是否^{131}I治疗,对于^{131}I治疗高危和中危DTC的价值和意义,目前基本没有争议。但对于低危DTC是否需要^{131}I治疗,尚存在争议。美国甲状腺协会2009年指南推荐^{131}I治疗甲状腺癌应遵循如下原则:甲状腺原发肿瘤为T1(<1 cm)者不建议^{131}I治疗;肿瘤为T1(1~2 cm)并有高危因素者选择性应用^{131}I治疗;肿瘤为T2(2~4 cm)并有高危因素者选择性应用^{131}I治疗;肿瘤为T3(>4 cm)及以上者术后应当^{131}I治疗。对于伴有淋巴结转移并有高危因素者同样是选择性使用^{131}I治疗。有远处转移者应当^{131}I治疗[1,11]。

31.4 治疗方法

31.4.1 治疗前准备

外科手术及其原则:对绝大部分DTC而言,手术+^{131}I治疗+甲状腺激素治疗是治疗甲状腺癌的最佳综合治疗方案,为有利于术后的^{131}I治疗,提高疗效和减少复发,手术时应尽可能将甲状腺组织完全切除。由于甲状腺癌具有多灶性的特点,如果甲状腺切除不完全,术后残留的甲状腺组织中往往还残留有镜下癌组织,容易复发,导致患者再次甚至多次手术。甲状腺再次或者多次手术发生喉返神经损伤和甲状旁腺损伤的可能性显著增加,大大增大了外科手术的难度。因此,减少甲状腺手术次数,显得十分重要。能一次手术彻底解决的,尽量不要选择再次或者多次手术来完成。部分外科医生主张保留一部分甲状腺组织,以保留部分甲状腺功能,实际上是没有价值的。甲状腺部分或大部分切除后,患者的甲状腺功能均需要外源性补充甲状腺激素来实现,单靠残留的小部分甲状腺组织是不能代偿的。残留的甲状腺往往是甲状腺肿瘤复发的潜在根源。临床上称的"甲状腺全切术"实际上是"甲状腺近全切除术",为了保护甲状旁腺组织,甲状腺实际上是做不到完全切除的,只能是"近似完全切除"。这也是为什么甲状腺全部切除后,还需要^{131}I治疗清除残留甲状腺癌的原因。仅有单发微小甲状腺肿瘤,且病理分化良好,无包膜浸润和淋巴转移者,才主张行单侧甲状腺腺叶切除[1]。

使 TSH 升高的方法:^{131}I 治疗前,应使血清 TSH 升高,一般要求达 30 μIU/mL 以上。方法:^{131}I 治疗前停服左旋甲状腺素(L - T$_4$) 3~4 周。90%以上的患者停服 L - T$_4$3 周,部分患者停服 2 周,TSH 即可大于 30 μIU/mL 以上。因此,停服优甲乐的时间可以因人而异,尽可能减少患者的停药时间,长时间停药对患者不利,目前一般推荐患者停 L - T$_4$3 周。儿童青少年一般停服 2 周即可。

低碘饮食:由于体内稳定性的碘可竞争性抑制^{131}I 的摄取,因此,^{131}I 治疗前患者应低碘饮食 2 周左右,以降低体内稳定性碘的水平。低碘饮食主要指禁食含碘丰富的食物,尤其是海产品以及含碘的药物等。

治疗前相关检查:^{131}I 治疗前,一般需要检查血常规,肝肾功能,血甲状腺功能(包括 FT3、FT4、TSH、Tg、TgAb 等),颈部超声,必要时可行 CT、MRI、骨扫描、FDG - PET/CT 等检查。需要注意的是,由于 CT 造影剂含有大量稳定性碘,增强 CT 检查后应隔至少 6 周后再进行^{131}I 治疗,以免影响转移灶对^{131}I 的摄取。

31.4.2　治疗剂量及给药方法

^{131}I 治疗甲状腺癌一般采用经验给药法,一次性口服,服用前 2 h 应空腹,服用后 2 h 内不宜进食固体食物。甲状腺癌术后第一次^{131}I 治疗,一般都以清除残留甲状腺组织为主要目的,通常给予^{131}I 1 110~3 700 MBq(30~100 mCi) 即可。对于残留甲状腺较多的患者,可以适当减少剂量。对于甲状腺基本全部切除,并伴有明确远端转移者,如肺、骨转移,第一次治疗应适当增加^{131}I 的剂量。

残留甲状腺清除后,即以治疗甲状腺癌转移灶为主要目的。DTC 伴淋巴结转移和局部软组织转移者,每次一般予以 1 110~5 550 MBq(100~150 mCi)治疗;DTC 伴肺转移者,每次一般予以 5 550~7 400 MBq(150~200 mCi)治疗;DTC 伴骨转移者,每次一般予以 7 400~9 250 MBq(200~250 mCi)治疗,最大剂量一般不宜超过 9 250 MBq(250 mCi)。此外,^{131}I 服用剂量还应考虑转移灶的摄碘能力,病灶的多少等其他因素,对于病灶摄碘较差、转移灶数目多者,应适当增加^{131}I 的服用剂量。

通过个体化的剂量估算法制订的^{131}I 治疗剂量最为准确,此法根据最大"安全"剂量,即 48 h 内血液中低于 2.0 Gy 和滞留低于 400 MBq(120 mCi)。

清除正常甲状腺腺体的最小吸收剂量约为 30～40 000 cGy(rad),也可高达 50 000 cGy(rad),每克甲状腺组织约需 37 MBq(1.0 mCi)。但这种方法程序复杂、耗时,临床推广具有一定难度,可行性差。

31.4.3 治疗后的医学观察及处理

患者服用131I后,应在专用核素治疗病房内隔离一周左右,以减少对他人及公众的辐射以及环境污染。131I口服后,未被甲状腺和转移灶摄取的131I绝大部分通过尿液排出体外,一般服用 48 h 后,80%以上的未被吸收的131I可通过尿液排出体外。

31.4.4 治疗后131I全身扫描

患者口服131I后 5～7 d,进行全身131I扫描(131I-WBS),这是甲状腺癌131I治疗非常重要的,也是必不可少的一步。通过131I-WBS,可以观察131I在体内的分布以及被残留甲状腺和转移灶摄取的情况。由于小剂量131I诊断性扫描往往难以发现转移灶,且容易导致甲状腺顿抑(stunning)发生,影响后续的131I治疗,因此,不主张在131I治疗前进行小剂量131I诊断性扫描,应以大剂量131I治疗后扫描为准。

近年来,随着 SPECT/CT 的普及,131I-SPECT/CT 在诊断甲状腺癌及其转移灶方面的应用价值也逐渐体现出来。131I-WBS 虽可判断131I的全身摄取分布情况,但难以对病灶进行解剖定位。131I-SPECT/CT 图像融合技术整合131I功能显像及 CT 解剖影像于一体,对甲状腺癌转移灶能同时进行定性和定位诊断,在甲状腺癌颈部与纵隔淋巴结转移、骨转移以及其他脏器转移的诊断中均具有重要临床价值。因此,当131I-WBS 疑有不能确定的转移灶时,应在相应部位进一步进行131I-SPECT/CT 图像融合扫描[1,12-14],如图 13-1～图 13-3 所示。

31.4.5 重复治疗及间隔时间

对于清除术后残留甲状腺组织而言,80%以上的患者一般一次131I治疗即可将残留甲状腺完全清除,少数患者 2 次131I治疗后均能清除成功。转移灶一般需要 2 次以上131I治疗,肺转移、骨转移一般需要多次131I治疗。每次治疗至少间隔 4～6 个月,甚至更长时间。

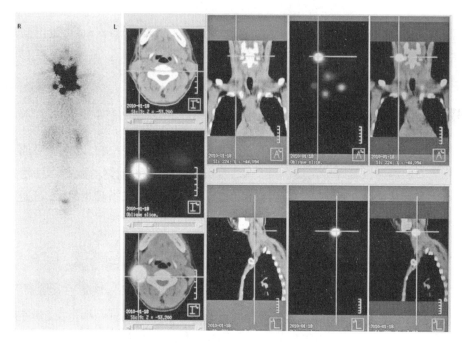

图 31 - 1 ^{131}I - WBS 提示甲状腺癌颈部淋巴结转移, ^{131}I - SPECT/CT 证实

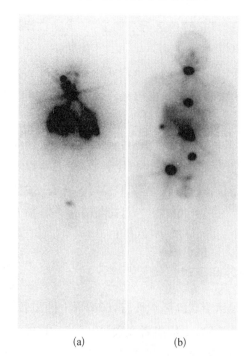

(a)　　　　　　　(b)

图 31 - 2 ^{131}I - WBS 提示甲状腺癌

（a）肺转移；（b）骨转移

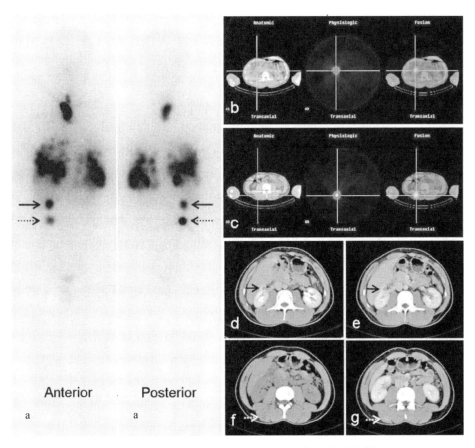

图 31 - 3 131I - WBS 提示甲状腺癌颈部淋巴结、肺及腹部转移灶, 131I - SPECT/CT
证实腹部转移灶为甲状腺癌肾脏转移和背部肌肉转移

31.4.6 甲状腺激素替代抑制治疗

服用131I 48 h 后,即可恢复服用甲状腺激素,以尽快降低血 TSH 水平,缓解和改善患者甲状腺功能减退的症状。对于残留甲状腺较多的患者,由于131I治疗后,腺体破坏导致甲状腺激素释放入血中,可于服用131I 后 1~2 周后再服用甲状腺激素。DTC 患者服用甲状腺激素的目的除了生理替代治疗以外,更为重要的作用是抑制 TSH 水平,以最大限度地减少 TSH 对肿瘤细胞的刺激,从而抑制肿瘤细胞的生长。因此,DTC 患者服用甲状腺激素的剂量较生理替代治疗要高一些,成人一般按 2.0 μg/kg 服用左旋甲状腺激素,儿童酌情增加剂量,老年人酌情减量。由于个体差异,应主要根据患者的血 TSH 水平调整左旋甲状腺素的服用剂量。TSH 的水平应根据患者的危险程度不同而决定,对于临床痊愈的患者，TSH 应控制在 $0.3\sim2.0~\mu IU/mL$。对于中危患者，TSH 应控制在 $0.1\sim0.5~\mu IU/mL$ 之间。对于高危患者，TSH 应控制在 $0.1~\mu IU/mL$ 以下[1]。

31.5 清除残留甲状腺的意义及疗效评价

DTC 术后还需进一步[131]I 清除残留甲状腺的意义在于：① 彻底摧毁手术后残留的甲状腺组织，尤其是残留的微小癌组织，降低复发率；② 残留甲状腺清除后，血中甲状腺球蛋白(Tg)便成为监测 DTC 复发和转移的灵敏肿瘤标志物；③ 残留甲状腺清除后，甲状腺组织对[131]I 的竞争摄取被消除，有利于提高转移灶对[131]I 摄取，从而提高[131]I 全身扫描(WBS)发现转移灶的灵敏度，也有利于治疗转移灶。

疗效评价：如果仅仅是清除术后残留甲状腺，通常在[131]I 治疗后 6～12 个月后进行疗效评价，除[131]I 治疗前刺激性 Tg 水平就已经极低的低危患者外，一般应停服甲状腺激素 3 周后，测量血 Tg 水平，与[131]I 治疗前相同条件下测量的血 Tg 水平进行比较。如果 Tg 很低或者测不出，则认为残留甲状腺清除成功。对于 TgAb 增高导致 Tg 被低估者，则应同时观察 TgAb 的变化[8]。

31.6 DTC 转移灶的治疗及疗效评价

对于 DTC 伴有局部或远处转移者，残留甲状腺清除后，转移灶的治疗更为重要。部分患者由于甲状腺残留较多或者甲状腺摄碘能力过强，可以竞争抑制转移灶摄取[131]I，使得转移灶在清除残留甲状腺时(即术后第一次[131]I 治疗)常不摄取[131]I，因此，对于这类患者，清除残留甲状腺时转移灶无法得到治疗，而只能在甲状腺被清除后的第二次[131]I 治疗时，转移灶方可摄取[131]I 而受到治疗。甲状腺大部全切或近全切除后，大部分患者的转移灶可与残留甲状腺同时摄取[131]I，因此，[131]I 清除残留甲状腺时，可同时对转移灶取到治疗作用。

乳头状甲状腺癌容易发生淋巴结转移。对于[131]I 扫描发现的转移淋巴结，尤其是较大的淋巴结，能手术切除的，仍应尽量手术切除。对于小于 1.0 cm 的淋巴结，如果病灶具有较好的摄[131]I 功能，也可继续[131]I 治疗，多次治疗后，观察血 Tg 的变化以及[131]I 摄取变化评价治疗效果。Tg 逐步降低，以及[131]I 摄取逐步降低，则提示治疗有效。对于超声发现的不具有[131]I 摄取功能的转移淋巴结,则应首选手术治疗。

滤泡状癌和部分乳头状癌容易发生远处转移,通常以肺、骨转移最为常见,也可转移至脑、肝、肾、肌肉等其他器官和组织。单发的远处转移灶,如单发骨转移,可以先考虑手术治疗或介入治疗,然后再辅以131I 治疗。对于多发的远处转移灶,只要病灶具有摄取131I 功能,则应首选131I 治疗。远处转移灶通常需要多次131I 治疗,多次治疗后,根据影像学检查、血 Tg 的动态变化、转移灶131I 摄取情况,以及症状改善情况等综合评价治疗效果。由于131I 治疗前停服左旋甲状腺素后 TSH 会升高,将刺激转移灶生长,对患者产生不利影响,因此,必须权衡131I 治疗给患者带来的益处和甲状腺功能减退致血 TSH 升高给患者带来的损害。如果治疗有效则可继续131I 治疗,如果多次治疗后无效,则应终止131I 治疗,考虑其他治疗方法。

DTC 肺转移灶一般为多发,应首选131I 治疗(见图 31 - 4),只要病灶摄取131I,经过多次131I 治疗后,应以解剖影像学(如 CT)变化和血 Tg 水平变化评价治疗效果,如果治疗后病灶明显缩小或数量减少,血 Tg 逐步下降,131I 摄取逐步减弱,则为治疗有效,可继续131I 治疗。如果多次治疗后病灶未见缩小,或反而增大增多,血 Tg 未见下降或反而升高,则为治疗无效,即使转移灶摄取131I,也不宜继续131I 治疗。131I 还能发现 CT 呈阴性表现的肺转移灶,这类转移一般为早期转移,病灶很小,CT 难以发现或不明显,但肺部摄取131I 良好,131I 治疗可以取得显著疗效。此外,部分 DTC 肺部转移灶本身并不具有131I 摄取

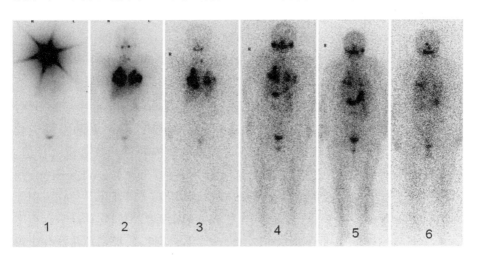

图 31 - 4　131I 治疗 DTC 肺转移,首次治疗清除残留甲状腺时,肺转移灶并未摄取131I,第二次131I 治疗时,转移灶才摄取131I

功能,这类患者[131]I治疗也无效,不应采取[131]I治疗。对于肺转移不摄[131]I者,应主要以甲状腺激素抑制治疗为主,大部分患者病灶发展仍较为缓慢,定期复查即可,无须采用化疗,因为化疗效果并不佳。对于少数病情进展较快的肺转移患者,甲状腺激素抑制治疗的同时,也可以考虑分子靶向治疗。

恶性肿瘤骨转移的治疗一直是临床的棘手问题。DTC骨转移也不例外。DTC骨转移灶由于具有[131]I摄取功能这一显著特性,因此,与其他恶性肿瘤骨转移不同的是,DTC骨转移可以采取[131]I治疗。如果骨转移灶较少,特别是单发骨转移灶时,通常先采用手术治疗,然后再行[131]I治疗。对于多发性骨转移灶,如果病灶摄取[131]I,则应首选[131]I治疗,可有效降低血Tg水平,缓解骨痛和改善患者生活质量[16]。

对于DTC骨转移伴病理性骨折或出现神经脊髓压迫的患者,若无手术治疗禁忌证,则应首先手术治疗,然后辅以[131]I治疗。对于全身骨显像表现为多发放射性热区并有明显骨痛的患者,如果患者不能耐受停服甲状腺激素出现的甲状腺功能减退或[131]I治疗后无效者,也可以应用[89]$SrCl_2$等治疗,以缓解骨痛。骨转移灶不摄取[131]I者较为少见,不摄取[131]I的骨转移灶[131]I治疗也无效。

DTC如发生脑转移或明显气管侵犯等,则预后一般较差,应积极采取相应治疗措施。脑转移一般先采取手术治疗,然后再进行立体定向放射治疗或者[131]I治疗。对于出现明显气管侵犯的患者,则应主要以手术为主,然后辅以体外放疗或[131]I治疗。

31.7 [131]I - WBS 阴性/血 Tg 阳性 DTC 患者的处理

残留甲状腺清除后,如果[131]I - WBS扫描为阴性,而血Tg水平却为阳性,则一般认为体内存在不摄[131]I的转移灶。对于这类患者,不建议采用[131]I继续治疗。FDG - PET/CT 检查对于发现这类患者体内转移灶具有重要价值。FDG - PET/CT 与[131]I - WBS 通常也互为补充的,即[131]I - WBS 阳性,则FDG - PET/CT 往往为阴性;[131]I - WBS 阴性,则 FDG - PET/CT 往往为阳性(即 flip-flop 现象),如图 31 - 5 所示;[131]I - WBS 阳性者,提示转移灶分化程度较好,恶性程度较低,因此不摄取 FDG;[131]I - WBS 阴性者,提示转移灶分化程度较差,恶性程度较高,因而摄取 FDG。FDG - PET/CT 对于评价 DTC 转移灶的临床恶性程度以及预后具有一定价值,凡病灶摄取 FDG 者,预后一般较差。但也有部分转移灶¹³¹I - WBS 与 FDG - PET/CT 检查均表现为阳性,即使这类患者转移灶摄取¹³¹I,其治疗效果也不佳[17]。

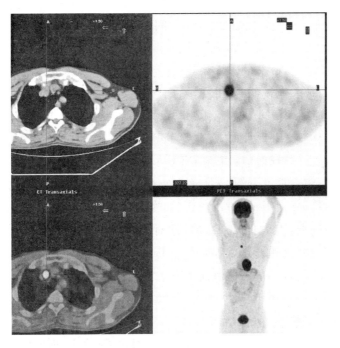

图 31 - 5　¹³¹I - WBS 阴性/TG 阳性患者,FDG - PET/CT 检查发现上纵隔淋巴结转移

31.8　血清 Tg 及 TgAb 监测分化型甲状腺癌转移灶复发和转移的价值

甲状腺球蛋白(thyroglobulin,Tg)是甲状腺组织的特异标志物。正常甲状腺及分化型甲状腺癌(differentiated thyroid cancer,DTC)均可分泌 Tg。分化型甲状腺癌经手术及¹³¹I 清除残留甲状腺后,血清 Tg 即为 DTC 的特异性肿瘤标志物,在监测 DTC 复发与转移方面具有重要临床价值[1]。

目前临床常用的检测方法有放射免疫分析(RIA)法和免疫分析测定(IMA)法两类,后者又分为免疫放射分析(IRMA)法和化学发光分析法(ICMA)。由于 IMA 与 RIA 相比具有反应时间短、测量范围宽、试剂稳定等优点,因此目前应用广泛。随着测量技术的发展,Tg 检测的灵敏度和精确性都有很大提高,测量灵敏度可达 0.1~1.0 ng/mL,并有相应国际定标参考标准(CRM‐457,BCR Brussels)。

Tg 的测量受到诸多因素影响:① 实验室的影响:不同实验室的测量结果可比性较差,同一标本不同实验室之间检测结果差别可达 2 倍以上。② Tg 抗体(TgAb)的干扰:TgAb 对 Tg 测量的干扰与测量方法有关,IMA 法较 RIA 法更易受到 TgAb 的干扰。Tg 浓度较高时,这种影响对临床诊治的干扰并不大,但 Tg 浓度较低时,TgAb 的干扰便可使 Tg 的测定值可信度下降。TgAb 阳性时,采用 IMA 法检测则会低估 Tg 值,而 RAI 法则多高估 Tg 值,但也可能低估 Tg 值。因此,为避免 TgAb 干扰,检测血清 Tg 的同时应筛查血清 TgAb。③ 钩状效应:采用 IMA 方法时,当过量的抗原(Tg)超过抗体的结合能力时,将会阻止抗原抗体复合物的形成,从而导致"钩状效应"(hook effect)。通常 Tg 大于 1 000 ng/mL(如晚期患者)时容易发生钩状效应,使检测结果明显偏低,大大低估 Tg 值,这时就需要将标本稀释后再进行测量。④ 异嗜性抗体的影响:异嗜性抗体对 Tg 的测量也有明显影响,采用 IMA 方法测量时常常高估 Tg 值,但目前无有效方法检查血清异嗜性抗体。⑤ TSH 的影响:由于 Tg 的合成和释放受 TSH 控制,不管是内源性 TSH 水平升高(停服甲状腺激素后),还是应用外源性 TSH(rhTSH),都将刺激 Tg 的合成与分泌,使 Tg 升高。反之,Tg 分泌则减少。因此,测量 Tg 时应注意血 TSH 的水平。⑥ DTC 的分化程度或病理分型:一般情况下,肿瘤分化程度越高,Tg 分泌越多。滤泡状癌分泌最多,乳头状癌次之,髓样癌和未分化癌不分泌 Tg。⑦ 体内碘的影响:研究发现,尿碘不足者 Tg 升高。尿碘和血清 Tg 水平呈明显负相关[18]。

血清 Tg 水平对于监测 DTC 转移或复发具有重要的意义。DTC 患者行甲状腺手术+[131]I 治疗后,由于体内残留的 Tg 消除需要一定的时间。因此,至少需要 3~4 周方可如实反应体内残留的甲状腺组织及肿瘤负荷。患者手术+[131]I 清除残留甲状腺后,由于体内已无正常甲状腺组织,如在 TSH 刺激后(TSH>30 μIU/mL)血清 Tg 水平很低或检测不到,则提示体内无功能性甲状腺组织(即无复发或转移);如 TSH 刺激后血 Tg 水平升高,则提示体内存在功能性甲状腺组织(即有复发和转移病灶)。

术后[131]I‐WBS 监测肿瘤复发或转移的灵敏性不及 Tg。但是 Tg 并不能取代[131]I‐WBS,因为 Tg 水平不能确定复发或转移病灶的部位。此外,也有少部分 DTC 转移灶并不分泌 Tg,其血清 Tg 水平可不升高。因此,血清 Tg 测量与131I-WBS是互为补充的。

　　TgAb在监测DTC的疗效以及转移或复发方面亦有重要价值。TgAb的动态变化(间隔6~12个月)能够提供有关肿瘤对治疗反应的重要信息,治疗前TgAb阳性的预后要好于TgAb阴性者。甲状腺切除术+131I治疗后,TgAb阳性患者一般1~4年转为阴性,TgAb随时间而降低往往提示治疗有效;相反,TgAb随时间而升高则提示复发或转移。但是,131I治疗后6个月内血TgAb可能会出现一过性升高,这是治疗有效的一个征象,TgAb通常在6个月后逐步恢复至正常或正常水平以下。

31.9　131I治疗甲状腺癌的不良反应及处理

　　131I治疗DTC的近期不良反应一般都较为轻微,大部分患者能够耐受。对于清除残留甲状腺者,尤其是甲状腺残留较多者,服用131I 1~3 d后可出现颈部肿胀、疼痛等症状,可予以糖皮质激素口服3~5 d,少数严重者可予以地塞米松肌肉注射,可迅速缓解症状。由于131I为口服经胃肠道吸收,因此胃肠道受到照射,部分患者服用131I后可出现胃肠道不适,恶心甚至呕吐等,这些症状只需对症处理即可,1~2周后基本均可好转。少数患者唾液腺由于摄取131I而出现唾液腺肿痛,可咀嚼酸性食物,促进唾液分泌排泄,以减轻对唾液腺的照射。少数患者经多次131I治疗后,唾液腺功能可明显损伤,出现口干。成人肺转移经多次131I治疗后出现肺纤维化的发生非常罕见,青少年尤其是儿童弥漫性肺转移者,多次131I治疗后,需警惕肺纤维化的发生。131I治疗后骨髓抑制极为罕见,可出现白细胞和血小板一过性降低,可予以升血细胞处理;全身广泛骨转移多次131I治疗后,容易出现血细胞下降,少数患者可能出现骨髓抑制[1]。

　　131I治疗的远期不良反应,如白血病等的发生,目前大部分研究认为其与自然发生率相似。目前虽没有131I治疗的最大累积活度限制,但是,这并不代表可以无限制地多次大剂量131I治疗。应在充分疗效评价的基础上,权衡131I治疗给患者带来的利益与131I治疗给患者带来的损害,包括停服甲状腺激素造成甲减给患者带来的损害的基础上,进行131I治疗[18]。

参考文献

[1] Cooper D S, Doherty G M, Haugen B R, et al. Revised american thyroid association

management guidelines for patients with thyroid nodules and differentiated thyroid cancer[J]. Thyroid, 2009, 19: 1167 - 1214.

[2] Davies L, Welch H G. Increasing incidence of thyroid cancer in the United States, 1973 - 2002[J]. Jama-Journal of the American Medical Association, 2006, 295: 2164 - 2167.

[3] Kachuri L, De P, Ellison L F, et al. Cancer incidence, mortality and survival trends in Canada, 1970 - 2007[J]. Chronic Diseases and Injuries in Canada, 2013, 33: 69 - 80.

[4] Herrmann M A, Hay I D, Bartelt D H, Jr. , et al. Cytogenetic and molecular genetic studies of follicular and papillary thyroid cancers[J]. J Clin Invest, 1991, 88: 1596 - 1604.

[5] Onitilo A A, Engel J M, Lundgren C I, et al. Simplifying the TNM system for clinical use in differentiated thyroid cancer[J]. J Clin Oncol, 2009, 27: 1872 - 1878.

[6] Edge S B, Compton C C. The American Joint Committee on Cancer: the 7th edition of the AJCC cancer staging manual and the future of TNM[J]. Ann Surg Oncol, 2010, 17: 1471 - 1474.

[7] Hackshaw A, Harmer C, Mallick U, et al. [131]I activity for remnant ablation in patients with differentiated thyroid cancer: A systematic review[J]. J Clin Endocrinol Metab, 2007, 92: 28 - 38.

[8] Doi S A, Woodhouse N J. Ablation of the thyroid remnant and ^{131}I dose in differentiated thyroid cancer[J]. Clin Endocrinol (Oxf), 2000, 52: 765 - 773.

[9] Mazzaferri E L, Young R L. Papillary thyroid carcinoma: a 10 year follow-up report of the impact of therapy in 576 patients[J]. Am J Med, 1981, 70: 511 - 518.

[10] Durante C, Haddy N, Baudin E, et al. Long-term outcome of 444 patients with distant metastases from papillary and follicular thyroid carcinoma: benefits and limits of radioiodine therapy[J]. J Clin Endocrinol Metab, 2006, 91: 2892 - 2899.

[11] Schlumberger M, Catargi B, Borget I, et al. Strategies of radioiodine ablation in patients with low-risk thyroid cancer[J]. New England Journal of Medicine, 2012, 366: 1663 - 1673.

[12] Avram A M. Radioiodine scintigraphy with SPECT/CT: an important diagnostic tool for thyroid cancer staging and risk stratification[J]. J Nucl Med, 2012, 53: 754 - 764.

[13] Grewal R K, Tuttle R M, Fox J, et al. The effect of posttherapy ^{131}I SPECT/CT on risk classification and management of patients with differentiated thyroid cancer[J]. J Nucl Med, 2010, 51: 1361 - 1367.

[14] Xue Y L, Qiu Z L, Song H J, et al. Value of ^{131}I SPECT/CT for the evaluation of differentiated thyroid cancer: a systematic review of the literature[J]. Eur J Nucl Med Mol Imaging, 2013, 40: 768 - 778.

[15] Song H J, Qiu Z L, Shen C T, et al. Pulmonary metastases in differentiated thyroid cancer: efficacy of radioiodine therapy and prognostic factors[J]. Eur J Endocrinol, 2015, 173: 399 - 408.

[16] Qiu Z L, Song H J, Xu Y H, et al. Efficacy and survival analysis of ^{131}I therapy for bone metastases from differentiated thyroid cancer[J]. J Clin Endocrinol Metab, 2011, 96: 3078 - 3086.

[17] Palmedo H, Bucerius J, Joe A, et al. Integrated PET/CT in differentiated thyroid cancer: diagnostic accuracy and impact on patient management[J]. J Nucl Med, 2006, 47: 616 - 624.

[18] Giovanella L, Clark P M, Chiovato L, et al. Thyroglobulin measurement using highly sensitive assays in patients with differentiated thyroid cancer: a clinical position paper[J]. Eur J Endocrinol, 2014, 171: R33 - 46.

索　引